U0877853

化学工业出版社“十四五”普通高等教育规划教材

纳米生物医药学

徐翔晖　主编

化学工业出版社

·北京·

内容简介

《纳米生物医药学》全书共十二章：第一章概述纳米科学与人类社会发展的关系、纳米效应与基础理论及纳米生物医药的发展历程；第二章重点介绍纳米药物的生物医学特性及其与生命体的相互作用规律；第三章介绍纳米药物的关键研究技术与方法；第四章概述药用生物材料与纳米载体的主要分类及典型实例；第五章主要介绍纳米药物的靶向策略与智能响应方法；第六章重点介绍纳米诊断试剂与生物成像；第七章介绍纳米小分子药物递送系统的设计与应用；第八章重点介绍纳米大分子药物递送系统的进展；第九章重点介绍纳米中药的研究现状与特色优势；第十章重点介绍纳米药物的给药策略及其在重大疾病治疗中的应用；第十一章概述纳米药物的有效性与安全性评价；第十二章论述纳米生物医药的临床转化及发展趋势。

本教材适用于药学、生物科学、生物医学工程、纳米材料与技术、化学、医学等多个专业的本科教学，也可供从事纳米生物医药开发与研究的科研人员参考。

图书在版编目（CIP）数据

纳米生物医药学 / 徐翔晖主编. -- 北京 : 化学工业出版社, 2025. 7. --（化学工业出版社“十四五”普通高等教育规划教材）. -- ISBN 978-7-122-48402-4

I. R318.08

中国国家版本馆 CIP 数据核字第 2025FQ4947 号

责任编辑：邱飞婵　　文字编辑：李　蕾　朱　允
责任校对：王鹏飞　　装帧设计：关　飞

出版发行：化学工业出版社（北京市东城区青年湖南街 13 号　邮政编码 100011）
印　　装：三河市双峰印刷装订有限公司
787mm×1092mm　1/16　印张 25　彩插 8　字数 620 千字
2025 年 11 月北京第 1 版第 1 次印刷

购书咨询：010-64518888　　售后服务：010-64518899
网　　址：http://www.cip.com.cn
凡购买本书，如有缺损质量问题，本社销售中心负责调换。

定　　价：78.00 元

编写人员名单

主　编　徐翔晖

副主编　姜　雷　李亚超

编　者（按姓氏笔画排序）

刘　洋　中山大学

李丹阳　中山大学附属第七医院（深圳）

李亚超　湖南大学

何晓晓　湖南大学

宋子元　苏州大学

张　晓　山西医科大学

张志军　深圳大学

周　宇　中南大学湘雅二医院

周文虎　中南大学

姜　雷　中国药科大学

徐翔晖　湖南大学

郭春花　陕西省医疗器械质量检验院

涂海军　湖南大学

梁　燕　青岛大学

前言

纳米生物医药学是一门以现代纳米科技与生物医药交叉融合而成的新兴学科，涵盖了生物学、化学、药学、材料科学、物理学、医学、生物医学工程、计算机科学等多个学科领域，对于疾病的预防、诊断和治疗起到了重要推动作用，开启了生物医药领域的崭新时代。自20世纪60年代脂质体结构首次被报道以来，纳米生物医药正逐渐成为改善人类生命健康的重要支柱，成功实现了药物的精准递送、控制释放以及靶向治疗，极大地提高了治疗效果并减少了副作用，越来越多的纳米药物开始从实验室步入临床试验，最终应用于临床疾病诊疗。我们基于纳米生物医药学多学科交叉融合的特点，结合领域内的经典文献和前沿进展，精心组织编写了《纳米生物医药学》教材，旨在满足新时代生物医药类高端人才培养的需求。

全书共十二章，第一章至第三章主要介绍纳米生物医药学的基础知识，包括纳米药物的生物医学特性、研究技术与方法等内容；第四章和第五章重点介绍纳米载体及纳米药物的设计与构建方法；第六章至第十章重点论述纳米技术在疾病诊断和治疗中的应用，其中包含了诊断试剂与生物成像、小分子药物和大分子药物的递送系统、给药策略等内容；第十一章和第十二章主要介绍纳米药物的有效性与安全性评价及临床转化等。

本教材适用于药学、生物科学、生物医学工程、纳米材料与技术、化学、医学等多个专业的本科教学，也可作为从事纳米生物医药开发与研究的科研人员的参考书。希望本书能为纳米生物医药领域的人才培养和学科发展做出贡献。

在本教材的编写过程中，我们得到了湖南大学、中山大学及附属医院、中南大学及附属医院、中国药科大学、苏州大学、深圳大学、青岛大学、山西医科大学、陕西省医疗器械质量检验院等的多位专家学者的鼎力支持与无私帮助，在此我们表示衷心的感谢。同时感谢化学工业出版社的领导和编辑们的大力支持和帮助。

本教材涉及的基础知识及技术领域非常广泛，尽管我们竭尽所能，但深知本书仍存在诸多不足和待完善之处，我们诚挚地邀请广大读者提出宝贵意见，以期不断完善本教材。

编　者

2025年4月

目录

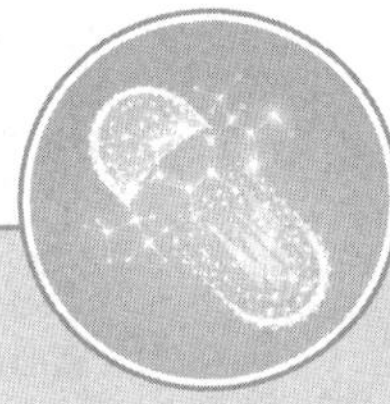

第一章

绪 论

第一节　纳米科学与人类社会发展

学习目标

1. 掌握　纳米科学的概念。
2. 认识　纳米科学的发展史。
3. 了解　纳米科学与人类社会发展的关系。

一、纳米的基本概念

纳米（nanometer，nm）是长度的度量单位，1 纳米等于 10^{-9} 米。肉眼所能直接观察到的最小物体尺寸通常处于毫米级别，而纳米尺度却远远低于这一界限，超出了肉眼能够直接识别的范围。例如，一根头发的直径约为 0.05 mm，把它轴向平均剖成 5 万根，每根的直径大约就是 1 nm。又如，想象你坐在一个巨大的足球场上，而在这个足球场上有一只小蚂蚁，这个蚂蚁的大小相对于足球场来说，就如同纳米尺度相对于人类日常所见的物体大小。

纳米科学是在纳米尺度（从原子、分子到亚微米尺度之间）上研究物质的结构、组成、特性及相互作用的科学，为化学、生物学及物理学等基础科学领域带来了众多新认知。化学分子是由原子通过化学键连接而成的，它们的尺度通常在纳米到亚纳米级别，如图 1-1 所示，一个水分子的直径约为 0.2 nm。生物分子通常比化学分子更大，但也属于纳米到微米级别。例如，DNA 是生物体中的遗传物质，由两条螺旋状的核苷酸链组成，一个 DNA 分子的直径约为 2.5 nm。蛋白质是由氨基酸链组成的复杂分子，其大小通常为 2～6 nm。在物理学中，波长是描述波动性质（如光、声波等）的一个重要物理量，可见光的波长范围大致在 400 nm（紫光）到 700 nm（红光）之间，不同波长的光具有不同的能量和颜色。

纳米技术，也称为毫微技术，是在原子、分子和超分子尺度上对物质进行处理的技术。具体来说，它研究的是结构尺寸在 1～100 nm 范围内材料的性质和应用。这种技术利用单个

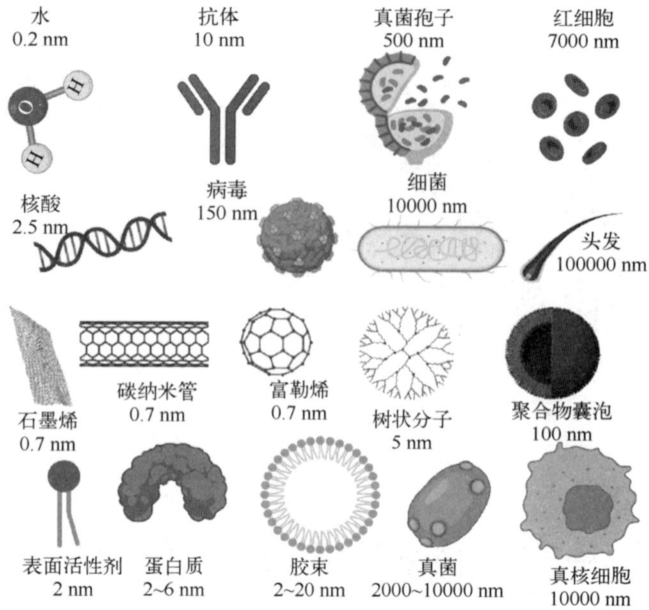

图 1-1　不同物质尺寸的比较

原子、分子制造物质，并通过精确操纵这些微小的单元来创造新的材料和设备。纳米技术的基础在于理解和控制物质在纳米尺度上的行为，这个尺度介于原子和宏观物体之间。纳米技术的发展依赖于多个学科的知识和技术，包括化学、生物学和物理学等。化学领域通过合成和表征纳米材料，为纳米技术的发展提供了丰富的物质基础；生物学领域则利用纳米技术研究和解决生物问题，推动生物医学的发展；物理学领域则为纳米技术提供了精密的实验仪器和分析方法。以纳米药物为例，化学家通过合成具有特定结构和功能的纳米载体，将药物分子包裹在纳米载体内部或表面，实现药物的靶向输送和缓释；生物学家则利用纳米技术实现生物分子的精确检测和诊断，为疾病治疗提供新的手段；物理学家则为纳米药物提供了精确的分析和表征方法，如原子力显微镜、扫描隧道显微镜等，使得纳米药物的研究更加深入和全面。

纳米材料的合成方法多种多样，包括化学方法、生物方法和物理方法等。化学方法主要是利用化学反应合成纳米材料，如溶胶-凝胶法、共沉淀法、水热法等。生物方法则是利用生物体或其代谢产物合成纳米材料，如微生物法、植物法、酶法等。物理方法则利用物理手段对材料进行加工和改性，如溅射法（包括磁控溅射法）、气相沉积法等。在合成纳米材料的过程中，研究人员需要掌握精确的制备技术和表征方法，他们需要控制反应条件、选择合适的原料和催化剂、优化制备工艺等，以确保合成的纳米材料具有所需的性能和质量。同时，他们还需要利用先进的表征技术，如透射电子显微镜、扫描电子显微镜、X 射线衍射等，对合成的纳米材料进行详细的表征和分析，以了解其结构和性能之间的关系。

此外，纳米技术对电子信息、生物医药、能源信息、环境化工、农业食品等多个领域产生了深远的影响。在电子信息领域，纳米技术正推动集成电路的迭代更新，实现了更小型化、更高密度的器件制造，纳米晶体管、纳米线等纳米电子器件的研制成功，提高了信息处理速度和存储容量。此外，纳米材料还在新型信息存储和传输方式中发挥了关键作用，如纳米磁存储器和纳米光学通信器件。在生物医药领域，纳米技术可以改善药物的溶解度和生物利用度，使药物更容易被人体吸收和利用，提高药物疗效，设计和制备能够靶向特定组织和细胞的纳米载体，实现药物的精确输送，并将其用于生物传感、成像技术等领域，帮助医生实现疾病的早期诊断和精准治疗。在能源信息领域，纳米技术可以开发出更高效的能源转换和储存材料，提高能源效率，为信息技术的发展提供了新的材料基础和技术支撑，推动信息技术发展。在环境化工领域，纳米技术可以应用于环境保护和治理领域，解决环境问题，纳米技术可以开发出具有特殊性能和功能的纳米材料，为化工产业的发展提供新的方向和机会。在农业食品领域，纳米技术可以通过改善作物的营养吸收、提高抗逆性等方式，提高农作物的产量和品质，还可以应用于食品包装、检测等领域，保障食品的安全和卫生。

综上所述，纳米技术正在逐步改变人类生活，为各个领域带来革命性的变革。随着纳米科学与技术的不断发展和完善，相信未来纳米技术将在更多领域展现出更加广阔的应用前景和巨大的潜力。期待纳米技术为人类带来更多的便利和福祉，同时也需要关注纳米技术可能带来的潜在风险和挑战，并积极采取措施加以应对和解决。

二、纳米科学对人类社会的历史影响

纳米科学的起源可追溯到 20 世纪 50 年代末。1959 年，物理学家理查德 • 费曼提出了一个大胆的想法：通过控制单个原子和分子，来制造设备和系统。这一设想标志着纳米科学思想的诞生。然而，直到扫描隧道显微镜和原子力显微镜等技术的发明，科学家们才真正能够观察到并操控原子级别的物质。这些技术的进步极大地推动了纳米科学的发展，使得纳米尺度下的研究成为可能。在纳米科学的发展历程中，有几个关键性的突破和成果值得一提。首先，富勒烯和碳纳米管的发现，不仅丰富了纳米材料的研究领域，更为后续的研究提供了有力的支撑。这些材料以其独特的电学、热学和力学性能，成为纳米科学领域的“明星”材料。此外，纳米机器人、纳米传感器等纳米技术的突破，也为纳米科学的发展注入了新的活力。表 1-1 列出了纳米科学发展过程中的重要历史事件。

表 1–1　纳米科学发展过程中的重要历史事件

年份	主要人物	相关事件
1857 年	Michael Faraday	首次发现纳米粒子，并观察到纳米金溶胶的颜色变化
1907 年	Ollivier	首次报道了超疏水表面
1917 年	Irving Langmuir	首次提出并证实单分子薄膜的可行性
1931 年	Ernst Ruska 和 Max Knoll	发明了第一台电子显微镜
1946 年	Zisman、Bigelow 和 Pickett	实现了有序单分子层在表面上的自组装
1959 年	Richard Feynman	首次提出“纳米技术”概念
1982 年	Gerd Binnig	发明了扫描隧道显微镜
1990 年	/	第一届国际纳米科学技术会议在美国巴尔的摩举办，标志着纳米科学技术的正式诞生
1991 年	日本科学家	首次发现碳纳米管
1993 年	中国科学院北京真空物理实验室研究人员	成功操纵原子写出“中国”二字
2023 年	Moungi G. Bawendi、Louis E. Brus 和 Alexei I. Ekimov	因在发现和合成量子点方面的贡献，获得了 2023 年诺贝尔化学奖

纳米科学与纳米材料的概念确实只出现了相对较短的时间，但人类实际上在更早的历史时期就已经开始无意识地利用或发现纳米尺度的材料特性。在古代，人类就已经开始利用一些具有纳米尺度的物质。例如，在陶瓷制作中，工匠们通过控制原料的颗粒大小来影响陶瓷的硬度和光泽。这种对材料颗粒大小的控制，虽然在当时并未达到纳米尺度，但已经具备了纳米材料应用的雏形。此外，金属冶炼和加工也是古代利用纳米材料的一个重要领域。在冶炼过程中，金属颗粒的细化能够提高金属的强度和延展性，而在金属加工中，通过打磨和抛光，金属表面达到纳米级别的光滑度，从而提高其耐磨性和耐腐蚀性。

到了中世纪和近代，随着科学技术的发展，人类开始更加深入地研究物质的微观结构。在这个过程中，一些具有纳米尺度的物质开始被用于特定的领域。例如，在纺织业中，人们发现使用纳米级别的染料颗粒可以更加均匀地染色织物，提高染色的质量和效果。此外，在制造业中，一些具有纳米尺度的添加剂被用于改善材料的性能，如提高塑料的强度、降低橡胶的摩擦系数等。

随着科学技术的进一步发展，特别是在 20 世纪后半叶，纳米科学逐渐兴起。在这个过程中，一些早期的纳米材料开始被重新认识和利用。例如，在电子工业中，人们发现使用纳米尺度的金属颗粒可以制造更加细小的电子元件，从而提高电子设备的性能和集成度。此外，在生物医学领域，纳米材料的应用也开始逐渐展开。利用纳米尺度的药物载体，可以更加精确地输送药物到病变部位，提高药物的治疗效果并减少副作用。

总之，纳米科学与技术的飞速发展正深刻地改变着人类的生活方式和认识观念。相信随着研究的不断深入和应用领域的不断拓展，纳米技术将会为人类社会带来更多突破和变革。

三、纳米科学对现代社会的影响

（一）纳米科学与电子信息

随着纳米技术的不断进步，纳米科学已经渗透到各个领域，尤其在电子和信息领域展现出巨大的潜力和应用前景。纳米科学在电子和信息领域的应用不仅可以提升设备性能、降低成本，还能开发出新型功能材料和器件，为产业发展带来革命性的变化。

纳米电子学和纳米信息学是纳米科学与电子、信息领域交叉融合的新兴学科。纳米电子学主要研究纳米尺度下的电子器件和电路，包括纳米晶体管、纳米线、纳米传感器等。这些器件和电路具有高速度、低功耗、高密度等特点，是实现电子设备小型化和高效化的重要手段。纳米信息学则致力于利用纳米材料和纳米结构实现信息的存储、传输和处理，为信息产业的发展提供新的解决方案。近年来，纳米科学在电子和信息领域的应用取得了显著成果。例如，利用纳米技术改进了锂离子电池的性能，提高了能量密度和充电速度，为智能手机、电动汽车等电子产品提供了更持久的续航能力。此外，纳米传感器也被广泛应用于环境监测、医疗健康等领域，实现了对温度、湿度、气体浓度等参数的精确测量。

基于现有技术基础，未来纳米科学在电子和信息领域将出现更多具有突破性和颠覆性的应用场景。例如，量子计算技术利用纳米尺度下的量子效应实现信息的存储和处理，有望解决传统计算机难以应对的复杂问题。此外，柔性电子技术和可穿戴设备也将受益于纳米科学的发展，实现更加轻薄、柔软、可弯曲的电子设备，为人们提供更加便捷的生活方式。

（二）纳米科学与生物医药

纳米科学在医学卫生领域的应用一直受到医药界的高度关注。无论是生物、非生物、仿生还是复合材料，都在纳米医学的广阔天地中发挥着举足轻重的作用。纳米医学研究不仅涵盖了药物递送、疫苗开发、抗菌治疗、诊断成像等多个核心领域，还延伸到了可穿戴器件、器官移植以及高通量筛选等前沿技术。引人瞩目的是，众多纳米生物材料已逐步走出实验室，迈向临床应用的新阶段。这意味着它们不再是单纯的科研成果，而是成为了切实应用于人们日常生活中的医疗元素。例如，使用氧化铝和二氧化钛纳米粒子制造高强度人造牙；使用化疗药物多柔比星的纳米制剂改善治疗效果；使用纳米技术制备 RNA 药物预防病毒感染等。

未来，随着技术的不断进步和应用的不断深化，纳米科学将在医学卫生领域得到更深远的发展与应用。

（三）纳米科学与现代农业

现代农业的快速发展是推动“三农”改革、促进高质量发展的关键，纳米科学与农业融合已成为推动这一进程的强劲动力，为新型农业发展带来了诸多变革和机遇。

农业纳米材料与技术已广泛应用于农业生产投入的各个环节，如产品传输、农作物穿梭育种、动植物加工等，这些应用提高了生产效率，为农业的现代化转型提供了支持。纳米技术通过改善农药、肥料、种子等关键生产要素性能，提高农业生产的效率，同时，纳米技术可以促进作物生长发育，有效提高农产品产量和品质。纳米材料通过其高比表面积等特点减少肥料流失、改善土壤结构，农民可以更加精准地施肥、施药，有效降低了农业生产对环境的污染和破坏（图 1-2）。同时，纳米技术还可以用于生态修复和治理，为农业可持续发展提供有力支持。纳米技术与现代信息技术的结合，推动了农业现代化的进程，通过纳米传感器等系列智能农业系统，农民可以更加便捷地获取农业生产信息、监控农业生产过程。

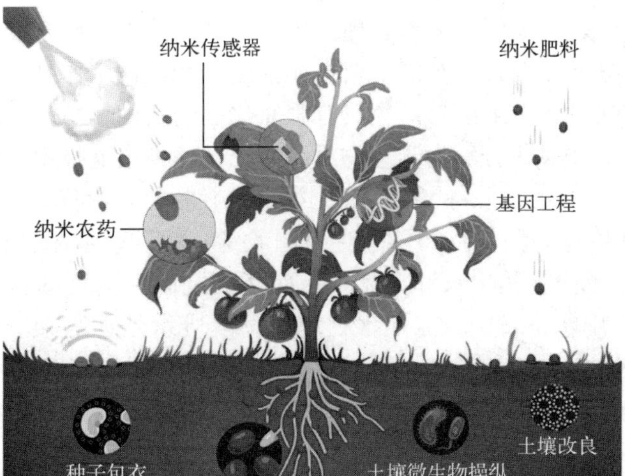

图 1-2　纳米技术在农业领域的应用

（四）纳米科学与生态环境

纳米科学在生态环境科学中的应用是当今研究的热点之一。纳米科学的生态环境应用研究拥有一定的基础，其独特的纳米尺度效应为环境保护和生态修复提供了新的解决方案。纳米技术在水污染治理、大气污染治理、土壤修复、能源与环境监测等领域的应用是未来的重要研究方向（图 1-3）。

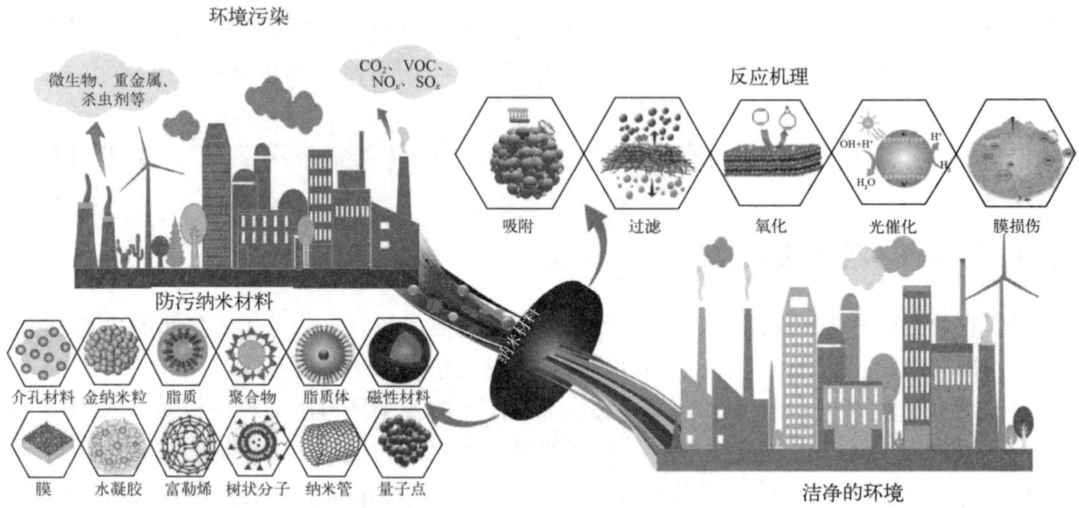

图 1-3　应用于环境污染的纳米材料的种类与反应机理

纳米科学在水污染治理中的应用主要是利用纳米材料及其特性，开发和应用新技术、新材料和新方法，以实现对水体污染物的有效去除、降解或转化，从而达到水污染治理和环境保护的目的。纳米材料因其独特的吸附性能、光催化性能、抗菌性能和传感性能等在水污染治理方面具有广泛应用。第一，纳米材料因其极高的比表面积和优异的吸附性能，常被用作水污染治理中的高效吸附剂，纳米金属氧化物（如纳米氧化铁、纳米氧化铝等）和纳米碳材料（如活性炭纳米颗粒、石墨烯等）都表现出出色的吸附能力，能有效去除水中的重金属离子、有机污染物和色素等；第二，纳米材料在光催化领域常被用作纳米光催化剂，如二氧化钛纳米颗粒，在光照条件下，其能够产生具有强氧化性的活性物质，如羟基自由基和超氧阴离子，进而将有机污染物氧化分解为无害物质；第三，纳米过滤技术可以通过纳米尺度的孔道实现高效的物质分离（如过滤、截留等），比如纳米膜材料具有优异的渗透性和选择性，能够有效截留水中的微生物、颗粒物和溶解性有机物等；第四，纳米抗菌材料通过破坏微生物的细胞壁或细胞膜，抑制其生长和繁殖，从而达到抗菌和消毒的目的，在水处理中，纳米抗菌材料可用于饮用水消毒、游泳池水处理和医院废水处理等领域；第五，纳米复合材料可以结合多种纳米材料的优点，展现出更优异的性能，例如，将纳米金属氧化物与纳米碳材料复合，可以制备出既具有高效吸附性能又具有光催化降解能力的复合材料，实现水污染治理的多功能化。

在大气污染治理方面，纳米科学通过利用纳米技术及其相关原理，研究和开发纳米材料和纳米设备，以有效减少和控制大气中的污染物质。将纳米科学的先进理念和技术应用于大气污染控制领域，旨在通过纳米级的创新解决方案，提高空气质量，保护人类健康和生态环境。纳米科学在大气污染治理上的具体应用主要体现在以下几个方面。第一，纳米催化剂可用于催化氧化、还原或分解有害气体，如二氧化硫、氮氧化物和挥发性有机化合物等，钛基催化剂和钒基催化剂被广泛应用于工业废气治理中，它们能够催化氧化二氧化硫和氮氧化物，将其转化为硫酸盐和硝酸盐，从而降低废气中的污染物浓度；第二，纳米吸附材料通常具有多孔结构和高比表面积，能够高效去除大气中的颗粒物和有毒有害物质，碳纳米管和纳米二氧化钛等纳米材料制备的复合纳米吸附剂，在实验室条件下展现出了对 PM2.5 的高效去除能力；第三，纳米过滤技术利用纳米级的孔径和特殊的表面性质，实现对气体中污染物的有效过滤和分离，纳米钛酸钡材料可以高效吸附二氧化硫，纳米银颗粒则具有优异的抗菌和除臭性能，可以用于处理含有挥发性有机物的废气。

在土壤修复方面，纳米科学利用纳米技术开发新的解决方案，以改善、恢复或保护受污染土壤的质量和功能。纳米尺度上的材料具有独特的物理、化学和生物特性，这些特性使得纳米材料在土壤修复领域具有巨大的应用潜力。在土壤修复中，纳米科学的应用包括以下几个方面。第一，纳米材料由于其高比表面积和多活性位点，对重金属、有机污染物等具有良好的吸附能力，可用于去除土壤中的污染物，纳米铁氧化物（如纳米四氧化三铁）因其高比表面积和强磁性，能有效吸附土壤中的重金属离子，如铅、镉、铬等，这些纳米粒子可通过离子交换、表面络合和静电吸引等机制，与重金属离子形成稳定的化合物，从而从土壤中去除；第二，纳米催化剂能够加速化学反应速率，加快土壤中的生物降解过程，有助于降解有机污染物，纳米铁具有粒径小、比表面积大、活性高等优点，在土壤重金属修复领域展现出巨大潜力，利用纳米铁还原能力可将重金属离子转化为毒性更低或更易于去除的形态；第三，纳米材料可以作为载体，将微生物或酶等生物修复剂输送到土壤深层，提高生物修复效率，将金纳米颗粒负载酶复合物施用到受重金属污染的土壤中，酶通过催化反应将重金属转化为低毒或无毒的物质，从而达到修复土壤的目的。

在能源领域，纳米科学主要研究纳米尺度的材料和结构对于能源的产生、存储、转换和使用效率的影响，其主要应用体现在能源转换、能源储存与能源节约等方面。第一，纳米材料可以提高能源转换效率，如纳米催化剂（如铂纳米颗粒）可以显著提高氢气和氧气之间的电化学反应速率，提高纳米染料电池的能源转换效率；第二，纳米材料在电池和超级电容器等储能设备中可以提高储能密度和充放电效率，纳米碳材料（如碳纳米管、石墨烯等）具有优异的电化学性能和高比表面积，可以作为超级电容器的电极材料，实现高能量密度和高功率密度的能源存储；第三，通过纳米技术改进能源设备的设计和材料选择，可以降低能源消耗，如纳米涂料具有优异的隔热和保温性能，可以大大降低建筑物的能耗，其中纳米陶瓷涂料可以反射大部分太阳光，减少建筑物对空调的依赖。

纳米科学应用于环境监测领域是指利用纳米技术和纳米材料来监测、分析和评估环境质量及其变化。纳米材料制作的传感器具有高灵敏度、高选择性和快速响应的特点，可用于实时监测环境中的各种污染物，这些纳米传感器可以集成到可穿戴设备或移动设备中，方便人们随时了解环境质量状况。纳米科学在环境监测中的应用主要体现在以下几个方面。第一，纳米材料具有极高的比表面积和表面活性，因此纳米传感器能够更快速、更准确地响应环境变化，为环境监测提供实时、精确的数据支持；第二，纳米材料利用其特殊性质，如量子尺寸效应、表面效应等可以实现对污染物的超灵敏检测，金纳米粒子可以用于检测水中的重金属离子，碳纳米管则可用于检测空气中的有机污染物；第三，随着纳米技术的不断发展，越来越多的纳米材料被用于环境监测设备的制造中，纳米材料不仅可以提高设备的检测灵敏度和精确度，还可以实现设备的微型化和智能化。通过集成纳米传感器、纳米处理器等纳米器件，可以实现对环境的全方位、实时监测和数据分析。

总之，纳米科学在生态环境中的应用为环境保护和生态修复提供了新的思路和方法。随着纳米技术的不断发展和完善，相信其在生态环境治理中将发挥更加重要的作用。

（五）纳米科学与机械制造

纳米科学在机械制造中的应用主要指的是在纳米尺度下研究物质的特性、行为以及利用这些特性开发新型材料和制造过程。在机械制造领域，纳米科学的应用为其带来了革命性的变化，使得材料、设备以及制造工艺在性能、效率和精度上得到了显著提升。纳米科学在机械制造领域的应用主要包括纳米表面工程、纳米制造技术等。

纳米表面工程对机械制造领域的应用具有广泛而深远的影响，它极大地提升了机械部件的性能和寿命。纳米表面工程在机械制造领域的应用包括以下几个方面。第一，纳米涂层技术可以在机械部件表面形成一层纳米级厚度的涂层，从而显著提高其耐磨性、耐腐蚀性和抗疲劳性，如在发动机活塞和气缸内壁应用纳米涂层，可以显著减少摩擦损失，提高发动机效率；第二，纳米表面改性与润滑技术可以在机械部件表面形成一层纳米级厚度的润滑膜，从而降低摩擦系数和磨损率，在轴承和齿轮等传动部件上应用纳米润滑技术，可以显著降低摩擦损失和磨损，提高传动效率；第三，纳米表面自修复技术可以在机械部件表面引入具有自修复功能的纳米材料，使机械部件在受到损伤时能够自动修复，该技术可以显著提高机械部件的可靠性和使用寿命，降低维修成本，例如，在船舶和汽车等交通工具的涂层中引入纳米自修复材料，可以使其在面对划痕和磨损时自动恢复原有性能。

纳米制造技术主要在纳米尺度上进行材料的加工、制造和组装。在机械制造领域，纳米制造技术可以对材料和零件进行精确到纳米级别的加工和改造，以实现更高的性能、更小的尺寸和更复杂的结构，纳米制造技术包括纳米光刻、纳米压印、纳米组装等技术，可以实现高精度、高效率的制造过程。这些技术在微电子、生物医学、航空航天等领域具有重要的应用价值。纳米制造技术在机械制造领域的应用主要分为以下几个方面。第一，纳米制造技术能够实现极高的加工精度，使得机械制造中的微小零件和复杂结构得以精确制造，其利用纳米级精度的加工设备和工艺，对机械部件进行高精度加工和制造，该技术可以制造出具有纳米级精度和表面质量的机械部件，从而满足高精度、高性能的机械制造需求，例如，在精密仪器制造和航空航天领域，纳米加工技术被广泛应用于制造高精度零件和组件；第二，纳米复合材料将纳米级粒子或纤维均匀分散在基体材料中，形成具有优异性能的复合材料，其常用于制造高强度、高硬度、高耐磨性的刀具和模具；第三，纳米制造技术使得机械制造产品能够实现微型化和集成化，通过将多个功能部件集成在一个微小的芯片或模块中，可以大大提高设备的集成度和可靠性，同时降低能耗和成本；第四，在生物医学领域，纳米制造技术被广泛应用于制造各种医疗设备和植入物，例如，利用纳米制造技术制造的微型机器人可以在人体内进行精确的诊断和治疗，为医学领域带来了革命性的变化。

总之，纳米科学在机械制造领域具有广阔的前景和巨大的潜力。随着纳米技术的不断发展和创新，机械制造行业将向更高水平、更高质量、更高效率的方向发展。

思考题

1. 简述纳米的基本概念。
2. 简述纳米科学如何影响人们现代社会生活。
3. 举例说明中国为纳米技术发展做出了哪些贡献。

第二节　纳米效应与基础理论

学习目标

1. 掌握　纳米效应的定义与内容。
2. 熟悉　纳米效应的相关应用。

纳米效应是指具有纳米尺度的纳米材料所具备的特殊的物理化学相关性质，如表面效应、量子尺寸效应、小尺寸效应、介电限域效应、库仑阻塞与单电子隧道效应、宏观量子隧道效应和生物效应等。例如，在特定纳米尺度下，金属铜的导电性可能因量子尺寸效应显著变化，而某些绝缘材料（如二氧化钛纳米颗粒）可能因表面效应或量子尺寸效应显现导电特性。具有纳米效应的纳米材料具有广泛应用前景，纳米效应对于纳米科学与技术的研究与发展具有重大意义。

一、表面效应及其应用

（一）表面效应的定义

球形粒子的表面积与其半径的平方成正比，而球形粒子的体积与其半径的立方成正比，所以球形粒子的比表面积（表面积与体积之比）与其半径成反比。当粒子逐渐变小，直至其半径达到纳米尺度时，该纳米粒子的比表面积就会显著增加，从而纳米粒子的表面原子数相对增多，即表面原子的比例（分散度 F）增大，而这些增多的表面原子就会具有高的活性并且极不稳定，从而产生与传统物质不一样的性质——表面效应。

表面效应是纳米材料主要效应之一，当粒子的直径大于 100 nm 时，该粒子的表面效应可以忽略不计，当粒子的直径小于 100 nm 时，粒子的表面原子百分数快速增加，1 g 的超细微粒表面积的总和甚至可以高达 100 m^2，其所产生的表面效应是不能忽略的，如图 1-4 所示，直径为 10 μm 的球状颗粒，当其被分割为直径为 0.1 μm 的超细颗粒时，其总表面积增加 100 倍。

（二）表面效应的原理

如图 1-5 所示，球体的表面积与其半径 r 的平方成正比，其体积与半径 r 的立方成正比。这个球体中的原子总数 N 与体积成线性比例。表面原子的比例称为分散度 F，它与表面积和体积的比值成比例，即与半径或直径成反比，因此也与 $N^{-1/3}$ 成比例。对于半径为 r 的长圆柱

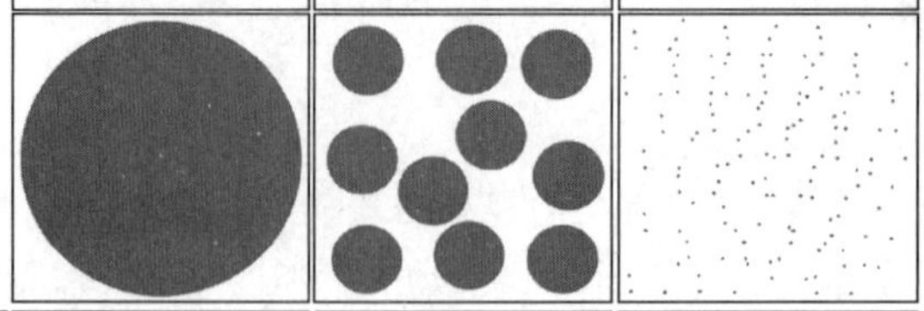

	10 μm（大颗粒）	2.5 μm（细颗粒）	0.1 μm（超细颗粒）
总质量	1	1	1
颗粒数量	1	64	1000000
单颗粒表面积	1	0.0625	0.0001
总表面积	1	4	100

图 1-4　不同直径颗粒的总表面积比较图

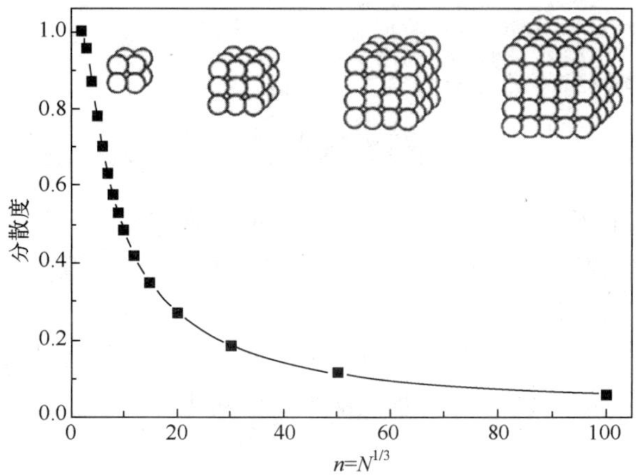

图 1-5　分散度 F 与 n 的函数关系图（$N=10^6$）

体和厚度为 d 的薄板，也有基本同样的关系。分散度的大小依赖性如式（1-1）所示，对于沿边有 n 个原子立方体，总数为 $N=n^3$ 原子，其中表面的原子数为 $6n$。对于较大的 N，边缘和角落修正变得可以忽略不计。

$$F=\frac{6n^2-12n+8}{n^3}=\frac{6}{N^{1/3}}(1-\frac{2}{N^{1/3}}+\frac{8}{6N^{2/3}})\approx\frac{6}{N^{1/3}} \tag{1-1}$$

当以 r^{-1}、d^{-1} 或 $N^{-1/3}$ 为横坐标，以分散度 F 为纵坐标绘制曲线时，所有依赖于粒子分散度的性质都呈现线性关系。与表面原子直接近邻的原子比内部原子少。因此，表面原子比例大的粒子具有较低的平均配位数。事实上，分散度和平均配位数遵循相同的标度定律，是等效的表面效应度量。

（三）表面效应的应用

原子世界中大量的分子、原子、离子聚集成各种固体、液体、气体物质，从而成为构成宏观世界的基础。对于液体和固体物质，其组元相对密集，从而表现出一定的表面效应，但是对于一般的宏观物体，表面一层的组元在总数中占比较小，因而其表现的表面效应是可以忽略的，然而对于凝聚态微粒，其表面组元数和组元总数之比可以作为描述其表面效应程度的系数。与表面效应相关的典型实例是水滴的形成，当外界的蒸汽压力增高时，微型水滴通过互相碰撞逐渐结合成越来越大的水滴，当空气浮力和运动阻力低于水滴的重量时，便形成雨滴。当在过饱和蒸汽中掺入一些杂质粒子如尘埃等，其表面效应将有助于水滴的形成，当云层变厚后再在云层中散布一些杂质微粒就会加快雨滴的形成，从而达到降雨的目的，这便是人工降雨。

由于表面效应，磁性纳米粒子会表现出与相应块体材料不同的磁性能。磁性纳米粒子通常是由具有单轴磁各向异性的单畴粒子组成，其磁矩方向为“向上”或者“向下”。然而磁性纳米粒子的表面原子与核心原子所处的环境不同，如表面存在原子空位、原子配位改变、悬空键和晶格无序等几种类型的缺陷。这些表面缺陷导致纳米粒子表面无补偿地无序自旋，导致表面磁化。由于表面效应，纳米粒子具有普遍的铁磁性。例如，非磁性材料的纳米粒子，如氧化铈纳米粒子和氧化铝纳米粒子在室温下显示出磁滞回线，金属氮化物的纳米粒子，如氮化铌纳米粒子被发现表现出铁磁性效应，纳米粒子越小，铁磁性能往往越强。

二、量子尺寸效应及其应用

（一）量子尺寸效应的定义

当粒子的尺寸下降至一定的数值时，粒子费米能级附近的电子能级由准连续变为离散能级，即会产生能级劈裂或者能隙变宽的现象，这就是量子尺寸效应。当能级的变化程度大于热能、光能、电磁能的变化时，纳米粒子的磁、光、声、热、电以及超导特性会与常规材料产生显著的差异性。

各种元素的原子具有特定的光谱线，如钠原子具有黄色的光谱线。原子模型与量子力学已用能级的概念进行了合理的解释，对介于原子、分子与大块固体之间的超微粒子而言，大块材料中连续的能带将分裂为分立的能级，能级间的间距随粒子尺寸减小而增大。当热能、电场能或者磁场能比平均的能级间距小时，就会呈现一系列与宏观物体截然不同的反常特性，即量子尺寸效应。例如，导电的金属在超微尺度时可以变成绝缘体，比热亦会发生反常变化，光谱线会向短波长方向移动，这就是量子尺寸效应的宏观表现。

（二）量子尺寸效应的原理

在 20 世纪 60 年代，Kubo 采用电子模型求得金属纳米晶粒的能级间距 δ 为：

$$\delta = \frac{4E_F}{3N} \tag{1-2}$$

式中，E_F 为费米势能；N 为粒子中的总电子数。

式（1-2）指出能级的平均间距与组成粒子中的自由电子总数成反比。如图 1-6 所示，能带理论表明，在高温或宏观尺寸情况下，金属费米能级附近电子能级一般是连续的，然而对于只有有限个导电电子的超微粒子，在低温下，金属费米能级附近电子能级是离散的，对于包含无限个原子（即导电电子数趋向于无穷大）的宏观物质，由式（1-2）可得出能级间距趋向于 0，即根据金属能带单电子近似理论，对于三维情况，若将电子看成是完全自由的，则

能态密度 $N(E)$正比于体积 V。一般情况下，由于体积 V 很大，能态密度 $N(E)$很高，故可将导带电子能级视作连续分布，所以说是费米能级附近的电子能级发生分裂。

当最高占用状态和最低未占用状态之间的间隙（称为 Kubo 间隙 δ）等于热能时，就达到了一个重要的阈值，当电子通过 Kubo 间隙被热激发时，低温绝缘体变成半导体，在高温下变成金属。这种非金属到金属的转变可以发生在一个不完全填充的带内，或者发生在当两个带因带宽而开始重叠时。具有集群大小的区域密度的发展过程如图 1-6 所示。

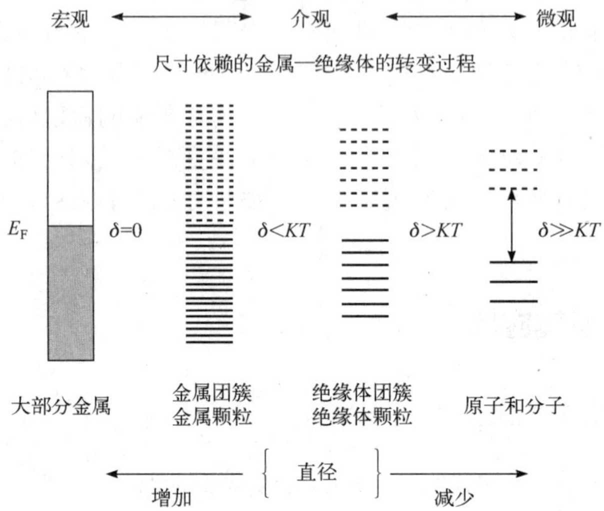

图 1-6　量子尺寸效应原理图

K 为玻尔兹曼常量；T 为热力学温度

（三）量子尺寸效应的应用

量子尺寸效应在半导体材料研究中应用广泛，随着纳米晶粒的缩小，半导体材料会具有分立的结构，从而在电子的波动性能方面带来一些优于常规半导体材料的特性，一些研究甚至使半导体材料在光催化方面具有光学非线性。

HOMO-LUMO 带隙的尺寸依赖性在半导体纳米粒子的发光特性中得到了最好的体现（图 1-7，见文末彩插）。胶体 CdSe-CdS 核壳纳米粒子的荧光如图 1-7 所示，通过调整粒子大小，可以在 1.7 nm 直径粒子的蓝色和 6 nm 直径粒子的红色之间进行荧光调节。吸收与荧光的波长存在差异，其成因在于：吸收过程中形成的电子空穴对会促使系统发生弛豫，以适配新的电荷分布，这种弛豫效应最终导致了二者的波长差异。胶体金纳米粒子在中世纪就已广为人知，它们被用作教堂和宫殿的彩色玻璃窗的染料。10 nm 的金纳米粒子吸收绿光，因此呈现红色，而更小的金纳米粒子甚至会发出荧光。与上述半导体粒子相反，这种金属粒子的吸收现象与表面等离子体激元有关，即表面附近电子的集体激发，形成材料表面上的驻波。

由于电子和空穴的量子化状态，这些纳米晶体通常被称为量子点、伪原子或超原子。核壳结构用于控制限制电子的势，并决定激发态的寿命。应用范围从发光二极管和新型固态激光器到潜在的未来量子电子器件和量子信息处理。小金属团簇伪原子特征的实验和理论支持来自电离势和电子亲和性等性质，这些性质揭示了类似于传统元素的壳层结构的特征。

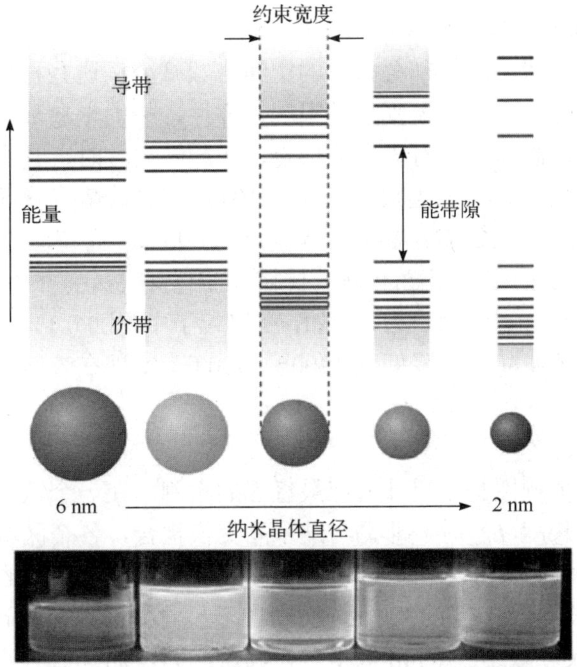

图 1-7　量子尺寸效应示意图与五种不同大小纳米晶体的发光特性图片

三、小尺寸效应及其应用

（一）小尺寸效应的定义

当粒子的尺寸与光波波长（数百纳米以下）、德布罗意波激子玻尔半径（1～10 nm）、超导相干长度（10 nm 以下）等物理量相当甚至更小时，粒子的内部晶体周期性边界条件被破坏，同时，非晶态纳米粒子表面层附近原子密度减小，致使粒子的声、光、磁、热、力学等特性呈现新的物理性质的变化，这种现象就是小尺寸效应。小尺寸效应会引起如特征光谱移动、磁有序改变、超导相破坏或者结构相变等宏观物理性质的变化。

（二）小尺寸效应的应用

1. 特殊的光学性质

对于大部分粒子而言，小尺寸效应所造成的特殊光学性质主要体现在：当尺寸小于玻尔半径时，发光性质会发生变化，同时激发态会以更大的概率传到同一粒子中的发光中心，提高材料的量子效率，体猝灭中心和同一粒子内发光中心间的交叉弛豫的影响会减小，材料的发光效率会得到一定程度的提高。

黄金是化学元素金的单质形式，是一种软的、金黄色的抗腐蚀贵金属，当其尺寸减小至光波波长的尺寸时，黄金将会呈现黑色。事实上，在超微粒子状态，所有金属都呈现为黑色，尺寸越小，颜色愈黑，银白色的铂变成铂黑，金属铬变成铬黑。从另一个角度来看，金属超微粒子对光的反射率很低，大约几微米的厚度就能完全消光。利用这个特性，某些金属材料可以作为高效率的光热、光电等转换材料，高效率地将太阳能转变为热能、电能，并且，这种材料特性可以运用于航空飞机、军事战机等红外隐身技术和红外敏感材料中。

2. 特殊的热学性质

当材料处于纳米尺寸状态时，部分材料的空间维数减少，这些材料的另一种特性是相的稳定性。减小组成相尺寸，原子系统受尺寸限制，弹性、热力学参数改变，进而使平衡相关系改变。在粗晶尺寸时，固体物质有固定的熔点，在超细尺寸时，其熔点会显著性降低。

如块状的金的熔点为1064℃，当尺寸减小至10 nm时，其熔点降低至1037℃，当尺寸减小至2 nm时，其熔点降低至327℃；银的常规熔点为690℃，而超微银粒子的熔点为100℃，利用该特点元件基片不必采用耐高温的陶瓷材料而可用塑料替代。同时纳米粒子低熔点的性质对粉末冶金工业也具有一定的吸引力，例如，在钨粒子中附加0.1%～0.5%质量比的纳米镍粒子后，可以使烧结温度从3000℃降低到1200～1300℃，实现在较低的温度下烧制成大功率半导体管的基片。

3. 特殊的磁学性质

磁性对粒子尺寸的依赖性是小尺寸效应最直观的实例。在一个铁磁系统中，当铁磁性物质的尺寸小于铁磁交换长度 L_{ex} 时，非晶与纳米晶交换耦合，各个区域的磁各向异性能被平均而消除，导致低的矫顽力 H_C，高的磁导率 μ，与畴壁宽度相当时，容易形成单畴，致使矫顽力很大。大块的纯铁矫顽力约为80 A/m，而当粒子尺寸减小到20 nm以下时，其矫顽力可增加1000倍，当粒子尺寸减小到6 nm以下时，其矫顽力反而降低到零，呈现出超顺磁性。利用磁性超微粒子具有高矫顽力的特性，已做成高贮存密度的磁记录磁粉，大量应用于磁带、磁盘、磁卡以及磁性钥匙等产品中。

利用超顺磁性，人们已将磁性超微粒子制成用途广泛的磁性液体。磁性液体是一种液态的磁性材料。该材料既具有固体才具有的磁性又具有液体的流动性。它是由粒径为纳米尺寸的磁性微粒，依靠表面活性剂的帮助，均匀分散、悬浮在载液（基液加表面活性剂）中，构成的一种固液两相的胶体混合物，这种材料即使在重力、离心力或电磁力作用下也不会发生固液分离，是一种典型的纳米复合材料。

同时，人们发现鸽子、海豚、蝴蝶以及生活在水中的趋磁细菌等生物体中存在超微的磁性粒子，这类生物在地磁场导航下能辨别方向，具有回归的本领。电子显微镜研究表明，在趋磁细菌体内通常含有直径约为 20 nm的磁性氧化物粒子，磁性超微粒子实质上是一个生物磁罗盘，生活在水中的趋磁细菌依靠它游向营养丰富的水底。

4. 特殊的力学性质

在通常情况下陶瓷材料呈脆性，然而由纳米超微粒子压制成的纳米陶瓷材料却具有良好的韧性。这是由于纳米材料具有大的界面，并且纳米材料界面的原子排列是相当混乱的，原子在外力变形的条件下很容易迁移，因此表现出甚佳的韧性与一定的延展性，使陶瓷材料具有新奇的力学性质。此外，由于小尺寸效应，一些纳米材料表现出良好的力学强度，研究表明，人的牙齿之所以具有很高的强度，是因为它是由磷酸钙等纳米材料构成的。研究者根据这一效应，推出许多具有超强防刮、防摔的新型纳米表层防护材料产品。呈纳米晶粒的金属要比传统的粗晶粒金属硬 3～5 倍，至于金属-陶瓷等复合纳米材料则可在更大的范围内改变材料的力学性质，其应用前景十分宽广。

5. 特殊的其他性质

超微粒子的小尺寸效应还表现在超导电性、介电性能、声学特性以及化学性能等方面。

根据 McMillan 公式，随着粒子尺寸的减小，表面原子百分比显著增加，表面原子的近邻配位数减少，表面声子谱频率变低，电子-声子耦合强度增加，同时低频的晶格振动受到粒子尺寸的限制而被截止，从而其超导性能增强。

利用等离子共振频率随粒子尺寸变化的性质可以改变粒子尺寸，控制吸收的位移，制造具有一定频宽的吸收纳米材料，用于屏蔽和吸收。

四、介电限域效应及其应用

（一）介电限域效应的定义

纳米微粒分散在异质介质中时，由于界面引起的体系介电增强的现象，通常称为介电限域效应，其主要来源于微粒表面和内部局域场强的增强。当介质的折射率对比微粒的折射率相差很大时，就产生了折射率边界，导致微粒表面和内部的场强比入射场强明显增强，这种局域场强的增强称为介电限域。一般来说，过渡金属的氧化物和半导体微粒都可能产生介电限域效应，纳米粒子的介电限域对光吸收、光化学、光学非线性等都会有重要的影响。

（二）介电限域效应的原理

根据单一粒子的 Brus 公式，粒子的介电常数连续。

$$E(r)=E_{\mathrm{g}}(r=\infty)+\frac{\pi^2 h^2}{2m^* r^2}-\frac{1.786q^2}{\varepsilon r}-0.248E_{\mathrm{ry}} \tag{1-3}$$

第一项是体相带隙；第二项是电子-空穴量子限域能；第三项是电子-空穴库仑作用能；第四项是有效里德伯能。式中，$E_{\mathrm{g}}(r=\infty)$表示当 r 趋于无穷大时的禁带宽度，是一个与材料本身性质有关的常数项；h 是普朗克常数；m^*是有效质量；q 是电荷；ε是介电常数；r 是相关的空间尺度；E_{ry} 是一个常数项。

随着 r 的减小，量子限域能的增大超过库仑能的增大而成为主要项，因而最低激发态能量向高能端移动，能级出现量子化，从而产生量子尺寸效应，出现蓝移现象。

对于介电复合材料，半导体纳米粒子中的激子除了受量子尺寸效应作用之外，还受介电限域效应的作用。Takagahara 采用有效质量近似法，把不同介质中的纳米微粒系统的能量近似表述为

$$E_{\mathrm{g}}=E'_{\mathrm{g}}+\frac{\pi^2}{R'^2}-\frac{3.572}{R'}-\frac{0.248\varepsilon_{\text{半}}}{\varepsilon_{\text{介}}}+\Delta E,\ R'=\frac{R}{a_{\mathrm{B}}} \tag{1-4}$$

第一项是体相材料的吸收带隙；第二项是电子-空穴空间限域能，致使蓝移；第三项是电子-空穴库仑作用能，致使红移；第四项是介电限域效应后表面极化能，致使红移；第五项是其他因素的能量修正项，如与振动态的耦合和微粒的表面结构变化等。式中，E'_{g}为体相材料的吸收带隙；R'为微粒的一个尺寸常数，为纳米结构的实际尺寸 R 与玻尔半径 a_{B} 的比值；$\varepsilon_{\text{半}}$是半导体材料的介电常数；$\varepsilon_{\text{介}}$是周围介质的介电常数；ΔE 为额外的修正项。

（三）介电限域效应的应用

纳米晶粒的介电限域效应是纳米粒子被外界环境（空气、聚合物、玻璃和溶剂等介质）包围时产生的介电增加现象，纳米晶粒光照射时，折射率不同于纳米晶粒的界面，这会导

致纳米粒子表面与内部的场强比入射场强增加。这种局部的场强效应和介电限域效应，对于无机-有机杂化材料以及用于多相反应体系中光催化材料的反应过程和动力学有重要影响。

五、库仑阻塞与单电子隧道效应及其应用

（一）库仑阻塞与单电子隧道效应的定义

1951 年，C. Gorter 发现并正确解释了低偏压下隧道电流受到“压制”的现象。1985 年，Dimitri Averin 和 Konstantin Likharev 提出了单电子隧道效应的“正统”理论，对“库仑阻塞”效应做了定量的描述。

一个包含极少量电子，具有极小电容值的粒子称为库仑岛，其能量由电势能及电子间相互作用库仑能组成。当库仑岛上增加或减少一个电子时，其能量增加，单个电子进入或离开库仑岛需要一定的激活能。在极低温和小偏压下，导体内的电子不具备足够能量，故电子不能穿越库仑岛，此现象称为库仑阻塞。通过给库仑岛加栅压可以改变其电势能及总能量，在某个特定的栅压下，态密度间隙消失，此时，发生单个电子隧穿库仑岛的现象，称为单电子隧道效应。

（二）库仑阻塞与单电子隧道效应的原理

两块正常金属制成的板隔开一个极小的间隙，若金属板的间隙非常小，则会产生单电子隧道效应，一块金属中的电子可以跨越到另一块金属。在此过程中，金属外部电子由振幅下降为 $e^{-x/\xi}$的呈指数衰减的驻波表示，而不是金属内部电子的行波，其中ξ约 10^{-8} cm，产生隧道效应的三个条件：金属间隔$<\xi$；在此过程中能量守恒；电子要隧穿入的态为空态。

隧道效应是量子现象，在量子力学之中，粒子的穿透概率为：

$$T \approx \exp\left\{-\frac{2d}{h}\sqrt{2m(U_0-\varepsilon)}\right\} \tag{1-5}$$

T 对于 d、$U_0-\varepsilon$和 m 敏感。

若电子能量$\varepsilon = 0.005$ eV，$U_0 = 0.1$ eV，$T \infty e^{-2d}$。

当 $d = 2$ Å[❶]时，$T = 0.40$；当 $d = 20$ Å 时，$T = 0.0013$；当 $d = 30$ Å 时，$T = 7.4\times10^{-5}$；当 $d = 100$Å 时，$T=1.3\times10^{-14}$。式中，d 为势垒的宽度；h 为普朗克常数；m 为粒子的质量；U_0 为势垒的高度；ε为粒子的能量。

（三）库仑阻塞与单电子隧道效应的应用

以多壁碳纳米管为填料的聚合物纳米复合材料制备了应变传感器。基于改进的三维统计电阻网络模型和光纤重定向模型，研究了这种纳米复合应变传感器的压阻性，数值计算结果与实验测量结果吻合。与传统的应变片相比，当碳纳米管体积分数接近渗透阈值时，纳米复合应变片具有更高的灵敏度。对于体积分数小的碳纳米管，实验和数值模拟都观察到微弱的非线性压阻。隧道效应被认为是传感器在小应变作用下的主要机理。

❶ 1 Å = 10^{-10} m = 0.1 nm。

六、宏观量子隧道效应及其应用

（一）宏观量子隧道效应的定义

当微观粒子的总能量小于势垒高度时，该粒子仍能穿越这一势垒。近年来，人们发现一些宏观量，例如微粒子的磁化强度，量子相干器件中的磁通量等亦有隧道效应，称为宏观量子隧道效应。宏观量子隧道效应是量子隧穿现象在宏观可观测物理量（如磁化强度、磁通量）上的体现，突破了经典力学中"能量低于势垒则无法穿越"的认知，是纳米与介观体系的重要量子特性。

1962 年约瑟夫森预言库珀电子对有隧道效应，1973 年获诺贝尔物理学奖，用两个超导体（S1 和 S2），中间隔着一层绝缘膜（约 20 Å），当电压施加于超导体电极上时，超导的库珀电子对可以通过隧道效应从 S1 移到 S2，或相反，形成振荡电流，外加电场可控制振荡电流的大小。宏观量子隧道效应会是未来微电子器件的基础，它既限制了微电子器件进一步微型化的极限，又限制了粒子记录密度。当磁性粒子太细时，小于临界尺寸，进入顺磁性，磁性粒子相距太近时，畴壁处的隧道效应使磁性记录强度不稳定。

（二）宏观量子隧道效应的应用

早期曾用库仑阻塞与单电子隧道效应来解释纳米镍粒子在低温保持超顺磁性的特性，近年来人们发现 Fe-N 膜中运动度在低于某一临界温度时基本上与温度无关。于是，有人提出量子理想的零点振动在低温状态下起着类似热起伏的效应，从而使零温度附近微粒子磁化矢量重取向，保持有限的弛豫时间，即在绝对零度时仍然存在非零的磁化反转率。宏观量子隧道效应的研究对基础研究及实用都有着重要的意义，它限定了磁带、磁盘进行信息贮存的时间极限。量子尺寸效应、隧道效应将会是未来电子器件发展的基础，或者它确立了现存微电子器件进一步微型化的极限。当电子器件进一步细微化时，必须要考虑上述宏观量子隧道效应。

有研究指出，在极低温下对单个铁磁和绝缘纳米粒子的开关场进行测量，当其高于 0.4 K 时，该模型与热激活磁化反转 Néel-Brown 理论的定量一致，能够明确地识别均匀旋转的磁化反转。在 0.4 K 以下时，与该模型有较大的偏差，这在定量上与低耗散区磁化宏观量子隧穿理论的预测一致。

隧道效应本质上是量子跃迁，电子迅速穿越势垒。隧道效应有很多用途。如据此开发分辨力为 0.1 nm 量级的扫描隧道显微镜，可以观察到 Si 表面上的大元胞。但它适用于半导体样品的观察，不适于绝缘体样品的观测。在扫描隧道显微镜的启发下，1986 年开发了原子力显微镜。

七、生物效应及其应用

（一）生物效应

生物效应是指某种外界因素（例如生物物质、化学药品和物理因素等）对生物体产生的影响。而对于纳米材料，其生物效应则是指纳米材料对于生物生长、发育和遗传变异等方面的影响。纳米粒子能够进入细胞并与细胞发生作用，主要是对跨膜过程和细胞分裂增殖、凋亡等基本生命过程的影响和相关信号转导通路的调控，从而在细胞水平上产生的生物效应。研究发现，材料的拓扑结构和化学特性是决定细胞与其相互作用的重要因素。某些纳米拓扑结构可促进细胞黏附、铺展及细胞骨架形成，然而在特定条件下，也会对细胞骨架分布、张力原纤维取向产生负面影响。

（二）生物效应的应用

纳米酶是新一代人工酶，具有催化活性高、稳定性好、成本低等独特的纳米材料特性，由于其广泛的潜在应用，已经成为连接纳米技术和生物学的新兴领域，吸引了各个领域的研究人员设计和合成具有不同构效关系的纳米酶(图 1-8)。纳米酶在调节细胞内活性氧类(ROS)水平方面具有重要的应用，其主要通过模拟超氧化物歧化酶（SOD）的活性清除 ROS，将超氧化物转化为过氧化氢，进而转化为氧气和水，从而降低细胞内 ROS 水平，提高细胞活力。ROS 的产生源于过氧化物酶（POD）的模拟活性，POD 将过氧化氢转化为羟自由基，氧化酶将氧气转化为过氧化氢，产生 ROS，对病原菌产生杀害作用。

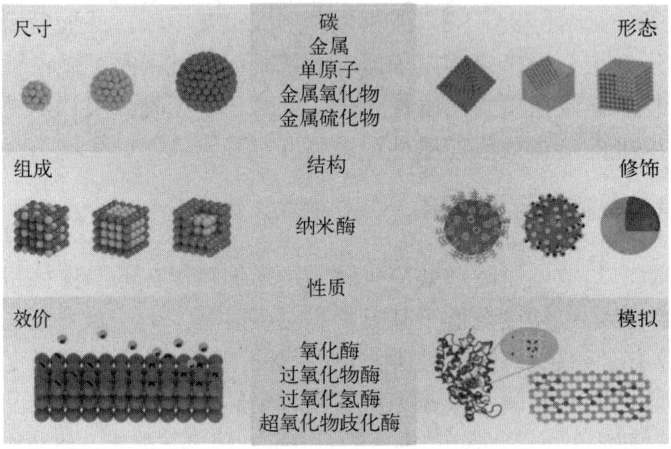

图 1-8　纳米酶的构效关系示意图

纳米酶广泛应用于生物传感器，一方面是应用于体外诊断，另一方面是应用于体内成像。类过氧化物酶的纳米粒子已被开发用于酶反应检测活性分子，如葡萄糖、多巴胺、黄嘌呤、谷胱甘肽、三磷酸腺苷、金属离子和酶抑制剂等。纳米材料在医学应用方面具有一定优势，人们探索了广泛的功能性纳米材料用于诊断和治疗各种疾病，如癌症和阿尔茨海默病等，其中许多疾病是由 ROS 水平异常引起的，纳米酶可调节细胞内 ROS 水平，因此可以通过消除 ROS 来实现潜在的治疗。细菌耐药性的问题已引起了科学界的关注，因此，新型抗菌剂的开发成为一个巨大的挑战，纳米酶可以通过对磷脂不饱和键的氧化作用从而破坏细菌细胞膜或者生物膜。纳米酶会催化过氧化氢生成羟自由基，与有机化合物反应以生成中间产物，进一步生成二氧化碳和水，这类方法已经被广泛应用于污染物的检测与降解，如染料（亚甲蓝、罗丹明）、木质素和其他有机化合物（苯酚、苯、苯胺、氯酚、三聚氰胺）的检测与降解。

思考题

1. 简述纳米效应的定义与应用。
2. 举例说明生活中纳米效应的相关应用。
3. 思考纳米效应的发展前景。

第三节　纳米生物医药发展历程

学习目标 ▶▶▶

1. 掌握　纳米生物医药的概念。
2. 熟悉　纳米生物医药发展史。
3. 了解　纳米生物医药的应用。

Feynman 从纳米尺度的量子力学与界面相互作用角度，突破宏观经典力学框架，指出纳米尺度下原子行为受微观力（如氢键、静电作用力、范德瓦耳斯力、疏水作用力等作用力）主导，为纳米生物医药的诞生奠定了“纳米世界有独特物理化学规律”的理论基础。同时，Feynman 提出“制造并使用纳米机械医生”的概念，这是历史上首个将纳米技术用于生物医药领域的设想。

时至今日，纳米生物医药已经向数百个不同的方向发展，这些迅猛发展共同说明构造纳米尺度材料的能力可以为医药研究和实践带来巨大的直接利益。总的来说，医疗器械和药物的纳米化将提供更快速、更准确、更可控、更多功能、更可靠并且更具成本效益的方法以提高人类生命健康保障水平。

一、纳米生物医药的定义

纳米生物医药学是指将传统纳米科学和医药学相结合的科学，具有前所未有的社会和经济潜力。

传统纳米技术是指将材料或系统结构尺寸纳米化而使其表现出新颖、明显的物理、化学或生物特性，其关键在于：①出现纳米尺度结构；②诞生新特性；③进行原子或分子尺度分析；④在原子或分子尺度控制材料。如何将这些关键点及其对应技术应用于医药领域，是纳米生物医药学的主要研究问题。

二、纳米生物医药的应用

（一）体外诊断

基于纳米颗粒的体外诊断系统具有成熟的设计理论和制备工艺，是纳米生物医药领域较成熟的技术之一。例如，将可成像纳米粒子（碳量子点、金纳米颗粒等）与病原特异性抗体偶联，检测与抗原结合后沉积的纳米颗粒信号，从而实现对病原的特异性检测。

胶体金试纸条由氯金酸（$HAuCl_4$）还原而成的金纳米颗粒制成，相较于常见金单质的金色，金纳米根据大小、形态不同，可以展现出不同的颜色，试纸条中使用的金纳米颗粒往往是红色或者粉红色的。标记抗体的金纳米颗粒在一般情况下保持稳定的无色分散状态，当与抗原特异性结合后，金纳米颗粒沉降聚集并显现出红色，代表了抗原的存在（图 1-9）。基于此原理，胶体金试纸条可以快速、准确地在体外进行病原检测。

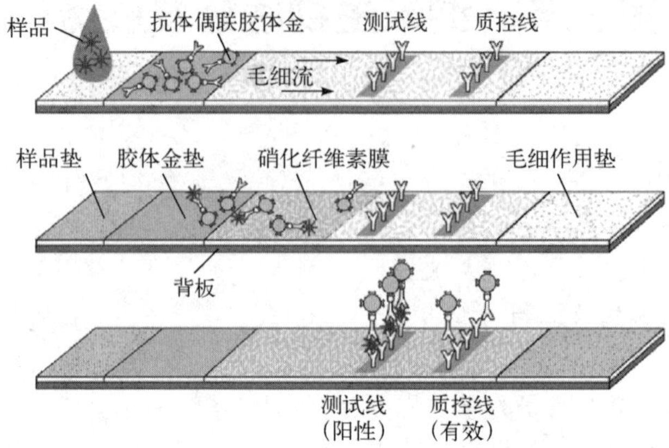

图 1-9　胶体金试纸条组成与原理

量子点是一类纳米级别的半导体，其尺寸和组成可以调控量子点的荧光特性，使其成为理想的荧光探针。量子点在体外诊断领域被广泛研究，2024 年，中国科学家公布原创的量子点液态芯片技术，其仅需 50～100 μL 血清即可监测十多项指标，检测成本压缩至传统技术的 1/10。

磁珠法 DNA 提取技术是纳米科技用于体外诊断的高新技术产品代表之一，相比传统化学方法，磁珠法利用具有特殊包被的超顺磁纳米微球，对 DNA 具有高特异性吸附能力，从而实现更高的 DNA 提取效率，具有简单快捷、高通量、安全无害等优势。磁珠法 DNA 提取技术已在病原诊断、刑侦检查、司法鉴定等领域广泛应用。

（二）医学影像

在医学影像领域，靶向可成像纳米探针（磁性纳米颗粒、量子点、碳纳米管等）可以提供一种更快、侵入性更小、更准确的方法来成像疾病（如癌症）的早期病灶并监测疾病进展。此外，成像纳米探针可以帮助外科医生精确定位病灶，从而为临床切除手术提供定位。

纳米造影剂的产生使得实时监测药物递送成为可能。将成像探针引入纳米药物，以可视化药物递送过程，被称为成像引导下的药物递送（imaging-guided drug delivery，IGDD），因为其真实直观的特性，IGDD 正逐渐成为评估所设计的药物的合理性、实时评估纳米药物在体内的安全性和治疗效果的重要指标。纳米造影剂适用于光学成像、磁共振成像（magnetic resonance imaging，MRI）、X 射线计算机断层扫描（X-ray computed tomography，X-CT）、正电子发射断层成像（positron emission tomography，PET）、单光子发射计算机断层显像（single photon emission computed tomography，SPECT）、光声成像（photoacoustic imaging，PAI）等多种成像技术，保证了 IGDD 技术在面对临床上各种病症时的通用性。

基于纳米技术的影像导航手术已成为临床上最具潜力的治疗方式之一。通过向患者体内递送高灵敏、高特异性的纳米探针，对手术部位进行成像，结合计算模拟手段，可以实现术前真实模拟、术中精确定位和术后康复指导。基于纳米技术的影像导航手术已在心脏、脑、血管、肝、胆、胰腺等部位的临床手术中发挥了巨大作用。

（三）药物递送

纳米技术已经对药物递送系统的发展产生了重大影响，多种有机/无机纳米材料已被开发用作递送载体（图 1-10），其中多种基于纳米技术的药物已被各国批准用于临床。与传统的药物递送系统相比，纳米递送系统具有许多优势，例如延长药物半衰期、改善疏水性药物的溶解度、减少潜在的免疫原性和控释药物等。

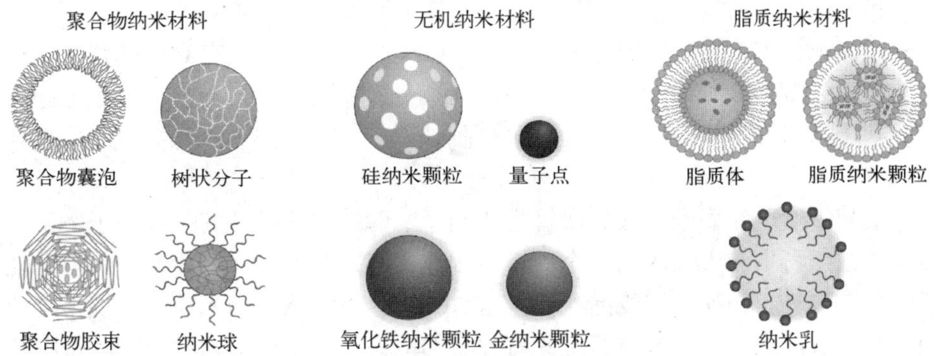

图 1-10　不同种类纳米递送系统

纳米递送系统已被证明可以实现病灶部位的被动靶向药物递送。纳米递送系统可以通过高通透性和滞留（EPR）效应被动靶向到肿瘤部位，肿瘤微环境中毛细血管上皮细胞排列疏松，其间产生了直径 100～800 nm 的空隙，与纳米递送系统尺寸相近，因此与血管上皮细胞紧密连接的正常组织相比，纳米递送系统使药物更容易富集在肿瘤细胞之间，实现被动靶向递送。

除被动靶向外，通过特异性配体修饰也可以实现药物向病灶部位的主动靶向递送，以提高药物疗效，并减少传统疗法脱靶导致的副作用。例如，生物素修饰的聚乙二醇纳米递送系统可以提高装载药物在肝癌细胞中的特异性富集；配体介导的靶向定位可以帮助纳米药物跨越紧密的上皮和内皮屏障（如血脑屏障）；靶向药物递送系统可以帮助药物通过致密的生物膜屏障从而直接接触细菌，用于治疗复杂的生物被膜（biofilm）感染。

纳米递送系统在联合治疗领域也显示出巨大潜力。联合治疗具有多种优势，比如协同效应和耐药性逆转，联合给药可能比单一药物治疗更有效。然而，由于各种药物的药代动力学特征不同，常规的多药联合给药可能导致体内效果不佳。为此，基于脂质和聚合物的纳米递送系统已被开发用于联合给药。一方面，纳米递送系统可以在单颗粒水平上调节各种药物的相对剂量，并可以在维持药物比率的同时将它们递送到靶点；另一方面，新型递送载体能够实现疏水和亲水药物的共包封、主动靶向和控制释放。

（四）纳米药物

一些纳米分子本身具有治疗活性，可作为治疗药物使用。这些纳米材料具有不同于传统药物的独特治疗特性，例如，氧化铪和金纳米颗粒可以极大地增强 X 射线治疗疗效；金纳米壳/纳米棒、碳纳米管、磁性纳米颗粒可在近红外光照射下产生温热杀死肿瘤细胞；纳米银被用作抗菌剂等。

此外，将原料药分子直接微粉化处理至纳米级的药物颗粒，也可以提高药物的治疗活性。

纳米化处理可以提高药物溶出速率，增加药物溶解度，改善药物生物利用度。纳米化技术适用于水溶性差的药物，可用于口服、静脉注射、肌内注射，可作用于肺部、眼部等。

（五）组织工程

组织工程的发展需要生物相容性好的细胞外基质（ECM），纳米生物医药技术的发展使构建天然 ECM 类似的仿生微环境成为可能。纳米纤维支架因其具有与天然 ECM 中蛋白质纳米纤维非常相似的物理结构而受到广泛的研究，基于纳米复合材料（例如纳米羟基磷灰石/胶原）的支架在硬组织工程重建方面非常受欢迎。碳纳米管也因为具有高机械强度和导电性而被广泛地集成到三维支架中。此外，利用纳米加工技术，支架可以进一步被具有特殊表面结构的修饰，例如应用电子束和光刻技术来制造具有多个纳米特征的管状支架用于血管组织工程。

在三维支架中实现生物因子（如血管生成因子、碱性成纤维细胞生长因子等）的局部和控制性传递是组织再生和生长的另一个关键。相比传统方法，纳米生物医药的理念能够实现生物因子的精准控释。例如，聚乳酸-羟基乙酸共聚物（PLGA）纳米粒可实现单个或多个生物因子的可控释放，一些纳米载体甚至具有独特的能力，可以在不同时空控制每种药物的释放，或通过对环境变化（如 pH 值、温度、光线和机械应力）的反应来触发药物释放。纳米技术的结合可以帮助支架模拟天然组织形成的时间空间进程，从而更好地实现组织再生。

（六）其他应用

纳米生物医药还在生物材料、生物传感、细胞修复等领域有广泛应用，如具有高强度的碳酸钙纳米材料用于构建人造骨骼、基于 DNA 纳米技术的生物芯片等。

三、纳米生物医药的发展

在人们开创纳米生物药物领域之前，大量纳米药物已用于日常生产生活。比如，纳米银作为抗菌剂有悠久使用历史，古代王国偏好使用银制餐具，利用银器保存葡萄酒防止腐败。直到 1970 年左右，科学家还常常在皮氏培养皿中放入一枚银币来对它们进行灭菌。而纳米生物医药概念自 20 世纪 90 年代被提出以来，已被广泛应用于人类疾病的预防治疗和药物开发。时至今日，纳米生物医药领域的研究催生了多种新型纳米生物材料和纳米治疗剂，以及诊断方法、造影试剂和医疗设备的改进，有的纳米治疗剂已被批准用于临床，或正在进行临床试验，包括脂质体（liposomes）技术、脂质纳米粒（lipid nanoparticles，LNPs）技术、聚合物胶束（polymeric micelles，PMs）技术、聚合物纳米颗粒（polymer nanoparticles，PNPs）技术、树枝状大分子（dendrimers）技术、白蛋白纳米粒（albumin based nanoparticles）技术、纳米晶（nanocrystals）技术等。

（一）脂质体技术的发展

1965 年，英国科学家 A. D. Bangham 等人利用电镜发现磷脂在水中可以自发地形成双分子层的囊泡，并将其命名为 Liposome，中文名为脂质体，这一研究成为了 20 世纪制药领域的重大发现，同时它也标志着纳米生物医药研究开始迈入正轨。

脂质体是脂质自组装形成的双层或多个同心双层（多层）封闭中心水腔的闭合球体

[图 1-11（a）]，其粒径范围可从数十纳米到数微米。脂质体的组成成分常为两亲性磷脂和胆固醇，两亲性磷脂构成双分子层结构主体，胆固醇则支撑并维持双分子层结构。脂质体的主流制备方法包括溶剂注入法、薄膜水化法、逆相蒸发法、微流体法等。

脂质体作为纳米生物医药领域较为成熟的技术，其发展对于纳米生物医药具有重要意义。脂质体的结构与人体细胞膜类似，使其具有生物相容性和可降解性，因此脂质体在 1971 年被提出作为"生物导弹"保护药物在到达病灶部位前不被酶解。1995 年，美国塞奎斯制药公司研制的多柔比星脂质复合药物（Doxil®）被美国 FDA 批准，成为了全球第一个获批上市的纳米药物[图 1-11（b）]。Doxil®是一种聚乙二醇（PEG）化长循环纳米脂质体，原料药为多柔比星，主要适应证为晚期卵巢癌、多发性骨髓瘤以及 HIV 并发的卡波西肉瘤。多柔比星被包裹在粒径为 80～90 nm 的 PEG 化单层脂质体纳米粒中，如图 1-11（c）所示，这种设计可延长药物在血液中停留的时间，具有癌细胞靶向性，能够很大程度上降低由于多柔比星累积而引起的严重心脏毒性问题。Doxil®一经上市就展现出了巨大的市场潜力和可观的经济效益，至今仍被一些药企进行仿制研发。2003 年，南京绿叶制药以卵磷脂、胆固醇作为原料自主研发并上市注射用紫杉醇纳米脂质体（商品名 Lipusu®，力扑素），是全球唯一一款上市的紫杉醇脂质体制剂，作为一线化疗药物用于卵巢癌及卵巢转移性癌的治疗。与传统紫杉醇注射液相比，Lipusu®解决了紫杉醇的水溶性问题，无须使用具有毒性的乙醇和蓖麻油作为复合溶剂。当 Lipusu®进入血液后，紫杉醇从脂质体中缓慢释放，这种控释策略相较传统注射延缓了代谢速度，延长了体内的作用时间，减少了药物的毒副作用。

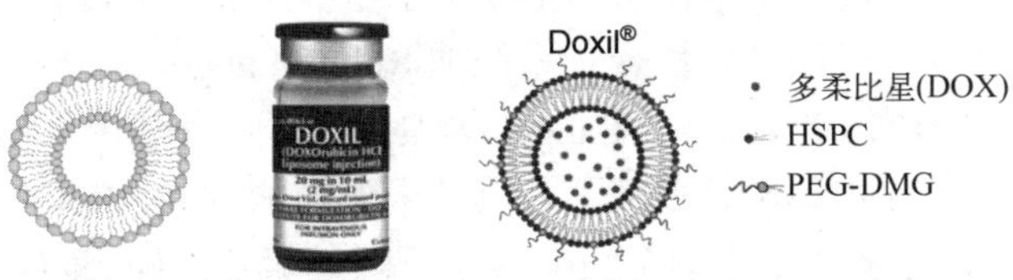

图 1-11　Liposome 结构示意图（a）与 Doxil®（b）及组成图（c）

（二）脂质纳米粒技术的发展

脂质纳米粒（lipid nanoparticles，LNPs）是另一类由磷脂组成的纳米颗粒。其由中性辅助脂质、胆固醇、聚乙二醇化脂质和可电离脂质构成（图 1-12）。其中，中性辅助脂质用于保持脂质双层结构的稳定；具有膜融合性的胆固醇用于调整脂质膜的完整性和硬度以增强脂质纳米粒的稳定性；亲水聚乙二醇化脂质位于表面，用于延长循环时间，增加稳定性；可电离脂质提供电荷用于带电药物和核酸的装载。目前，脂质纳米粒主要用于信使 RNA（mRNA）递送（图 1-12）。

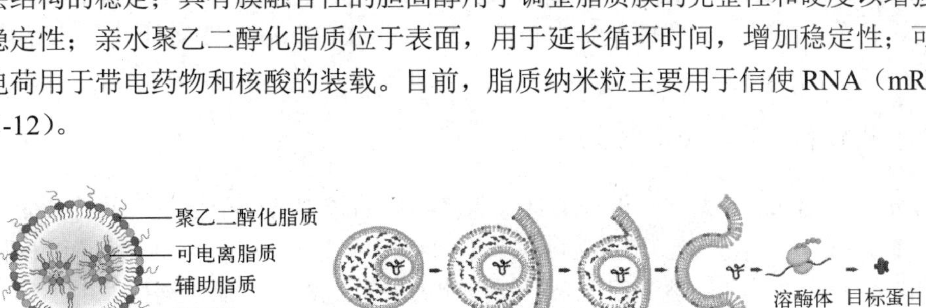

图 1-12　LNP 结构示意图与 LNP 在 mRNA 递送中的应用

1987 年，美国加州索尔克生物研究所研究生 Robert Malone 为了增强带负电 mRNA 的稳定性，在脂质体中加入一种正电荷脂质，并且在青蛙胚胎中证明这些 mRNA 被成功递送用于合成蛋白，这是人类历史上首次利用脂质纳米粒递送 mRNA 用于活体实验。Robert Malone 的实验，首次验证了脂质纳米粒作为 mRNA 载体的可行性，为后续核酸药物递送系统（如 mRNA 疫苗）的开发奠定了基础。2020 年 12 月 11 日，美国 FDA 授权辉瑞和 BioNTech 公司运用 mRNA 脂质纳米粒技术共同研发的新冠疫苗的紧急使用许可，这是全球首例上市 mRNA 疫苗。mRNA 被包封在了特质的脂质纳米粒中，可在低温下保持稳定，其进入人体后可以和细胞膜结合，然后释放 mRNA 到细胞内发挥作用。mRNA 疫苗的使用大幅推进了脂质纳米粒技术的发展，已有使用脂质纳米粒递送 Cas9 mRNA 和 sg RNA 的研究被报道，脂质纳米粒也被广泛认为在除 mRNA 外的其他药物递送领域具有巨大潜力。

（三）聚合物胶束技术的发展

胶束指当表面活性剂在水溶液中达到足够高的浓度（临界胶束浓度）时，分子自组装形成有序排列的热力学稳定胶状团聚体。在临界胶束浓度以上时，因表面活性剂疏水基团在范德瓦耳斯力作用下缔合形成胶束内核，亲水基团朝外形成胶束外层，稳定分散于水溶液中。根据自组装原理的不同，可将聚合物胶束分为嵌段聚合物胶束、聚电解质共聚物胶束、非共价键胶束、接枝共聚物胶束等。

通过物理包埋、化学键合及静电作用，药物可以被包载于胶束中，其中物理包埋和化学键合主要用于包载小分子药物，静电作用则主要用于蛋白质和核酸药物的包载。1976 年，第一个用于蛋白质和其他大分子的控释聚合物系统被 Robert Langer 提出，这种聚合物系统实现了对大分子物质的控释。1994 年，Robert Langer 等人报告了一种体内长循环的 PLGA-PEG 纳米颗粒，这项开创性的工作推动了长循环聚合物纳米颗粒的发展。2007 年，Genexol®PM 在韩国上市，这是一种聚合胶束紫杉醇药物，其使用甲氧基聚乙二醇-聚 DL-丙交酯嵌段共聚物（mPEG-PDLLA）包裹紫杉醇，实现了疏水紫杉醇的水溶，避免了传统紫杉醇制剂在加大药物剂量时的溶剂毒性，其最大耐受剂量是普通紫杉醇制剂（Taxol）的 40 倍，且纳米化的药物显著提升了对肿瘤的靶向性，在临床上展现出了更佳的药效。2008 年，首个具有靶向控释功能的聚合物纳米粒（BIND-014）进入临床试验，BIND-014 是第一类能够达到临床评估的靶向控释药物，研究结果表明，通过将药物包裹在纳米颗粒中直接靶向肿瘤位点，BIND-014 可以在病灶部位高效富集，同时具有较高安全性。2012 年，另一聚合物胶束产品 Nanoxel®PM 在韩国上市，其采用薄膜水化途径的固体分散体技术制备，胶束粒径均一，但存在稳定性问题，相较普通多西他赛注射液（Taxotere），Nanoxel®PM 不含聚山梨酯 80，显著改善了药物安全性。

（四）树枝状大分子技术的发展

1978 年，Buhleier 等人首次报告了具有明确结构的超支链分子合成，并将其命名为“级联分子”。Tomalia 等人在 1986 年独立合成了类似结构的支链分子并将其命名为“树枝状大分子（dendrimer）”，这种叫法被沿用至今。树枝状大分子是指具有支化结构、由小分子作为支化单元重复连接而成的大分子，由内核、树状主链和外围功能基团构成。已有超 200 例树枝状大分子被报道，主要包括聚酰胺-胺（polyamidoamine，PAMAM）类树枝状大分子、聚赖氨酸[poly（L-lysine），PLL]类树枝状大分子、聚乙烯亚胺（polyethyleneimine，PEI）类树枝状大分子、聚丙烯亚胺[poly（propylene imine），PPI]类树枝状大分子等。树枝状大分子自带疏水空腔和多组表面活性官能团，具有精确的分子结构、高度的支化结构、三维纳米结构，被广泛应用于活性小分子药物递送、大分子（蛋白质/核酸）运输、生物传感器与分子探针、治疗剂等纳米生物医药研究。

澳大利亚 Starpharma 公司开发了基于树枝状大分子的 DEP®载药技术，目前有 DEP®docetaxel、DEP®cabazitaxel、DEP®irinotecan、DEP®products、DEP®ADCs 等多款药物制剂在研。以多西他赛载药系统 DEP®docetaxel 为例，其在乳腺癌模型中表现出优于一般多西他赛的治疗活性，延长药物在体内的半衰期，并靶向递送药物至肿瘤病灶。

（五）白蛋白纳米粒技术的发展

白蛋白由一组同源的 α 螺旋状蛋白结构域构成，具有独特的空间结构，能通过物理包埋或者化学键合的方式包载药物（图 1-13）。白蛋白纳米粒作为药物载体，具有高生物相容性、高稳定性、靶向性等特点，其制备工艺包括乳化法、去溶剂法、自组装法、凝胶法、喷雾法等。

2005 年，一例白蛋白结合型紫杉醇纳米粒（Abraxane®）获得美国 FDA 的上市批准，进入临床用于治疗转移性乳腺癌和晚期胰腺癌（图 1-13）。该药采用人源白蛋白纳米粒作为递送系统，免去了普通紫杉醇制剂的蓖麻油毒性，生物相容性好，稳定性高，半衰期较长，是白蛋白纳米制剂的典型代表。2021 年，Aadi Bioscience 公司宣布，美国 FDA 已授予雷帕霉素白蛋白结合型纳米颗粒 ABI-009（Fyarro）的新药申请优先审评资格，用于治疗晚期恶性血管周围上皮样细胞瘤。

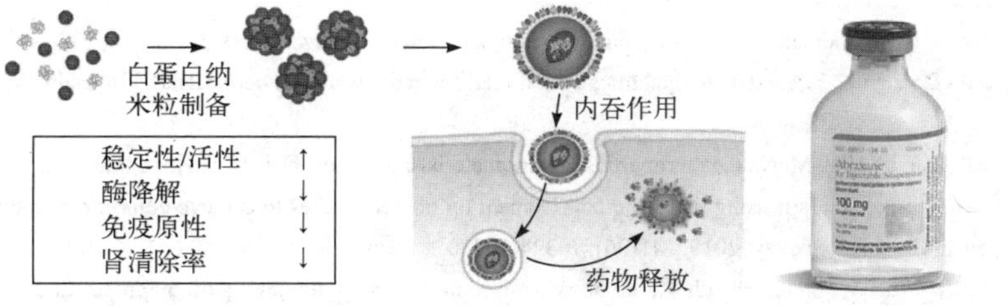

图 1-13　白蛋白纳米粒递送系统与 Abraxane®

（六）纳米晶技术的发展

纳米晶技术通过减小药物粒径至纳米尺度，增加难溶性药物的比表面积与溶解度，无需载体辅助（区别于脂质体、胶束），凭借药物自身纳米化实现“纯药物纳米递送”；其优势（高生物利用度、高安全性、高成药性、高载药量等）源于药物纳米晶的物理特性，适用于难溶性小分子药物的制剂开发。纳米晶的制备技术包括介质研磨法、高压均质法、激光烧蚀和破碎法、溶剂-反溶剂沉淀法、溶剂蒸发法和喷雾干燥法等。

2000 年，美国 FDA 批准了首个纳米晶体药物 RapamuneVR®，这是一种雷帕霉素纳米晶片剂，用于预防器官移植后的排斥反应，纳米晶体制剂能提升药物的溶解度和溶出速率，同时提高药物的稳定性和生物利用度。2020 年，全球首款静脉注射纳米晶产品 Anjeso®上市，其成分为美洛昔康纳米晶混悬液，可单独使用或与其他止痛药联合使用，用于治疗中至重度疼痛。相比于口服美洛昔康制剂，Anjeso®的药代动力学得到显著改善，其达峰时间至少缩短为原来的 1/50，药峰浓度增加 4.6 倍，生物利用度提高约 1 倍。

思考题 ▶▶▶

1. 试阐述 Liposomes 与 LNPs 在结构上的区别。
2. 分析 mRNA 疫苗发展中纳米技术的作用与重要性。
3. 口服递送系统递送药物至细胞内需要穿过哪些屏障？
4. 分析纳米生物医药技术发展对人类健康生活的意义。

（徐翔晖　何晓晓　涂海军　湖南大学）

参考文献

[1] Barhoum A, García-Betancourt M L, Jeevanandam J, et al. Review on natural, incidental, bioinspired, and engineered nanomaterials: history, definitions, classifications, synthesis, properties, market, toxicities, risks, and regulations[J]. Nanomaterials, 2022, 12(2): 177.

[2] Hofmann T, Lowry G V, Ghoshal S, et al. Technology readiness and overcoming barriers to sustainably implement nanotechnology-enabled plant agriculture[J]. Nature Food, 2020, 1(7): 416-425.

[3] Asghar N, Hussain A, Nguyen D A, et al. Advancement in nanomaterials for environmental pollutants remediation: a systematic review on bibliometrics analysis, material types, synthesis pathways, and related mechanisms[J]. Journal of Nanobiotechnology, 2024, 22(1): 26.

[4] Kwon H S, Ryu M H, Carlsten C. Ultrafine particles: unique physicochemical properties relevant to health and disease[J]. Experimental & Molecular Medicine, 2020, 52(3): 318-328.

[5] Roduner E. Size matters: why nanomaterials are different[J]. Chemical Society Reviews, 2006, 35(7): 583-592.

[6] Rabouw F T, de Mello Donega C. Excited-state dynamics in colloidal semiconductor nanocrystals[J]. Topics in Current Chemistry, 2016, 374(5): 58.

[7] Wu Q, Miao W S, Zhang Y D, et al. Mechanical properties of nanomaterials: a review[J]. De Gruyter, 2020, 9(1): 259-273.

[8] Lin J T, Liao C C, Hsu C S, et al. Harnessing dielectric confinement on tin perovskites to achieve emission quantum yield up to 21%[J]. Journal of the American Chemical Society, 2019, 141(26): 10324-10330.

[9] Wernsdorfer W, Bonet Orozco E, Hasselbach K, et al. Macroscopic quantum tunneling of magnetization of single ferrimagnetic nanoparticles of barium ferrite[J]. Physical Review Letters, 1997, 79(20): 4014-4017.

[10] Wang Z, Zhang R, Yan X, et al. Structure and activity of nanozymes: inspirations for de novo design of nanozymes[J]. Materials Today, 2020, 41: 81-119.

[11] Mitchell M J, Billingsley M M, Haley R M, et al. Engineering precision nanoparticles for drug delivery[J]. Nature Reviews Drug Discovery, 2021, 20(2): 101-124.

[12] Shi J, Kantoff P W, Wooster R, et al. Cancer nanomedicine: progress, challenges and opportunities[J]. Nature Reviews Cancer, 2017, 17(1): 20-37.

[13] Chaudhary N, Weissman D, Whitehead K A. mRNA vaccines for infectious diseases: principles, delivery and clinical translation[J]. Nature Reviews Drug Discovery, 2021, 20(11): 817-838.

[14] Cullis P R, Felgner P L. The 60-year evolution of lipid nanoparticles for nucleic acid delivery[J]. Nature Reviews Drug Discovery, 2024, 23(9): 709-722.

第二章

纳米药物的生物医学特性

与传统药物剂型类似，纳米药物给药进入机体后，一般需要经过吸收、分布、代谢以及排泄，即 ADME（absorption，distribution，metabolism and elimination）的生物药剂学过程。由于其纳米级尺寸效应，纳米药物在机体内的 ADME 过程展现出与传统剂型药物截然不同的生物医学特性。

纳米药物主要由载体材料和药物组成。纳米载体材料选择范围极其广泛，既包括天然来源的高分子材料（如多糖、蛋白质等），也包括合成类的有机高分子或者无机高分子。药物与纳米载体的相互作用使得纳米载体负载药物的形式和机制更加多样化。通过自组装或可控组装制备的载药纳米颗粒具有核壳、多孔、中空、多层等多样性的结构特征，这些特征有助于提高疏水性药物的包载效率或实现药物的缓控释特性，从而延长药物在机体内作用的时间，提高药物的生物利用度。

纳米药物颗粒自身具有较大的比表面积，这为多样化功能修饰提供了可能性。通过控制其理化及生物特性，将纳米药物制成靶向药物，利用主动或被动靶向效应修饰的纳米载体能够将药物分子输送到特定的器官或组织、靶细胞或靶细胞器，以减少药物分子对正常器官或组织的毒副作用。因此，在保证药效的前提下，由于纳米药物的用量减少，可以降低药物分子在非靶器官产生的副作用，从而在治疗过程中实现减毒增效。同时，通过特定的修饰以及利用可视化检测技术，可以追踪纳米药物给药后在机体的 ADME 过程以及其在细胞、分子水平的动态变化，从而实现诊疗一体化或通过动态过程的分析，进一步优化纳米药物的设计。

在纳米药物实际研发的过程中，通常由于体内存在的多重生理或病理屏障如蛋白冠、血脑屏障以及血肿瘤屏障等难以渗透至病灶部位，从而影响纳米药物在体内的治疗效果，无法达到初始的设计和研究目的。理想的纳米药物载体应具备较低毒性或没有毒性，具有较高的载药量和包封率，具有适宜的规模化制备及提纯方法以及载体材料可生物降解等特性。因此，如何通过优化纳米药物载体的纳米特性（如尺寸、表面电荷、形状、表面活性基团等），克服体内多重生物屏障，实现靶部位有效药物输送以及提高治疗效果，减少毒副作用，提高给药顺应性仍旧面临多种挑战。本章内容主要阐述了纳米药物的生物医学特性，聚焦于体内存在的多重生理或病理屏障（如蛋白冠、血脑屏障以及血肿瘤屏障等）难以渗透至病灶部位、细胞以及与体内复杂的屏障结构的相互作用的问题。

第一节　分子屏障-蛋白冠与纳米药物的相互作用

学习目标 ▶▶▶

1. 掌握　蛋白冠形成的意义和影响因素。
2. 熟悉　纳米药物与生物分子相互作用的机制。

纳米药物在体内的“命运”与机体内生物分子的相互作用密切相关。纳米药物在给药后首先面临的是与机体内的生物分子发生相互结合，形成“生物分子冠”或称为“蛋白冠”(protein corona)，这种具有“蛋白冠”与纳米药物的集合体以整体形式呈现并参与机体内的过程。而由于“蛋白冠”形成的随机性，纳米药物的体内“命运”显示出一定的异质性。一般认为“蛋白冠”的形成是纳米药物与生物分子的非特异性相互作用，而纳米药物还会与机体内的生物分子发生特异性的反应，比如纳米药物载体材料在初始设计中对机体内特定分子的“响应性”，这种特定的“响应性”设计可以赋予纳米药物特定的作用靶向性，有助于提高药效或者促进其从机体内的清除。

一、蛋白冠的形成

纳米药物在进入循环系统后，血液中的白蛋白、载脂蛋白和免疫球蛋白等蛋白质会迅速在其表面吸附形成蛋白冠。蛋白冠在纳米颗粒表面的吸附涉及疏水作用、电荷作用、氢键和范德瓦耳斯力等一系列复杂的相互作用力。因此，不同尺寸、形状和表面性质的纳米颗粒表面形成的蛋白冠不同（图 2-1）。由于不同蛋白质的浓度、吸附动力学和吸附强度的差异，蛋白冠的组成一直处于动态变化中。一些浓度高或吸附快的蛋白质在纳米药物进入循环系统后迅速吸附在表面，但会逐渐被作用力更强的蛋白质取代。蛋白冠分为两层，分别为硬冠和软冠，蛋白冠的形成是一个动态的过程。首先，蛋白质通过非共价相互作用产生弱吸附，在纳米颗粒表面周围形成软冠，然后随着时间的推移，弱吸附的蛋白质被结合更紧密的分子取代，形成硬冠，这种等离子体蛋白不断吸附和解吸附的过程称为“弗罗曼效应”。软冠是指生物分子与纳米颗粒表面以较低亲和力结合形成的蛋白冠，当外界条件或生物流体环境改变时，软冠的成分会发生可逆性的交换，从而呈现出动态变化的特征。相对而言，硬冠是逐步形成的，并且这种具有“蛋白冠”与纳米药物的集合体以整体形式呈现参与机体内的过程时结合力更高，从而使得生物分子冠更稳定，其表面附着的生物分子也不倾向于与纳米药物发生解离。区分“软冠”和“硬冠”的特性能够更加准确地预判纳米药物在体内的稳定性、功能以及与生物系统相互作用的情况（图 2-1）。从动力学的角度，生物分子与纳米颗粒的结合一般基于非共价相互作用，包括静电作用力、疏水力以及 π-π 堆叠。纳米颗粒进入循环系统后，蛋白质竞争性地结合到纳米颗粒表面，在热力学有利的条件下形成了由软冠和硬冠组成的过渡性的纳米颗粒-蛋白质复合物。由于软冠中蛋白质具有高解离率，现有研究对蛋白冠生物学特性的理解通常仅限于硬冠。此外，纳米颗粒的性质和生物基质的条件都会影响软冠或硬冠与纳米颗粒表面的动力学和动态结合平衡。近年来，蛋白冠的概念被进一步拓展至生物分子冠（biomolecular corona），以强调脂质、多糖等其他生物分子在纳米颗粒表面的吸附。然而，蛋白质在生物分子冠的组成和对纳米颗粒的影响上依然处于重要地位。

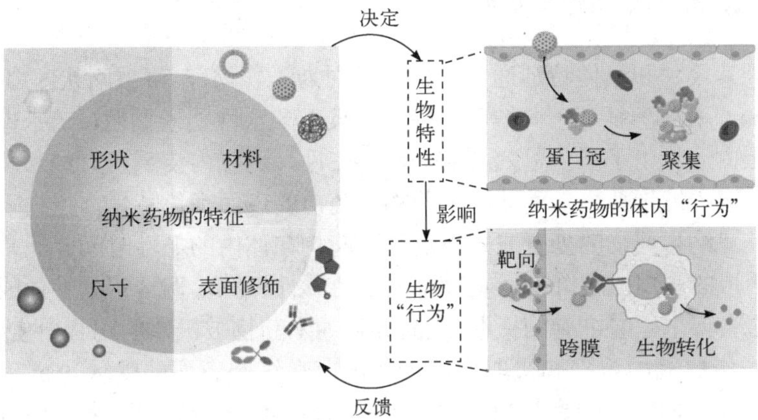

图 2-1 纳米药物的特征与体内“行为”的相互作用

蛋白冠的形成会改变纳米颗粒的尺寸、形状等参数并覆盖纳米颗粒表面，使得纳米药物原有的合成特性（synthetic identity）被新的生物特性（biological identity）取代，无法有效发挥纳米颗粒原有设计预期的功效。例如，一些纳米药物表面修饰的靶向分子在蛋白冠形成后难以与体内的靶点结合，使得纳米药物失去靶向性。

影响纳米药物蛋白冠形成的因素如下。

（1）纳米颗粒的大小 包含纳米颗粒与吸附蛋白大小的比值。在纳米颗粒大于蛋白质的情况下，蛋白质吸附后其构象会发生改变，变得更加伸展。而纳米颗粒较小的情况下，蛋白构象变化较小。

（2）纳米颗粒的类型 即纳米药物的结构特性，包括纳米颗粒的硬度、稳定性等。相较于亲水性纳米颗粒，疏水性纳米颗粒更倾向于吸附更多蛋白冠，并且吸附的蛋白冠组成成分也不尽相同。刚性纳米颗粒表面吸附的蛋白冠分布较柔性纳米颗粒表面吸附的蛋白冠分布更为均匀。

（3）纳米颗粒表面电荷 纳米颗粒表面电荷对蛋白冠的影响主要体现在两方面：其一是纳米颗粒表面电荷与蛋白电荷之间的静电相互作用，正电荷的纳米药物倾向于吸附负电荷的蛋白成分；其二是纳米颗粒的表面电荷会引起吸附蛋白的构象改变，从而改变纳米颗粒的生物学特性，例如表面带有正电荷的金纳米颗粒吸附血清白蛋白后，其细胞摄取效率高于表面带有负电荷的金纳米颗粒吸附血清白蛋白的情况。

（4）纳米载体的功能基团 纳米载体自身的功能基团影响结合蛋白的构象，进而对蛋白冠-纳米药物复合物的生物学特征产生影响。

（5）机体环境因素 纳米药物的给药途径决定了纳米药物进入机体后首先所处的生理环境，生理环境中的组分、温度、pH 值、动态剪切力以及相较于亲水性纳米颗粒，疏水性纳米颗粒更倾向于吸附更多蛋白冠，都会影响蛋白冠的形成。如纳米药物经过口服给药，蛋白冠的组成更为复杂，主要是因为胃肠道成分复杂，包含食物成分的残留。局部给药的纳米药物所处给药环境的流体剪切力小于通过注射给药的纳米药物，并且给药部位的蛋白质组成也有所差异，因此所形成的蛋白冠特征也有很大的差异。

根据一项文献汇总分析，纳米药物给药后仅有约 0.7%的给药剂量能够最终到达病变区域。生物分子冠的形成是纳米药物在临床转化研究中需要着重考虑的因素。蛋白冠的形成对纳米药物的影响主要体现在以下几方面。

（一）蛋白冠与纳米药物半衰期

纳米药物因其尺寸和载体特征通常被机体识别为“异物”，可被网状内皮系统（reticulo-endothelial system，RES）捕获、降解和清除，相较于亲水性纳米颗粒，疏水性纳米颗粒更倾向于吸附更多蛋白冠。由于蛋白冠效应的普遍存在性，网状内皮系统对纳米药物的识别作用是基于具有蛋白冠的纳米药物，而非纳米药物给药前的表面理化特性。蛋白冠组成的差异影响网状内皮系统对纳米药物的处置方式以及纳米药物在体内的循环时间。通常来说，由白蛋白或载脂蛋白组成的蛋白冠会降低巨噬细胞的非特异性摄取，调理素如补体或免疫球蛋白比例较高的蛋白冠会促进巨噬细胞的摄取，进而导致纳米药物被机体的网状内皮系统快速清除。网状内皮系统对蛋白冠的识别和摄取作用主要由巨噬细胞表面的受体决定，如清道夫受体（scavenger receptors，SRs）主要结合白蛋白和载脂蛋白-纳米药物复合物，整合素受体主要结合纤维蛋白原-纳米药物复合物，Fc 受体则主要结合免疫球蛋白-纳米药物复合物。

（二）蛋白冠与纳米药物体内分布

蛋白冠中蛋白的组成除了影响网状内皮系统对纳米药物的捕获作用外，也影响其在体内的靶向效率。纳米药物的表面特性影响蛋白冠的形成和组成，而蛋白冠的形成和组成也对纳米药物的表面修饰产生一定的掩蔽作用。靶向配体如叶酸、转铁蛋白等的修饰是提高纳米药物靶向分布的有效手段，而蛋白冠的形成会降低靶向配体的靶向作用。纳米药物的靶向修饰方式会影响其靶向效率，蛋白冠与纳米药物通过非共价键结合，具有动态可变的特点，可以通过分子交换的形式，使蛋白冠分子排布发生变化，而通过共价键连接的靶向配体与纳米药物载体连接更加牢固，因此，采用共价键连接的靶向配体修饰方式更容易被蛋白冠包覆掩蔽。此外，靶向配体与其受体的亲和力强弱也影响纳米药物的靶向效率。蛋白冠的形成对于亲和力较强的靶向配体与受体识别作用影响较小。纳米药物蛋白冠的组成和比例会影响其入胞机制，脂质体的蛋白冠组成有较高比例的载脂蛋白，因此其入胞方式由微胞饮转为网格蛋白介导的内吞。在纳米药物设计中需充分考虑蛋白冠的形成、优化靶向配体选择和修饰连接方式等因素。

（三）蛋白冠与纳米药物体内释放

在考察纳米药物的体外释放时，蛋白冠的影响因素通常被忽略。纳米药物在体内的释放过程受到蛋白冠的影响较大。研究发现，蛋白冠能够有效降低已上市的紫杉醇白蛋白纳米颗粒（商品名 Abraxane）的突释作用。另有研究发现，蛋白冠会抑制疏水药物喜树碱从纳米颗粒中的释放。此外，蛋白冠的形成能够通过破坏多柔比星脂质体的结构，引起多柔比星的突释。

（四）蛋白冠与纳米药物体内安全性

蛋白冠的形成会阻断纳米材料表面的基团与血液中的红细胞相互作用，进而减少纳米药物载体材料引起的溶血作用。蛋白冠的组成会影响纳米药物与血小板的相互作用，例如以白蛋白为主的蛋白冠可以阻断纳米药物引起的血小板的聚集，而 IgG 蛋白冠则会引起血小板的碎片化和聚集作用。此外，纳米药物表面的阳离子类型能够影响蛋白冠引起的凝血作用。相较于其他阳离子（如 Na^{+}、K^{+}、Fe^{3+}、Cu^{2+}、Zn^{2+}），表面具有 Ca^{2+}的纳米药物具有 Ca^{2+}依赖的抗凝血灭活作用。

纳米药物与血液中蛋白质形成的蛋白冠能够降低纳米材料自身的毒性作用。碳纳米管能够通过 π-π 堆叠作用与蛋白质的芳香族残基结合，进而降低其对血管内皮细胞的毒性作用。蛋白冠对纳米材料的减毒机制包括：①通过猝灭过量的自由基，减少活性氧来降低纳米材料引起的细胞毒性；②降低纳米药物的聚集作用；③降低纳米材料表面活性剂引起的细胞毒性；④结合具有毒性作用的金属离子，如 Ag^{+}。

纳米药物蛋白冠的形成会影响纳米药物与机体免疫系统的相互作用，进而影响纳米药物的治疗效果。研究发现，表面带有负电荷的聚丙烯酸修饰的金纳米颗粒能够与血浆中的纤维蛋白原结合，并引起其解折叠，进一步结合整合素受体 MAC-1，通过激活 NF-κB 信号通路引起炎症反应。蛋白冠中的免疫球蛋白会引起中性粒细胞的激活。纳米药物蛋白冠中的补体成分会影响先天性免疫系统对纳米药物的识别和清除作用。纳米药物的表面化学性质决定了补体结合种类，补体成分 3（C3）能够富集于表面具有右旋糖酐的纳米药物的蛋白冠中，从而引起白细胞对纳米药物的特异性摄取。纳米药物与 C3 的作用还能够引起局部的免疫反应。TGF-β1 蛋白能够特异性地富集于硅纳米颗粒的蛋白冠中，引起肺纤维化。在纳米药物的临床试验中，蛋白冠的形成能够诱发假性变态反应。

二、蛋白冠与纳米药物的有效性

（一）延长纳米药物循环时间

对纳米药物表面进行合适的修饰，降低网状内皮系统对其的清除作用能够延长纳米药物的循环时间，提高药效。主要方式包括以下几种。①阻断蛋白冠的形成：聚乙二醇（PEG）修饰能够减少蛋白冠的形成，是目前降低纳米药物被细胞特异性摄取的金标准。然而 PEG 修饰不能完全阻断纳米药物吸附机体内的蛋白质形成蛋白冠。此外，近期研究发现 PEG 的修饰会引发补体激活介导的超敏反应，当 PEG 修饰的纳米药物多次给药后，其体内循环时间大幅降低。研究发现聚(2-乙基-2-噁唑啉）修饰也能够抑制纳米药物表面蛋白冠的形成，进而降低巨噬细胞的识别和摄取作用。此外，两性离子材料也能够减少蛋白冠的形成，具有较长的循环时间。②控制蛋白冠的组成：通过特定的表面修饰控制特定种类的蛋白质富集于纳米颗粒表面，能够提高纳米药物在体内应用的可控性。聚磷酸雌二醇修饰的纳米药物的蛋白冠能够特异性富集凝集素蛋白，减少非特异性细胞摄取。③血液蛋白预包裹纳米药物：纳米药物进入血液后，与血液中的蛋白成分形成的蛋白冠存在随机性和不确定性，在给药前通过血液蛋白预包覆纳米药物，使其形成成分确定的蛋白冠，可以减少纳米药物给药后的毒性以及巨噬细胞的摄取，延长体内循环时间。目前以白蛋白为载体的纳米药物已经应用于临床。此外，内源性的凝集素也可以作为蛋白冠的表面修饰预包裹于纳米药物。

（二）提高纳米药物的载药量

蛋白冠效应能够通过自组装过程影响药物的包载。利用血清白蛋白与部分药物的亲和力结合药物，再将载药血清白蛋白主动吸附于金纳米颗粒表面形成蛋白冠，其载药能力高于将药物直接共价连接于金纳米颗粒表面。由于血清白蛋白结合药物的能力与药物的亲疏水性关系较小，这种利用蛋白冠载药的模式也适用于多种药物的共递送，如包载 DNA 寡核苷酸药物以及抗肿瘤药物的递送。

（三）靶向纳米药物克服蛋白冠屏障

蛋白冠的形成会影响纳米药物的表面性质及体内药动学特征，特别是对于靶向纳米药物而言，蛋白冠的形成会屏蔽其初始设计的靶向作用。现有四种策略可以应对蛋白冠的形成对靶向纳米药物的影响。①蛋白驱离性涂层：如通过将两性离子化合物修饰在纳米药物表面以阻止或降低蛋白冠的形成。在硅纳米颗粒的表面功能化修饰半胱氨酸（两性离子配体）和靶向配体能够有效阻止蛋白冠的形成。两性离子涂层有助于提高靶向修饰的靶向能力。②预防性涂层策略：采用能够与体内蛋白结合的成分预先与纳米药物孵育的方法，利用纳米药物主动控制形成蛋白冠的成分实现靶向递送。采用白蛋白涂层的纳米药物的体内循环时间延长。在脂质体表面修饰淀粉样蛋白衍生的短肽，给药后，脂质体能够利用修饰的短肽特异性结合血液中的脂蛋白，所形成的脂蛋白冠-脂质体能够靶向脑部，进而实现脑部主动靶向递送。然而需要注意的是，采用这种策略需要避免蛋白冠形成后影响靶向配体与其细胞受体的结合作用，即确保蛋白冠形成后，靶向配体仍暴露于蛋白冠-纳米药物的最外层。③预吸附靶向配体：通过物理结合方式而非共价连接的方式将靶向配体“修饰”于纳米药物表面。CD63 抗体吸附于表面的纳米药物较 CD63 抗体共价连接的纳米药物具有更优越的靶向效率，主要原因在于预吸附的靶向配体较共价连接的靶向配体具有更高的结合位点暴露概率。④将靶向配体共价连接在蛋白冠-纳米药物表面，即在给药前预先制备成分单一或可控的稳定蛋白冠-纳米药物复合物，以增加其体内稳定性。

（四）纳米药物的细胞内蛋白冠

现有研究大多聚焦在纳米药物给药后与机体内的蛋白（生物分子）的即时作用形成的蛋白冠效应。实际上，蛋白冠-纳米药物摄取进入细胞后，其蛋白冠也会发生变化。含有血液中蛋白质的蛋白冠-纳米药物进入细胞后，其表面蛋白冠中的蛋白成分会与细胞质中的蛋白质发生交换，引起血液中的蛋白质进入细胞内，即纳米药物承担了将血液中的蛋白质“递送”进入细胞内的任务。这种蛋白成分的置换会引起细胞内的异常蛋白压力并且影响细胞的功能。由于蛋白冠成分的交换作用，纳米药物在细胞内的转运过程也会影响细胞质中蛋白成分与细胞器中的蛋白成分稳态。纳米药物在内吞转运的过程中会将细胞质中的分子伴侣、热休克蛋白、丙酮酸激酶等蛋白质置换至其蛋白冠成分中，从而引起分子伴侣介导的自噬活性增加，进而扰乱细胞代谢，包括糖代谢和脂代谢平衡。

随着蛋白质组学技术等分析手段的进步，对蛋白冠的指纹分析图谱的建立除了有助于纳米药物在体内的稳定性、动力学性质以及靶向性等研究外，蛋白冠-纳米药物复合物的研究还将有利于个体化诊疗的发展和应用。例如，胰腺癌患者中的蛋白冠成分中 IgA 和 IgG 含量远高于其他肿瘤患者，蛋白冠的成分可以作为疾病标志物诊断、疾病进展风险预测以及预后评估。

此外，随着人工智能（AI）技术的发展，AI 可应用于探索纳米药物与生物分子相互作用及其复杂性。机器学习算法可以识别影响纳米药物蛋白冠形成的重要变量，并能够应用个性化蛋白冠指纹预测患者的疾病。AI 能够辅助发现纳米药物表面生物分子冠的组成、形成以及模式，进而有助于设计并构建更为安全有效、体内“命运”可控的纳米药物。尽管蛋白冠研究领域几个重要问题尚待进一步完善，包括如何控制纳米药物的异质性、蛋白组成模式或免疫/毒性反应等，基于大数据计算及 AI 智能算法的分析有望助力纳米药物-蛋白冠的研究进一步优化。

思考题

1. 通过阅读文献，还有哪些生物分子响应性机制？
2. 如何利用纳米药物与生物分子的相互作用提高治疗的靶向性？

第二节　细胞屏障-细胞与纳米药物的相互作用

学习目标

1. 掌握　纳米药物的入胞途径。
2. 熟悉　纳米药物的胞内转运途径。

一、纳米药物与细胞膜的结合

（一）细胞膜的组成和特性

细胞膜的结构在各种膜结构假设的实验过程中不断得到证实，目前学术界认可的主流模型是 S. T. Singer 和 G. Nicolson 于 1972 年提出的生物膜的流动镶嵌模型，该模型描述了膜的结构是以能流动的磷脂为骨架，其中还镶嵌有各种蛋白质，即在膜外有外周蛋白，膜内有镶嵌蛋白。

磷脂是生物膜的基本骨架部分，由极性的头部和两个疏水的尾部两部分组成，占整个膜脂的 5%以上，将单层脂分子铺展在水面上时，其极性端插入水相，而非极性端的尾部会朝向空气界面，并且其面积约是细胞膜面积的二倍，实验证实了每层膜结构都是由两层磷脂分子构成。两层磷脂在构建膜的过程中，再现其在溶剂液面的排列特征，极性的亲水端会紧密排列，把非极性疏水端包裹在其中。糖脂普遍存在于原核细胞和真核细胞的细胞膜上，其含量占膜脂总量的 5%以下，在神经细胞膜上比例较高，为 5%～10%。胆固醇存在于真核细胞膜上，其含量一般不超过膜脂的 1/3，胆固醇在细胞膜中对于调节膜的流动性，增加膜的稳定性，以及降低水溶性物质的通透性等方面都起着重要作用。膜蛋白是膜结构中的重要成分之一，在不同生物的体细胞中，膜蛋白存在的种类和数量各不相同，这些不同数量和种类的蛋白从不同的角度给予细胞膜非常重要的各种生物学功能。根据其分离的难度及其与脂分子结合的方式，膜蛋白可分为两大类型：膜外周蛋白（或外在膜蛋白）和膜内在蛋白（或称整合膜结构）。膜外周蛋白为水溶性蛋白，依靠离子键或其他较弱的键与膜表面的蛋白质分子或脂分子结合，因此，只要改变溶液的离子强度甚至提高温度就可以将膜外周蛋白从膜上分离下来，而膜结构不被破坏。膜内在蛋白与膜的结合非常紧密，只有使用表面活性剂使膜崩解后才可以分离出来，这主要是由于膜内在蛋白多数为跨膜蛋白，也有部分插入脂双层中，这些特殊的结合方式，直接导致了它与膜结合的紧密性。膜蛋白的跨膜结构域与脂双层分子的疏水核心相互作用。跨膜结构域两端携带正电荷的氨基酸残基，如精氨酸、赖氨酸等与脂分子带负电荷的极性头部形成离子键，或带负电荷的氨基酸残基通过 Ca^{2+}、Mg^{2+}等阳离子与带负电荷的磷脂极性头部相互作用。某些膜蛋白在细胞质基质一侧的半胱氨酸残基上共价结合脂肪酸分子，插入脂双层之间，进一步加强膜蛋白与脂双层的结合力，还有少数蛋白质与糖脂共价结合。

细胞膜的特性主要包括镶嵌性、流动性、不对称性、蛋白质极性。①镶嵌性：膜的基本结构是磷脂双分子层镶嵌膜蛋白（如受体蛋白、载体蛋白、酶蛋白）构成的。②流动性：膜结构中蛋白质和脂质分子在膜中可做多种形式的运动，膜整体结构也具有流动性。流动具有重要生理意义，与物质运输、细胞识别、细胞融合、细胞表面受体功能调节等有关。③不对称性：膜两侧的分子组成和结构不同。④蛋白质极性：多肽链的极性区（水溶性）突向膜表面，非极性（脂溶性）部分分布在磷脂双分子层内部，故蛋白质与水分子和脂溶性分子都具有亲和性。

（二）纳米药物与细胞膜结合的类型

纳米药物与细胞相互作用的首要步骤是纳米药物与细胞膜的结合作用。纳米药物与细胞膜的结合可以分为非特异性结合（non-specific binding）以及特异性结合（specific binding）。

（1）非特异性结合　由于纳米药物颗粒具有较大的比表面积，通过一定给药途径进入机体后，会与其接触的生物分子或者细胞发生结合作用，这种结合作用可能是依赖于静电相互作用或者疏水相互作用等。纳米药物与生物分子的非特异性结合会在纳米药物表面形成生物分子冠，从而改变纳米药物自身的特性，已在本章第一节中详细介绍。纳米药物与细胞膜的非特异性结合会引起细胞对纳米药物的非特异性摄取（non-specific uptake），从而影响纳米药物的分布、药效以及毒性。

（2）特异性结合　为克服纳米药物与机体内细胞的非特异性结合，纳米药物表面修饰特定靶向配体（targeting ligand）后，靶向配体可以介导纳米药物识别和结合其特异性受体，从而增强纳米药物与细胞的选择性。但需要指出的是，由于靶向受体分布的广泛性，纳米药物与细胞膜的特异性结合也有可能引起非靶组织（但表达特异性受体）的摄取。

二、纳米药物的入胞途径

真核细胞通过胞吞（endocytosis）和胞吐（exocytosis）作用完成大分子与颗粒性物质的跨膜运输，包括绝大多数纳米药物。在转运过程中，物质包裹在脂双层膜包被的囊泡中，因此又称膜泡运输。膜泡运输涉及生物膜的断裂与融合，是一个耗能的过程。

（一）胞吞

胞吞作用，就是细胞通过细胞膜内陷形成囊泡，将胞外的生物大分子、纳米颗粒性物质或液体等摄取到细胞内的过程。胞吞作用可分为两种类型：吞噬作用（phagocytosis）和胞饮作用（pinocytosis）。吞噬作用形成的吞噬泡直径往往大于 250 nm，胞饮作用形成的胞饮泡直径一般小于 150 nm。此外，所有真核细胞都能通过胞饮作用连续摄入再现其在溶剂液面的排列特征，而吞噬作用往往发生于一些特化的吞噬细胞如巨噬细胞（macrophage）。

1. 吞噬作用

吞噬作用是一类特殊的胞吞作用。通过吞噬作用形成的胞吞泡叫作吞噬体（phagosome）。吞噬作用主要发生于巨噬细胞和中性粒细胞（neutrophil），其作用主要是清除侵染机体的病原体以及衰老或凋亡的细胞或碎片。吞噬作用需要被吞噬物与吞噬细胞表面结合并激活细胞表面的受体，将信号传递到细胞内并引起细胞应答反应。吞噬信号触发后，吞噬细胞质膜深处伪足将被吞噬物包裹起来形成吞噬体，完成细胞内化的过程，进而与溶酶体融合，并在其中被各种水解酶类降解。纳米药物如被巨噬细胞识别为外来吞噬物，则启动上述过程，引起纳米药物快速地从体内清除，无法发挥治疗作用。

2. 胞饮作用

与吞噬作用不同的是，胞饮作用几乎发生于所有类型的真核细胞中。胞饮作用可以分为网格蛋白介导的胞吞作用、小窝蛋白介导的胞吞作用、巨胞饮（macropinocytosis）以及非网格蛋白/小窝蛋白介导的内吞。

（1）网格蛋白介导的胞吞（clathrin mediated endocytosis）　网格蛋白（clathrin）由 3 个二聚体组成，每个二聚体包括 1 条 180 kDa 的重链和 1 条 35～40 kDa 的轻链。3 个二聚体形成三脚蛋白复合体，是包被囊泡的结构单位。当配体与膜上受体结合后，网格蛋白聚集在膜下，逐渐形成直径 50～100 nm 的质膜凹陷，称网格蛋白包被小窝（clathrin-coated pit）。一种小分子 GTP 结合蛋白——发动蛋白（dynamin）在深陷的包被小窝的颈部组装成环，发动蛋白水解与其结合的 GTP 引起包被小泡颈部缢缩，最终脱离质膜形成网格蛋白包被膜泡（clathrin-coated vesicle）。网格蛋白随即便脱离包被膜泡返回质膜附近区域以便重复使用。脱包被的囊泡与早期内体（early endosome）融合，从而将转运分子及胞外液体摄入细胞。在纳米颗粒跨膜转运过程中，网格蛋白本身并不起捕获特异转运分子的作用，有特异性选择作用的是包被中另一类衔接蛋白（adaptin），它既能结合网格蛋白，又能识别跨膜受体胞质面的尾部信号，从而通过网格蛋白包被膜泡介导跨膜受体及其结合配体的选择性运输。

（2）小窝蛋白介导的胞吞（caveolae mediated endocytosis）　小窝是细胞膜表面特化的泡状内陷结构，由小窝蛋白、多种糖基磷脂酰肌醇锚定蛋白、糖脂和胆固醇等组成。小窝结构除了具有胞吞和胞内转运作用，还参与信号转导过程。小窝蛋白家族包括小窝蛋白-1、小窝蛋白-2 和小窝蛋白-3 三种。小窝蛋白介导的胞吞途径受激酶和磷酸酶调控。酪氨酸磷酸化的小窝蛋白-1 能够引发小窝结构的出芽内陷。内化后的多个小窝蛋白会在细胞质中聚集形成“葡萄”样的小窝体。病毒颗粒通过小窝蛋白途径入胞后不会与溶酶体发生融合作用，不会进入溶酶体降解途径。但部分物质在受体-配体结合后，经由小窝蛋白介导内吞，会进入经典溶酶体降解途径，例如白蛋白经由小窝蛋白介导内化后，会被溶酶体降解。胃肠道 M 细胞通过小窝蛋白介导的内吞作用对黏膜黏附纳米粒子进行摄取。尽管小窝蛋白介导内吞的过程已经明晰，具体调节小窝蛋白介导内吞后物质胞内“命运”的因素仍有待进一步阐明。

（二）吸附介导的入胞途径

吸附介导的入胞途径主要由带正电荷纳米药物与带负电荷细胞膜之间的静电相互作用引发，经网格蛋白介导的内吞作用转运纳米药物进入胞内。进入机体内的纳米药物首先黏附于细胞膜，再通过主动耗能途径将纳米药物转运至细胞内。采用阳离子分子（如阳离子化白蛋白和麦胚凝集素）修饰的纳米药物能够与细胞表面的阴离子位点结合，从而介导纳米药物内化。

（三）受体介导的入胞途径

受体介导的入胞途径是特异性摄取模式，主要依赖于纳米药物表面特定的配体与细胞膜受体之间的特异性识别和结合。纳米药物通过配体-受体相互作用与细胞结合后，依赖网格蛋白介导的受体内吞作用进入胞内。由配体-受体结合介导的入胞作用是目前最经典的主动靶向途径。利用肿瘤细胞与正常细胞受体表达量的差异，可以通过叶酸、转铁蛋白等靶向配体修饰纳米药物，使其与肿瘤表面过表达的叶酸受体、转铁蛋白受体等结合，提高肿瘤细胞对纳米药物的摄取效率。

（四）影响纳米药物入胞效率的因素

纳米药物入胞的效率主要由纳米药物自身的理化性质（粒径、表面电荷、形状、机械强度、表面亲疏水性以及功能化修饰等）和进入的细胞特征共同决定。粒径是影响纳米药物内吞入胞途径的关键指标。通常来说，细胞对纳米药物的摄取效率随粒径增大而降低，其主要原因在于尺寸较大的内吞物需要更大范围的细胞膜参与重排。有研究认为与网格蛋白包被的内陷小窝相当尺寸的纳米颗粒可以通过网格蛋白介导的内吞作用入胞，而更大尺寸的纳米颗粒（大于 200 nm）则通过巨胞饮和吞噬作用入胞。电荷也会影响纳米颗粒的细胞摄取效率。由于细胞膜表面带负电荷，因此阳离子纳米颗粒更容易通过吸附介导的内吞作用内化到细胞中，而中性和带负电荷纳米颗粒与细胞膜的非特异性作用更低。纳米颗粒的表面电荷也会影响摄取机制，带负电荷纳米颗粒更容易通过小窝蛋白介导的内吞途径被摄取进细胞，而阳离子纳米颗粒主要依赖网格蛋白介导的胞吞途径进入细胞。此外，纳米颗粒的形状与细胞摄取效率相关，有研究认为球形的纳米粒子例如金纳米粒子具有更高的摄取速率，然而另有研究提出细长的纳米粒子的内吞效果优于球形纳米粒子。对于机械强度的影响，与柔性纳米颗粒相比，刚性纳米颗粒的入胞效率更高。刚性纳米颗粒主要通过网格蛋白介导的内吞入胞，而柔性纳米颗粒易通过巨胞饮途径内化。除此之外，纳米药物靶向修饰种类、密度，摄取细胞的种类、表面受体密度等因素都会影响纳米药物的入胞。本章第一节也讨论了纳米药物给药后蛋白冠的形成对其入胞机制的影响。

三、纳米药物的胞内转运途径

在纳米药物表面进行靶向性修饰，可制备靶向纳米药物。与传统剂型药物相比，靶向纳米药物能够克服游离药物进入细胞质存在的许多问题，如造成亚细胞器毒性、药物使用剂量过大等。由于许多疾病都与细胞器和亚细胞结构的损伤有关，因此靶向特定细胞器有助于提高相关疾病的治疗靶向性并减少给药剂量，从而降低毒性。

（一）纳米药物向细胞质递送

就细胞的结构而言，纳米药物实现细胞质递送只需要克服细胞膜。然而考虑到纳米颗粒入胞的方式，纳米药物向细胞质递送的机制更为复杂，主要是因为纳米药物经过内吞小体的作用入胞，进入细胞质后仍然存在于囊泡中，对于特定的药物如具有治疗作用的 siRNA 而言，其作用的发挥依赖于药物分子高效地分布于细胞质中。因此，纳米药物以内吞小体的形式进入细胞质后，需要从内涵体中“逃逸”，避免进入溶酶体降解途径，才能够进入到细胞质中。促进纳米药物从内涵体中“逃逸”的策略主要包括 3 种。①质子海绵效应，主要由能够在酸性（质子化）条件下具有高缓冲能力且易于膨胀的载体材料介导产生，其中富含组氨酸的分子由于组氨酸上的咪唑环质子化后表现出缓冲效应，可引发内涵体膜破裂。聚酰胺胺 PAMAM 结构中存在的质子化氨基也具有高缓冲效应，能够升高内涵体渗透压，导致内涵体膜破裂。②内涵体膜致孔效应，某些多肽类物质与内涵体膜上的孔隙具有高亲和力，如阳离子两亲性多肽与脂质双分子层结合，使孔内的张力增大，扩增孔洞从而实现从内涵体“逃逸”。③膜融合作用，主要是通过融合蛋白引发的内涵体膜结构紊乱而产生内涵体“逃逸”，如血凝素可在内涵体酸性 pH 条件下由阴离子亲水核转变为疏水螺旋状构象，有利于膜融合作用的发生。

（二）纳米药物向溶酶体转运途径

溶酶体是分解蛋白质、核酸、多糖等生物大分子的细胞器。溶酶体为单层膜，形状多样，主要是小于 0.8 μm 的泡状结构，内含多种水解酶。溶酶体在细胞中的功能是分解从外界进入到细胞内的物质，也可消化细胞自身的局部细胞质或细胞器，当细胞衰老时，其溶酶体破裂，释放出水解酶，消化整个细胞而使其死亡。纳米药物与细胞膜表面受体作用后，通过网格蛋白介导的内吞作用入胞，主要存在于内涵体囊泡中，内涵体与溶酶体发生融合作用后，溶酶体中的酶类和低 pH 环境可以引起纳米药物结构的解体或纳米材料的降解，进而引起药物释放。近年来，溶酶体靶向嵌合体（lysosome-targeting chimera，LYTAC）技术在靶向治疗中得到了迅猛的发展，LYTAC 技术是将靶蛋白的抗体、多肽、小分子通过化学键与细胞表面的溶酶体靶向受体（lysosome-targeting receptor，LTR）结合形成“LTR-LYTAC-靶蛋白”三元复合物，复合物经网格蛋白介导的内吞进入细胞内，随后经内吞囊泡运送到早期内体中，随着内体酸化，三元复合物中的 LTR 解离并回到细胞膜或高尔基体，LYTAC 与靶蛋白的复合物被继续转运至溶酶体中降解。有研究团队以两亲性多肽为载体，通过对多肽修饰 *N*-乙酰半乳糖胺（GalNAc）实现多肽与肝细胞膜表面去唾液酸糖蛋白受体的结合，同时两亲性多肽的自组装产生了纳米球结构，进一步利用该纳米颗粒与表皮生长因子受体（EGFR）抗体的交联成功实现了 EGFR 靶向 LYTAC 分子的合成，结果证实 GalNAc 修饰的纳米球作为溶酶体靶向嵌合体的一部分，可以成功地内吞细胞膜表面的 EGFR 蛋白并转运到溶酶体中降解。

（三）纳米药物向线粒体转运途径

线粒体由双层磷脂膜包被，分为基质、膜间隙两个腔，膜上和腔内含有大量参与细胞代谢生长的酶（如 NADH 脱氢酶和 ATP 合成酶等）和少量线粒体 DNA。线粒体功能障碍与癌症、神经退行性疾病、肥胖和缺血再灌注损伤等密切相关，主要是由于线粒体在细胞中的重要作用。①线粒体是细胞的能量“工厂”，通过电子传递链和氧化磷酸化将碳水化合物分解产生 ATP，为生命体提供代谢和运动所需的大部分能量；②线粒体参与细胞凋亡过程，凋亡有外在和内在两条信号途径，前者与其细胞表面受体如肿瘤坏死因子（TNF）和 Fas 有关，内在凋亡主要是线粒体途径。在细胞受到刺激时，线粒体释放存在于线粒体膜间隙内的细胞色素 c 和凋亡诱导因子，激活含半胱氨酸的天冬氨酸蛋白水解酶（cysteinyl aspartate specific proteinase，caspases），启动细胞凋亡。因此，能够增加线粒体外膜通透性的因素均可能引发细胞凋亡。如内膜膜电势降低、电子传递链和 ATP 产生出现障碍、膜上的渗透性转移通道（permeability transition pore）开放引起线粒体吸水膨胀而破裂等。能够靶向线粒体的配体包括三苯基膦（TPP）及其衍生物如十八烷基三苯基膦（STPP）、KLA 多肽（序列 KLAKLAK）、$\alpha_v\beta_3$ 家族多肽（如 RGD4C）等，其中 KLA 多肽属于穿膜肽，除具有线粒体靶向作用外，还能够选择性诱导肿瘤细胞凋亡。

线粒体跨膜电位和其表面蛋白是纳米药物靶向线粒体的主要机制。在活细胞和机体内线粒体的膜电位为 130～150 mV。利用亲脂阳离子可以实现线粒体药物递送，其中代表性靶向分子是 TPP。TPP 含有三个苯环，可增大分子表面积，并形成离域正电荷，能够穿过线粒体双层疏水膜。许多生物活性分子经 TPP 修饰后，显示出线粒体的靶向性。线粒体中的蛋白质大多由核基因编码，在胞质核糖体上以前体蛋白的形式合成，这些蛋白再经靶向信号转导转运至线粒体内，前体蛋白大都含有一段特定的线粒体靶向的氨基酸序列信号，通常含有 20～30 个氨基酸，结构上会形成富含碱基、羟基化和疏水残基的 α 螺旋。将这些信号肽/蛋白修饰于纳米药物，能够实现线粒体靶向药物递送。需要注意的是，在到达作用靶点前，纳米药物需要克服多重屏障才能到达细胞内，因此纳米药物在设计中除了考虑靶向特定细胞器递送外，还需要考虑克服外在屏障递送的策略。

（四）纳米药物向细胞核转运途径

细胞核的主要作用是维持遗传信息的完整性，并借由调控基因转录等过程来影响细胞活动。细胞核的外部是核膜，是一种将细胞核完全包覆的双层膜，可使膜内物质与细胞质以及具有细胞骨架功能的网状结构分隔开。由于多数分子无法直接穿透核膜，因此需要以核孔作为物质的进出通道。核质转运作为真核细胞的基本生命活动之一，对细胞生理和病理过程都至关重要。该过程与转运蛋白携带的核输出信号（nuclear export signal，NES）或核定位信号（nuclear localization signal，NLS）、转运蛋白和核质转运受体的修饰、核孔蛋白等因素密切相关。核质转运异常会造成转运蛋白在细胞中发生错误定位从而破坏其正常生理功能，进而引发各种疾病，如神经退行性疾病、癌症和炎症等。抗肿瘤药物借助药物载体内化进入细胞后大多不具有靶向作用于特定的亚细胞器的能力，还有可能被细胞内的溶酶体吞噬、降解，导致无法达到预期治疗效果。喜树碱（camptothecin，CPT）、多柔比星（doxorubicin，DOX）和顺铂等抗肿瘤药物是以细胞核内 DNA 为作用靶点，通过破坏 DNA 结构，影响复制和转录过程抑制肿瘤生长。对不同尺寸的纳米颗粒（2 nm、6 nm、10 nm 以及 16 nm）入核效率进行研究发现，小于 10 nm 的纳米颗粒（2 nm 和 6 nm）能够进入细胞核，而 10 nm 以上纳米颗粒（10 nm 和 16 nm）只在细胞质中存在。然而，通过靶向肽修饰可以提高大粒径纳米体系的入核效率，例如通过核定位信号 TAT 肽靶向修饰的超小介孔二氧化硅（25 nm）纳米载药体系进入细胞质后，能够主动靶向识别核孔复合体，从而穿越核膜，进入细胞核，将多柔比星原位释放在细胞核区域，进而显著提高药物的 DNA 损伤效果，增强抗肿瘤作用。

（五）纳米药物向内质网转运途径

内质网是由单层膜包裹的腔结构。内质网膜与细胞核外膜是连续的，实现了核腔与内质网腔的相互联系。内质网一般分为粗面内质网（rough endoplasmic reticulum，RER）和滑面内质网（smooth endoplasmic reticulum，SER），主要取决于膜胞质表面是否存在核糖体。SER 和 RER 既可相互连接，也可以作为空间分离的隔间存在。细胞器之间的接触位点对于胞内物质交流、细胞完整性维持至关重要。粗面内质网参与蛋白质的合成、折叠、糖基化修饰、分泌和降解等诸多过程；滑面内质网与脂质合成、碳水化合物代谢和钙离子储存紧密相关。蛋白质在内质网腔内的正常折叠对于众多蛋白质的功能至关重要。蛋白质折叠对内质网腔内环境的改变极为敏感，钙离子水平波动、氧化还原状态变化、蛋白质合成速度的增加以及病原菌感染或炎症信号刺激等因素均能使蛋白质的正常折叠过程紊乱，导致非折叠或错误折叠蛋白质的积累，从而造成内质网压力。在肿瘤细胞中，内质网压力诱导剂会导致内质网压力过度增强，从而诱导肿瘤细胞死亡。炎症信号可以增强内质网压力进而触发内质网压力应答，通过上调相关分子的表达引发自身免疫性疾病。纳米药物载体负载与生物活性分子自组装是制备内质网靶向纳米药物的两种主要方法。纳米药物载体负载是将具有内质网功能调节作用的药物通过非共价相互作用或者通过共价修饰作用负载于纳米药物载体，促进药物的高效靶向递送与释放。纳米药物的内质网靶向机制分为主动靶向和被动靶向两种。在主动内质网靶向过程中，经吞噬作用或网格蛋白介导的内吞作用进入细胞的纳米药物从内吞体或溶酶体释放后，通过特定的内质网靶向分子或基团主动靶向内质网。KKXX 信号肽、内质网插入信号序列 Eriss（MRYMILGLLALAAVCSA）、RACR 多肽、磷脂酰乙醇胺（phosphoethanolamine，PE）等可以作为靶向内质网的修饰配体。在被动内质网靶向过程中，经选择性内吞途径（如小窝蛋白介导的内吞作用）进入细胞的纳米药物通过胞内转运过程直接被动地靶向内质网。被动内质网靶向能够实现将特定形态（如金纳米棒）的纳米药物载体直接运送到内质网，或者将脂质体递送到内质网或内质网相关膜。

四、纳米药物的出胞途径

纳米药物进入细胞后，由溶酶体降解作用等导致自身结构的解体，引起药物在胞内释放。由于内化途径的差异，细胞内包裹纳米药物的囊泡也可能会逐渐向质膜内侧移动，最终囊泡膜与质膜接触并相互融合，并在融合处出现裂口，将囊泡中的纳米药物一次性排出细胞，囊泡的膜转化为细胞膜的组成部分。这个过程主要是由于膜外的特殊化学信号或膜两侧电位改变，引起了局部膜中的 Ca^{2+} 通道的开放，由内流的 Ca^{2+} 触发囊泡的移动、融合和排放等。

五、纳米药物的跨细胞转运途径

跨细胞转运（transcytosis），亦称转胞吞作用、胞移作用或穿胞作用，是指纳米药物从细胞的一侧转运至另外一侧的跨细胞转运途径。这种转运作用存在于多种细胞之中，包括神经元、胃肠道上皮细胞、破骨细胞以及内皮细胞。对于极化细胞（polarized cell）而言，单向的跨细胞转运特指纳米药物从细胞的顶端（apical）膜侧转运至基底（basal）膜侧。跨细胞转运过程主要分为三步，即内吞入胞、细胞内转运以及出胞作用。

（一）粒径主导的跨细胞途径

纳米药物的粒径对细胞摄取效率有影响，同时也影响其跨细胞转运能力。有研究显示不同粒径的纳米颗粒在诱导 Wnt/β-catenin 信号的激活过程中产生差异，Wnt 信号通路会通过外泌体调控纳米颗粒的细胞转运过程。与小粒径纳米颗粒相比，大粒径纳米颗粒跨上皮细胞吸收及转运效率低。另有研究制备了 30 nm、70 nm 以及 140 nm 三种粒径的载抗肿瘤药物聚合物胶束，结果显示粒径影响跨细胞转运效率、肿瘤穿透能力以及抗肿瘤效果，粒径越小，聚合物胶束的跨细胞转运效率越高，展现出更优良的抗肿瘤效果。

（二）电荷主导的跨细胞途径

纳米药物的表面电荷主要影响其与细胞膜的相互作用。由于大多数内皮细胞、上皮细胞膜表面为负电荷，因而表面带有正电荷的纳米药物可以通过吸附介导跨细胞转运（adsorptive-mediated transcytosis，AMT）实现穿细胞作用。细胞穿膜肽（cell-penetrating peptides，CPPs）修饰的纳米药物可以经由 AMT 过程跨越血脑屏障，实现脑部药物递送。在胃肠道上皮细胞的转运研究中发现，表面带负电的纳米颗粒更容易透过小肠黏膜，但是表面带正电的纳米颗粒更易透过小肠上皮细胞转运。另有研究发现，在 Caco-2 细胞的体外模型中，表面带负电的纳米颗粒摄取效率比表面带正电的纳米颗粒摄取效率高 3 倍，并且黏液的分泌对摄取效率影响较小。因此，设计纳米药物的过程中需要充分考虑其克服吸收和分布生理屏障的特性。

（三）受体介导的跨细胞途径

主动靶向纳米药物主要依赖于受体介导的内吞作用实现靶向递送的目的。受体介导的跨细胞转运也是许多内源性分子克服内皮、上皮屏障转运的机制。研究发现以白蛋白为载体的纳米药物可以与内皮细胞的 gp60 受体结合，经由 gp60 受体介导的跨细胞转运途径，实现克服内皮屏障的递送。采用转铁蛋白或转铁蛋白受体抗体修饰的纳米药物能够靶向结合血脑屏障的转铁蛋白受体，经由受体介导跨细胞转运（receptor-mediated transcytosis，RMT）穿越脑毛细血管内皮细胞，实现向脑内的药物递送。双特异性抗体也可以采用此策略实现克服血脑屏障递送。

（四）转运体介导的跨细胞途径

在跨血脑屏障转运的研究中，转运体介导跨细胞转运（carrier-mediated transcytosis，CMT）主要是协助亲水性小分子营养物质的转运，如通过葡萄糖转运体或氨基酸转运体将葡萄糖、氨基酸转运入脑内。由于 CMT 对转运底物尺寸、手性构型等特殊的限制，采用 CMT 的转运分子作为尺寸更大的纳米药物的靶向修饰以克服血脑屏障（BBB）转运的机制仍存争议。CMT 对纳米药物的转运机制可能是依赖于转运体实现靶向作用，纳米药物靶向结合后，再经由细胞膜凹陷内吞介导内化及转运。

（五）其他跨细胞途径

固体脂质纳米颗粒、未经靶向修饰的脂质体等，主要依赖于细胞膜的相互作用内化进入细胞。有研究分别以单硬脂酸甘油酯、三硬脂酸甘油酯和山嵛酸甘油酯为脂质材料制备了三种粒径、电位相似的固体脂质纳米颗粒。研究发现三硬脂酸甘油酯固体脂质纳米颗粒的摄取量显著高于另两种纳米颗粒。三硬脂酸甘油酯固体脂质纳米颗粒主要经小窝蛋白/脂筏途径摄取，山嵛酸甘油酯固体脂质纳米颗粒主要依赖于网格蛋白介导的途径摄取。但三种固体脂质纳米颗粒的转运量没有显著性差异，三种固体脂质纳米颗粒在溶酶体、囊泡、内质网、高尔基体中均有大量分布。进一步采用 PEG 修饰会减少固体脂质纳米颗粒在内质网中的量而增加其在高尔基体中的量，从而增加细胞质转运量。

思考题

1. 如何设计纳米药物增加靶细胞对其摄取效率？
2. 简述引起纳米药物在细胞内转运途径差异的影响因素。

第三节　生理、病理屏障与纳米药物的相互作用

学习目标

1. 掌握　主要生理、病理屏障的特征。
2. 熟悉　影响纳米药物与生理、病理屏障相互作用的因素。

纳米药物通过特定途径给药后，在到达靶组织或靶细胞之前需要克服机体内的多重生理或病理屏障。从纳米药物的生物药剂学过程理解纳米药物与生理或病理屏障的相互作用主要是指纳米药物在体内的吸收和分布过程，即纳米药物从给药部位进入血液循环，再经由血液循环到达机体各器官组织的过程，也包括了纳米药物到达特定的器官组织后需要克服的局部生理、病理微环境屏障。纳米药物的自身特性和给药途径主要影响药物与机体内屏障的相互作用，进而影响纳米药物药效的发挥。因此，本节内容主要介绍机体内主要的生理、病理屏障的结构和特点，以及纳米药物与生理、病理屏障相互作用的影响因素。

一、生理屏障

生理屏障是由机体内部的结构特征和组成成分决定的。根据纳米药物在机体内的过程，可以将生理屏障分为两类，包括吸收屏障和分布屏障。吸收屏障主要是纳米药物从给药部位进入血液循环过程中需要克服的生理屏障，主要取决于给药途径，如口服、经皮或黏膜给药，通过静脉注射给药的纳米药物不需要经过吸收屏障直接进入血液循环。分布屏障主要指纳米药物从血液中进入特定的组织器官中需要克服的生理屏障，主要分为血脑屏障、血肝胆屏障、血淋巴屏障等。纳米药物在体内主要通过肝胆清除以及血-肾途径清除。纳米药物克服吸收屏障和分布屏障的效率主要影响其药效的发挥和毒性作用。

（一）胃肠道屏障

通过口服或直肠给药的纳米药物需要克服消化道屏障进入血液循环。经口服给药纳米药物主要经过口腔、食管、胃、小肠和大肠。由于纳米药物在口腔和食管停留的时间较短，因此消化道屏障主要是指胃肠道屏障。

正常胃肠道黏膜屏障由机械屏障、化学屏障、免疫屏障与生物屏障共同构成。机械屏障是指完整的彼此紧密连接的胃肠黏膜上皮结构，是最主要的屏障机制。其结构基础为完整的胃肠黏膜上皮细胞以及上皮细胞间的紧密连接。化学屏障由肠黏膜上皮分泌的黏液（mucus）、消化液（消化酶）和胃肠道菌群及其分泌物构成。胃肠道黏液中含有大约 95%的水和多种大分子物质，如蛋白质、糖蛋白、糖胺聚糖等，其中糖蛋白是其主要成分。黏液具有黏滞性和形成凝胶的特性，可覆盖在胃肠道黏膜表面，形成保护层。黏液层分为松散黏附黏液层和牢固黏附黏液层，人体小肠的牢固黏附黏液层的厚度大约 200 μm。紧贴于黏膜表面的黏液层与非搅拌水层存在一致性，因其亲水性、黏性和不流动性以及药物与黏液成分之间可能存在的相互作用，成为纳米药物扩散、吸收的屏障。免疫屏障由肠黏膜淋巴组织（包括肠系膜淋巴结、肝脏 Kupffer 细胞）和肠道内浆细胞分泌型抗体构成。生物屏障主要是指对外来菌株有定植抵抗作用的肠内正常寄生菌群。

胃是消化道中最为膨大的部分，可以控制内容物向肠管转运。由于胃酸的存在，胃液的 pH 一般在 1～2，药物停留时间约为 0.5～3 h。胃上皮细胞的表面覆盖约 140 μm 厚的黏液层，主要由糖胺聚糖组成，可阻断胃酸与胃上皮细胞的直接作用，起到保护作用。胃黏液层和胃上皮细胞是纳米药物进入血液的主要屏障。肠道主要包括小肠和大肠，小肠上皮结构的主要特征是绒毛结构。绒毛内含丰富的血管、毛细血管以及乳糜淋巴管。每根绒毛的外面是一层柱状上皮细胞，其顶端细胞膜的凸起称为微绒毛。相邻的上皮细胞之间充满间隙液，在细胞顶膜处相连构成紧密连接，是细胞间途径转运的屏障。绒毛和微绒毛的结构使得小肠具有巨大的表面积，因此小肠是口服纳米药物吸收的主要部位。药物通过微绒毛上皮细胞后，除了被血液吸收，也能够通过乳糜淋巴管吸收，就吸收效率而言，由于血流速度比淋巴液流动速度快 500 倍以上，对于小分子药物，血液吸收占主导作用，然而淋巴循环对于纳米药物的吸收有重要的意义。纳米药物穿过小肠上皮细胞转运后，进一步穿过基膜进入结缔组织间隙，而毛细血管被一层不间断的基膜遮蔽，是纳米药物进入毛细血管的物理屏障。淋巴管没有基膜，并且肠组织不断蠕动及绒毛运动，使毛细淋巴管的内皮细胞之间不时分离，纳米药物更容易进入毛细淋巴管。淋巴液从肠淋巴管、胸导管直接注入左锁骨下静脉，再进入全身血液循环。因此，经过淋巴系统吸收的纳米药物不受肝脏的首过效应影响。近年来，胃肠道淋巴系统的派尔集合淋巴结（Peyer's patches，PP）在纳米药物吸收中的作用越来越受到重视。PP 是位于肠黏膜上的淋巴集结，是肠道黏膜免疫系统的重要组成部分。人类肠道中有 100~300 个 PP，其中回肠数量最多。淋巴小结圆顶区表面的滤泡相关上皮中除了正常的小肠上皮细胞外，还含有一种特化的上皮细胞，称为 M 细胞（microfold cell），也称微皱褶细胞。M 细胞的顶侧膜有微皱褶、微绒毛，多短而不规则，基膜向顶部呈穹隆状突起，形成“口袋”样结构，其内含有 B 淋巴细胞、T 淋巴细胞和少量的巨噬细胞。这些结构特征使得 M 细胞能摄取肠腔中的纳米药物颗粒，转运至肠系膜淋巴结，随淋巴液经淋巴循环进入血液循环。研究发现聚苯乙烯纳米颗粒口服后可被肠道 PP 摄取，且随粒径减小，摄取效率增加。凝集素修饰的纳米药物对 M 细胞具有靶向性。与小肠相比，大肠的吸收面积有限。大肠由盲肠、结肠以及直肠组成。结肠也是特殊的给药部位，通过结肠部位给药主要用于结肠疾病的治疗，结肠的 pH 和肠道菌群会影响纳米药物的吸收。

（二）皮肤屏障

纳米药物可以通过皮肤给药直接用于局部皮肤疾病的治疗及伤口管理。当纳米药物需要通过皮肤给药发挥非局部治疗作用时，皮肤成为纳米药物吸收的主要屏障。皮肤的屏障作用主要是由其生理结构决定的。皮肤主要由表皮、真皮和皮下组织三部分组成，还包括汗腺、皮脂腺、毛囊等附属器。表皮由外向内可分为角质层、透明层、颗粒层、棘层以及基底层等五层。角质层是由厚度 20 μm 的 10～20 层死亡的扁平角质细胞形成的层状结构，表皮的其他部分统称为活性表皮。角质细胞层由大量蛋白质、非纤维蛋白和少量脂质相互镶嵌组成致密细胞膜，而类脂质和水构成细胞间质。角质细胞间类脂与角质细胞形成一道类似“砖墙结构”的致密组织，是药物渗透的主要屏障。活性表皮层厚 50～100 μm，由活细胞组成。真皮位于表皮和皮下脂肪组织之间，厚 1～2 mm，主要由结缔组织构成，毛发、毛囊、皮脂腺和汗腺等皮肤附属器分布于其中，并有丰富的血管和神经。从表皮转运来的药物可以迅速由真皮层的毛细血管吸收而不形成吸收屏障。皮下组织是一种脂肪组织，分布有皮肤血液循环系统、汗腺和毛囊。与真皮组织类似，其结构较为疏松，皮下组织一般不成为药物的吸收屏障。因此，纳米药物经皮给药的主要吸收屏障为角质层。小分子药物主要经过渗透作用，透过角质层，到达真皮层被毛细血管吸收。但对于纳米药物而言，其颗粒尺寸远大于药物分子，直接克服皮肤角质层屏障吸收的效率极为有限。一般需要经过物理学方法辅助其克服皮肤屏障，主要包括离子导入技术、超声导入、电穿孔以及微针。离子导入技术是利用直流电将药物经电极导入皮肤，从而使药物进入血液循环的方法。超声导入是用超声波能量克服角质层屏障，促进药物经皮渗透的方法，在超声波作用下，皮肤角质层细胞产生空化作用，造成角质层脂质结构排列的无序化，同时空化气泡的振动能使大量的水穿透进入无序化的脂质区域形成水性通道，从而促进药物通过这些通道进入真皮层。电穿孔技术是利用高脉冲电场在细胞膜上快速打孔，瞬时提高细胞膜的通透性，促进药物进入细胞，从而提高药物的吸收效率。微针的主要作用机制是通过几百微米到几毫米的“微型”针直接刺穿皮肤角质层而又不触及痛觉神经，在皮肤表面形成给药通道，使纳米药物可以直接到达皮肤指定深度，进一步被真皮层的毛细血管吸收。

（三）黏膜屏障

除注射给药、口服给药以及经皮给药外，纳米药物还可以通过鼻腔黏膜、口腔黏膜、直肠黏膜或阴道黏膜给药。纳米药物通过黏膜给药后，需克服给药部位的黏膜屏障，进一步通过毛细血管或毛细淋巴管被吸收进入循环系统，发挥全身治疗作用。由于其所处部位和功能的差异，黏膜屏障的特征也有所不同。鼻腔的内表面为黏膜，由上皮和固有层组成。鼻黏膜表面覆盖厚度约为 5 μm 的黏液层，由凝胶上层和溶胶下层组成，它们的黏度对黏液的清除和吸附纳米药物的进一步转运有重要影响。鼻黏液中含有约 95%水，2%黏蛋白，1%盐，1%其他蛋白质，如白蛋白、免疫球蛋白、溶菌酶以及乳铁蛋白等，以及不到 1%的脂质。鼻黏膜表面有众多纤毛，并不断向后摆动，对于清除鼻腔内异物、保持鼻腔清洁具有重要的意义，但与此同时也对鼻腔给药后药物的滞留时间产生较大影响。纳米药物可以通过生物黏附性的载体材料选择或表面修饰，延长药物在鼻腔中的滞留时间，保护药物免受酶降解，对抗鼻黏膜纤毛清除作用，减少药物对鼻腔的刺激性和毒性。如使用壳聚糖为药物载体制备的纳米药物，可以通过静电吸附作用与荷负电的上皮组织结合而具有黏膜黏附性，进一步打开细胞间紧密连接促进药物的跨上皮转运。环糊精能够短暂地将上皮细胞膜中的胆固醇或磷脂抽取、溶解，并且与膜蛋白结合，引起磷脂膜紊乱，改变膜结构，增加上皮细胞膜的流动性和通透性。鼻上皮细胞下层有许多大而多孔的毛细血管和丰富的淋巴网，并且由于鼻黏膜表面积相对较大，是较为理想的黏膜给药部位。需要特别指出的是，纳米药物克服鼻腔黏膜屏障后可以被转运入脑，主要通过嗅神经通路、嗅黏膜上皮通路和血液循环通路。其中嗅神经通路和嗅黏膜上皮通路可以绕过血脑屏障直接进入脑内，可以作为纳米药物进行脑部药物递送的给药途径。口腔黏膜的总面积约为 100 cm^2，不同部位组织的黏膜结构、厚度和血流供应情况均有所不同。舌下黏膜和颊黏膜是非角质化区域，黏膜下血流相对丰富。颊黏膜可分为四层结构：上皮层、基底层、固有层以及黏膜下层。上皮层由角质形成细胞与非角质形成细胞组成，是纳米药物透过口腔黏膜的主要屏障。基底层位于上皮层和固有层之间。黏膜下层为疏松的结缔组织，结缔组织中有毛细血管网络。非角质化上皮基底层较薄，且细胞间连接不紧密，屏障作用较弱。纳米药物克服口腔黏膜屏障，渗透到黏膜下层，被黏膜下层丰富的毛细血管吸收。口腔黏膜表面有一种胶状的黏液，主要由 1%～5%水不溶性糖蛋白和 95%～99%水组成，还有少量的蛋白质、电解质以及核酸。口腔黏膜下的毛细血管汇总至颈内静脉，因此不经过肝脏的首过效应。影响纳米药物经口腔黏膜吸收的最主要因素是唾液的冲洗作用，采用能够与口腔黏膜黏附的载体材料制备或功能化修饰的纳米药物能够延长滞留时间，进而有助于提高吸收效率。直肠给药是避免药物被胃肠道消化酶、菌群破坏以及避免肝脏首过效应的主要给药途径。纳米药物通过直肠黏膜和上皮可被直接吸收进入血液循环。直肠黏膜由上皮层、黏膜固有层以及黏膜肌层组成。上皮层主要是排列紧密的柱状细胞，其中分布可以分泌黏液的杯状细胞，直肠黏膜下分布有许多淋巴结，黏膜固有层中分布有细小血管，黏膜肌层由平滑肌细胞组成，分布有较大血管。相对于小肠结构，直肠的吸收表面积有限。除了经由血液吸收外，纳米药物经直肠给药后，也可以通过淋巴循环吸收，再经由乳糜池经胸导管进入血液循环。与其他黏膜给药系统相似，增加纳米给药系统的生物黏附性，有利于延长滞留时间，提高药物的生物利用度。采用能够扰乱上皮黏膜结构的载体材料也能够增加黏膜的通透性，促进药物的吸收。

（四）血脑屏障

脑是神经系统重要的组成部分，由于其重要的生理功能，机体对于维持脑部的稳态有严密的保护机制。脑可分为血液、脑脊液以及脑组织三个部分。脑脊液由各个脑室内脉络丛分泌和滤出产生，从左右两侧的侧脑室经室间孔流入第三脑室，经中脑导水管流入第四脑室，再经第四脑室正中孔和两侧孔进入蛛网膜下隙，分布于脑和脊髓表面，再通过蛛网膜绒毛上较大的空隙进入硬膜静脉窦，进入血液循环。脑部的毛细血管在脑组织和血液之间构成了为维持脑部稳态最为有效的生物屏障，包括三种屏障：①从血液中直接转运至脑内时的血液-脑组织屏障，即血脑屏障（blood-brain barrier，BBB）；②从血液转运至脑脊液时的血-脑脊液屏障；③通过脑脊液转运至脑组织内时的脑脊液-脑组织屏障。

血脑屏障主要由紧密连接蛋白相连的脑毛细血管内皮细胞、星形胶质细胞以及周细胞等组成。血管内皮细胞是血管壁的核心结构元素，血管内皮细胞由血管间连接并紧密封闭，是血脑屏障最为关键的结构。周细胞是屏障诱导的关键，而星形胶质细胞在屏障成熟和维持中起主要作用。脑毛细血管内皮细胞（brain capillary endothelial cells，BCECs）是 BBB 的基本骨架和关键结构，与外周血管内皮细胞相比，BCECs 之间通过细胞最顶部的蛋白分子复合体结构与紧密连接和位于紧密连接（tight junction，TJ）下端的黏附连接组成的连接复合体相连。BBB 的血管内皮细胞与其他组织的内皮细胞有明显的不同，其无窗口结构，含胞饮细胞极少。星形胶质细胞的粗大末端凸起形成紧密附着于 BBB 内皮细胞和基底膜的终足，相邻的星形胶质细胞终足之间有裂缝并且间断，包绕约 85% 的血管表面，通过与内皮细胞以及基底膜的相互作用起到对 BBB 的保护作用。星形胶质细胞是大脑中最丰富的细胞类型，具有多种功能。周细胞属于血管的平滑肌系，是构成 BBB 的重要部分，在维持 BBB 的完整性中发挥至关重要的作用，帮助维持脑内环境稳态。周细胞能够参与新生毛细血管的形成，并且分泌合成基底膜的主要成分，包括蛋白聚糖。此外，BBB 中还包括一个非细胞成分——基膜。基膜由复杂的细胞外基质组成，主要包括Ⅳ型胶原、层粘连蛋白和过氧化物酶，以及纤维连接蛋白、聚集蛋白抗原、骨连接蛋白和糖胺聚糖。从结构的角度来看，基底膜锚定细胞的位置维持 BBB 的完整性，同时基底膜参与调节细胞间的通信联系。

血脑屏障是机体内最致密的屏障结构，约有 98%的小分子药物难以透过 BBB 进入脑内，而大分子药物包括纳米药物透过血脑屏障的概率更是极低。对于治疗中枢神经系统疾病的纳米药物克服血脑屏障递送入脑的策略主要包括 4 种。①颅内注射或鞘内注射：颅内注射主要是利用注射器穿刺的物理作用直接破坏 BBB 的完整性，将纳米药物直接给药至脑内；鞘内注射则是通过将药物注入脑脊液中，利用脑脊液循环实现药物向脑实质细胞的递送。②采用物理或化学刺激短暂破坏 BBB 的完整性：血液中高渗甘露醇可以改变 BBB 周围的渗透压，破坏 BCECs 之间的紧密连接，短暂改变 BBB 的通透性。此外，使用微泡-超声、紧密连接相关受体激动剂等也可以破坏 BBB 的完整性。由于缺乏特异性，BBB 屏障功能受到影响的过程中，血液中的有毒有害物质也可能进入脑内，影响中枢神经系统功能。③经鼻给药：药物可以通过鼻腔嗅黏膜吸收绕过血脑屏障直接转运入嗅球或脑脊液，协助药物绕过血脑屏障，进入脑组织。药物从鼻腔入脑主要有嗅神经通路、嗅黏膜上皮通路、血液循环通路三条通路，其中药物进入血液循环通路后仍需跨过血脑屏障。提高纳米药物经鼻腔给药入脑的策略需要考虑鼻黏膜对药物的清除作用，以及增加嗅黏膜上皮通路转运的效率。④跨细胞转运途径：血脑屏障中的脑毛细血管内皮细胞间具有紧密连接，纳米药物的尺寸几乎不能经过细胞间转运途径，因此纳米药物直接克服血脑屏障转运入脑的过程必须经过脑毛细血管内皮细胞的跨细胞转运作用。将内源性成分修饰于纳米药物，通过“特洛伊木马（trojan horse）”策略，利用内源性物质转运入脑的机制，可以实现纳米药物跨越 BBB 向脑内的递送。如利用转铁蛋白、乳铁蛋白、胆碱衍生物等修饰的纳米药物，可以分别利用转铁蛋白受体、乳铁蛋白受体以及胆碱转运体等途径递送入脑内。此外，通过电荷相互作用机制或利用吸附介导的内吞，也可以将纳米药物转运入脑。近年来，仿生膜包被的纳米药物（包括载药外泌体）也通过利用内源性物质入脑机制，提高纳米药物的入脑效率。如利用脑转移乳腺癌细胞外泌体制备的纳米药物可以模拟肿瘤细胞转移入脑的机制进入脑内。

（五）血肝胆屏障

肝脏是机体内重要的器官，具有代谢内源性及外源性物质，抵御病毒、细菌、内毒素等毒性物质，储存糖原（肝糖），合成分泌蛋白质等重要生理功能。肝脏血供极其丰富，具有复杂、特殊的血供系统及血液流出脉管。入肝血流系统由门静脉、肝动脉及丰富的肝周侧支循环构成。出肝血流系统由肝静脉及下腔静脉构成。经过胃肠道吸收的小分子药物主要经过肝门静脉进入肝脏，通过血管上皮细胞进入肝实质细胞，可以被肝实质细胞中的细胞色素酶等酶类代谢。因此，肝脏是参与药物代谢的主要器官。纳米药物由于其纳米级的尺寸，其在肝脏中的“命运”与小分子药物有所不同。

肝脏结构中主要存在两类屏障，其一是血肝屏障，其二是血胆汁屏障。肝血窦（hepatic sinusoid）是肝脏内部肝板间的空隙，由一种特殊的毛细血管组成，其内包括肝窦内皮细胞（liver sinusoidal endothelial cells，LSEC）及库普弗细胞（Kupffer cells）等，这些肝脏的非实质细胞通过血管周围淋巴间隙（Disse 间隙）与肝细胞分离。Kupffer 细胞是肝脏内的巨噬细胞，它能清除血液流经肝脏的有害物质。Disse 间隙中充满血浆，肝窦的内皮细胞网格即形成了血液和肝脏间的屏障，主要作用在于维持血液与肝脏间的“选择性”物质交换，并清除血液中的大分子代谢废物。LSEC 是肝脏非实质细胞中数目最多的细胞，LSEC 没有基底膜及细胞间连接，其表面孔隙聚集组成筛板，这些孔隙具有动态滤过功能。此外，LSEC 内部还有微胞饮小体及细胞核周围的溶酶体样空泡。LSEC 表面具有透明质酸受体及多种其他大分子受体，这些受体完成了肝脏和血液中抗原的内吞清除作用。LSEC 具有较强的胞吞能力，主要依靠受体介导的内吞作用清除血液中的大分子物质、细胞外基质等。纳米药物可以经过 LSEC 的内吞转运作用，进入肝实质细胞或周围淋巴间隙。

肝脏中的一部分肝实质细胞具有胆汁分泌的功能，相邻肝细胞的顶膜之间由紧密连接封闭而形成毛细胆管腔，再进一步融合后引流胆汁进入肝门胆管。胆小管周围肝细胞顶端的紧密连接起到了“血胆汁屏障”的功能，血胆汁屏障的作用是引导胆汁酸及胆盐进入胆汁，防止其进入血液循环及肝实质。同时区分肝细胞的顶端与基底面，以此保持肝细胞的两极化以形成肝细胞板。胆管细胞相关的紧密连接与肝细胞紧密连接相似，负责调节胆汁分泌及排出，胆管细胞紧密连接还具有在胆汁流经胆管的同时调节胆汁成分的特殊作用。

纳米药物给药后是否会造成蓄积毒性是制约其临床转化研究的重要挑战之一。血肝屏障和血胆汁屏障对于纳米药物的肝胆靶向递送和其自身的清除具有重要的意义。纳米药物清除体内的机制取决于其粒径、电荷、结构、载体材料的降解性等多方面因素。由于肾小球滤过的截留尺寸在 6～10 nm，粒径大于 5.5 nm 的纳米药物一般不经过肾-尿排泄途径。可降解载体材料或结构不稳定的纳米药物在体内逐渐降解或解体成为 5.5 nm 以下的碎片后，可以经由肾排泄途径清除。尺寸较大的不可降解纳米药物随血液流经肝血窦时，如被肝血窦周围的 Kupffer 细胞识别和内吞，则长期滞留于肝脏中，并且研究显示，大粒径的纳米颗粒更易被 Kupffer 细胞吞噬，如被肝血窦周围的 LSEC 识别和摄取转运后，进入 Disse 间隙，再进一步被肝实质细胞摄取。肝实质细胞分泌胆汁时可将纳米药物分泌至胆道，纳米药物随胆汁汇入胆总管，再进入胆囊并分泌入肠道，纳米药物可随粪便排出体外，即经由肝胆排泄途径清除（图 2-2）。

（六）血淋巴屏障

1988 年瑞典科学家 G. Arturson 首次提出狭义上的血淋巴屏障：一侧毛细血管壁的内皮细胞和基底膜，另一侧的终末淋巴细胞以及位于组织间隙之间的淋巴细胞，即一侧的毛细血管与另一侧的毛细淋巴管以及中间的组织间隙构成了机体内的血淋巴屏障。血淋巴屏障是血液与淋巴液进行交换的场所。血淋巴屏障中的淋巴和单核吞噬细胞系统是非特异性免疫的一

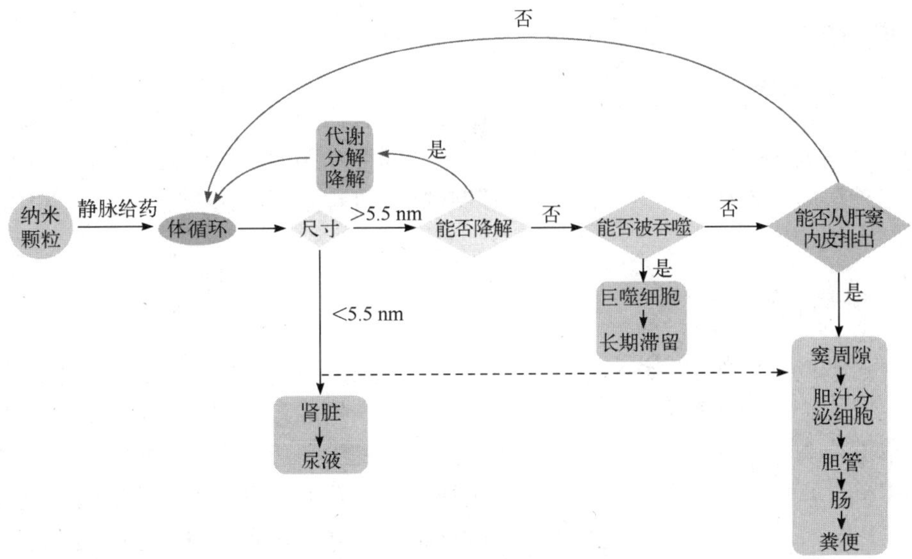

图 2-2 纳米药物从体内清除机制

部分。当微生物进入机体组织后，多数沿组织细胞间隙的淋巴液经淋巴管到达淋巴结，淋巴结内的巨噬细胞会发挥清除作用，阻止外来微生物向机体内扩散，这就是淋巴屏障作用。但是如果微生物数量大、毒力强，就有可能冲破淋巴屏障，进入血液循环，扩散到组织器官中。淋巴系统主要由淋巴管、淋巴器官（淋巴结、脾、胸腺等)、淋巴液和淋巴组织组成。毛细淋巴管存在于组织间隙中，仅由一层上皮细胞形成管壁。管壁有小孔，因此毛细淋巴管的通透性非常大，透过血管的小分子通常容易转运至淋巴液中，而难以进入毛细血管的大分子，更易于进入淋巴系统转运。因此，淋巴吸收和转运对于纳米药物有重要作用。在身体各部位淋巴回流的路径上有淋巴结，它是淋巴液的“过滤器”，且多集合成群，起着控制淋巴液流动的作用。淋巴结内的吞噬细胞还能吞噬微生物和异物，在机体免疫防御方面具有重要意义，癌细胞也主要通过淋巴结转移。淋巴循环由毛细淋巴管单向流动入小淋巴管，继而汇合成大淋巴管。全身淋巴管汇成两条总淋巴管，其中大者由胸导管进入左侧锁骨下静脉，另一条右淋巴导管进入右侧锁骨下静脉。通过消化道给药、组织间隙给药、黏膜给药、血管给药、腹腔给药都可以转运药物进入淋巴系统。进入血液的药物通过末梢组织中的淋巴液转运；进入组织间隙的药物从组织间液向该部位淋巴管转运；口服或直肠给药时，药物经过消化道上皮下的淋巴管进行吸收。药物由毛细血管向淋巴管转运时，需要经过血淋巴屏障，即血管壁和淋巴管壁。由于毛细血管壁的孔径较小，毛细血管壁的通透性是转运的限速因素。淋巴器官主要分为中枢淋巴器官与周围淋巴器官。胸腺和腔上囊类器官属于中枢淋巴器官，淋巴结、脾、扁桃体等为周围淋巴器官。一般情况下，毛细血管动脉端滤出的液体会略多于静脉端吸收的量，组织中这些增加的液体会由淋巴管重吸收，形成淋巴液，淋巴液沿着淋巴导管向心运动，最终沿着淋巴循环注入静脉又重新进入血液循环。对比毛细血管和毛细淋巴管的通透性，可以看出纳米药物从血液进入淋巴循环的主要限制因素在于其能否穿越毛细血管壁进入到组织间隙中。

除血脑屏障、血肝胆屏障、血淋巴屏障外，人体内还存在血胎盘屏障、血眼屏障、血胰屏障、血睾屏障等，其结构和生理环境特征也与纳米药物的分布密切相关。

二、病理屏障

病理屏障是指由于病灶部位发生病理性改变，引起病灶周围组织的结构、组成等发生变化，药物从血液或给药部位分布至病灶部位过程中需要克服的屏障。由于疾病病理特征及进程各异，病理屏障的特征也有所不同，并且随疾病的进程发生动态变化。本部分内容聚焦讨论肿瘤屏障和炎症屏障。

（一）肿瘤屏障

药物从血液或给药部位到达肿瘤组织需要克服肿瘤屏障。原发或转移的肿瘤细胞为了能够快速地生长，会分泌血管内皮生长因子等与肿瘤血管生成相关的生长因子。肿瘤新生血管在结构与形态上与正常的血管有很大的不同，其内皮细胞间隙较大，缺少血管壁平滑肌层，血管紧张素受体功能缺失。此外，肿瘤组织也缺少淋巴管致使淋巴液回流受阻。这两者使得纳米药物可以轻易地穿过肿瘤新生血管壁在肿瘤组织中富集，且不被淋巴液回流带走而能长期贮存于肿瘤组织，即肿瘤的 EPR 效应（enhanced permeability and retention effect）。EPR 效应可被一些病理生理因素进一步增强，如刺激肿瘤血管舒张的物质缓激肽、一氧化氮、前列腺素、血管内皮生长因子、肿瘤坏死因子等。但 EPR 理论也尚待进一步完善，在异种移植人类肿瘤的小动物模型中已对 EPR 效应进行了充分研究，但其与人类实体瘤的相关性仍存在争议，因为人类实体瘤具有明显的复杂性和异质性。EPR 效应大幅减弱了纳米药物对肿瘤组织分布的屏障作用，但脑部肿瘤仍存在较为致密的血肿瘤屏障，并且随着对肿瘤组织微环境的研究深入，纳米药物从给药部位或血液循环到达肿瘤组织后，仍需克服肿瘤微环境屏障，才能最终作用于肿瘤细胞或调控肿瘤相关细胞。

1. 血肿瘤屏障

在原发性脑肿瘤中，如胶质母细胞瘤，以及其他器官癌症（包括肺癌、乳腺癌和黑色素瘤）的脑转移中，脑实质毛细血管周围的血脑屏障被修饰成血管与肿瘤之间的屏障结构，称为血肿瘤屏障（blood-tumor barrier，BTB）。BTB 改变影响 BBB 的通透性，这种结构参与了与肿瘤细胞的相互调节途径，并且 BTB 通常保留了 BBB 限制许多治疗药物进入颅内肿瘤的能力。BTB 不能被视为自主结构，因为它与肿瘤细胞行为程序、神经炎症反应和免疫细胞浸润同时发生并受以上因素影响。BTB 的特征包括 6 种。①血管化：血管内皮生长因子（VEGF）表达的增加是原发性和转移性脑肿瘤的一致特征，说明 BTB 的重构伴随有新生血管的生成。②内皮通透性：BTB 紧密连接的缺失是 BBB 与之区分的最主要特征，此外，BTB 中胞吞作用也有较大改变。③周细胞：结肠癌的脑转移瘤具有 BTB，且具有双层周细胞，由胶原层隔开，在胶质母细胞瘤异种移植模型中发现由于肿瘤细胞沿大脑血管的外腔定植，与胶质母细胞瘤细胞的相互作用诱导氧化暴发并启动 BTB 周细胞的自噬程序，从而利于免疫抑制和疾病进展。④基底膜：BBB 的基底膜在 BTB 中发生了改变，通常会丢失星形胶质细胞基底膜中的蛋白质成分。⑤星形胶质细胞：BTB 星形胶质细胞不存在于脑转移的中心区域，但保留在外周转移-脑界面。⑥神经炎症因子：原发性和转移性脑肿瘤中存在肿瘤周围激活的星形胶质细胞和小胶质细胞“墙”结构，而神经炎症星形胶质细胞和小胶质细胞与入侵和定植的肿瘤细胞相互作用，通常会有利于肿瘤进展。由于 BTB 的重构是基于多因素共同作用的结果，因此 BTB 在原发性或转移性脑肿瘤以及肿瘤发展的不同阶段都会展示出异质性，针对克服 BTB 的纳米药物递送策略可以参考克服 BBB 的纳米药物递送策略，与此同时需考虑到 BTB

异质性引起的通透性、屏障组成等差异。

2. 肿瘤微环境屏障

肿瘤微环境（tumor microenvironment）是指肿瘤细胞存在的周围微环境，包括周围的血管、免疫细胞、成纤维细胞、骨髓源性炎症细胞、各种信号分子、细胞外基质（extracellular matrix，ECM）及特殊的理化特征（如低氧、低 pH）。肿瘤与周围环境密切相关，不断进行交互作用，肿瘤可以通过释放细胞信号分子影响其微环境，促进肿瘤的血管生成和诱导免疫耐受，肿瘤微环境中的免疫细胞可影响癌细胞增殖。肿瘤微环境中的基质屏障是限制纳米药物递送至肿瘤细胞的主要因素。例如，胰腺癌微环境具有高度纤维化、结缔组织过度增生等特殊病理特点，极大地阻碍了纳米药物的肿瘤富集。激活的胰腺星状细胞大量分泌胶原、纤连蛋白以及基质金属蛋白酶等细胞外基质，其是胰腺癌微环境基质的主要来源，同时调控胰腺星状细胞并且降低基质分泌，逆转其活化状态，可以调控胰腺癌微环境基质平衡，增强胰腺癌治疗效果。

（二）炎症屏障

炎症反应是机体一种重要的免疫防御机制。当组织受到毒素或细菌的破坏或感染，以及其他原因的伤害时，就会进入正常的自我保护和损伤修复状态。炎症反应也是机体对刺激的一种防御反应。正常的炎症反应是免疫功能完善的一种表现，对机体有利。但是，炎症也具有潜在危害，如果调控失当，会引起细胞因子风暴等导致机体功能紊乱。炎症反应的典型症状包括局部肿胀、发热，而红肿、疼痛和触痛是伴随炎症相关的症状。炎症屏障是炎症反应所发生的病理环境中各种免疫细胞、细胞因子、趋化因子以及血浆渗出液等基质的总和。对炎症反应进行调节的纳米药物需要克服炎症屏障，对炎症反应中特定靶点进行调控。炎症诱导受损伤的细胞释放化学物质，这些释放的化学物质通常被称为炎症细胞因子。细胞因子是由细胞产生的蛋白质，作为细胞之间的信息分子，细胞因子与免疫系统的细胞相互作用，调节身体对疾病和感染的反应，并介导身体正常细胞的活动。细胞因子也可作用于分泌它们的细胞（自分泌作用），也可能作用于附近的细胞（旁分泌作用），或者在某些情况下作用于远处的细胞（内分泌作用）。炎症细胞因子是指调节各种炎症反应的细胞因子。炎症反应中有促炎性细胞因子和抗炎细胞因子。促炎性细胞因子可以帮助激活多种类型的免疫细胞，促进炎症。促炎性细胞因子在感染性或非感染性炎症疾病中起着核心作用。促炎性细胞因子主要由活化的巨噬细胞产生，参与炎症反应的上调。IL-1β、IL-6、TNF-α、IL-8、IL-12、IFN-γ 和 IL-18 是典型的促炎性细胞因子。这些细胞因子通过激活局部和全身的炎症反应，起到遏制和清除炎症灶的作用。IL-1β 主要由单核细胞、巨噬细胞以及非免疫细胞在细胞损伤、感染、入侵和炎症反应中释放。在 TNF 引发的细胞因子级联中，有阻断促炎性细胞因子合成的抗炎细胞因子，也有阻断促炎性细胞因子作用的细胞因子抑制剂。IFN-γ 是细胞因子具有多效性的一个例子。与 IFN-α 和 IFN-β 一样，IFN-γ 具有抗病毒活性。IFN-γ 也是导致细胞毒性 T 淋巴细胞途径的激活剂。然而，IFN-γ 被认为是一种促炎性细胞因子，因为它能增强 TNF 的活性并诱导一氧化氮（NO）产生。抗炎细胞因子是一系列控制促炎性细胞因子反应的免疫调节分子。细胞因子与特异性细胞因子抑制剂和可溶性细胞因子受体共同作用，调节人体免疫反应。主要的抗炎细胞因子包括 IL-4、IL-10、IL-11 和 IL-13。白血病抑制因子、IFN-α、IL-6 和 TGF-β 在不同情况下可分为抗炎细胞因子或促炎性细胞因子。IL-1、TNF-α 和 IL-18

的特异性细胞因子受体也是促炎性细胞因子的抑制剂。根据机体应对外界刺激产生炎症反应响应速度的快慢，可以将炎症反应分为急性炎症和慢性炎症。急性炎症的基本功能是从循环血液中招募白细胞。这些细胞主要为中性粒细胞，其次是可分化为巨噬细胞或树突细胞的单核细胞。炎症反应伴随着局部肥大细胞和巨噬细胞的脱粒和激活，以及释放多种促炎介质，包括生物活性胺（组胺和5-羟色胺）、细胞因子（IL-1和TNF-α）及趋化因子。由此产生的血管舒张和血管通透性增加使白细胞和血浆外渗到损伤或感染部位。中性粒细胞随后沿着细胞因子和补体途径的成分构成的趋化梯度移动，被招募的中性粒细胞将试图破坏致炎因子，最终以解决和治愈炎症。如果急性反应中不能除去致炎因子，或细胞内检查点异常，就会发生慢性炎症。未解决的慢性炎症是一系列慢性疾病的核心组成部分，例如自身免疫病和神经退行性疾病。这几种疾病的发病机制都与细胞因子的持续产生有关。相比急性炎症，慢性炎症的具体原因和疾病进展仍不明确。

三、纳米药物与生理、病理屏障相互作用影响因素

（一）纳米药物的自身特性

纳米药物在体内的生物药剂学过程，即ADME途径与其自身性质和生理、病理屏障的结构和组成特征密切相关。给药途径对纳米药物的吸收过程起主导作用。相当一部分的纳米药物研究采用静脉注射给药，直接进入血液循环，药物100%吸收。而其他给药途径如透皮给药、口服给药等，则需要纳米药物克服吸收屏障。纳米药物自身的特点决定了其可以根据屏障的特点进行相应的修饰，提高其进入血液循环的效率。如通过制备包载纳米药物的可溶性微针递送系统能够有效克服皮肤给药屏障。将蛋白多肽药物制成纳米药物能够克服口服给药后胃肠道消化液对蛋白多肽药物的降解作用。纳米药物的成分影响其吸收程度。基于脂质的纳米药物口服给药后，易于克服胃肠道屏障被吸收，从而有助于提高难溶性药物的生物利用度。纳米药物在体内的分布取决于纳米颗粒的粒径、表面电荷、表面修饰等特征以及与体内分布屏障之间的相互制约。纳米药物在体内的代谢过程主要是纳米药物与生物体内的活性分子之间的相互作用，已在本章第一节讨论。纳米药物的清除是其临床转化研究过程中需要重点关注的机制。肾脏是小分子药物排泄的主要机制，然而大部分纳米药物由于其颗粒粒径及表面修饰等限制，无法通过肾脏排泄。存在于血液循环中的纳米药物在流经肝脏时可以被Kupffer细胞吞噬滞留于体内或者透过肝窦内皮细胞屏障，进入肝实质细胞，通过胆汁排泄途径排出体外。此外，纳米药物从血液分布到病灶部位后，还面临局部的病理屏障，病理屏障的特征一方面可以作为纳米药物的靶向机制，一方面也限制了纳米药物疗效的发挥。

（二）生理、病理屏障的动态变化

生理屏障的结构和功能受到病理状态的影响，其特征可能会发生动态的变化。病理屏障随着疾病进程的进展，其特征也会随之变化。因此纳米药物克服生理、病理屏障的设计需考虑到屏障的特征以及疾病进展过程中屏障特征的变化。正常的皮肤屏障功能依赖于表皮层的结构完整性，当皮肤发生病理性改变，如发生银屑病时，表皮细胞代谢旺盛，角质层增厚，粒层消失，角化不全，细胞间常有空隙，会造成皮肤的屏障作用降低。原发性脑胶质瘤在初始阶段，药物需要克服血脑屏障递送入脑，随着脑胶质瘤新生血管的建立，BTB的形成，纳

米药物在中晚期脑胶质瘤治疗时需考虑克服BTB递送的效率。

思考题

1. 主要生理、病理屏障分别有哪些特征?
2. 简述纳米药物自身特性与生理屏障相互作用的机制。

（刘洋　中山大学）

参考文献

[1] Wilhelm S, Tavares A J, Dai Q, et al. Analysis of nanoparticle delivery to tumours[J]. Nature Reviews Materials, 2016, 1(5): 16014.

[2] 丁明孝, 王喜忠, 张传茂, 等. 细胞生物学[M]. 5版. 北京: 高等教育出版社, 2020.

[3] Ahn G, Banik S M, Miller C L, et al. LYTACs that engage the asialoglycoprotein receptor for targeted protein degradation[J]. Nature Chemical Biology, 2021, 17(9): 937-946.

[4] 赵志刚, 江涛. 人体屏障与药物临床应用[M]. 北京: 中国医药科技出版社, 2020.

[5] 刘建平, 孙进, 张娜, 等. 生物药剂学与药物动力学[M]. 5版. 北京: 人民卫生出版社, 2016.

[6] Gao X, Wu B, Zhang Q, et al. Brain delivery of vasoactive intestinal peptide enhanced with the nanoparticles conjugated with wheat germ agglutinin following intranasal administration[J]. Journal of Controlled Release : Official Journal of the Controlled Release Society, 2007, 121(3): 156-167.

[7] Pardridge W M. Drug transport across the blood-brain barrier[J]. Journal of Cerebral Blood Flow and Metabolism : Official Journal of the International Society of Cerebral Blood Flow and Metabolism, 2012, 32(11): 1959-1972.

[8] Poon W, Zhang Y N, Ouyang B, et al. Elimination Pathways of Nanoparticles[J]. ACS Nano, 2019, 13(5): 5785-5798.

第三章

纳米药物的研究技术与方法

随着医学科技的飞速发展，纳米药物治疗在医疗领域和科研领域中扮演着举足轻重的角色。然而，传统的药物递送系统至今面临着较多挑战，如稳定性差、毒副作用大、药物递送效率低等问题。为了解决所面临的诸多问题，科研人员积极探索纳米药物的研究技术与方法，提高药物递送效率，降低毒副作用，从而推动跨学科发展。纳米药物的研究技术与方法的主要内容涵盖了纳米结构表征与分析、载药量与药物控释，以及纳米药物生物学研究技术手段。为了利用纳米技术优势，充分发挥纳米药物潜力，需要制定强有力的标准来表征制备的纳米材料，以减少不必要的药物浪费。因此掌握纳米结构具体的表征测试方法、载药量以及释放行为特点尤为重要。纳米药物生物学的研究方法主要为药物在生物体内的作用机制等提供研究手段，通过解析这些机制间接辅助诊断准确性的提升，进而支持疾病的早期诊断与精准定位，为进一步研究纳米药物在生物应用方面提供夯实的理论依据。

纳米药物的研究技术与方法涉及多个学科领域的交叉，包括化学、生物学、材料学、医学等。这种跨学科的研究有助于推动学科之间的交流与合作，促进科技创新，培养跨学科人才，共同发展。纳米药物的研究技术与方法在提高药物递送效率、稳定性、降低毒副作用、提高诊断准确性及推动跨学科发展等方面具有重要意义。随着科技的进步，期待纳米药物研究在未来能够取得更多的突破性成果，为医疗健康领域的发展做出具体贡献。

第一节　纳米结构表征与分析

学习目标

1. 掌握　纳米结构表征的具体方法。
2. 熟悉　各种表征方法的原理。
3. 了解　纳米药物的研究技术与方法。

一、纳米结构简介

近年来，纳米材料在生物医学领域的应用越来越多。纳米颗粒大多是球形（也有棒状、片状等），大小在 1～100 nm 之间，由聚合物、碳材料或金属等制备而成，主要包括脂质体、树枝状大分子、碳纳米棒、碳纳米管、石墨烯衍生物、金属纳米颗粒和量子点等。纳米材料的最大特点是“表面积大”（同样重量下，比普通材料的表面积大很多），而表面积大小取决于它的尺寸和形状——越小、越不规则，表面积越大。在纳米尺度上，即使是微小的变化，纳米系统颗粒大小的改变，也会极大地影响最终产品的生物性能。利用纳米颗粒可以递送多种物质，如亲水性药物、疏水性药物、疫苗和其他生物大分子。设计纳米颗粒作为递送系统的主要目标是控制颗粒大小、表面特性并保证最大的药理活性，以便在治疗上使用最佳的剂量方案实现药物的部位特异性的作用。为了实现靶向递送的目标，纳米颗粒在人体内最好具有长循环的性质。为了充分发挥纳米药物的潜力，有必要制定强有力的标准来表征制备的纳米材料，例如，为确保质量控制、评估纳米材料安全性与毒性提供指导，纳米材料的分子结构、化学成分、熔点、沸点、蒸气压、闪点、pH 值和溶解度等特征，必须采用与常规尺寸非纳米材料相同的方法进行测定，以确保检测的普适性与统一性。此外，纳米材料的表征特别强调尺寸分布、孔隙率（孔径）、表面积、形状、Zeta 电位、相关性质等参数。图 3-1（见文

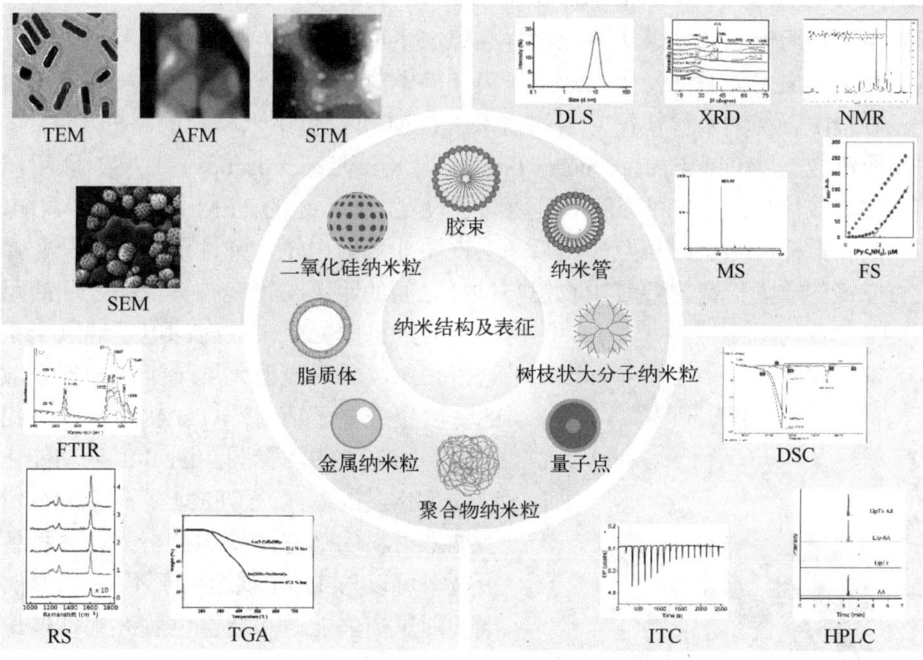

图 3-1 纳米材料常见种类及其表征手段

TEM—透射电子显微镜，引用自 Nano-Micro Letters, 2018, 10（1）: 7；AFM—原子力显微镜，引用自 Journal of the American Chemical Society, 2014, 136（35）: 12461-12468；STM—扫描隧道显微镜，引用自 Journal of the American Chemical Society, 2022, 144（2）: 1034-1044；SEM—扫描电子显微镜，引用自 Advanced Materials, 2018, 30（29）: 1707557；DLS—动态光散射，引用自 Advanced Materials, 2018, 30（7）: 1705383；XRD —X 射线衍射，引用自 Advanced Materials, 2018, 30（33）: 1801878；NMR—核磁共振，MS—质谱，引用自 Nature Communications, 2021, 12（1）: 2390；FS—荧光光谱，引用自 Advanced Materials, 2024, 36（10）: 2211624；FTIR—傅里叶变换红外光谱，引用自 Journal of the American Chemical Society, 2018, 140（9）: 3215-3218；RS—拉曼光谱，引用自 ACS Nano, 2022, 16（12）: 21388-21396；TGA—热重分析，引用自 Journal of the American Chemical Society, 2007, 129（37）: 11653-11661；DSC—差示扫描量热法，引用自 Bioactive Materials, 2017, 2（4）: 269-280；ITC—等温滴定量热法，引用自 Journal of the American Chemical Society, 2020, 142（46）: 19622-19630；HPLC—高效液相色谱，引用自 Nature Biomedical Engineering, 2025.

末彩插）为纳米材料常见种类及表征手段。众多方法已被用于评价人造纳米材料，包括光学光谱、电子显微镜、光散射、核磁共振、质谱、X 射线衍射、Zeta 电位测量等技术。此外，纳米材料通常被聚合物或生物识别分子包裹，以提高生物相容性和纳米材料的选择性、靶向性。其中，纳米材料的最终尺寸和结构取决于反应物中盐和表面活性剂添加剂、反应物浓度、反应温度和反应过程中使用的溶剂条件。因此，在表征纳米材料和开发可重复的合成程序以优化纳米材料的医疗应用之前，必须理解纳米材料涉及的物理化学性质以及相关测量方法的基本原理。纳米材料的类型和应用领域，如药物递送、药物治疗、体内成像、体外诊断，无论按尺寸、组成、形貌或应用领域分类，纳米材料的物理化学特征在同一类别内和不同类别间均存在不同程度的共性，通过使用上述类似的技术，可以看到不同纳米材料中的共同特征。本节简要地描述了常用于研究纳米材料物理化学特性的各种表征方法的原理、应用、优势和局限性。对纳米材料进行可靠的表征与分析，是保障纳米药物及治疗学质量、支持其安全合理开发的关键。

二、纳米结构的表征与分析

（一）形貌表征

1. 透射电子显微镜（transmission electron microscope，TEM）

光学显微镜使用光源和玻璃透镜照射样品以产生放大图像，相较之下，基于比可见光光子短得多的电子，电子显微镜使用加速电子束和静电或电磁透镜来产生分辨率更高的图像。作为电子显微镜中表征纳米材料最常用的技术，TEM 可提供纳米材料的高分辨率形貌图像，且通过与能量色散 X 射线光谱仪（energy dispersive X-ray spectroscopy，EDS）联用，能够同步分析其化学组成信息；其空间分辨率可达原子尺度。在传统的 TEM 模式下，入射电子束透射过极薄的箔状试样，与试样相互作用后，会产生非散射电子、弹性散射电子及非弹性散射电子。透射电镜的放大倍数主要是由物镜与试样之间的距离与物镜与其像面之间的距离之比决定的。将散射或未散射的电子通过一系列电磁透镜聚焦，然后投射到屏幕上，根据未散射电子的密度生成电子衍射图、振幅对比图、相位对比图或不同暗度的阴影图。图 3-2 为功能化纳米颗粒的 TEM 图像，除了 TEM 的高空间分辨率增强了纳米材料的形态和结构分析外，各种各样的分析技术可以与 TEM 耦合用于不同的领域。例如，电子能量损失能谱和能量色散 X 射线能谱的化学分析分别可以定量地研究纳米材料的电子结构和化学成分。然而，TEM 的应用也有一定的缺点。在 TEM 测量中电子束穿透需要高真空和薄的样品截面。一般来说，高分辨率的 TEM 成像仅可在一定时间内检查标本的一小部分，并导致较差的统计抽样。此外，二维透射电镜技术在透射视图下探测三维样品会产生大量伪影，导致单幅

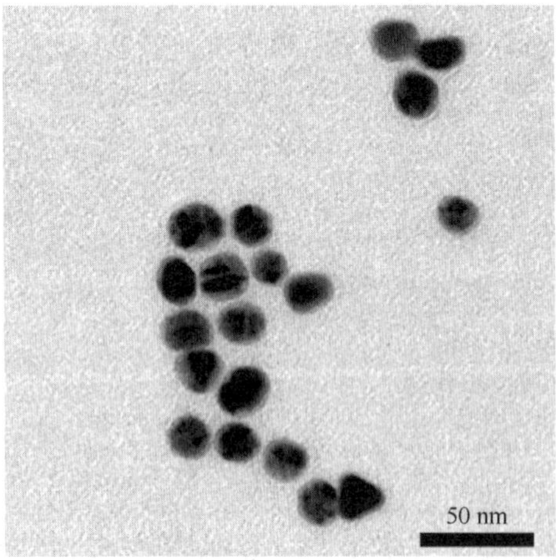

图 3-2　功能化纳米颗粒的 TEM 图像
引用自 Nature Materials, 2007, 6(2): 156-161.

透射电镜图像的深度灵敏度不高。特殊情况下，在进行高分辨率 TEM 或电子能谱分析时，要求样品厚度小于 50 nm。薄样品的大量制备增加了改变样品结构的可能性，使透射电镜分析成为一个非常耗时的过程。另一个大问题是，TEM 样品可能会被强烈的高压电子束破坏。

2. 扫描电子显微镜（scanning electron microscope，SEM）

SEM 是一种以表面形貌表征为核心的高分辨率分析技术，其工作原理如下：入射电子束沿样品表面逐点扫描，与样品表面或近表面的原子相互作用后，会产生反映表面地形细节的信号（如二次电子、背散射电子）；若与 EDS 联用，则可通过检测上述相互作用过程中产生的特征 X 射线，同步分析样品的元素组成（包括元素种类、含量及空间分布）。入射电子与样品原子的相互作用会产生多种信号：弹性散射电子（即背散射电子，BSE，来自样品深层原子的反射）、非弹性散射电子（即低能二次电子，SE，来自样品表面几纳米内的原子激发），以及特征 X 射线（用于元素成分分析）或阴极发光（CL，用于材料光学性质表征）。在这些信号中，二次电子检测是 SEM 最常用的成像模式，可实现亚纳米级分辨率（小于 1 nm），能清晰呈现样品表面的微观结构（如纳米颗粒、孔隙、裂纹等）。通过扫描电镜可以直接获得纳米材料的尺寸、尺寸分布和形状等参数。然而，干燥样品的过程可能会导致样品的收缩并改变纳米材料的特性。图 3-3 为纳米材料的 SEM 图像。此外，当被电子束扫描时，许多非导电样品的生物分子样品往往会获得电荷，电子束偏转异常，导致成像故障或伪影。在样品制备过程中，通常需要在生物分子上涂一层超薄导电材料。常规电子显微镜（如 SEM、TEM）成像纳米颗粒表面基团时，通常需采用低温冷冻技术（防止样品失水或结构破坏），但这一过程会使样品脱离生理条件（如体温、体液环境），无法真实反映纳米材料在生理状态下的尺寸及表面结构。而环境扫描电镜（environmental scanning electron microscope，ESEM）则通过独特的环境腔设计，可在样品保持自然状态（如湿润、常温）的情况下进行成像——无需对样品进行脱水、镀膜或冷冻等预处理，从而实现生理条件下的原位表征（如纳米颗粒在体液中的分散状态、表面基团与生物分子的相互作用）。

总的来说，TEM 和 SEM 都可以揭示纳米材料的尺寸和形状是否均一，以及聚集和分散的程度。TEM 在提供更好的空间分辨率和额外分析测量能力方面优于 SEM。

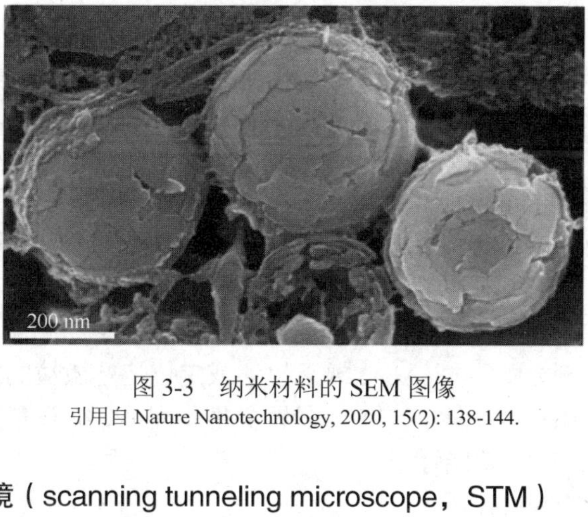

图 3-3　纳米材料的 SEM 图像

引用自 Nature Nanotechnology, 2020, 15(2): 138-144.

3. 扫描隧道显微镜（scanning tunneling microscope，STM）

作为扫描探针显微镜（scanning probe microscope，SPM）家族中最早突破光学衍射极限、实现原子级分辨率表征的里程碑技术，STM 以量子隧道效应为核心机制，通过检测针尖与样品表面间的隧道电流信号（电子在纳米间隙中的量子隧穿现象），在原子尺度（横向分辨率≤0.1 nm，纵向分辨率≤0.01 nm）下高保真表征导电材料（如金属薄膜、石墨）、半导体表面（如硅晶圆、砷化镓纳米线）及附着于导电基底的生物分子（如 DNA 双链、功能化蛋白质）的电子密度分布与表面电子结构。与 SPM 家族所有技术的核心共性原理一致，STM 的工作逻辑均围绕"探头-表面相互作用"展开——无需依赖传统显微镜的"光束/电子束"媒介，而是将微纳米尺度的敏感针尖逐步逼近样品表面（间隙通常＜1 nm），通过实时监测针尖与表面间的量子隧道电流变化（电流与间隙距离呈指数关系），反推样品表面的原子排列、电子态密度等微观信息，最终实现"原子级可视化"。STM 的基本组件包括一个锋利的扫描尖端，一个控制尖端横向和垂直运动的 *xyz* 压电扫描仪，一个在隧道范围内定位尖端靠近样品的粗控制单元，隔振级和反馈调节电子设备。当尖端-样品分离保持在 4～7 Å 范围内时，在扫描尖端和表面之间施加一个小电压会引起电子隧穿，当尖端在 *x-y* 平面上穿过样品时，响应电流的变化可以被记录下来，从而生成电荷密度图。另外，通过使用反馈电子学来调整尖端高度以保持响应电流不变，可以生成整个样品的尖端地形图。利用 STM 或电子显微镜技术表征生物分子，通常将样品嵌入基质中以保持其原始构象，然后在样品上涂上一层薄金属层，如金，然后获取图像。使用传统的电子显微镜技术是基本不可能在它们的原生条件下成像这些生物分子的，通常伴随着耗时的样品制备过程。此外，STM 不仅可以克服电子显微镜技术的缺点，而且还可以提供具有原子尺度分辨率的图像，例如，使用具有尖锐末端的 Pt-Ir 尖端。尽管 STM 的高空间分辨率有利于纳米级生物材料的表征，如尺寸、形状、结构以及分散和聚集状态，但目前仅报道了少量使用金或碳作为基底的研究。实际面临主要障碍是样品的导电表面依赖性和表面电子结构的精准检测难度。然而，大多数生物材料是绝缘的，样品的表面电子结构与其表面形貌之间的简单联系并不一定存在。不过，STM 仍然是研究碳纳米管、富勒烯和石墨烯等导电原子结构的首选工具。

4. 原子力显微镜（atomic force microscope，AFM）

与 STM 不同，AFM 不需要无氧化物的导电表面进行测量，它也是一种 SPM 成像工具，由一个微加工悬臂（通常由硅或氮化硅制成）组成，一端有一个尖锐的尖端，用于检测悬臂尖端由静电和范德瓦耳斯力引起的偏斜，以及尖端和被测表面上原子之间的吸引力。然后，振荡悬臂扫描标本表面，生成垂直分辨率约 0.5 nm 的图像。与 TEM 和 SEM 技术一样，AFM 可用于研究纳米材料的大小、形状、结构、吸附、分散和聚集，其研究中使用的不同扫描模式包括接触模式（也称为静态模式）、非接触模式和间断采样接触模式（也称为动态模式）。AFM 除了在生理条件下探测纳米材料的大小和形状外，还能够表征纳米材料在生物条件下的动态，例如实时观察纳米材料与负载脂质双分子层的相互作用，这是目前电子显微镜技术无法实现的。AFM 对生物材料进行成像，而不会对许多类型的原生表面造成明显的损伤。它的主要优势是能够成像各种亚纳米尺度的生物材料。图 3-4（见文末彩插）为溶胶纳米颗粒和功能化纳米管的 AFM 图像。然而，AFM 的一个主要缺点是悬臂尖端的尺寸通常大于所检测的纳米材料的尺寸。与荧光技术不同，AFM 缺乏检测或定位特定微粒的能力。然而，这一缺点已被单分子力谱学的研究进展所消除，AFM 悬臂尖携带配体、细胞黏附分子或化学基团，可以探测或检测细胞表面的单个功能分子。

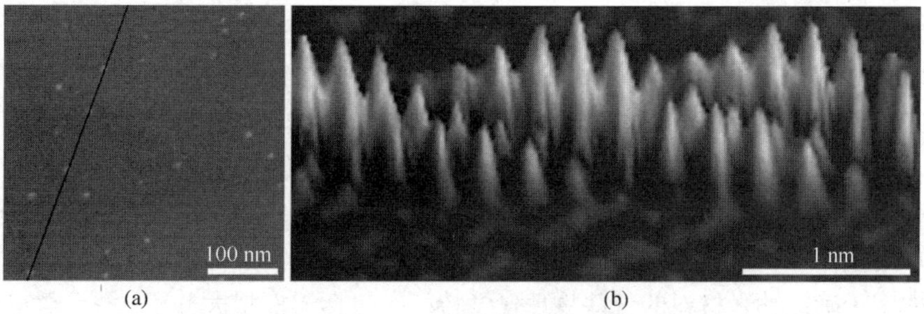

图 3-4　溶胶纳米颗粒（a）和功能化纳米管（b）的 AFM 图像
引用自 Nature Materials, 2007, 6(2): 156-161; Nature Nanotechnology, 2008, 3(6): 337-341.

（二）结构表征

1. 动态光散射（dynamic light scattering，DLS）

纳米材料的各种物理化学特征，包括水动力尺寸、形状、结构、聚集状态和生物分子构象，都可以通过辐射散射技术探索。DLS 是用途最广泛的光散射模式之一，它可以使用单色光源（例如激光）探测溶液或悬液中从亚微米到纳米尺度的小颗粒、分子或聚合物的尺寸分布。DLS 的原理是监测光的弹性散射强度的时间波动，即在固定散射角度下，由远小于入射光波长的粒子/分子的布朗运动引起的瑞利散射。强度波动轨迹包括散射光的构造干涉和破坏干涉的混合物，颗粒大小可以通过使用 Stokes-Einstein 方程分析运动相关的自相关函数得到。对于纳米材料的物理化学表征，DLS 的主要优势包括其非侵入性方式、实验持续时间短、确定单分散样品的流体动力学尺寸的准确性、测量稀释样品的能力、在大范围浓度下分析样品和检测少量高分子量物种的能力，以及比其他方法更低的仪器成本和可重复性的测量。然而，DLS 的功能受到几个缺点的影响，例如，当存在一定量的团聚体时，难以将尺寸分数与特定成分相关联，粉尘颗粒干扰散射强度，颗粒或分子尺寸范围相对较小（1 nm～3 μm）。此外，DLS 在分析具有异质大小分布的样本和解决大小变化小于三倍的混合样本总体的维度方面的效果不甚理想。此外，DLS 不适用于精确测量非球形纳米材料的尺寸。

2. X 射线衍射（X-ray diffraction，XRD）

在各类 X 射线表征技术中，XRD 是原子尺度下精准解析晶体材料晶体结构的核心工具。根据布拉格定律，X 射线衍射现象可描述为：当准直 X 射线光束入射到晶体样品的平行晶面上时，晶面对 X 射线的相干散射波在满足 $2d\sin\theta=n\lambda$（d 为晶面间距，θ为入射角，n 为衍射级数，λ为 X 射线波长）的条件下，在特定方向（衍射角 2θ）发生干涉加强，形成可检测的衍射峰。基于 X 射线广角弹性散射的 XRD 是一种通过长程顺序表征晶体尺寸、形状和晶格畸变的工具，但仅限于无序材料。虽然 XRD 是一种成熟的技术，经常被用于确定原子尺度上的材料结构，但晶体生长的困难以及只能从样品的单一构象得到结果的能力限制了 XRD 技术的应用。XRD 的另一个缺点是衍射强度低。一项关于 X 射线衍射的研究报告了一种利用硬 X 射线自由电子激光飞秒脉冲进行结构测定的方法，这种方法可能有利于对使用常规辐射源无法产生足够晶体大小或对辐射损伤不敏感的大分子进行结构测定，图 3-5 为纤锌矿硫化锌纳米片的高压 X 射线衍射图谱。

3. 核磁共振（nuclear magnetic resonance，NMR）

NMR 是鉴定有机化合物结构的一个重要方法，一般根据各峰在谱图上的积分面积及其位置确定化学位移以及各基团质子比，还可用于研究分子内变换、化学交换以及其他体系中的微观结构等，从微观层面上阐明分子之间理化性质和结构之间的关系。除此之外，对于聚合物体系，NMR 还用于研究其序列结构和反应机理。H 谱、C 谱是应用最广泛的 NMR，其他波谱例如 P 谱、N 谱在研究中也较为常用。与成像和衍射技术提供长程结构信息（即晶体性质）相比，NMR 对局部环境敏感，可以解析缺乏长程有序的非晶态材料、聚合物和生物分子的结构。除了评估物种的结构和组成外，NMR 还提供了研究物种在不同条件下的动态相互作用。目前，NMR 已经被用于确定纳米材料的一些物理化学特征，包括树枝状大分子、聚合物和富勒烯衍生物的结构、纯度和功能，以及配体与纳米材料相互作用时发生的构象变化。研究人员利用脉冲梯度场核磁共振技术评价了纳米材料的扩散系数，计算了被研究物质的大小和相互作用。

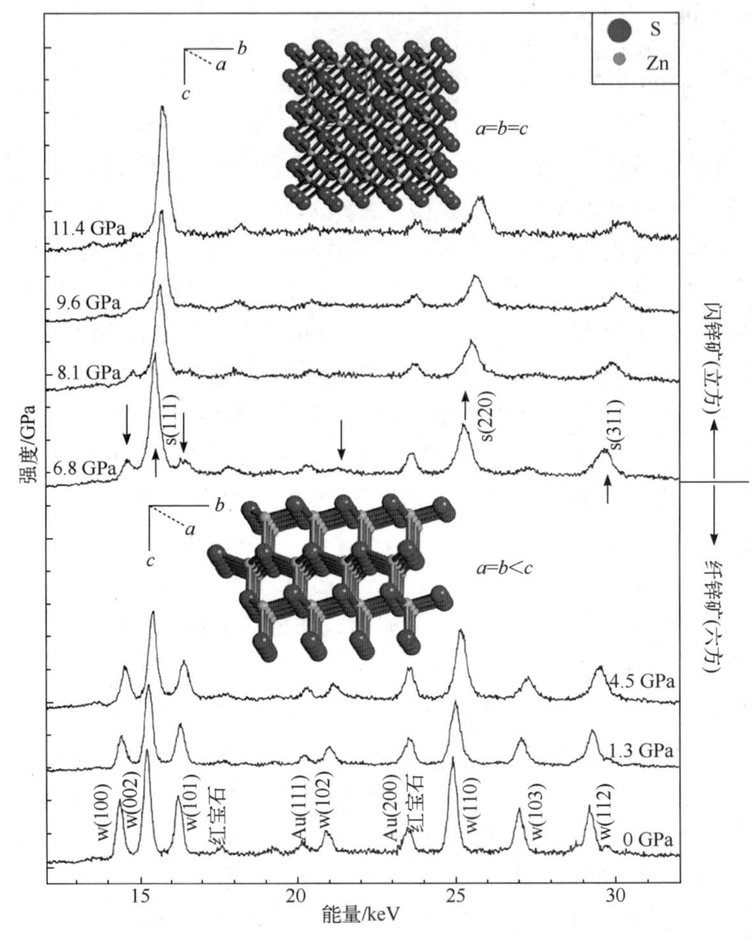

图 3-5　纤锌矿硫化锌纳米片的高压 X 射线衍射图谱

引用自 Nature Materials, 2005, 4(12): 922-927.

向上和向下箭头（↑ 和↓）表示锌的立方相和六方相的 X 射线衍射峰的出现和消失。图中显示出晶体特征：底部为六方纤锌矿，顶部为立方闪锌矿。较弱的 X 射线衍射峰是合成过程中用作催化剂的少量金纳米颗粒和用作压力校准剂的红宝石产生的。图中 s、w 的峰代表晶体结构中不同晶面，峰高低就代表衍射强度。*a*、*b*、*c* 代表着晶格三维方向上的长短

4. 质谱（mass spectrum，MS）

质谱是用于检测粒子或分子的质量、元素组成和化学结构的主要分析技术之一。质谱的基本原理是根据质荷比来区分不同质量的带电粒子。质谱提供了高度的检测灵敏度、精密度

和准确度的分子量测定，并且只需要极其少量的样品。纳米材料的物理化学属性（如分子量、元素/分子组成、分子构型及聚集态结构等）可通过质谱技术进行精准表征。不同质谱技术的核心差异主要取决于离子源类型、质量分离方式（如飞行时间、四极杆、离子阱等）及检测器系统（如电子倍增器、微通道板等）。在质谱分析中，电离技术是连接样品与质谱检测的关键环节。基质辅助激光解吸电离（matrix-assisted laser desorption ionization，MALDI）与电喷雾电离（electrospray ionization，ESI）是目前热不稳定生物分子衍生物（如蛋白质、多肽、核酸、高分子聚合物等）的首选电离方法——二者通过温和的电离过程（MALDI 利用激光与基质的协同作用，ESI 通过高压电场将液滴雾化），可有效避免分子发生明显的碎裂或降解，保留样品的完整结构信息，因此广泛应用于纳米生物材料（如载药纳米颗粒、生物共轭纳米体系）的分子量及结构表征。另外，电感耦合等离子体（inductively coupled plasma，ICP）电离主要用于含金属纳米材料的分析。基质辅助激光解吸电离飞行时间（MALDI-TOF）质谱法用来确定纳米材料的大小/尺寸分布，测量大分子、聚合物和树枝状大分子的分子量，以及说明蛋白质与纳米颗粒的结合。电感耦合等离子体质谱法（ICP-MS）用于验证功能化纳米颗粒与改性造影剂的共轭反应，二次离子质谱法（SIMS）用于获取纳米颗粒顶层的元素和分子性质，以及检测模拟生理条件下生物材料的表面性质。虽然这些质谱技术已被应用于各种生物分子的理化性质分析，但目前尚不完整的质谱数据库仍对分子种类的识别造成困难，例如 MALDI-TOF-MS 结果指标的分析。迄今为止，纳米材料的质谱技术在其生物偶联表征方面的应用受到限制，主要原因是仪器成本较高、样品破坏问题和技术操作复杂性，如图 3-6。

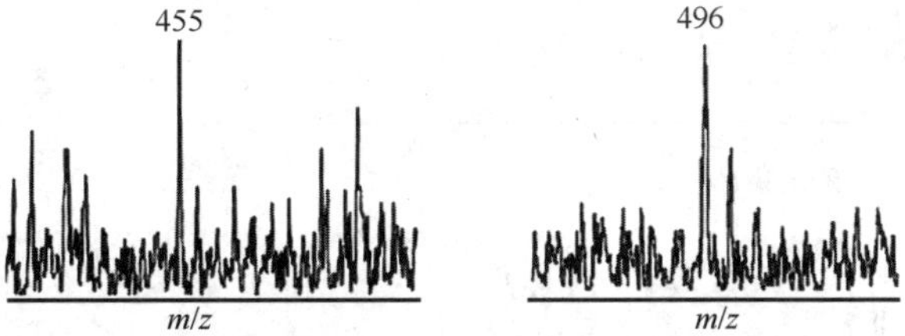

图 3-6　同一样品经过不同处理后的质谱结果

引用自 Nature, 2007, 449(7165): 1033-1036.

5. 荧光光谱（fluorescence spectrum，FS）

在 FS 系统中，试样被一系列短波长的光照射（例如紫外线或可见光）。样品中的一些特定物种吸收光被激发到更高水平的能量。当激发态跃进到最低能量的单线态时，发射出能量更低、波长更长的光子。通过分析发射光的频率和强度，并将它们与激发光的波长绘制出来，就可以得到荧光光谱。荧光光谱仪由光源、滤光片/单色器和检测器三大部分组成。激光、氙气和汞蒸气灯是 FS 设备中一些常见的光源。来自光源的辐射光通过滤光片或单色器，滤光片或单色器调整其波长并将辐射聚焦在样品上。样品中的一些分子吸收激发光并向各个方向发射荧光辐射。这些光通过第二个滤光片/单色器到达探测器。在 FS 器件中，检测器大多位于相对于激发光的 90°的位置，以避免发射光与通过样品而没有吸收的初级激发光的干扰。FS 是一种比其他光谱技术更有效地研究大分子配体结合或构象变化的技术，这是由于它对发色团环境的敏感性，并且目标分子电子在去激发前可以保持相对较长时间处于激发的单线态。此外，外部荧光团与非本质荧光纳米材料的共轭使 FS 能够确定纳米颗粒表面的生物分子特性，包括浓度、颗粒大小和间隔成分。

（三）成分分析

1. 傅里叶变换红外光谱（fourier transform infrared spectroscopy，FTIR）

FTIR 是基于干涉原理并通过傅里叶变换测定红外光谱的技术。通常情况下，如果分子具有时变偶极矩，且振荡频率与入射红外光的频率相同，则分子可以吸收红外辐射。红外辐射将吸收的能量传递给分子，诱导相应的共价键拉伸、弯曲或扭曲，在简正模式下，这是由分子振动哈密顿量的稳态来描述的。没有偶极矩的分子，如双原子分子 N_2 和 O_2，不吸收红外辐射。一般在一个分子中，振动涉及各种耦合的原子对或共价键，每一对都必须被认为是正常模式的组合，因此，红外光谱，说明吸收或透射与入射红外频率，可以提供感兴趣的分子结构的指纹，显示出具有封端巯基乙酸特征，如图 3-7。对于纳米材料的应用，傅里叶变换红外光谱通常用于利用特征光谱波段的表达来揭示纳米材料-生物分子的偶联，例如结合到纳米颗粒表面的蛋白质，并说明结合蛋白质的构象状态。此外，FTIR 也被扩展到研究纳米级材料，例如确认功能分子共价接枝到碳纳米管上。衰减全反射（attenuated total reflection，ATR）-FTIR 光谱技术利用全内反射的特性与红外光谱相结合，在固体/气体或固体/液体界面上探测吸附/沉积物种的结构，同时避免了传统 IR 中样品制备复杂和光谱不可重复性的缺点。在 ATR-FTIR 系统中，在某些角度具有高折射率的内反射元件（IRE）晶体中，发生的总内反射率形成倏逝波，从 IRE 晶体-样品界面延伸到穿透深度为微米（0.5～5 μm）的样品中，倏逝波的强度从界面呈指数级衰减。虽然 ATR-FTIR 光谱可以用于研究纳米材料的表面特征，但由于 ATR-FTIR 的穿透深度与入射红外波长具有相同的数量级，因此在纳米尺度上它并不是一种非常敏感的表面分析方法。

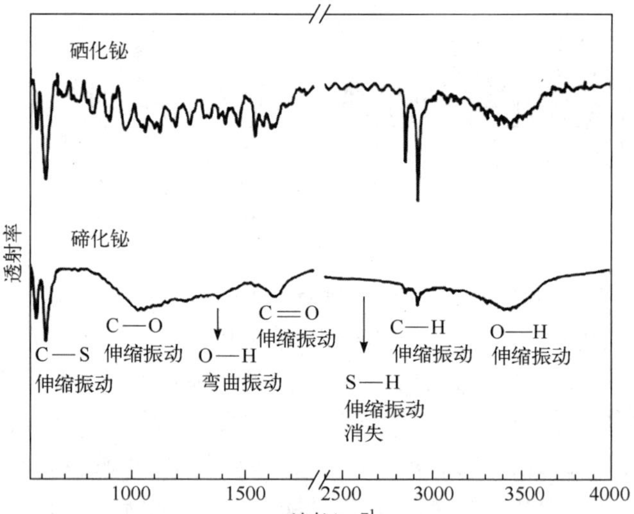

图 3-7　碲化铋和硒化铋两种化合物的傅里叶变换红外光谱

引用自 Nature Materials, 2012, 11(3): 233-240.

2. 拉曼光谱（Raman spectrum，RS）

RS 是一种广泛应用于纳米材料和纳米结构的结构表征的方法，它提供了亚微米的空间分辨率，而不需要复杂的样品制备。RS 的原理是测量与入射光具有不同频率的光子与分子电偶极子相互作用后的非弹性散射。RS 过程导致入射光子与非弹性散射光子之间的频率差异与分子振动态特征相关，其中发射频率低于入射光子的非弹性散射光子称为拉曼谱中的Stokes线，发射频率高于入射光子的非弹性散射光子称为anti-Stokes线。RS通常被认为是红外光谱的补充，即具有拉曼活性的振动模式应该是不具有红外活性的，反之亦然，对于小对称分子，拉曼跃迁是由核运动调制分子的极化性引起的，而不是分子偶极矩的净变化。由于水分子是一种较弱的拉曼散射体，因此RS的一个主要优点是适用于水溶液中生物样品的研究。此外，RS提供的详细分子信息可用于研究组织成分的构象和浓度，这证明了RS检测组织异常的潜力。然而，虽然传统的RS技术提供了纳米材料的间接表征，例如通过分析谱线的加宽和位移来获得平均尺寸和尺寸分布，但它缺乏描绘纳米技术应用中不同领域所需的空间分辨率。常规RS的其他缺点还包括荧光干扰和极小的截面，需要强烈的激光激发和大量的样品材料才能提供足够的RS信号。相比之下，当被测生物分子黏附在金属结构（如常用的金或银NP胶体基底）表面时，表面增强拉曼散射（surface-enhanced Raman scattering，SERS）技术可以强烈增强RS信号并提高空间分辨率。SERS可用于研究金属NPs的表面功能化，监测与金属NPs结合的蛋白质的构象变化以及跟踪纳米平台的细胞内药物释放和测量周围介质的pH值。通过在拉曼近场扫描光学显微镜中限制光场的概念来克服衍射受限的分辨率，尖端增强拉曼光谱（tip enhanced Raman spectrum，TERS）利用无孔金属尖端而不是光纤来获得拉曼信号的表面增强（SERS效应）。与常规RS相比，SERS和TERS除了提供纳米材料的结构、化学和电子性质外，还提供了纳米材料的拓扑信息。然而，尺寸和形状的变化以及NPs的不良聚集导致SERS测量缺乏可重复性，这是体外或体内成像应用的障碍。

3. 其他表征方法

热稳定性和纳米材料共轭物的数量可以使用几种热技术进行评估。可以使用热重分析（thermogravimetric analysis，TGA）监测大块样品（如各种纳米材料生物偶联物）中随温度变化的重量变化。通过差示扫描量热法（differential scanning calorimetry，DSC）可以获得纳米材料-生物偶联物的熔化、结晶、玻璃化和分解等材料转变。因此，DSC测量的后续分析可以提供所研究材料的结构和稳定性。此外，利用等温滴定量热法（isothermal titration calorimetry，ITC）可以测定纳米材料与生物分子相互作用的化学计量。通过局部加热样品以产生温度梯度，热泳仪监测样品的运动，以评估其大小和表面电位。几种分离技术也通常用作表征工具。当然，离心法是分离和提纯混合物质的一种常规方法。在离心技术类别中，除了确定纳米材料的尺寸/尺寸分布、形状和分子量外，还可以通过分析超离心（analytical ultracentrifugation，AUC）来研究纳米材料的构象、结构、化学计量和自聚集状。高效液相色谱（high performance liquid chromatography，HPLC）与反相、离子交换相结合，可用于纳米材料生物偶联物的纯化。色谱技术具有区分不同纳米材料生物偶联物的能力，可以显示纳米材料与生物分子的比例分布，以及后产物的稳定性和纯度。电泳方法通常用于划分和纯化生物分子，凝胶电泳（gel electrophoresis，GE）和毛细管电泳（capillary electrophoresis，CE）可以进一步提供纳米材料的相对和绝对水动力尺寸和Zeta电位。

三、结语

纳米材料凭借尺寸依赖性的物理化学特性及可精准表面功能化修饰的优势，已成为化学传感、生物成像、药物递送、疾病诊断等多领域的多功能平台。这一基于纳米材料的功能化应用，充分体现了材料科学、纳米科学、化学与生物学的交叉融合，是当前快速成长的学术研究热点。由于材料在纳米尺度下的复杂行为，应用有效的结构表征方法可以开辟一个完整的新视野，以增强研究者对纳米递送系统体外/体内特性的了解。从本质上讲，结构表征是纳米递送系统质量评估研究的一个基本部分，它有助于预测载体-生物活性分子/物质相互作用、生物活性分子/物质递送效果，从而预测其在生物环境中的行为。为了全面了解纳米材料的体内“命运”和生物学特性，建议将这些表征技术与其他高科技分析策略（如成像技术、色谱方法、毒理学评估、释放模型研究等）共同开发。纳米材料与生物分子的相似纳米尺度使其更适配生物系统，未来先进医学诊断（如基因检测）的精准化将高度依赖纳米技术的转化应用，纳米药物的体内递送也因尺度优势成为研究热点。同时，纳米材料表征技术是制定其安全性监管准则的核心支撑，为纳米药物的表征策略选择提供理论依据。

思考题

1. 简述纳米药物形貌表征的几种方法的不同点。
2. 简述傅里叶变换红外光谱与拉曼光谱各自的特点。
3. 简述核磁共振可测试表征纳米材料的哪些方面性能。

第二节　载药量与药物控释

学习目标

1. 掌握　包封率与载药量的定义及计算方法；纳米药物控制释放的主要机制。
2. 熟悉　测定纳米药物体外释放度的主要方法。
3. 了解　纳米药物的内部刺激策略。

一、包封率与载药量的定义

纳米药物基本分为三类，即药物纳米粒、载体类纳米药物和其他类纳米药物。药物纳米粒通常采用一些特定的制备方法直接将原料药等加工成纳米尺度的颗粒，然后再制成适用于不同给药途径的不同剂型。载体类纳米药物是指以天然或合成的高分子聚合物（以下简称聚合物）、脂质材料、蛋白质类大分子、无机材料等作为药物递送的载体材料，基于特定的制备工艺，将原料药包载、分散、非共价或共价结合于纳米载体形成的具有纳米尺度的颗粒。而其他类纳米药物主要包括抗体药物偶联物、大分子修饰的蛋白质药物、融合蛋白、病毒样颗粒或其他技术路径制备的创新纳米制剂。

对于载体类纳米药物来说，有效的药物包封和载药可以增加药物在体内、体外的稳定性，控制药物释放速率，调节药物在体内的分布。包封率是指包封的药量与纳米药物中总药量的比值。载药量是指装载的药量与载体类纳米药物量（药量+载体量）的比值。

包封率（%）= 制剂中药物的质量/总药量

载药量（%）= 制剂中药物的质量/制剂总质量

包封率和载药量的大小与载体类纳米药物的材料组成、制备工艺，以及包封药物的理化性质密切相关，载药量的高低与药物-载体的相互作用程度有关。低载药量可能导致辅料使用量过多、纳米粒浓度增大或注射体积变大等，使得临床应用受限，且成本和安全风险可能增加。因此应根据特定药物的特点、给药途径和治疗剂量来调节载药量与包封率的大小，并根据纳米药物的特点选择不同的技术与方法进行检测。

二、纳米药物包封率与载药量的测定技术与方法

包封率和载药量测定的关键步骤是游离药物与包封药物的分离，分离的方法主要包括葡聚糖凝胶柱法、微柱离心、滤膜法、超滤法、超速离心、固相萃取、分子排阻、非对称场流分离（AF4）和液相色谱法等，然后，再采用多种检测技术，如高效液相色谱、紫外-可见光谱、荧光、气溶胶检测器、质谱等进行定量分析。其中，高效液相色谱法应用得最多。测定包封率可以采用直接法或间接法，直接法是测定纳米药物中的药物含量，间接法是通过测定游离药物含量来间接计算包封率。采用直接法测定结果可能会受一些杂质的干扰，例如脂质成分。而间接法通过测定游离药物的量避免了载体材料的影响，也不必进行一些样品前处理。这两种方法各有优缺点，要根据药物的性质和载体的特点选择合适的方法。除此之外，有的分析方法可以不采取前处理的方法直接测定包封率，如微分脉冲极谱法、微分扫描量热法以及显微镜法，这几种方法快速并且简单，但是测量的精密度不如传统方法，结果定量也比传统方法复杂，存在一些应用局限性。应根据纳米药物的特点选择特定的技术与方法。

三、纳米药物的药物控释技术

纳米控释系统是指可通过时间和空间来控制药物释放的纳米载药系统，不仅可以改善药物的性能，还能减少药物剂量以减少药物毒性。如图 3-8，药物可以装载到纳米载体中，如脂质体或聚合物胶束。根据纳米药物递送系统（NDDS）的用途，可以向纳米颗粒中添加各种靶点，以将纳米载药系统靶向到特定组织，以增加细胞穿透，使成像或释放药物，以响应给定的刺激。理想的纳米控释系统应该满足以下条件：①为了改善传统药物的体内代谢行为，避免药物浓度在体内出现“峰值”和 “谷值”，该纳米控释系统应该保持药物浓度在安全的治

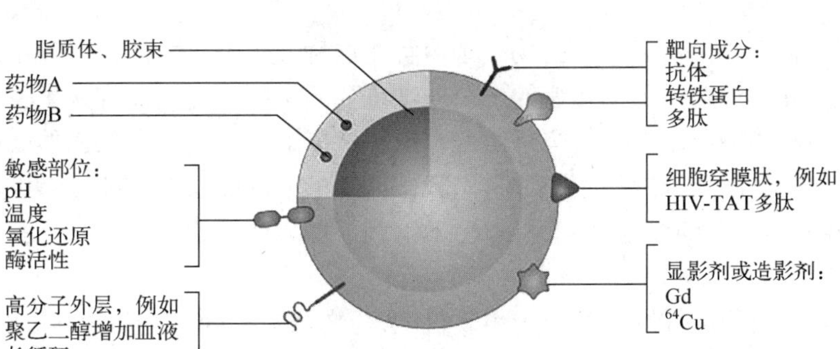

图 3-8　负载药物多功能刺激敏感的纳米载药系统的示意图

引用自 Nature Reviews Drug Discovery, 2014, 13(11): 813-827.

疗浓度范围；②为了降低药物在体内非靶点区域的副作用并充分发挥药物的疗效，该纳米控释系统应该通过定位将药物局限在靶点区域内发挥作用；③该纳米控释系统能够改善药物的稳定性或降低药物的使用剂量以减少毒性；④该纳米控释系统还应能够改善药物分子释放后自身的代谢和降解行为，保证载体材料能够可控降解。

（一）纳米药物控制释放的主要机制

根据生物学、物理化学和数学等原理，有一系列的技术可用于人体或动物进行药物的控制递送，并且通过控制药物的释放，可以增强产品安全性，提高患者的便利性，以及发挥更大的治疗功效。事实上，从治疗角度来看，维持血液中的药物浓度在最低有效浓度（MEC）和最低毒性浓度（MTC）之间是控制药物释放的主要目的之一。单次注射大剂量的药物时，药物的血药浓度首先上升到MTC以上并产生一定的副作用，然后迅速下降到MEC以下。在短时间内给予多剂量药物可以防止血浆药物水平波动，但这种方法可能导致患者依从性差。因此，必须开发能够以低给药频率持续或控制药物释放的纳米载体，而药物释放机制性能差是降低系统治疗效果的主要原因之一，不同的释放机制取决于特定的药物治疗要求，因此了解这些机制对于开发和构建可控释放系统是至关重要的。药物释放的主要机制包括扩散、侵蚀、溶解、分配和膨胀等，同时，扩散和侵蚀被称为缓释。

1. 扩散

扩散发生在系统不处于平衡状态时，其中，药物分子的扩散通过浓度梯度发生，使溶剂或溶质进行质量交换。应用该机制的纳米药物一般采用储层系统或基质（整体）系统，在储层体系中，药物必须首先溶解在储层中，然后通过膜扩散到达膜的外表面，最后转移到载体周围的介质中，而在基质系统中，药物分子分散在整个基质中，这种类型的系统没有储层，因此，纳米颗粒表面的药物分子通常具有很高的初始释放速率（即爆发释放），在这之后，在聚合物基质内的药物扩散到表面之前，药物的释放将被延缓。

2. 侵蚀

侵蚀是一种释放机制，被称为可持续释放、可侵蚀或可生物降解机制，涉及侵蚀或降解。由于应用该机制的纳米药物在药物完全释放后不需要进一步地移除或处理，因此在应用中十分受欢迎。侵蚀主要分为两类，即表面侵蚀和大块侵蚀。在表面侵蚀的过程中，纳米载体的体积开始径向减小（如果载体是球形），然而，在大块侵蚀中，载体在中间分裂，这可能是由于水的渗透，载体破碎后，每个切口本身都可能有一个表面侵蚀的过程。

3. 溶解

由于人和动物主要由水组成，药物必须溶解在这种液体中，才能从载体中释放出来，达到治疗效果，因此，溶解是药物传递的一个非常重要的机制。溶出过程发生在药物周围的溶剂化环境是不饱和的情况下，载体与可溶性介质保持接触，药物分子从固体表面离开并溶解在溶出介质中。随着溶质浓度的不断增大，载体周围形成附面层的可能性增大，溶解趋于饱和，溶解速率降低。因此除去附面层可以更新溶剂，增大溶解速度。

4. 分配

分配是影响药物释放控制的另一个重要机制，药物分配过程是指药物在短时间内被保留，然后在较长时间内被释放。通常，药物在两种物质之间转移，一种是聚合物和疏水油（相），一种如血液、水和生物膜。药物从一个相移动到另一个相通常取决于相对浓度梯度或化学势，以及药物对每个相的亲和程度。这种亲和力可以用两相的药物溶解度比来衡量，并确定为分配系数。

5. 膨胀

药物控释系统的释放动力学主要取决于亲水性载体材料在水合作用下的膨胀特性。作为构建膨胀调控型给药系统的核心基质材料，聚合物与水性介质接触时，其三维网络结构通过化学交联或物理缠结作用发生可控性膨胀，从而建立药物释放的时空屏障。对于具有快速代谢动力学特征和短生物半衰期的药物而言，实现预定速率的长效恒量递送具有至关重要的临床意义。

通过智能选择释放机制组合策略，精准调控药物释放速率与机体消除速率的动态平衡，可有效维持治疗窗内稳定的血浆药物浓度，这种药代动力学优化策略在提升临床疗效的同时可降低毒副作用风险，为个体化精准用药提供了重要的技术支撑。

（二）纳米药物的静态靶向策略与动态靶向策略

静态靶向是指机体注入纳米药物后，纳米药物的靶向难以受到控制，因此该种靶向方式被称为静态靶向。静态靶向策略分为被动靶向和主动靶向两大类。EPR 效应是纳米颗粒在肿瘤组织中积累的最基本的被动靶向策略，EPR 效应为在肿瘤组织生长的过程中，为了更快地摄取营养物质，周围会产生很多疏松的毛细血管，为了满足肿瘤细胞的快速生长，这些血管有着与正常的毛细血管不同的直径和透过性。而一些脂质体和纳米颗粒（一般在 100～800 nm）在这些毛细血管中更容易富集。因此纳米药物可以聚集在肿瘤部位杀伤癌细胞，减少对正常器官及组织的损害。EPR 效应是促进纳米颗粒在肿瘤中积累的策略，但其不足以实现细胞摄取。另一类主动靶向则是在纳米颗粒表面使用亲和配体，与癌细胞表面的分子或受体进行结合，增加了细胞摄取的机会。各种配体抗体和片段、多肽、糖、核酸和维生素等已被引入，其中抗体作为第一种靶向系统，由于高特异性和广泛可用性被大量应用。引入靶向配体的方法是主动靶向的关键步骤，目前主要考虑的方法是共价配体偶合，但亲和配合物的物理吸附方法也可以有效利用。虽然通过静态策略可以达到高特异性的肿瘤区域，但 EPR 效应的效果和配体的鉴定在临床上仍存在疑问。除此之外，通过观察临床数据，对于癌症治疗来说，一方面药物从纳米颗粒快速释放到间质可能会导致过早释放和全身副作用。另一方面，药物缓释会降低治疗效果并增加多药耐药（MDR）。因此，有效的癌症治疗需要智能地控制药物根据体内生理环境或外部刺激进行释放。当该种纳米药物暴露于相关刺激时，纳米载体中会发生物理化学变化，例如膨胀、降解和解离，导致纳米颗粒的结构变化并最终释放出药物，即为动态靶向策略。动态靶向策略主要包括内部刺激策略和外部刺激策略两大部分。

（三）纳米药物的内部刺激策略

在通过内部刺激给药的过程中，靶向作为一种生理现象发生在各种生物部位，如肿瘤癌变组织。内部刺激主要包括 pH 敏感纳米系统、氧化还原敏感纳米系统、活性氧（ROS）敏感纳米系统、酶敏感纳米系统、缺氧敏感纳米系统等。

1. pH 敏感纳米系统

在肿瘤微环境中，常氧区和深缺氧区均为酸性。药物主要根据 pH 响应从纳米颗粒中释放，释放机制包括膨胀、裂解和质子化等反应。分离 pH 组装的纳米载体最重要的因素是质子化，解离通常发生在pH敏感共价键上，而质子化是组装的pH敏感纳米系统解离的主要驱动力。各种类型的纳米颗粒对pH敏感已被证实，包括聚合物颗粒、脂质体、胶束和树枝状大分子的纳米颗粒。

2. 氧化还原敏感纳米系统

已证实肿瘤微环境是氧化介质，而细胞内空间是还原环境。其中，谷胱甘肽还原酶将细胞内谷胱甘肽的浓度维持在恒定水平，从而形成高度还原的癌细胞环境。氧化还原敏感的可降解纳米载体应用比其他纳米载体更具挑战性，但具有更高的特异性，例如对细胞内高谷胱甘肽水平的良好反应，可使药物直接释放到细胞核和细胞质，以及在谷胱甘肽水平低的环境中具有良好的稳定性。

3. 活性氧（ROS）敏感纳米系统

癌细胞氧化应激增加，导致了代谢活性和致癌转化的改变。一个众所周知的生物刺激是活性氧（ROS），ROS水平的升高在癌症的发病和癌细胞生长中起着重要作用，因此其在癌症中的浓度较高。用于制备ROS响应性的纳米颗粒的一些单元包括聚(硫酮)、含硒聚合物、阿魏木醇、二氧化锰和聚(硫化丙烯)。其中，硫酮族更受欢迎。ROS会裂解聚合物链中的硫酮基团，同时，硫酮键对ROS具有高度敏感性，并导致有效载荷释放，消除多余的ROS。

4. 酶敏感纳米系统

在不同的癌症相关过程中，肿瘤微环境中的酶在肿瘤生长、转移、血管生成和降解中起到了关键作用。酶敏感纳米系统经过酶的生物催化作用，具有较高的活性，酶催化反应的性能和选择性，在临床中非常有用。酶敏感纳米系统的设计一般采用化学或物理过程。在化学模式下，纳米颗粒与酶的相互作用导致各种纳米颗粒结构从聚合物基质降解到介孔二氧化硅核心，并释放其药物负载。在物理模式下，酶可以改变纳米颗粒宏观结构释放药物。在这种方法中，嵌入在纳米载体表面的分子与酶反应以改变纳米载体的物理特性。在酶敏感纳米系统中，一个重要的酶是基质金属蛋白酶（MMP），这种酶是一种生物标志物，与侵袭性癌细胞和转移有关，并参与肿瘤微环境重塑。因此，许多对MMP有反应的纳米颗粒通常包含能被MMP2和MMP9切割的肽序列，特别是被MMP2切割的肽序列。

5. 缺氧敏感纳米系统

实体肿瘤内不完整的血管网络和有限的氧扩散距离（200 μm）干扰了癌细胞所需的氧气供应，导致缺氧细胞形成缺氧区。50%～60%的实体肿瘤都具有该种病理特征。硝基芳烃和偶氮衍生物作为低氧响应性纳米载体，常被接枝到两亲性共聚物中形成低氧响应性载体。它们能够形成硝酸还原酶（NR）和偶氮还原酶的底物，其在细胞内的表达水平依赖于缺氧环境，并迅速降低低氧条件下的亲水氨基，物理和化学变化导致纳米载体结构发生变化，导致药物“爆裂”释放。

（四）纳米药物的外部刺激策略

有证据表明，由于个体差异，癌症组织与正常组织间的环境差异（理想情况下可作为药物释放的内部刺激）可能并不总是存在。因此，在一些正常生物刺激不能正常发挥作用的情况下，外部刺激更适合纳米药物的释放。外部刺激主要包括热敏感纳米系统、超声敏感纳米系统、磁场敏感纳米系统、电场敏感纳米系统、光敏感纳米系统等。

1. 热敏感纳米系统

细胞代谢的适宜温度一般为 37℃，但在许多病理部位，如肿瘤组织，一般高于正常水平 1～2℃，这种状态被称为热疗。此外，肿瘤组织可以被外部加热，这除了有助于药物释放外，还会增大血管系统孔径，从而增加血液流动，结果是灌注增加，导致纳米载体外渗增加。温度可作为内部或外部刺激，热响应性纳米载体具有对温度变化的快速响应、对非癌性组织的低毒性、改善癌症药物的定位、预防药物过量和提高药物利用效率等优点，外部温度来源主要包括超声、磁场、电场、光等。

2. 超声敏感纳米系统

超声是最重要的外部刺激之一，由于其无创性、无电离辐射、可调节频率等特性，可方便调节组织穿透深度，在纳米载药系统研究中受到欢迎。超声可以通过热效应或机械效应从响应性纳米载体中释放药物。纳米载体的设计可根据超声波的使用方式而有所不同，但需要考虑三个关键特征：①在超声波到达之前可靠和持续的药物封装；②超声响应下的高效药物释放性能；③为治疗目的监测药物释放的能力。

3. 磁场敏感纳米系统

磁场是外部刺激的另一个重要因素，由于它们与患者的身体只有有限的物理互动，因此被认为是最安全的一种刺激类型。磁场可用于促进药物的释放或引导对肿瘤有反应的纳米颗粒。磁场敏感纳米系统主要由涂有有机或无机材料的磁芯组成，通过有机连接剂附着在靶向配体上。对磁场有反应的常见磁性载体是脂质和聚合物，它们可以作为涂层材料，并响应磁诱导温度增强释放药物。

4. 电场敏感纳米系统

电场是一种众所周知的刺激，可通过温度或电化学反应、纳米颗粒结构破坏和氧化还原等机制导致药物释放。电场可以实现持续、脉冲或按需释放药物。聚合物、水凝胶、金属纳米颗粒和纳米复合材料是电响应性载体，药物的输送速率取决于电场参数和导电材料的种类。

5. 光敏感纳米系统

光响应性纳米载体由于其远程控制和高时空分辨率的潜力对研究人员非常有吸引力。不同波长的光被使用，如紫外线、可见光和近红外等。主要形式是基于光的波长通过其穿透深度来区分。例如，药物释放的紫外线和可见范围适用于与光直接接触的部位，如眼睛和皮肤。波长低于 700 nm 的辐射，它们无法穿透组织，因为主要组织发色团（如黑色素、血红蛋白和肌红蛋白）被强烈吸收。然而，在红外范围内（650～900 nm），穿透更深，对深层组织治疗有效。光敏感纳米系统释放药物的机制为：①光热效应；②双光子激活；③上转换纳米效应，并且各种有机和无机纳米颗粒对光有响应。

6. 多模态响应性纳米系统

基于多重刺激响应性纳米载体的构建策略，通过整合两种及以上环境敏感型触发机制，实现了对药物释放行为的时空精准调控。这些反应性纳米系统单独结合内源性/外源性刺激，或者两者同时结合，通过最大限度地减少健康组织中不希望的释放来提高治疗效果。现有的对多种刺激响应的系统有双热/pH 响应、双氧化还原/pH 响应、双磁场/pH 响应、双酶/pH 响应、双近红外/氧化还原响应、双磁场/氧化还原响应、多温度/pH/氧化还原响应、多 pH/氧化还原/光响应和多热/pH/氧化还原响应等纳米系统。

四、纳米药物体外释放度的测定技术与方法

药物体外释放度是指药物从缓释制剂、控释制剂、肠溶制剂及透皮贴剂等在规定条件下的释放速度与程度，其是评价纳米药物质量的一个重要指标。通过测定纳米药物的体外释放度，并建立体内外释放相关数学模型来研究其体内外的相关性，以预测其体内行为、控制其质量。但纳米药物存在粒径的多样性和不均匀性、体内药物释放过程的多重性、体内蛋白的吸附及影响等多个原因，导致纳米药物的药物释放度的测定方法及评价没有统一标准。目前，测定纳米药物中药物体外释放度的主要方法包括透析法、离心法、流通池法等。

（一）测定纳米药物体外释放度的主要方法

1. 透析法

透析法是测定纳米药物体外释放度最常见的方法，其主要包括正相透析法、反相透析法和综合透析法。正相透析法是将纳米药物混悬液放入具有一定截留分子量的透析袋，透析袋的体积一般为 1～10 mL。将透析袋置于大量释放介质中（漏槽条件，体积一般为 30～100 mL）搅拌，然后在固定的时间间隔内取出一定体积的溶液来测量药物释放度。再补充同样体积的释放介质进行下一次测量。由于透析袋内外的浓度差异，透析袋内的药物逐渐消失，药物扩散到释放介质中，以确定药物随时间的释放速率。然而，有一些文献报道，在正相透析中，透析袋内的游离药物难以满足漏槽条件，从而使药物释放受到相应的影响。因此，可以采用反相透析法来确定纳米药物的体外释放。该种方法是指将纳米药物置于透析袋外的释放介质中，使药物完全处于漏槽条件中，使其在透析袋外被释放，扩散到透析袋中，然后从透析袋中取出一定体积的溶液，测定纳米药物的体外释放度。综合透析法就是透析法结合转篮法和桨法来测量释放量。将转篮法中的“篮”替换为密封的透析膜，或者将一定孔隙的透析袋系在桨或篮上，并将纳米药物置于透析袋中，然后每隔一定时间于溶出杯中取出相应的药物释放溶液以测定体外释放度。虽然透析膜的存在能较好地分离游离药物及纳米载体，但是在实际应用中仍然存在一定的局限性，比如存在透析膜孔隙大小问题导致释放时间延迟、释放的药物逆载入透析袋、药物在透析膜层发生沉积以及方法重复性差等问题。

2. 离心法

离心法是根据纳米药物与游离药物密度、所受到的离心力、沉降速度的不同来实现分离，然后通过测定上清液中游离药物的浓度来测定药物不同时间点的释放度的方法，其可以分为低速离心法和高速离心法等。将纳米药物孵育一段时间后，高速离心 10min，取出一定量的上清液测量其释放度，沉积物加入新的同体积释放介质，在重新混悬后再继续测定不同时间点的累积释放度。该方法虽然不受透析膜及渗透压的影响，且释放介质可充分接触药物，较适用于小样品量的纳米给药系统中药物释放度的测定，但也存在一定局限性。测定过程中，常造成一些纳米药物的损失，尤其对于一些密度较低的粒子如纳米脂质体，即使增加转速到一定程度也不能沉积所有粒子，这样会影响下次药物释放度测定的准确性，以致累积释放度也不准确。离心法使用的离心力较大，会使一些纳米药物在容器的底部大量聚集结块，要使纳米药物重新分散测定其药物释放度较为困难。离心力的作用还可能会造成一些纳米药物结构被破坏，从而影响药物的释放。

3. 流通池法

流通池法是指采用一定的恒定流速的释放介质长时间持续循环接触纳米药物，然后在一定时间内通过仪器检测释放介质中药物释放度的方法。其基本原理是通过泵的压力，从储液池中抽取释放介质，循环通过样品池。释放介质通过流通池后使用取样装置按不同时间点进行取样检测，从而测定其药物体外释放度。该方法检测时有大量的释放介质不断地经过被测样品，使样品与新鲜的释放介质一直接触，从而使样品药物的释放一直保持在漏槽条件，因此该方法适合溶解度非常小的药物。该方法可动态测定药物的释放，能较好地模拟体内环境，满足释放漏槽条件。缺点是所需的释放介质较多，导致药物检测时的浓度较低，往往需要灵敏度很高的电子检测设备；测定释放的设备较为复杂、成本难以控制；装置中难以获得稳定流速；易受流通池中膜或者玻璃珠的影响等。

（二）测定纳米药物体外释放度的其他方法

还有一些方法也可以用来测量纳米药物的体外药物释放情况，例如凝胶法、加压超滤法、扩散池法、原位法等。

1. 凝胶法

凝胶法是指将纳米药物均匀地混悬于水凝胶中，待水凝胶溶胀后能够形成大小均匀的孔隙，在纳米药物释放的过程中，可以通过水凝胶孔隙扩散到释放介质中，在规定的时间段取出一定量的释放介质，从而测定药物体外释放度的一种方法。

2. 加压超滤法

加压超滤法是将高压力装置和透析法分离相结合来测定纳米药物体外药物释放度的一种方法。该种方法避免了透析法中由透析袋的阻滞作用而使药物释放滞后的情况，但成本较高。

3. 扩散池法

扩散池法是通过扩散池装置来测定纳米药物体外药物释放度的一种方法。其中，Franz 扩散池、Valia-Chien 水平扩散池和流通扩散池常被用来测定纳米给药系统的药物体外释放度。在测定过程中，样品池中放置纳米药物的混悬液，接收池则为释放介质储存处，在规定的不同时间点于接收池内取样测定体外释放度，并同时补充等量的新鲜的释放介质。

4. 原位法

原位法是一种在线检测纳米药物体外药物释放度的方法。通过工业中的自动监测系统，已经可以采用比浊法、激光衍射法、电化学法等方法来检测体外释放度。

在进行纳米药物的体外释放度测定时，应充分考虑方法的适用性，详细描述所用方法、实验条件和参数（如设备的型号规格、介质、搅拌/旋转速度、温度、pH 值、表面活性剂的类型和浓度等），以说明方法选择的合理性。一般应绘制完整的释放曲线，至释放达到平台期，或释放 80%以上。

思考题

1. 简述纳米药物载药量及包封率的计算方法。
2. 简述纳米药物控制释放的主要机制。
3. 简述纳米药物体外释放度的主要测定方法。

第三节 纳米药物生物学研究

学习目标

1. 掌握 纳米药物生物学研究的几种常见方法。
2. 熟悉 激光扫描共聚焦显微镜、荧光激活细胞分选及活体成像技术的特点。
3. 了解 纳米药物生物学常见研究方法的原理。

纳米药物的生物学研究是探索纳米药物的生物效应和机制的重要领域。近年来，随着生物技术的不断发展，越来越多的生物学研究工具和技术，如激光扫描共聚焦显微镜（confocal laser scanning microscope，CLSM）、荧光激活细胞分选（fluorescence-activated cell sorting，FACS）、活体成像技术等，已被广泛应用于纳米药物的生物学研究中。

CLSM是一种高分辨率的光学显微镜，可以用于研究纳米药物在细胞内的分布和运动。活体成像技术是一种利用生物标记物，如荧光标记物，来观察纳米药物在动物体内的分布和运动的技术。活体成像技术是利用非常灵敏的光学检测仪器，直接监控活体生物体内的细胞活动和基因行为。FACS是一种分析细胞种类、数量和表型的技术，可以用于研究纳米药物对细胞的影响。通过使用这些技术，研究人员可以更深入地了解纳米药物的生物效应和机制，从而提高纳米药物的疗效和安全性。例如，通过CLSM和活体成像技术，研究人员可以证明纳米药物是否可以有效地到达目标组织，并对目标组织产生生物学效应。通过FACS技术，研究人员还可以证明纳米药物是否对细胞产生影响，并且可以研究纳米药物对细胞呈现的效应。例如，纳米药物是否导致细胞的增殖、凋亡或改变其生物学特征。此外，生物学研究也可以帮助研究人员了解纳米药物对生物环境的影响。例如，纳米药物是否对生物体内的微生物群落产生影响，或者是否存在与纳米药物相关的毒性效应。这些研究对于评估纳米药物的安全性和有效性至关重要。

总之，纳米药物的生物学研究是研究纳米药物生物效应和机制的重要领域。通过使用CLSM、活体成像、FACS等技术，研究人员可以更全面地了解纳米药物的生物学特征，从而提高纳米药物的疗效和安全性。未来，纳米药物的生物学研究将继续发挥关键作用，为开发更有效、更安全的纳米药物奠定基础。

一、激光扫描共聚焦显微镜

激光扫描共聚焦显微镜（CLSM）是20世纪80年代由M. Petran和A. Boyde提出并逐渐发展起来的近代最先进的细胞生物医学分析仪器之一，它利用激光束的聚焦和光学系统的扫描，对样品进行逐点扫描和成像，被广泛地用于生理学、免疫学、遗传学等领域。与传统宽场显微镜相比，CLSM的优势如下：①高分辨率：由于激光束的聚焦和光阑的选择性过滤，CLSM可以消除样品纵深方向上的模糊干扰，获得更高的分辨率。②高对比度：CLSM只接收焦平面的荧光或散射光，可以抑制来自样品其他部分的背景信号，提高图像对比度。③光学切片能力：通过改变激光束的聚焦深度，CLSM可以在样品内部获取不同深度的图像，实现光学切片功能。④三维成像：通过对样品进行逐层扫描，CLSM 可以获取样品的三维结构信息。激光共聚焦扫描技术在生物学、材料科学、医学等领域有广泛的应用，可以观察细胞、组织和材料的微观结构，研究生物过程、材料性能等。

（一）起源

CLSM 的起源可以追溯到 20 世纪 60 年代。当时，Marvin Minsky 等科学家提出了共聚焦显微镜的概念，并在 1961 年申请了相关专利。然而，由于当时的技术限制，这个概念没有得到实质性的发展。直到 1978 年，Marvin Minsky 的学生 Eric W. Betzig 和 Watt W. Webb 等人成功地创造了第一台可工作的 CLSM。他们利用一束激光束扫描样品，并通过一个光阑选择性地接收荧光信号，从而获得高分辨率、高对比度的图像。这一突破为 CLSM 的发展奠定了基础。随着技术的不断进步和发展，CLSM 在接下来的几十年里得到了广泛的改进和应用。其中一个重要的进展是 1984 年 Stefan W. Hell 等人提出的荧光显微镜超分辨率技术，即受激发射损耗显微（STED）技术。STED 技术利用激光束的相干干涉效应，实现了远超过传统光学分辨率的成像能力。此外，随着光学器件和电子技术的不断进步，CLSM 的成像速度和分辨率也得到了显著提高。例如，高速扫描镜片的引入使得扫描速度大大增加，而高灵敏度的光电探测器和先进的图像处理算法则提高了图像质量和信噪比。现在，CLSM 已经成为生物学、材料科学、医学等领域中最常用的显微镜技术之一。随着技术的不断进步，相信 CLSM 在未来会继续发展，并为科学研究和应用领域带来更多的进展和突破。

（二）构成及成像原理

1. 构成

CLSM 由以下几个主要部分组成，如图 3-9 所示。

①激光源：通常使用激光器作为激光源，产生高亮度、单色、相干的激光束。

②光学系统：包括透镜、物镜、扫描镜和光阑等光学元件，用于聚焦激光束、扫描样品和选择接收信号。

③光电探测器：用于接收经过光阑选择的荧光或散射信号，并将其转换为电信号。

④数据采集和处理系统：用于采集、处理和显示成像数据。

2. 成像原理

CLSM 的成像原理如下。

①激光聚焦：激光束经透镜系统聚焦到样品内的焦平面上，形成微小光斑。透镜系统的数值孔径决定了聚焦的光斑直径，从而影响成像的分辨率。

②扫描：通过控制扫描镜的位置，将激光束逐点扫描样品表面。扫描镜通常采用高速振镜或电动扫描镜片，可以快速地改变激光束的位置。

③光阑选择：通过一个光阑，只接收来自样品焦平面上的荧光或散射光。这样可以抑制来自样品其他部分的背景信号，提高图像对比度。

④信号检测和采集：经过光阑选择的荧光或散射光被光电探测器接收，并转换为电信号。光电探测器通常是高灵敏度的光电二极管或光电倍增管。

⑤数据处理和图像重建：采集到的电信号经过放大、滤波和数字化处理，然后通过计算

机进行图像重建和显示。图像处理算法可以进一步提高图像质量和对比度。

通过以上原理和构成，CLSM 可以获得高分辨率、高对比度的样品图像。同时，CLSM 还具有光学切片和三维成像的能力，可以获取样品内部的结构信息。

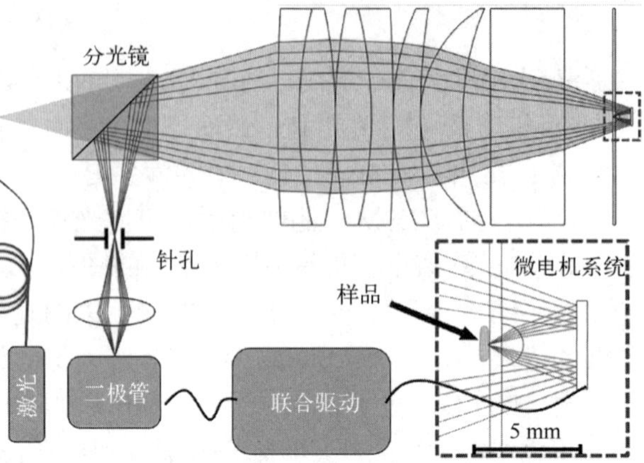

图 3-9　CLSM 装置示意图

引用自 Light, Science & Applications, 2019, 8: 59.

（三）应用

CLSM 的出色性能使其在多个科研领域和工业领域中都有着广泛的应用。以下是 CLSM 在几个主要领域的应用详述。

1. 材料科学领域

在材料科学领域，CLSM 的高分辨率和三维成像能力被用于研究各种材料的微观结构和性质，如金属、塑料、陶瓷和复合材料等。例如，科研人员可以通过共焦显微镜来观察材料的裂纹、孔洞和晶粒结构，以此来了解材料的力学性能、电磁性能以及热稳定性等。

2. 生物医学领域

在生物医学领域，CLSM 具有重要的应用价值。由于它能提供高质量的二维和三维图像，研究人员能够对细胞和组织结构进行深入研究。例如，可以通过共焦显微镜观察细胞间的相互作用、细胞内部的蛋白质分布以及细胞的形态变化等。此外，通过使用荧光标记，CLSM 可以在活体细胞中观察特定分子的定位和行为。在临床医学中，CLSM 可用于病理组织的诊断和分析，如癌症、神经退行性疾病等。

3. 药物研究领域

CLSM 可用于跟踪并观察药物在细胞或组织中的分布和释放。例如，将药物或药物载体（如纳米颗粒）标记为荧光，可以在 CLSM 下观察药物的运输过程、释放速度和机制以及细胞对药物的反应。利用 CLSM 的特殊功能，如活细胞成像和时间序列成像，可以深入研究药物在细胞或分子层面的作用机制。通过观察药物处理后细胞形态的改变、细胞的凋亡或坏死等情况，可以检测药物或化合物对细胞或组织的毒性作用。除此以外，利用 CLSM 可以获得药物在体内的吸收、分布、代谢、排泄等过程的实时信息，有助于了解药物的药物动力学和药效动力学特性。

4. 化学和物理领域

在化学和物理领域，CLSM 常用于研究化学反应过程、催化剂的表面特性以及材料的光学和电磁特性等。例如，研究人员可以通过共焦显微镜观察催化剂表面的微观反应过程，从而更深入地理解催化反应的机理。在物理学中，CLSM 可用于观察量子点、纳米材料和光电器件的光学和电磁性质。

5. 神经科学领域

在神经科学领域，CLSM 被广泛应用于神经元、突触以及神经回路的研究。例如，通过共焦显微镜，科研人员可以清楚地观察神经元的形态、树突的分支结构以及突触的形态和位置。这些信息对于理解神经信号传递、神经可塑性以及神经疾病等都有着重要的意义。

二、荧光激活细胞分选

荧光激活细胞分选（FACS）是一种基于流式细胞术的技术，可以根据单个细胞的特性（如大小、形状或荧光强度）对混合细胞群体进行分选和收集。FACS 技术应用广泛，例如用于分离纯化特定类型的细胞（如细胞系或免疫细胞子群）、测定细胞内某一蛋白的表达水平、评估细胞的生理状态（如生长周期、活性或死亡），或者分析细胞内部的信号转导过程等，如图 3-10 所示。

（一）工作原理

①样本准备：将待检测的细胞样本染色，常使用荧光标记的抗体来特异性地标记细胞表面或内部的分子。②细胞悬浮：将染色的细胞样本进行处理，使细胞单独悬浮在液体中，便于单个细胞的分析和分选。③细胞喷射：通过注射器和喷嘴将细胞悬浮液变为微小的液滴，每个液滴中只包含一个细胞。④细胞检测：当每个细胞通过激光束时，会散射出光和荧光。通过检测散射光信号可以推断出细胞的大小和复杂程度，而检测荧光可以确定细胞是否表达特定的分子。⑤细胞分选：根据预设的参数（例如特定的荧光强度或颜色），将目标细胞分选出来。具体操作是，设备使每个液滴电荷化，然后静电场使得带电的液滴偏离其路径，收集到特定的收集管中。

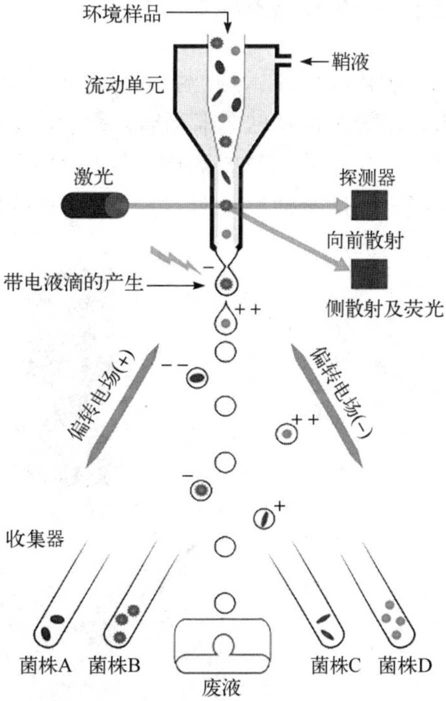

图 3-10　荧光激活细胞分选技术示意图

引用自 Algal Research, 2018, 30: 113-120.

（二）应用

FACS 技术在许多生物学和医学研究领域有着广泛的应用，下面是一些常见的应用。

①细胞分选：这是 FACS 最常见的应用。它可以根据细胞的特定物理和化学属性（如大小、形状

和荧光强度）进行细胞分选。例如，FACS 可以用于分选免疫细胞（T 细胞、B 细胞、自然杀伤细胞等），它们都可以通过表面标记物的表达差异被有效地区分。

②干细胞研究：FACS 常常被用于干细胞研究，包括胚胎干细胞和成体干细胞的分离和纯化。此外，FACS 也可以用于干细胞的鉴定和功能研究。例如富集和分选具有特定标记物表达的干细胞，这在研究干细胞的自我更新、分化潜力和调控机制等方面具有关键作用。

③生物标记和转基因：FACS 可以用于识别和收集转基因细胞，尤其是那些表达荧光蛋白（如绿色荧光蛋白）的细胞。

④疾病诊断和治疗：在诊断和治疗疾病，特别是血液疾病（如白血病和淋巴瘤）时，FACS 可以通过检测细胞表面标记物的表达来鉴别和区分正常细胞和病变细胞。同时，FACS 也可以用于评估药物治疗的效果。

⑤免疫学研究：FACS 可用于免疫细胞表型的分析，例如细胞活化状态、细胞分化状态以及免疫应答的监测。

⑥微生物研究：FACS 可以用于分离和鉴定微生物，例如在环境微生物学研究中，可以通过 FACS 分离特定的微生物种群。

⑦癌症研究：FACS 可用于识别和分离癌细胞，尤其是那些显示出特定表面标记物的细胞。此外，FACS 可以帮助研究人员从肿瘤中获取更纯化的肿瘤细胞或肿瘤干细胞群体，为研究肿瘤发展和治疗提供重要的实验材料。

⑧病毒研究：FACS 可用于定量分析病毒感染的细胞数目以及病毒的复制水平。例如，研究人员可以利用 FACS 技术对人类免疫缺陷病毒（HIV）或其他病毒感染的细胞进行定量和鉴定。

三、活体成像技术

活体成像技术是一种通过无创或微创的方式对生物体内进行直接观察、记录和测量的技术。如图 3-11（见文末彩插）所示，这种技术以微创或无创的方式，获取生物体内部的活动、结构、功能等信息。活体成像技术可以应用于多种生物，从小鼠到人类，提供了一种强大的手段，可用于研究生理过程、疾病进展和治疗的影响，以及药物分布和代谢等。

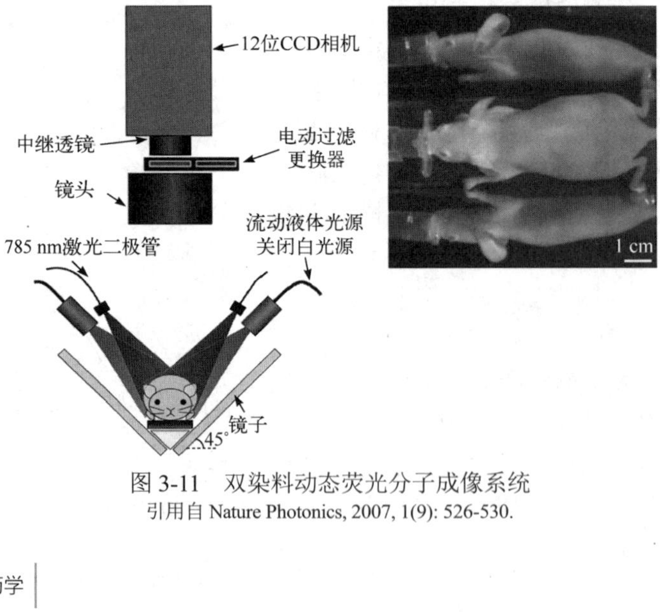

图 3-11　双染料动态荧光分子成像系统
引用自 Nature Photonics, 2007, 1(9): 526-530.

（一）常见技术

目前，动物活体成像技术主要包括光学成像、核素成像、磁共振成像、计算机断层成像和超声成像等。活体成像提供的数据一般可以分为两类，即绝对定量和相对定量。绝对定量是指检测信号不随其在样本中的位置而改变的技术提供的信息，例如CT、MRI和PET提供的为绝对定量信息；而生物发光、荧光等图像技术的信号强度随样本中目标分子浓度或分布变化而变化，属于相对定量（通过样本间信号比较反映相对含量，非绝对数值）。但可通过优化实验设计（如加入已知浓度校准品构建校准曲线、用内参基因归一化信号、标准化实验流程），将相对定量结果转化为准绝对定量或可重复的定量数据，实现更精准的定量分析。本部分对四类常见的活体成像技术进行详细的介绍。

1. 计算机断层成像（CT）

CT 技术是一种X射线成像技术，它可以获得体内组织的交叉断层图像。在小动物研究中，微型 CT（micro-CT）可以提供骨骼结构，肿瘤、血管等组织的高分辨率图像。然而，对于软组织的对比度相对较低，可能需要使用对比剂来增强成像效果。

小动物 CT 系统在检查小动物骨骼和肺组织方面具有独特的优势。对于骨研究，分辨率限制在 15 μm，并且在骨小梁水平分析时考虑了载荷。该系统也常用于检测哮喘、慢性阻塞性肺疾病等呼吸系统疾病，可避免人为因素造成的动物呼吸支架移动，实现多用途附加控制呼吸，最大限度减少人为因素。特异性对比剂/特异性造影剂的使用可以进一步促进对心血管疾病、肿瘤生长等软组织方面的研究。小动物高分辨率 CT 系统在研究软组织肿瘤和转基因动物的特征结构方面取得了良好的效果。第一代小动物 CT 的主要缺点是，即使使用特定对比剂，仍存在辐射剂量高、扫描时间长、软组织相对分辨率低的问题。第二代小动物 CT 系统整合了多项技术配置，采用临床使用的小型探测器组件和更强大的X射线管，仅用 0.8 s 即可快速扫描整个动物，且允许使用临床造影剂，并使灌注研究成为可能。

2. 磁共振成像（MRI）

MRI 技术使用强磁场和无线电频率脉冲来获取体内各种组织的信息。微型 MRI（micro-MRI）可以提供小动物的高分辨率、无创性的软组织图像，特别是对脑部和心脏等器官的研究极为有用。由于需要长时间扫描和高运行成本，MRI 在小动物成像中的应用相对受限。MRI 已应用于异种移植动物肿瘤模型的成像、肿瘤新生血管的特征分析和监测T细胞募集等。动物 MRI 的发展主要集中在开发新的造影剂，以提高灵敏度和特异性。造影剂可分为非特异性造影剂、靶向造影剂和智能探针。与以毫米为单位的放射性核素和光学探针相比，MRI 的优势在于其分辨率在微米级别。MRI 的优点还在于其低毒性和无电离辐射特性。在某些应用中，MRI 可以同时提取生理、分子和解剖信息。然而，MRI 的一个缺点是灵敏度低于放射性核素或光学成像技术。

3. 核素成像（PET/SPECT）

PET 和 SPECT 技术是核医学成像技术，它们通过检测放射性示踪剂释放的放射性粒子来生成图像。微型 PET（micro-PET）和微型 SPECT（micro-SPECT）能够提供小动物代谢、生理和药物分布的高灵敏度、定量信息。然而，这些技术的空间分辨率有限，通常需要与 CT 或 MRI 结合使用，以提供精确的解剖定位。PET 成像依赖于被称为同位素的探针/示踪剂，可以施用于受试者以生成可识别的图像，其基本原理是 PET 同位素随着时间的推移会发射 β^+ 辐射（正电子）。每个正电子与一个电子发生湮灭反应，产生两个 511 keV 光子（γ 射线），并被检测到。产生的高能γ射线经检测后转化为可见光，再由光传感器接收并传输至图像处理单元处理。例如，^{18}F-氟代脱氧葡萄糖（^{18}F-FDG）—— 一个著名例子，被广泛应用于肿瘤研究，它积聚在肿瘤特定部位，其基础是肿瘤细胞比正常组织有更高的葡萄糖摄取率和糖酵解代谢速率。基于 PET 的分子影像探针开发已形成体系化策略，其中以氟-18（^{18}F）和碳-11（^{11}C）为代表的生物正电子发射体应用最为广泛。这类显像剂可通过化学修饰实现与特定生物分子的精准偶联，从而在活体水平解析关键生化通路及病理过程中的分子靶点动态变化。值得关注的是，标记同位素的使用剂量可控制在纳摩尔级甚至更低浓度范围。另一个优点是，在引入同位素探针前后，可以对同一动物进行重复成像，从而使动物自身作为对照。

SPECT 是一种独特的放射性核素成像形式，与 PET 不同的是，同位素是单向的直接伽马发射体。这就需要不同的仪器进行检测，从而限制了 SPECT 的检测效率（约为γ射线数的 10^{-4}）。常用的同位素包括碘-123（^{123}I）和锝-99m（^{99m}Tc）。

4. 光学成像

光学成像技术包括荧光成像、生物发光成像等，它们都是通过检测从体内发出的光来生成图像。光学成像的优点包括无放射性、低成本、高通量和实时成像。例如，荧光显微镜可以利用特定的荧光分子标记来观察分子入胞的过程及动物体内的分布，而生物发光成像则可以用来追踪转基因动物或感染病毒的活动。然而，由于光在生物组织中的散射和吸收，光学成像的穿透深度和定量精度有限。

①荧光成像：可见光（395～600 nm）用于激发实验动物体内的荧光，由相机或荧光成像系统检测感兴趣区域的发光信号。常用的策略是用已知荧光物质对正在研究的细胞、组织或分子进行荧光标记。与生物发光成像相比，荧光成像的一个独特优势是不需要底物即可实现可视化。这克服了小动物静脉注射困难的潜在问题。应使用发射波长大于 600 nm 的荧光剂，以尽量减少周围组织的吸收，并确保能够区分背景和自发荧光。因此，使用近红外荧光染料可以最大限度地穿透组织，并使自体荧光最小化。这是因为水和血红蛋白作为组织中的主要吸收物质，在近红外光谱区的吸收系数较低。荧光成像的进一步发展是荧光分子断层扫描（FMT）。FMT 使用不同来源的连续脉冲光来激发荧光色素标签和多个探测器，这些探测器在空间上布置得类似于 CT 或 MRI 扫描仪，计算生成三维图像。所得图像的分辨率为 1～2 mm，荧光色素检测阈值在纳摩尔范围内。

②生物发光成像：生物发光成像与荧光成像的主要区别在于，生物发光中的发光不需要外部光源激发，其发光源于底物的酶催化反应，释放出可见光光子。在动物模型中的一种常用方法是在将肿瘤细胞接种到动物体内之前，将萤光素酶家族的一种光蛋白基因转染到肿瘤细胞中，此外还可以控制萤光素酶的表达，使其仅在需要时表达，或仅在转录感兴趣的基因时表达。

生物发光成像相对于荧光成像的主要优点是它能够检测到非常低水平的光信号，几乎没有背景光噪声。在荧光成像中，荧光色素激发所需的外部光源也可以从动物组织中产生背景自发荧光。然而，生物发光成像有一些局限性。首先，光传输效率取决于被评估的组织类型。高血管器官结构含有氧合血红蛋白和脱氧血红蛋白，会吸收透射光，导致每厘米组织深度的生物发光信号强度降至原来的 1/10。其次，由于产生生物发光的催化反应依赖于时间和酶，因此需要优化确定最佳图像捕获的窗口期。相比之下，荧光成像可能更方便和更容易在多个时间点捕获图像，因为动物不需要静脉注射底物。

（二）应用

活体成像技术应用广泛，下面列举了几个主要的应用领域。

①疾病诊断和评估：活体成像技术常用于疾病的诊断和评估。例如，MRI、CT、PET、超声成像等可用于检测肿瘤、心血管疾病、神经系统疾病等。

②药物开发和测试：在新药开发过程中，活体成像技术可以评估药物的效果以及药物在体内的分布和代谢。这种技术可以帮助研究者更好地理解药物作用的机制和效果。

③生物医学研究：活体成像技术在生物医学研究中的应用也非常广泛。例如，通过活体成像技术，研究人员可以观察细胞和分子在生物体内的活动和相互作用，以更深入地理解生命过程和疾病发生的机制。

④干细胞研究和再生医学：活体成像技术对于跟踪干细胞的迁移、分化和组织修复等过程具有非常重要的作用。

⑤基因表达和功能研究：通过基因编码荧光蛋白或其他报告基因，活体成像技术可以在空间和时间上跟踪基因的表达和功能。

活体成像技术的发展，为临床诊断和生物医学研究提供了新的工具，带来了巨大的可能性和应用前景。

（三）活体成像中的动物问题

在选择和使用小动物成像方式时要考虑的一个重要方面是动物的福利。有几个问题需要考虑，例如血管纤细导致血液样本难以获取、动物体积小、麻醉管理、温度控制及辐射暴露等。对于大多数体内研究，需要通过麻醉固定动物，便于进行实验操作及偶尔的侵入性手术。麻醉应易于操作，麻醉时间和深度应足够完成实验和成像。通过皮下注射、肌内注射、静脉注射和吸入等途径诱导并有效维持麻醉。根据麻醉方案和麻醉时间的不同，对不同动物的代谢及生理影响可能存在差异，如肝毒性、高碳酸血症、体温过低、缺氧和酸中毒。在生物功能成像研究中，如药物的分布或代谢、血流的改变和器官功能的改变，麻醉会影响心肺和中枢神经系统，这可能会带来不必要的偏差。由于小动物往往具有较大的表面积与体重比和快速的身体代谢，它们更容易脱水和热量损失。即使是10～15 min的短时手术，啮齿类动物也会出现体温过低的现象。提供温暖的环境、维持合适的水电解质平衡，是保障动物健康的必要条件。加热设备，如温水毯、加热垫、加热平台、热灯和暖风鼓风机已用于动物保温。另外，可进行肠外输注温液及供给加湿器气体预防脱水。使用放射性探针或涉及辐射暴露的CT、PET等技术时，辐射剂量需控制在最大允许范围内。

思考题

1. 简述纳米药物生物学研究的常见方法。
2. 简述激光扫描共聚焦成像适用的主要领域。
3. 简述活体成像技术的大致分类。

（梁燕　青岛大学）

参考文献

[1] Palmer B A, Yallapragada V J, Schiffmann N, et al. A highly reflective biogenic photonic material from core–shell birefringent nanoparticles[J]. Nature Nanotechnology, 2020, 15 (2): 138-144.

[2] Malatesta M. Transmission electron microscopy for nanomedicine: novel applications for long-established techniques[J]. European Journal of Histochemistry, 2016, 60 (4): 2751.

[3] Warren S C, Disalvo F J, Wiesner U. Nanoparticle-tuned assembly and disassembly of mesostructured silica hybrids[J]. Nature Materials, 2007, 6 (2): 156-161.

[4] Joy D C, Pawley J B. High-resolution scanning electron microscopy[J]. Ultramicroscopy, 1992, 47 (1-3): 80-100.

[5] Li G, Chen Y, Zhang L，et al. Facile approach to synthesize gold nanorod@polyacrylic acid/calcium phosphate yolk–shell nanoparticles for dual-mode imaging and pH/NIR-responsive drug delivery[J]. Nano-Micro Letters, 2018, 10 (1): 7.

[6] Cui H, Cheetham A G, Thomas Pashuck E, et al. Amino acid sequence in constitutionally isomeric tetrapeptide amphiphiles dictates architecture of one-dimensional nanostructures[J]. Journal of the American Chemical Society, 2014, 136 (35): 12461-12468.

[7] Kim J, Jo C, Lim W G, et al. Programmed nanoparticle-loaded nanoparticles for deep-penetrating 3D cancer therapy[J]. Advanced Materials, 2018, 30 (29): 1707557.

[8] Williams O B J, Katsiev K, Baek B, et al. Direct visualization of a gold nanoparticle electron trapping effect[J]. Journal of the American Chemical Society, 2022, 144 (2): 1034-1044.

[9] Yu X, Gou X C, Wu P, et al. Activatable protein nanoparticles for targeted delivery of therapeutic peptides[J]. Advanced Materials, 2018, 30 (7), 1705383.

[10] Hu M, Zhao S, Liu S, et al. MOF-confined sub-2 nm atomically ordered intermetallic PdZn nanoparticles as high-performance catalysts for selective hydrogenation of acetylene[J]. Advanced Materials, 2018, 30 (33):1801878.

[11] Jiang L, Zhou S, Zhang X, et al. Mitochondrion-specific dendritic lipopeptide liposomes for targeted sub-cellular delivery[J]. Nature Communications, 2021, 12 (1): 2390.

[12] Lyu Y, Becerril L M, Vanzan M, et al. The interaction of amines with gold nanoparticles[J]. Advanced Materials, 2024, 36 (10): 2211624.

[13] Oliver-Meseguer J, Boronat M, Vidal-Moya A, et al. Generation and reactivity of electron-rich carbenes on the surface of catalytic gold nanoparticles[J]. Journal of the American Chemical Society, 2018, 140 (9): 3215-3218.

[14] Hu S, Wang J, Zhang Y, et al. Quantitatively revealing the anomalous enhancement in shell-isolated nanoparticle-enhanced raman spectroscopy using single-nanoparticle spectroscopy[J]. ACS Nano, 2022, 16 (12): 21388-21396.

[15] Gibson J D, Khanal B P, Zubarev E R. Paclitaxel-Functionalized Gold Nanoparticles[J]. Journal of the American Chemical Society, 2007, 129 (37): 11653-11661.

[16] Dave V, Yadav R B, Kushwaha K, et al. Lipid-polymer hybrid nanoparticles: Development & statistical optimization of norfloxacin for topical drug delivery system[J]. Bioactive Materials, 2017, 2 (4): 269-280.

[17] Bottari F, Daems E, de Vries A M, et al. Do Aptamers Always Bind? The Need for a Multifaceted Analytical Approach When Demonstrating Binding Affinity between Aptamer and Low Molecular Weight Compounds[J]. Journal of the American Chemical Society, 2020, 142 (46): 19622-19630.

[18] Lei Y, Wu Y, Zhuang W R, et al. NAD+ biosynthesis and mitochondrial repair in acute kidney injury via ultrasound-responsive thylakoid-integrating liposomes[J]. Nature Biomedical Engineering, 2025, doi.org/10.1038/s41551-025-01402-y.

[19] Ponce A, Mejía-Rosales S, José-Yacamán M. Scanning transmission electron microscopy methods for the analysis of nanoparticles[J]. Nanoparticles in Biology and Medicine: Methods and Protocols, 2012, 906: 453-471.

[20] Wilson N R, Macpherson J V. Carbon nanotube tips for atomic force microscopy[J]. Nature Nanotechnology, 2009, 4 (8): 483-491.

[21] Lamprecht C, Hinterdorfer P, Ebner A. Applications of biosensing atomic force microscopy in monitoring drug and nanoparticle delivery[J]. Expert Opinion on Drug Delivery, 2014, 11 (8): 1237-1253.

[22] Ashino M, Obergfell D, Haluska M, et al. Atomically resolved mechanical response of individual metallofullerene molecules confined inside carbon nanotubes[J]. Nature Nanotechnology, 2008, 3 (6): 337-341.

[23] Carvalho P M, Felício M R, Santos N C, et al. Application of light scattering techniques to nanoparticle characterization and development[J].Frontiers in Chemistry, 2018, 6: 237.

[24] Wang Z, Daemen L L, Zhao Y, et al. Morphology-tuned wurtzite-type ZnS nanobelts[J]. Nature Materials, 2005, 4 (12): 922-927.

[25] De Biasi F, Mancin F, Rastrelli F. Nanoparticle-assisted NMR spectroscopy: A chemosensing perspective[J]. Progress in Nuclear Magnetic Resonance Spectroscopy, 2020, 117: 70-88.

[26] Northen T R, Yanes O, Northen M T, et al. Clathrate nanostructures for mass spectrometry[J]. Nature, 2007, 449 (7165): 1033-1036.

[27] Rostamabadi H, Falsafi S R, Assadpour E, et al. Evaluating the structural properties of bioactive-loaded nanocarriers with modern analytical tools[J]. Comprehensive Reviews in Food Science and Food Safety, 2020, 19 (6): 3266-3322.

[28] Mehta R J, Zhang Y, Karthik C, et al. A new class of doped nanobulk high-figure-of-merit thermoelectrics by scalable bottom-up assembly[J]. Nature Materials, 2012, 11 (3): 233-240.

[29] Choi S, Jung G B, Kim K S, et al. Medical applications of atomic force microscopy and Raman spectroscopy[J]. Journal of Nanoscience and Nanotechnology, 2014, 14 (1): 71-97.

[30] Lin T, Song Y L, Kuang P, et al. Nanostructure-based surface-enhanced Raman scattering for diagnosis of cancer[J]. Nanomedicine, 2021, 16 (26): 2389-2406.

[31] Bommakanti V, Banerjee M, Shah D, et al. An overview of synthesis, characterization, applications and associated adverse effects of bioactive nanoparticles[J]. Environmental Research, 2022, 214 (Pt 2):113919.

[32] Schick C. Differential scanning calorimetry (DSC) of semicrystalline polymers[J]. Analytical and Bioanalytical Chemistry, 2009, 395 (6): 1589-1611.

[33] Prozeller D, Morsbach S, Landfester K. Isothermal titration calorimetry as a complementary method for investigating nanoparticleprotein interactions[J]. Nanoscale, 2019, 11 (41): 19265-19273.

[34] Patel T R, Winzor D J, Scott D J. Analytical ultracentrifugation: A versatile tool for the characterisation of macromolecular complexes in solution[J]. Methods, 2016, 95: 55-61.

[35] Vestal M. High-performance liquid chromatography-mass spectrometry[J]. Science, 1984, 226 (4672): 275-281.

[36] Surugau N, Urban P L. Electrophoretic methods for separation of nanoparticles[J]. Journal of Separation Science, 2009, 32 (11): 1889-1906.

[37] Makino K, Nakajima T, Shikamura M, et al. Efficient intracellular delivery of rifampicin to alveolar macrophages using rifampicinloaded PLGA microspheres: effects of molecular weight and composition of PLGA on release of rifampicin[J]. Colloids and Surfaces B: Biointerfaces, 2004, 36(1): 35-42.

[38] Gioria S, Caputo F, Urbán P, et al. Are existing standard methods suitable for the evaluation of nanomedicines: some case studies[J]. Nanomedicine, 2018, 13(5): 539-554.

[39] Torchilin V P. Multifunctional, stimuli-sensitive nanoparticulate systems for drug delivery[J]. Nature Reviews Drug Discovery, 2014, 13(11): 813-827.

[40] Moradi Kashkooli F, Soltani M, Souri M. Controlled anti-cancer drug release through advanced nano-drug delivery systems: static and dynamic targeting strategies[J]. Journal of Controlled Release, 2020, 327: 316-349.

[41] Bertrand N, Wu J, Xu X, et al. Cancer nanotechnology: the impact of passive and active targeting in the era of modern cancer biology[J]. Advanced Drug Delivery Review, 2014, 66: 2-25.

[42] Huynh N T, Roger E, Lautram N, et al. The rise and rise of stealth nanocarriers for cancer therapy: passive versus active targeting[J]. Nanomedicine, 2010, 5(9): 1415-1433.

[43] Mura S, Nicolas J, Couvreur P. Stimuli-responsive nanocarriers for drug delivery[J]. Nature Materials, 2013, 12(11), 991-1003.

[44] Akhlaghi S P, Tiong D, Berry R M, et al. Comparative release studies of two cationic model drugs from different cellulose nanocrystal derivatives[J]. European Journal of Pharmaceutics and Biopharmaceutics, 2014, 88(1): 207-215.

[45] Tata B V R, Raj B. Confocal laser scanning microscopy: applications in material science and technology[J]. Bulletin of Materials Science, 1998, 21: 263-278.

[46] Alvarez-Román R, Naik A, Kalia Y N, et al. Visualization of skin penetration using confocal laser scanning microscopy[J]. European Journal of Pharmaceutics and Biopharmaceutics, 2004, 58(2): 301-316.

[47] Liu T, Rajadhyaksha M, Dickensheets D L. MEMS-in-the-lens architecture for a miniature high-NA laser scanning microscope[J]. Light: Science & Applications, 2019, 26(8): 59.

[48] Pygall S R, Whetstone J, Timmins P, et al. Pharmaceutical applications of confocal laser scanning microscopy: the physical characterization of pharmaceutical systems[J]. Advanced Drug Delivery Review, 2007, 59(14): 1434-1452.

[49] Pereira H, Schulze P S C, Schüler L M, et al. Fluorescence activated cell-sorting principles and applications in microalgal biotechnology[J]. Algal Research, 2018, 30: 113-120.

[50] Hardy R H, Roederer M. Leonard Herzenberg (1931-2013): the life of FACS[J]. Immunity, 2013, 39(6): 989-991.

[51] Raddatz M S L, Dolf A, Endl E, et al. Enrichment of cell-targeting and population-specific aptamers by fluorescence-activated cell sorting[J]. Angewandte Chemie International Edition, 2008, 47(28): 5190-5193.

[52] Hillman E M C, Moore A. All-optical anatomical co-registration for molecular imaging of small animals using dynamic contrast[J]. Nature Photonics, 2007, 1 (9): 526-530.

[53] Holdsworth D W, Thornton M M. Micro-CT in small animal and specimen imaging[J]. Trends in Biotechnology, 2002, 20(8): 34-39.

第四章

药用生物材料与纳米载体

当今人们的常用药几乎都是以一定的剂型出现的药物，这些药剂大部分是借助药用生物材料（pharmaceutical biomaterials）而加工和应用的，可以说，药用生物材料是与药物制剂和药剂学密切相关的，也是相辅相成的。药用生物材料不仅可以作为药物辅料使用，而且可以利用自身结构优势携载小分子药物，作为药物递送系统（drug delivery system）以提高药物的稳定性、生物利用度和药效，改善药物的成型加工性能，改变给药途径以及开发新型给药方式。纳米技术兴起于 20 世纪 80 年代末，具有多学科交叉性、高新技术性和高经济价值等特点，该技术的发展为生物医学和药剂学提供了新的载药系统，纳米载体是一类应用前景广阔的定向、定位、控释给药系统载体。药物与纳米载体结合形成了新型的药物纳米制剂（pharmaceutical nano-preparations）。这类制剂中的药物在体内的吸收和分布不再单纯由药物本身性质决定，还可以被载体的理化性质影响。根据临床要求选择合适的纳米载体，不仅可以将药物输送到靶器官，而且可以对药物的理化性质和药理活性发挥有效的调控作用。目前，纳米载体可以递送的物质已经涉及核酸、多肽、化疗药物、分子探针等众多种类，在疾病的早期检测与诊断和治疗方面展示出巨大的应用前景和经济价值，甚至已有一大批药物纳米制剂进入了不同的临床阶段。

在本章中，将介绍目前常见的可作为药物纳米载体的药用生物材料，主要包括金属及其化合物纳米材料、无机非金属纳米材料、脂质纳米材料和高分子纳米材料。本章将重点介绍这些纳米载体的制备方法、表征手段，它们的优势以及这些优势在疾病诊断及治疗中的应用。

第一节　金属及其化合物纳米材料

学习目标

1. 掌握　金、银纳米材料的分类及其特点，以及金、银、氧化铁、氧化锰、二维金属碳化物或氮化物纳米材料常见制备方法和表征手段。

2. 熟悉　金、银、氧化铁、氧化锰、二维金属碳化物或氮化物纳米材料在生物医学领域中的应用。

金属纳米材料是指尺寸在纳米量级的金属单质或多种金属合金材料，主要有贵金属、过渡金属纳米材料。金属化合物则是指由金属元素和其他非金属元素按一定比例和结构组成的纳米尺寸材料，按其组成可分为金属氧化物、金属氮化物、金属碳化物等。本节重点介绍贵金属纳米材料、纳米氧化铁、纳米氧化锰以及二维金属碳化物或氮化物。

一、贵金属纳米材料

贵金属纳米材料是指由金（Au）、银（Ag）、钯（Pd）、铂（Pt）等贵金属制成的小尺寸纳米材料。常见的形状包括纳米簇、纳米球、纳米棒和纳米笼。与其他金属纳米材料相比，贵金属纳米材料生物相容性好，机体毒性低，并可通过粒径、形貌调节其性质，使其具有不同的光学、磁学和热力学性能。因贵金属纳米材料在近红外区具有较强的光吸收、优异的光热转换性能，以及一定的化学稳定性，在生物医学领域有着非常广泛的应用。

（一）金纳米颗粒

1. 金纳米簇制备

金纳米簇（gold nanoclusters，GNCs）是由几个至十几个金原子组成的分子级聚集体，尺寸一般为亚纳米级到 2 nm 之间。GNCs 的合成一般利用还原剂（如柠檬酸、抗坏血酸、谷胱甘肽和硼氢化钠）将 Au^{3+}还原成金原子，为增加其稳定性，一般利用多肽、蛋白质、聚合物或者硫醇盐等配体分子修饰到 GNCs 表面对其生长速度及颗粒尺寸进行控制。

GNCs 合成步骤如下。①亲水性 GNCs：以极性溶液（如甲醇、乙醇）为溶剂，加入金前驱体 Au^{3+}和配体硫醇分子，然后用还原剂直接还原制得（图 4-1）。②疏水性 GNCs：一般以甲苯为溶剂，金前驱体以季铵盐修饰，以硫醇分子为配体，用还原剂硼氢化钠还原制得。

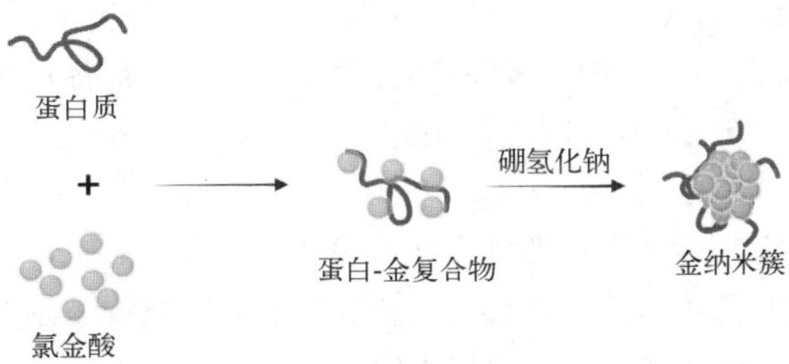

图 4-1　金纳米簇合成示意图

2. 金纳米棒制备

金纳米棒（gold nanorods，GNRs）的合成方法主要有以下 2 种。①模板法：以多孔氧化铝薄膜中的孔道为模板，然后利用电化学还原法合成 GNRs。该方法产量低、合成的 GNRs 尺寸较大。②种子生长法：首先合成 2 nm 大小的金种，然后加入十六烷基三甲基溴化铵（cetyltrimethylammonium bromide，CTAB）或银离子来调节其各个晶面的表面能，促使其更多地在（001）晶面进行生长，对合成的 GNRs 长径比进行调控（图 4-2，见文末彩插）。该合成方法形貌可控、产量高，是 GNRs 合成的主要方法。

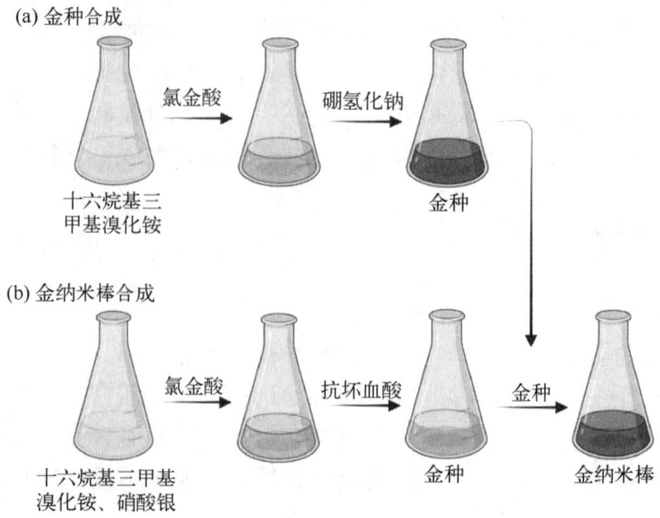

图 4-2　金纳米棒合成示意图

3. 金纳米粒子性质表征

金纳米粒子的形貌一般采用透射电镜进行观察；其水溶液中的粒径采用动态光散射仪进行检测；金纳米簇的荧光发射光谱采用荧光分光光度计进行检测；金纳米棒的吸收光谱采用紫外-可见分光光度计进行检测。

4. 金纳米粒子在生物医学领域的应用

（1）金纳米粒子作为光热治疗剂　金纳米颗粒可以吸收特定波长的光能并高效地将其转化为热能，通过快速的热量聚集可以有效地杀死癌细胞、细菌和病毒。因而金纳米颗粒本身可以作为治疗试剂，只需要进行外源的激光照射即可实现治疗目的而不需要结合其他药物。

①二氧化硅@金（SiO_2@Au）纳米球是最早应用于光热治疗的一类纳米材料，该结构在近红外光诱导下快速升温，可被用于消融各种肿瘤细胞，并在活体动物模型中成功抑制肿瘤生长。但该种结构的 SiO_2@ Au 纳米球粒径相对较大（约 130 nm），不易排出体外，对机体有一定的潜在风险。

②金纳米棒是应用最为广泛的光热治疗剂。GNRs 具有易制备、可调节近红外吸收、相比金纳米球粒径更小的优点。可增加 GNRs 的长径比，使其吸收峰逐渐红移至近红外区。GNRs 被实验证实可高效地用于肿瘤的近红外光热治疗。

③另一类近红外吸收的金纳米粒子是由夏幼南教授课题组开发的金纳米笼。金纳米笼是立方体形状的结构，具有可调的等离子体光学特性，能够吸收 400～1200 nm 范围内的光。细胞和动物实验均证实金纳米笼可在近红外激光辅助下消融肿瘤。相对于金纳米球，其优点在于尺寸更小（约 100 nm），但依然较难被机体组织清除。

（2）金纳米粒子作为药物递送载体　金纳米粒子除了可自身作为光热治疗剂外，还可以装载药物，并递送至肿瘤部位或细胞器中，以取得更好的肿瘤治疗效果。金纳米粒子装载药物主要有以下几种方式。

①直接装载。该类药物通常含有巯基或裸露的氨基，然后通过形成 Au-S 键或 Au-N 键锚定在金纳米粒子的表面。药物到达病灶部位后可通过外部光热效应、胞内谷胱甘肽响应等多种方式释放。

②共价连接。即药物通过与金纳米粒子表面修饰的官能团发生反应装载到金纳米粒子上。如在金纳米粒子表面修饰上巯基-聚乙二醇-羧基（HS-PEG-COOH），末端的羧基则可连接某些铂类抗癌药物，用于肿瘤的光热/化学药物协同治疗。除此之外，氟尿嘧啶、NO 供体等分子也可通过该方法装载在金纳米粒子上。

③装载在金纳米粒子表面的疏水层中。该疏水层即金纳米粒子表面一层或双层的包裹试剂，可以是用作防止聚集的稳定剂或调控金纳米粒子生长的表面活性剂（如 CTAB）。研究表明一些疏水分子（如萘酚）可有效地装载进金纳米粒子表面的双层 CTAB 中。

④静电吸附。最典型的例子就是装载核酸药物（如 siRNA）。通常核酸药物带负电荷，那么在金纳米粒子表面修饰上正电荷聚合物，则可通过静电吸附的方式装载 siRNA 用于基因沉默治疗。

⑤装载在纳米粒子内部。常见于空心金纳米球或金纳米笼等结构中。如夏幼南教授开发的金纳米笼药物控释系统，将治疗药物通过吸附的方式装载在纳米颗粒内部，并在其表面用热敏性聚合物封装，则可用近红外激光对药物的释放进行光学控制。

（二）银纳米颗粒

1. 银纳米簇制备

银纳米簇（silver nanoclusters，AgNCs）指由几个到几十个银原子组成的团簇，其粒径一般小于 2 nm。银纳米簇的合成方法主要有以下几种。

（1）化学还原法　即在一定的 pH 和适宜的温度条件下，通过还原剂将银的化合物或者银盐还原成银原子，并通过稳定剂来阻止银原子的团聚。常见的还原剂有葡萄糖、抗坏血酸、甲醛、硼氢化钠、四丁基硼氢化铵。常用的稳定剂有十二烷基苯磺酸钠、聚乙烯吡咯烷酮等（图 4-3）。该方法操作简单、反应速度快，制得的银纳米簇稳定性好、生物相容性优良。

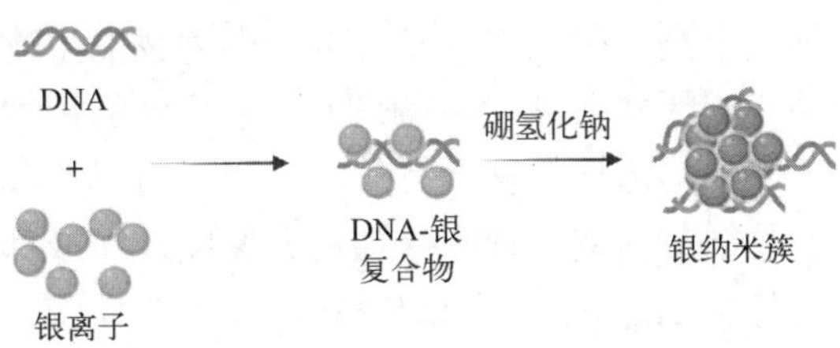

图 4-3　以 DNA 为模板合成银纳米簇示意图

（2）光催化还原法　即利用紫外灯或者可见光照射，将溶液中的 Ag^+还原成银纳米簇。常用的稳定剂有聚甲酸丙烯酸、多臂聚合物等。该方法制得的银纳米簇光学性质稳定、生物相容性好、粒径分布均一（一般小于 5 nm）。相较于化学还原法，该反应过程中不需要加入还原剂，制备过程绿色环保无污染。

银纳米簇的合成还有超声法、辐射法等方法。即利用超声波或伽马射线带来的高能量，在稳定剂存在的情况下，将反应体系中的银离子还原成银纳米簇。

2. 银纳米线制备

（1）模板法　通过模板提供的孔径和深度来合成特定尺寸的银纳米线。模板又分为硬模板（如碳纳米管、纳米多孔聚合物、多孔二氧化硅球等）和软模板（如表面活性剂 CTAB 自组装形成的胶束)。硬模板法合成的银纳米线长度有序，较易控制银纳米线的生长方向和直径，但难将模板去除。而软模板则形态多样，容易构筑且容易去除，但相对硬模板其稳定性较差，合成效率不高。

（2）超声波还原法　同银纳米簇合成类似，即利用超声波提供的还原驱动力，在不添加还原剂的情况下将银离子还原。微波加热柠檬酸钠和硝酸银的水溶液，3 min 内即可制得高质量的银纳米线，该方法是目前合成银纳米线最有效最快速的方法。

（3）水热合成法　在反应釜中，加入银前驱体（如氯化银）、还原剂（如葡萄糖），在高温高压条件下直接还原生成银纳米线（图 4-4）。该方法不需要加入额外的稳定剂，是一种绿色的合成方法。

此外，银纳米线的合成方法还有多元醇法（做溶剂和还原剂）、胶体凝胶法等。

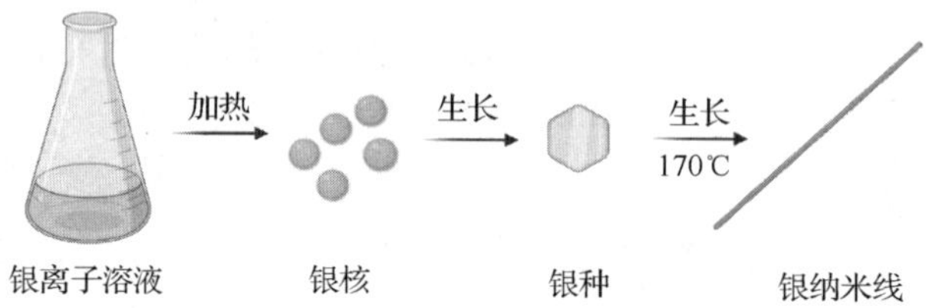

图 4-4　银纳米线合成示意图

3. 银纳米粒子性质表征

银纳米粒子的形貌一般采用透射电镜进行观察；其水溶液中的尺寸大小采用动态光散射仪进行检测；银纳米簇的荧光发射光谱采用荧光分光光度计进行检测；释放的银离子一般采用电感耦合等离子体发射光谱仪进行检测。

4. 银纳米粒子在生物医学领域的应用

银纳米粒子的主要生物应用是抗菌。银离子可以与微生物的生物膜相互作用，从而杀死细菌，故银纳米粒子是一种广谱的抗菌剂。通常来说，小尺寸的银纳米粒子具有相对较高的抗菌活性。银离子的抗菌活性也与菌株的种类有关，银离子对革兰氏阴性菌的抗菌效果要优于革兰氏阳性菌。这是由于不同的菌株其细胞壁结构、厚度及组成都有所不同，革兰氏阴性菌的细胞壁由一层 3～4 nm 带负电荷的肽聚糖层组成，而革兰氏阳性菌的肽聚糖层厚度高达 30 nm。除此之外，银离子对多重耐药菌，如耐氨苄西林的大肠埃希菌、耐万古霉素的金黄色葡萄球菌也表现出一定的抗菌活性。

银纳米粒子抗菌作用机制为：①银离子黏附在细菌的膜表面，修饰脂质双分子层或增加膜的通透性，导致细菌的细胞膜裂解；②产生活性氧破坏细菌内部的细胞器或生物大分子；③调控细菌内部的信号通路，从而导致细菌死亡。

除此之外，银纳米粒子在生物传感、生物成像、癌症治疗、抗病毒研究中也有着广泛的应用。

二、纳米金属氧化物

纳米金属氧化物指金属元素和氧组成的纳米尺寸的化合物。根据金属种类的不同分为氧化铁、氧化锰、氧化铜纳米材料等。纳米金属氧化物形貌多样，有纳米球、纳米四方体、纳米棒、空心纳米结构等。纳米金属氧化物的物理化学性质主要由金属元素决定，一般性质稳定，生物安全性良好，作为肿瘤治疗剂广泛应用于生物医学领域。

（一）纳米氧化铁

1. 纳米氧化铁制备

纳米氧化铁的制备方法主要有共沉淀法、高温热分解法、微乳法、生物合成法等（表 4-1）。

表 4-1　纳米氧化铁制备方法

制备方法	铁源	还原剂	反应体系	配体
共沉淀法	氯化铁、氯化亚铁	氢氧化钠、羟胺	水	PEG、巯基丙酸等
高温热分解法	油酸铁	—	十八烯	油酸
微乳法	高氯化铁	氢氧化钠	Igepalco-520/环己烷或石油醚/水	—
生物合成法	铁离子	谷胱甘肽	趋磁细菌或铁还原细菌	—

（1）共沉淀法　在水溶液中按不同比例加入 Fe^{3+}和 Fe^{2+}，然后利用碱性试剂（如氢氧化钠、羟胺）将其 pH 调至碱性，即可得到粒径在 3～40 nm 的超顺磁性纳米氧化铁粒子（图 4-5）。反应过程中，可通过调节铁前驱体浓度、反应温度、氢氧根离子浓度等参数对其粒径等性质进行调控。该方法操作简便，可大规模制备，制得的纳米氧化铁水溶性和生物安全性良好。

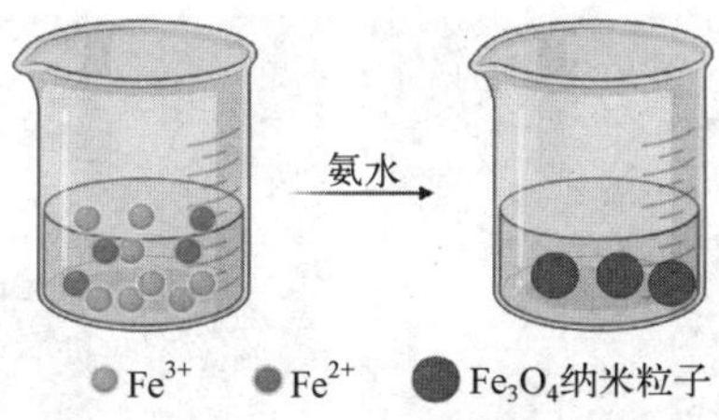

图 4-5　共沉淀法制备纳米氧化铁颗粒示意图

（2）高温热分解法　即在配体的作用下，通过在高沸点溶剂中热分解铁的前驱体从而制得纳米氧化铁。最常见的铁前驱体为油酸铁，由油酸钠和铁盐 70℃回流 4 h 制得。合成过程为：以十八烯（1-octadecene，ODE）为溶剂、油酸（oleic acid，OA）为配体，将油酸铁加热至 320℃反应 30 min，即合成粒径为 8～12 nm 的球形纳米氧化铁颗粒。相较共沉淀法，该方法合成的纳米氧化铁形貌均一，具有窄的尺寸分布，表现出优越的单分散性。

（3）微乳法　即在表面活性剂作用下水和油形成微乳，并在微乳空腔内完成纳米粒子的合成。可利用微乳法合成球形、立方形纳米氧化铁颗粒。合成过程中，可通过表面活性剂、碱浓度、铁前驱体浓度和反应温度对产物的形貌和尺寸进行调控。该方法难以制备单分散的氧化铁纳米颗粒，并且在生物应用前需进行多步的洗涤和处理。

（4）生物合成法　即利用某些微生物自身氧化还原反应合成纳米氧化铁，如趋磁细菌或铁还原细菌在摄入铁化合物后，利用体内的谷胱甘肽将其还原成纳米氧化铁。该方法合成的纳米氧化铁具有超顺磁性，与传统化学合成方法相比，该合成方法绿色环保、产物生物相容性优越。

此外，纳米氧化铁的合成方法还有溶液-凝胶法、超声法、微波合成法等。目前合成的主要难点是小尺寸纳米氧化铁形貌、粒径的精准调控。

2. 纳米氧化铁性质表征

纳米氧化铁的形貌一般采用透射电镜进行观察；其水溶液中的粒径采用动态光散射仪进行检测；其饱和磁化强度采用比饱和磁化强度测定仪进行检测。

3. 纳米氧化铁在生物医学领域的应用

（1）磁共振成像　纳米氧化铁除了具备纳米粒子的表面效应、小尺寸效应等基本特性外，还具有超顺磁性、类酶催化活性以及优异的生物相容性，在生物医学领域有着广泛的应用。目前，T_1 造影剂主要由顺磁性金属元素和金属螯合剂组成，如钆特酸（Gd-DOTA）。虽然基于 Gd 的 T_1 造影剂能提高 MRI 的 T_1 信号强度，但 Gd 作为重金属元素，游离的 Gd^{3+}会表现出比较强的生物毒性。而超顺磁性纳米氧化铁（superparamagnetic iron oxide nanoparticles，SPIONs）作为一种 T_2 造影剂已有超过 20 年的历史，并有多款商品化造影剂上市，如 Ferrixan、Ferumoxtran、Ferumoxsil 等，多款基于 SPIONs 的 T_2 造影剂也处于临床前研究或临床试验阶段（图 4-6，见文末彩插）。纳米氧化铁的粒径越小，表面层占比越大，使得其饱和磁化强度越小，因此大粒径的氧化铁纳米粒子有较强的饱和磁化强度。而纳米氧化铁作为典型的 T_2 磁共振增影剂，其弛豫效能与饱和磁化强度的平方成正比。近年来也有研究指出，当 SPIONs 的粒径进一步降低至小于 3 nm 时，其磁性会从原本的超顺磁性接近于顺磁性，因此还能作为 T_1 造影剂。

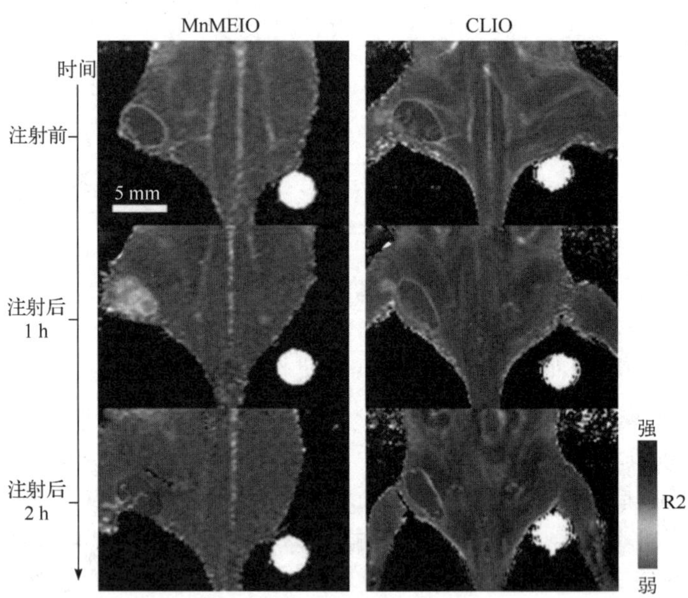

图 4-6　修饰 herceptin 的 $MnFe_2O_4$（MnMEIO）和 Fe_3O_4（cross-linked iron oxide，CLIO）纳米粒子用于 NIH3T6.7 荷瘤小鼠 T_2 加权磁共振成像

引用自 Nature Medicine, 2007, 13(1): 95-99.

（2）肿瘤磁热治疗　纳米氧化铁用于肿瘤的磁热治疗有着四十年的历史，SPIONs 在交变磁场中可通过尼尔弛豫（Néel relaxation）和布朗弛豫（Brownian relaxation）吸收磁场能量并将其转化为热能。纳米粒子的直径与其弛豫产热方式有着直接关系，当粒径为 14～16 nm 时，

SPIONs 的尼尔弛豫时间与布朗弛豫时间相等，而随着粒径的进一步增大，粒子的主要弛豫方式转变为布朗弛豫。此外，掺杂锰钴的磁性粒子（如 $CoFe_2O_4@MnFe_2O_4$）被证实其磁热转换效率可达 SPIONs 的十倍以上，在动物肿瘤消融实验中取得了更好的治疗效果。

（3）靶向药物递送　基于磁性氧化铁纳米粒子的药物递送平台是将纳米氧化铁结合治疗药物以及靶向分子，将药物递送至机体的特定部位并使药物达到有效浓度，从而尽量避免药物与血液、细胞、蛋白质的相互作用。对于不同的治疗药物，通常采用不同的装载方式。如装载核酸药物，通常先对 SPIONs 进行阳离子修饰，使其表面带有一定的正电荷，然后通过静电吸附作用装载带负电的 DNA 或 siRNA。常用的阳离子聚合物有聚乙烯亚胺（polyethyleneimine，PEI）、聚丙烯亚胺[poly（propyleneimine），PPI]等。为了增加其生物安全性，通常还对表面的阳离子聚合物进行非离子亲水聚合物修饰，如聚乙二醇（polyethylene glycol，PEG）或 Pluronic F-127。在装载小分子抗癌药物时，通常采用的策略则是将 SPIONs 和小分子药物共同包覆进纳米载体中。如将磁性氧化铁和抗癌药物多柔比星（doxorubicin，DOX）封装于白蛋白功能化纳米颗粒中，通过 MRI 和药代动力学等技术手段，最终证实 50%以上的纳米氧化铁可直达病灶部位。类似的结构，将磁性氧化铁和喜树碱共同封装于中空的氧化硅纳米球中，用于黑色素瘤荷瘤小鼠的磁热、化疗，结果证实该纳米药物可高效地抑制肿瘤的生长。

（二）纳米氧化锰

1. 纳米氧化锰制备

（1）高锰酸盐还原法　首先将氯化锰的异丙醇溶液加热到 83℃，再加入高锰酸钾溶液，立即产生大量黑色沉淀，即 MnO_2 纳米粒子。可通过控制前驱体浓度、反应温度、高锰酸钾浓度制得针状、棒状和纺锤状二氧化锰纳米粒子。该方法制得的产物容易发生团聚，反应时间较长。

（2）水热法　即在反应釜中以水溶液为介质，通过高温高压等条件制得二氧化锰粒子。该方法合成步骤简单、产物纯度高、分散性好，能够较好地控制纳米粒子的形貌和尺寸，实现均匀可控的晶体生长。

此外，纳米氧化锰的合成方法还有溶胶凝胶法、微乳法、固相法等。

2. 纳米氧化锰性质表征

对纳米氧化锰的表征同纳米氧化铁类似，形貌一般采用透射电镜进行观察；水溶液中的粒径采用动态光散射仪进行检测；饱和磁化强度采用比饱和磁化强度测定仪进行检测。

3. 纳米氧化锰在生物医学领域的应用

（1）磁共振成像　在肿瘤微环境中，低 pH 和高谷胱甘肽（glutathione，GSH）浓度可将二氧化锰纳米粒子降解为锰离子，锰离子作为 T_1 加权的造影剂，能够实现增强的磁共振成像。如荧光标记的 MnO_2-Cy5 纳米探针在肿瘤细胞的荧光/磁共振双模成像中，肿瘤细胞中的高浓度谷胱甘肽使得二氧化锰降解为锰离子，同时释放 Cy5，使得被氧化锰猝灭的荧光得到恢复，同时产生的 Mn^{2+}可用作 MRI 的造影剂增强信号对比度。类似的研究如氧化锰-罗丹明（MnO_2-RhB）荧光/磁共振成像双模探针等。

（2）药物递送　二氧化锰纳米粒子毒性低、生物相容性好、比表面积大（氧化锰纳米片），可负载大量的治疗药物。如氧化锰纳米片负载刚果红，实现肿瘤细胞中药物控制释放。介孔氧化锰负载化疗药物多柔比星，在肿瘤部位高浓度谷胱甘肽的介导下，纳米药物快速分解从而释放多柔比星，并利用多柔比星荧光恢复以及 Mn^{2+}的造影功能，实现药物的荧光/MRI 可视化释放。氧化锰纳米粒子还可以装载光敏剂，如二氢卟吩用于肿瘤的光动力治疗。值得一提的是，释放的 Mn^{2+}可通过类芬顿反应促进肿瘤细胞内的过氧化氢产生氧气，从而逆转肿瘤的乏氧微环境，为光敏剂产生更多活性氧提供可能，并大幅提升光动力疗法效果。

三、二维金属碳化物或氮化物

二维金属碳化物或氮化物最早是在 2011 年由氢氟酸刻蚀前驱体 Ti_3AlC_2 得到片状纳米材料 Ti_3C_2，其结构类似石墨烯，故命名为 MXenes。其前驱体通式为 $M_{n+1}AX_n$，其中 M 即过渡金属，如 Ti、Nb 等，A 常为元素周期表中ⅢA 和ⅣA 族元素，如 Al、Sn 等，X 为 C 或者 N。MXenes 前驱体经过刻蚀和插层剥离处理得到片状纳米结构产物，用通式 $M_{n+1}X_nT_x$ 表示，其中 M 为过渡金属，X 为 C 或者 N，T 为表面官能团，如—OH、═O 等。

（一）MXenes 制备

MXenes 制备方法发展历程如图 4-7 所示。

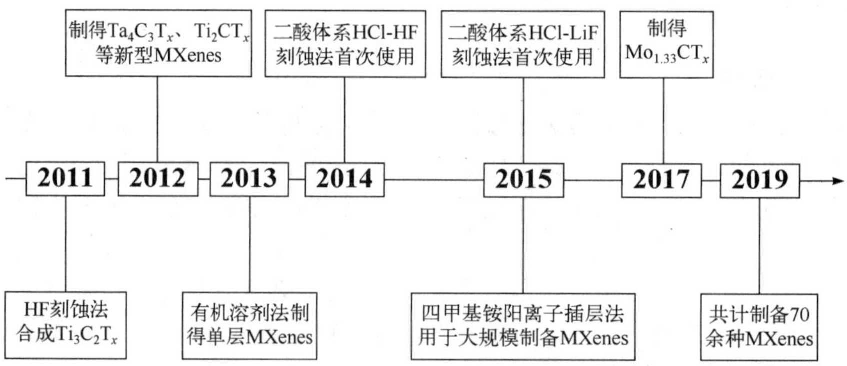

图 4-7 MXenes 制备方法发展历程

多层的 MXenes 主要通过选择性刻蚀 MXenes 前驱体制得，而单层 MXenes 则是通过对多层 MXenes 进行插层和剥离得到（图 4-8，见文末彩插）。

1. MXenes 的刻蚀

最常见的刻蚀溶液为氢氟酸（HF），或含有氢离子或氟离子的混合溶液。$Ti_3C_2T_x$ 作为第一个 MXenes 材料，即通过氢氟酸刻蚀得到。通过该方法，不同种类的 MXenes 如 Ti_2CT_x、Ti_3CNT_x、Nb_2CT_x 被制备出来。此外，另外一种二酸体系 HF-HCl 作为刻蚀剂被验证也具有优异的刻蚀效果。随后，另外一种可替代 HF 的二酸体系 HCl-LiF 被开发出来，其机理与 HF 类似，HCl 提供酸性环境，F 离子去掉 A 原子层（ⅢA 和ⅣA 族元素，如 Al、Sn 等）。该方法可以更方便更安全地获得多层 MXenes，是目前使用最多的 MXenes 合成方法。接着，其他氟化物盐（如 KF、NaF 和 NH_4F）与 HCl 一起使用，对 MXenes 进行剥离，均成功获得多层或单层的二维纳米片。然而，该体系的缺点也非常明显，就是刻蚀过程缓慢，需要较长的时间。为了提高刻蚀效率，含氟有机阴离子（如 BF_4^-和 PF_6^-）可在短时间内刻蚀 Ti_3AlC_2 制得 MXenes。与其他无 HF 刻蚀工艺相比，该方法更安全、制备过程更快。

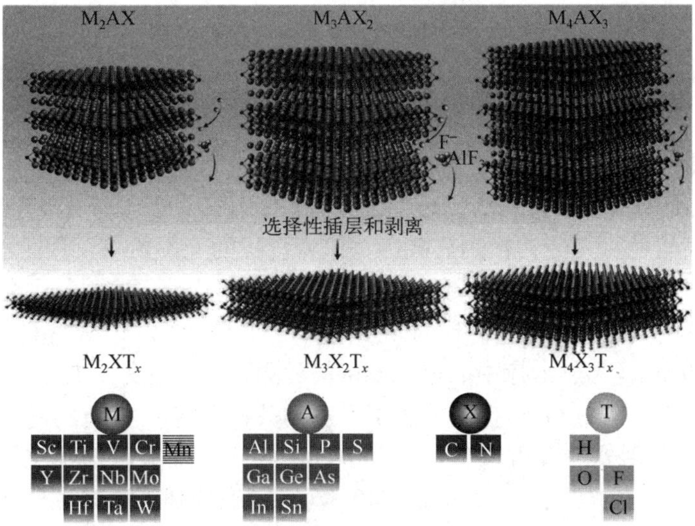

图 4-8　MXenes 制备示意图

引用自 MRS Bulletin, 2020, 45(10): 850-861.

2. MXenes 的插层和剥离

二维多层 MXenes 的插层和剥离是改善 MXenes 性能和制备中的必要步骤。由于堆叠的 MXenes 中各层之间的相互作用非常弱，因此通过插层和剥离的方法可以非常有效地得到单层或多层的 MXenes。插层的主要方法有阳离子插层、分子插层和物理插层等。

二维多层 MXenes 的阳离子插层可以通过电化学方法实现。早在 2012 年，Li^+即通过电化学方法成功插入到 MXenes 中，随后其他尺寸较大的阳离子如 Na^+、Mg^{2+}、K^+、Al^{3+}、Ba^{2+}、Ca^{2+}以及四甲基铵、四丁基铵均被验证，都能有效增加 MXenes 的层间距。目前，最普遍的阳离子插层方法是使用铵盐，如四丁基氢氧化铵。制备过程中只需将 MXenes 粉末与四丁基氢氧化铵混合就会引起 MXenes 的自发膨胀，这将减弱 MXenes 层间的相互作用力，然后只需轻轻摇晃即可获得有效的分层。除此之外，加入抗坏血酸作为氧化剂来保护 MXenes 在水热条件下不被氧化，可进一步提高四丁基氢氧化铵插层剂的扩散，从而促进连续分层，获得高达 74%的产率。

MXenes 的分子插层剂主要有异丙胺、尿素、水合肼、二甲基亚砜等。为了提高分子插层的效率，一般采用超声辅助增强的方法。随着超声时间和功率的增加，二维材料的横向尺寸会显著地减小。与超声辅助剥离的方法类似，微波辅助也能有效地在有机溶剂或离子溶剂中对堆叠的 MXenes 进行剥离。

MXenes 的物理插层则是利用高效的冻融辅助其分层。首先将 MXenes 缓慢冷却至–20℃，然后融化，利用水分子的膨胀克服层间的分子作用力，实现 MXenes 的有效分层。但该方法制得的单层 MXenes 表面不均匀，存在挤压产生的褶皱。利用液氮冷冻得到的产物则无褶皱，但分层效果不如–20℃冻融。

（二）MXenes 性质表征

MXenes 的形貌、粒径及片层厚度一般采用透射电镜或原子力显微镜进行观察；水溶液中的粒径采用动态光散射仪进行检测；MXenes 吸收光谱一般采用紫外-可见分光光度计进行检测。

（三）MXenes 在生物医学领域的应用

1. 作为治疗剂

MXenes 的二维结构及其特殊的物理化学特性，使得其对近红外光（700～1350 nm）有着较强的吸收，可高效地将光能转换为热能，并作为优异的光热治疗剂用于肿瘤光热治疗或光声造影成像。目前已有多种 MXenes 被报道用于肿瘤光热治疗研究，其中 Ti_3C_2、V_2C 等在近红外Ⅰ区（750～1000 nm）表现出优异的光热效应，Nb_2C、Mo_2C、$W_{1.33}C$ 等则在肿瘤近红外Ⅱ区（1000～1350 nm）光热治疗中取得了不俗的效果。除此之外，Ti_3C_2、Nb_2C 还可作为化学动力治疗的治疗剂，在 H_2O_2 存在的情况下引发类芬顿反应产生 ROS，从而杀死肿瘤细胞。

Ti_3C_2 体内肿瘤消融实验发现，在 808 nm 激光诱导下，小鼠肿瘤部位的温度在 10 min 内从 30℃升温至 58℃，其光热转换效率高达 40%，可彻底抑制肿瘤的生长。纳米 V_2C 也取得了类似的治疗效果，除此之外，V_2C 还可用于光声和磁共振成像，实现肿瘤部位的成像指导的光热治疗。Nb_2C 则经过聚乙烯吡咯烷酮修饰后，具有良好的生物相容性，经 1064 nm 激光照射，完全杀灭肿瘤组织。后续的研究则表明 Ti_3C_2、Nb_2C 在肿瘤微环境中能高效地催化过氧化氢产生氢氧自由基（·OH），即类芬顿反应，从而有效地杀死肿瘤细胞并清除。除此之外，Nb_2C 还可作为声动力治疗中的声敏剂，在超声波诱导下产生 ROS 消灭肿瘤细胞。

2. 同时作为药物载体的肿瘤复合治疗

二维片状结构的 MXenes 具有大的比表面积，是一种优异的药物载体，可装载化疗药物、光敏剂等。相比于单一治疗模式，以 MXenes 为载体的肿瘤复合治疗可有效地改善单模式治疗的缺点并大幅提高其治疗效果。如以 Ti_3C_2 为载体装载多柔比星用于肿瘤的光热/化疗协同治疗，其载药量高达 210%。在 V_2C 装载光敏剂叶绿素的研究中，叶绿素不仅在 670 nm 激光治疗下产生大量 ROS，还会增强 V_2C 的光吸收能力，其在 808 nm 激光照射下的光热转换效率高达 78%。MXenes 还可装载免疫佐剂用于肿瘤的光热/免疫协同治疗。苏州大学的刘庄教授课题组，利用 Nb_2C 负载免疫佐剂 R837 构建复合纳米药物，在 1064 nm 激光照射下，通过热消融促使乳腺癌 4T1 细胞凋亡或者坏死，该细胞会释放肿瘤相关抗原，和 R837 一起被树突状细胞呈递后激活免疫系统，从而引发免疫响应。体内外实验均证实，该纳米药物除了有效消除原发性肿瘤外，还可抑制远端肿瘤的生长，并抑制其复发。除此之外，还有多种 MXenes 作为载体装载多种抗肿瘤药物用于肿瘤复合治疗，参见表 4-2。

表 4-2　基于 MXenes 的药物递送系统的抗肿瘤应用

MXenes 种类	装载的药物	应用	参考文献
$Ti_3C_2T_x$	多柔比星	人鳞状细胞癌光热/化疗协同治疗	ACS Appl Mater Interfaces, 2023, 15(25): 29939-29947.
	OX40 抗体	人乳腺癌 MDA-MB-231 光热/免疫协同治疗	Nano Lett, 2022, 22(20): 8321-8330.
	铁多酚纳米粒子	小鼠乳腺癌 4T1 光热抗炎症治疗	Acta Biomater, 2023, 159: 312-323.
	Pt 纳米粒子	小鼠乳腺癌 4T1 光热/催化治疗	ACS Nano, 2022, 16(2): 3105-3118.
$Ta_4C_3T_x$	MnO_x 纳米粒子	小鼠乳腺癌 4T1 光热治疗	ACS Nano, 2017, 11(12): 12696-12712.
Nb_2CT_x	免疫佐剂 R837	小鼠乳腺癌 4T1 光热/免疫协同治疗	Nanoscale, 2021, 13(42): 17822-17836.

续表

MXenes 种类	装载的药物	应用	参考文献
Nb_2CT_x	Au 纳米粒子	小鼠乳腺癌 4T1 细胞、小鼠直肠癌 CT-26 光热治疗	Adv Sci, 2022, 9(7): e2105523.
	乳酸氧化酶	小鼠乳腺癌 4T1 化疗	Colloids Surf B Biointerfaces, 2023, 221: 113005.
Ti_2NT_x	多柔比星	人乳腺癌 MCF-7 光热/化疗协同治疗	Nanoscale, 2021, 13(44): 18546-18557.

思考题

1. 金纳米棒在肿瘤光热治疗过程中产热机制是什么？
2. 除了抗菌，银纳米材料还有哪些生物医学应用？
3. 氧化铁纳米粒子按形貌可分为几类？其制备方法分别是什么？
4. 除了作为磁共振造影剂和药物载体，锰纳米材料还有哪些生物医学应用？
5. MXenes 大规模制备的难点是什么？
6. MXenes 的生物安全性如何？

第二节　无机非金属载体

学习目标

1. 掌握　碳、硅、磷纳米材料的分类及其特点，以及常见制备方法和表征手段。
2. 熟悉　碳、硅、磷纳米材料在生物医学领域中的应用。

一、碳基纳米材料

碳纳米材料指由碳元素组成、纳米尺寸的天然或人工合成材料。包括富勒烯、碳点、石墨烯量子点、碳纳米管、石墨烯、介孔碳纳米球等。由于其具有 sp^2 或 sp^3 杂化轨道，碳纳米材料包含多种同素异形体，按结构可分为零维（富勒烯、碳点、石墨烯量子点）、一维（碳纳米管）、二维（石墨烯）和三维（介孔碳纳米球）碳纳米材料。碳纳米材料难溶于水，通常通过表面修饰改善其水溶性和生物相容性。经过修饰后的碳纳米材料具有比表面积大、光学性能优异、毒性低等优点，被广泛用作纳米药物载体和纳米治疗剂。

（一）碳点（零维）

碳点（carbon dots，CDs）于 2004 年在单壁碳纳米管纯化中被发现，是一种新型的零维碳纳米结构，粒径为 2～10 nm。碳点具有优异的光致发光性能、高稳定性、良好的水溶性和生物相容性，能被多种聚合物、多肽、蛋白修饰，经常被用于生物传感、体内药物递送以及标记示踪。有研究表明，碳点可负载抗肿瘤药物（如石蒜碱）或核酸药物（如 siRNA）用于抗肿瘤治疗，并取得了不俗的疗效。

1. 碳点制备

碳点的合成方法大致分为"自上而下"（top-down）和"自下而上"（bottom-up）两种策略。"自上而下"是将大尺寸的碳骨架材料通过电弧放电、激光烧蚀、超声合成等方法剥离成小尺寸的 CDs。该剥离过程是非选择性的，无法控制 CDs 的形貌和粒径。因此，近年来"自上而下"法在制备 CDs 时应用越来越少。而"自下而上"法则采用小尺寸的碳材料作为前体，常见的有柠檬酸、尿素、葡萄糖、乙二胺和聚乙烯亚胺等。常见的"自下而上"方法有超声法、水热/溶剂热法、微波合成法、模板辅助法等。CDs 合成方法的发展历程如图 4-9 所示。

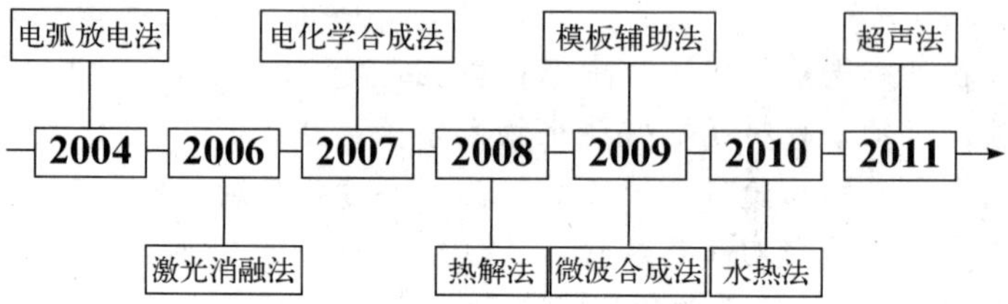

图 4-9　碳点制备方法发展历程

（1）超声法　即利用超声波在溶液中产生交替的低压和高压声波，导致液体局部压力发生变化产生真空小气泡，小气泡空化作用产生的能量使得碳材料聚合，最终形成 CDs。例如以葡萄糖为原料，加入一定量的氢氧化钠并混合超声 4 h，即可制得上转换发射峰位于 450～750 nm 范围内的 CDs。

（2）溶剂热和水热法　即将碳原料充分溶解在溶液中，然后装入反应釜，在一定的压力和温度下直接合成 CDs（图 4-10）。该方法的优点在于，原料来源广泛，小分子、聚合物、生物大分子、生物废弃物都可作为合成 CDs 的原料。此外，水热法合成的 CDs 对环境污染更小，产物具有优越的水溶性和生物相容性。

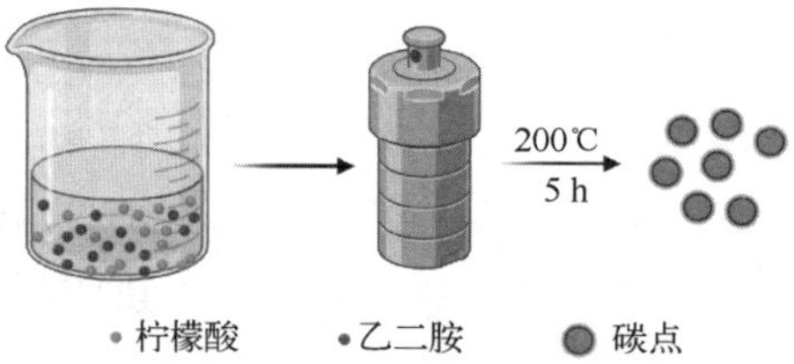

图 4-10　水热法制备碳点示意图

2. 碳点性质表征

碳点的形貌一般采用高分辨透射电镜进行观察；其水溶液中的粒径采用动态光散射仪进行检测；碳点荧光光谱采用荧光分光光度计进行检测。

3. 碳点在生物医学领域的应用

（1）荧光成像　CDs 具有优良的光稳定性、良好的生物相容性等显著优点，是用于生物荧光成像研究的理想材料（图 4-11，见文末彩插）。早期研究中，CDs 的发光主要集中在蓝光区域，蓝光本身波长较短，组织穿透能力较弱，一定程度上限制了其应用。随着对 CDs 发光特性的深入研究，多种方法已经被报道用于调控 CDs 的发光特性，例如异质元素掺杂、CDs 尺寸调控，以及表面功能化官能团等。

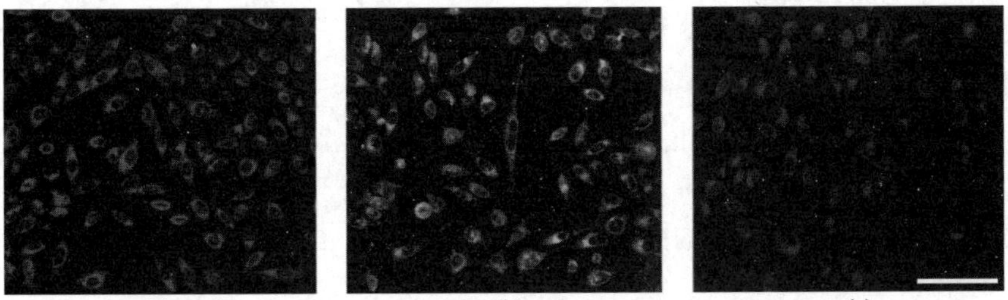

(a) (b) (c)

图 4-11 （a）绿色、（b）黄色和（c）红色荧光碳点标记 MCF-7 细胞（标尺：100 μm）
引用自 Angewandte Chemie International ed. in English, 2015, 54(18): 5360-5363.

异质元素掺杂是指在 CDs 制备过程中，加入含有异质原子的有机前驱物，使得合成后的 CDs 内部掺有 N、P、S 等异质原子，以调谐自身荧光发射波长或提升荧光量子产率。如通过水热法合成的 N 掺杂 CDs 会导致其表面能降低，从而促使发射峰红移至 680 nm，在体内活体成像中，具有更高的信噪比。S 掺杂则能够显著提高 CDs 的荧光量子产率，以谷胱甘肽为 N 源和 S 源，使用微波反应法合成的 N 和 S 掺杂的 CDs 的荧光量子产率高达 61.3%。

尺寸也是影响 CDs 荧光特性的一个重要因素。通过增加 CDs 的尺寸，可以调节其荧光性能。随着尺寸增加，CDs 的荧光发射峰逐渐红移。表面功能化官能团对 CDs 的荧光特性有着重要影响，主要是表面官能团修饰和氧化处理能够减小其带隙，进而导致其荧光发射峰红移。研究表明，经 PEG 表面钝化的碳点，其荧光量子产率提高了 14%。CDs 由于其优良的荧光性能，而被广泛地用于生物的荧光成像。

（2）药物递送 CDs 是由碳核和大量有机官能团的表面结构组成。其疏水的共轭结构易与其他的芳香性分子发生 π-π 堆积或疏水相互作用，其表面带电的有机官能团可以促使其和其他化合物发生静电吸附作用，或通过共价键与其他功能分子相连。因此，CDs 可以通过共价键或者非共价键相互作用与抗癌药物多柔比星结合，从而实现对抗癌药物的高效递送。如基于 CDs 构建的具备细胞核靶向能力的 CDs-DOX 纳米载药体系，可将化疗药物高效地递送至人肺腺癌 A549 细胞核中，与游离的 DOX 相比，CDs-DOX 可高效诱导肿瘤细胞凋亡，具有更强的抑制肿瘤生长能力。

此外，CDs 还可通过共价反应或者自组装的方式装载光敏剂 Ce6 用于肿瘤的光动力治疗。如 CDs-Ce6 纳米药物体系，在激光照射下，随着纳米药物浓度增加，胃癌细胞 MGC803 活力逐渐降低，体内实验也证实，静脉注射该药物，可有效抑制荷瘤小鼠肿瘤的生长。该药物由于粒径小，可通过肾脏排出体外，具有优异的生物安全性。

CDs 还可通过修饰阳离子高分子装载核酸药物 siRNA 用于肿瘤的基因治疗，或装载免疫佐剂（如卵清蛋白）用于肿瘤的免疫治疗。

（二）碳纳米管（一维）

碳纳米管（carbon nanotubes，CNTs）是圆柱状的一维碳纳米材料，分为单壁碳纳米管和多壁碳纳米管。碳纳米管具有高比表面积、小直径、空心结构，以及光热效应，广泛应用于药物递送以及光学辅助下的肿瘤治疗。碳纳米管的表面改性主要通过高分子聚合物包裹、羧基化或氨基化，从而增强其分散性。如壳聚糖修饰的单壁碳纳米管，装载抗癌药物紫杉醇，对人肺癌细胞 A549 表现出优异的抗瘤作用。而多壁碳纳米管，则可在管内负载抗肿瘤药物，通过封堵末端的开口，从而实现药物的缓释。

1. 碳纳米管制备

碳纳米管的制备主要是利用外部能量，使碳原子分解成原子或离子态，然后生长成一维的碳纳米管。碳纳米管最常用制备方法分别是电弧放电法、激光蒸发法和催化热分解法。不同的方法制备出的碳纳米管在结构性能方面存在着差异，也会影响碳纳米管性质和更进一步的应用。

（1）电弧放电法　将含有催化剂的石墨棒作为阳极，高纯度的石墨棒作为阴极，在含有惰性气体的低压电弧室内，通电后在电极之间产生连续电弧，温度达到 3000℃以上。在高温作用下，阳极上的石墨被蒸发，并在阴极的纯石墨上逐渐沉积，从而得到碳纳米管。该方法技术简单、效率高，可用于碳纳米管的大量制备。

（2）激光蒸发法　即利用高能量激光照射石墨靶材，使其离子化，并在气流的作用下，被激发出来的碳原子从高温区移至低温区，在催化剂的作用下形成碳纳米管。该方法产物纯度高，但其耗能多、成本较高。

（3）催化热分解法　指含有碳的气体通过催化剂表面时，在催化剂的作用下发生热分解反应，使得碳原子沉积在催化剂颗粒表面生长成为碳纳米管。该方法生产的碳纳米管产量高、成本低，可用于大批量的工业化生产。

2. 碳纳米管性质表征

碳纳米管的形貌、粒径、管壁厚度一般采用透射电镜进行观察；其水溶液中的粒径采用动态光散射仪进行检测。

3. 碳纳米管在生物医学领域的应用

（1）光声成像　碳纳米管在近红外光区有着较强的吸收，使得其成为理想的光声成像造影剂。研究表明，RGD 肽修饰的单壁碳纳米管（SWNTs-RGD），能特异性靶向到肿瘤血管内壁上的 $\alpha_v\beta_3$ 整合素受体，表现出较强的光声信号（图 4-12，见文末彩插）。

（2）光热治疗剂　碳纳米管在近红外区有着非常强的吸收，能高效地将光能转换成热能。研究表明，经 PEG 修饰的碳纳米管，不仅提高了其在水溶液中的分散性，也降低了其对细胞的生物毒性。在近红外激光照射下，可高效地消融肿瘤细胞，具有良好的抗肿瘤效果。

除此之外，碳纳米管由于其高度稳定性、高载药量以及穿透肿瘤细胞的能力，还是一种具有潜力的药物载体，如单壁碳纳米管对多柔比星的负载率高达 85.5%。

（三）石墨烯（二维）

石墨烯（graphene）是一种由 sp^2 杂化碳原子组成的六边形蜂巢状二维纳米材料。2004 年，英国物理学家 Andre Geim 和 Konstantin Novoselov 采用机械剥离法，成功制得由单层碳原子构成的碳纳米片，即石墨烯，并因此获得 2010 年诺贝尔物理学奖。石墨烯具备超高的比表面积，且氧化石墨烯（graphene oxide，GO）还具有大量含氧官能团，可通过共价键、氢键或 π-π 堆积的方式装载药物，用于药物的靶向递送。石墨烯负载的抗肿瘤药物有多柔比星、姜黄素（curcumin）、顺铂（cisplatin）、氟尿嘧啶（5-fluorouracil）等。

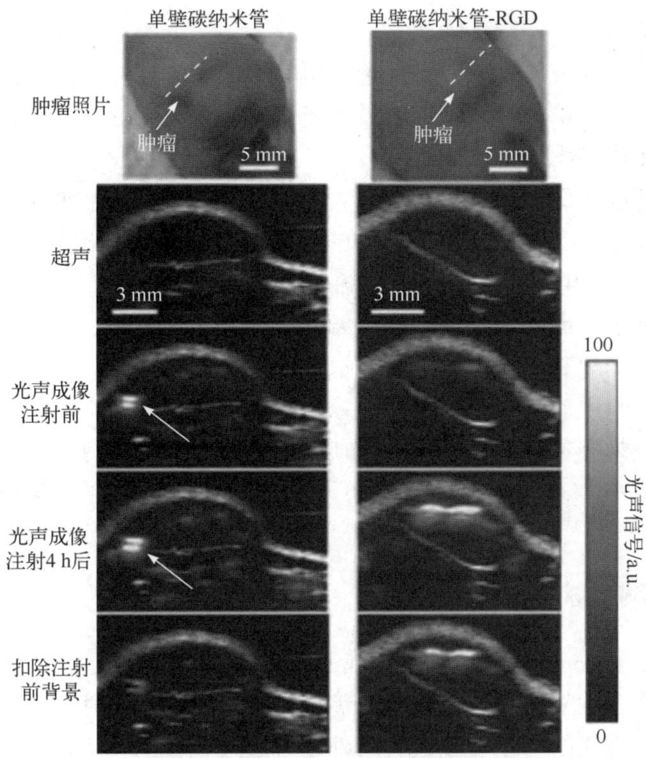

图 4-12　修饰 RGD 的单壁碳纳米管用于肿瘤光声成像

引用自 Nature Nanotechnology, 2008, 3(9): 557-562.

1. 石墨烯制备

①机械剥离法。即利用外力的方式，打破石墨片层之间的范德瓦耳斯力，从而对石墨块状体进行剥离获得石墨烯的方法。最初的石墨烯单层纳米片即利用胶带反复撕扯制得。该方法制得的石墨烯尺寸较大、结构完整，但产率较低，不适合大规模合成。

②化学剥离法。化学剥离法是通过将石墨氧化后再还原的方式制备石墨烯的一种方法。在氧化的过程中石墨片层会嫁接大量的含氧基团，这些含氧基团会破坏片层间的范德瓦耳斯力，并增大片层间的距离，从而实现石墨烯的剥离。氧化后的石墨烯，即氧化石墨烯在水中具有良好的分散性，不易聚集沉淀。GO 制备最经典的方法即 Hummers 法，即以石墨粉为原料，以浓 H_2SO_4 和 $KMnO_4$ 作为氧化剂，制备得到单层二维石墨烯纳米片。该方法成本低廉，可大规模制备，然而获得的 GO 样品往往含有大量缺陷。要想得到还原型的氧化石墨烯，后续还需将 GO 进行还原，常用的还原剂有水合肼、硼氢化钠等（图 4-13，见文末彩插）。

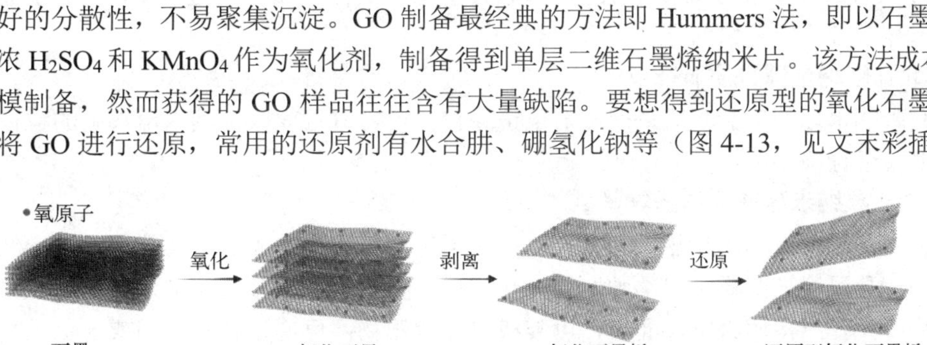

图 4-13　Hummers 法制备氧化石墨烯示意图

此外，石墨烯的制备方法还有化学气相沉淀法、化学合成法、外延生长法等。

2. 石墨烯性质表征

石墨烯的形貌、尺寸及厚度一般采用透射电镜或原子力显微镜进行观察；水溶液中的粒径采用动态光散射仪进行检测；石墨烯的吸收光谱采用紫外-可见分光光度计测定。

3. 石墨烯在生物医学领域的应用

单层氧化石墨烯或还原氧化石墨烯具有大的比表面积，是药物递送的优良材料，进一步的表面功能化修饰提高了其在生理缓冲液中的分散稳定性和生物相容性。药物可以通过 π-π 堆积、氢键、疏水相互作用负载到氧化石墨烯表面。由于肿瘤微环境的低 pH，细胞氧化还原环境，特定的生物分子，或外部物理刺激，如光、磁场、温度等，负载药物可以实现定向释放。靶向配体修饰的氧化石墨烯可以进一步提高其肿瘤归巢能力，在靶向肿瘤细胞的同时降低所负载药物对正常组织的毒性。

苏州大学的刘庄教授首先发现 PEG 修饰后的纳米氧化石墨烯具有良好的生理稳定性，通过 π-π 堆叠可以负载不溶于水的药物喜树碱，该纳米药物比游离的喜树碱具有更强的肿瘤细胞杀伤活性。

（四）介孔碳纳米球（三维）

介孔碳纳米球（mesoporous carbon nanospheres，MCNs）是孔径在 2～50 nm 的多孔三维碳纳米材料。其综合了碳材料和多孔材料的优势，具有生物相容性好、比表面积大等优势。更大的孔径，意味着更高的药物装载量。此外还可通过孔径的调节，对不同分子大小的药物进行装载。研究表明，MCNs 装载抗肿瘤药物多柔比星后，可通过对其外部环境（如 pH、热）的调节，响应性控制药物释放。

1. 介孔碳纳米球制备

（1）硬模板法　即先将硬模板浸入液相状态的碳前驱体中，然后两相之间发生聚合交联，随后将聚集体碳化处理，最终在酸性溶液或碱性溶液中刻蚀掉硬模板，从而获得多孔碳纳米球。常见的硬模板有沸石（具有亚纳米孔结构的铝硅酸盐材料）、介孔二氧化硅纳米球等。

（2）软模板法　软模板剂主要是有机分子或超分子，分子之间通过氢键、亲/疏水相互作用或静电作用，再与碳前驱体自组装形成聚集体结构。软模板剂的热解温度一般较低，在碳化或煅烧过程中即分解去除。常见的软模板引发剂有离子表面活性剂如 CTAB、嵌段共聚物如 Pluronic F-127 等。相较硬模板法，软模板法制备介孔碳纳米球的过程中，避免了酸碱试剂的使用，是一种相对环保的方法。

2. 介孔碳纳米球性质表征

介孔碳纳米球的形貌一般采用透射电镜或扫描电镜进行观察；其水溶液中的粒径采用动态光散射仪进行检测。

3. 介孔碳纳米球在生物医学领域的应用

碳材料是一种天然的光热剂，介孔碳纳米球也具备优异的光热转换能力，在近红外激光照射下快速升温，被广泛应用于肿瘤的光热治疗。除此之外，介孔碳纳米球作为药物载体有如下优势：介孔结构增大了表面积，可装载更多的药物；可通过疏水作用或 π-π 堆积装载疏水性药物，也可通过表面亲水化修饰后装载水溶性药物；介孔结构以及自身的光热转换性能为药物缓释提供条件。此外，介孔碳纳米球还具有较好的生物相容性、毒性低等优点。

研究表明，亲水化修饰的介孔碳纳米球对抗肿瘤药物多柔比星的载药量高达 59.7%。同时，在激光照射下，局部温度升高，介孔碳纳米球介孔扩大，药物分子与载体之间振动增加，药物与载体相互作用减弱从而被释放，其天然具备光响应性药物释放的性能。除此之外，介孔碳纳米球还可以负载荧光分子、核酸大分子等。

二、硅基纳米材料：介孔二氧化硅

介孔二氧化硅纳米球（mesoporous silicon nanospheres，MSNs）是一类孔径为2～50 nm的二氧化硅材料。根据其结构，MSNs可分为传统的MSNs（孔径<10 nm）、大孔径MSNs（孔径>10 nm）、核-壳（core-shell）结构MSNs、卵-壳（yolk-shell）结构MSNs、空心MSNs。

（一）介孔二氧化硅制备

二氧化硅微球的合成主要有Stober法，即溶胶-凝胶法。在水/乙醇的混合溶剂中，以氨水作为催化剂，正硅酸四乙酯水解缩合制得单分散的二氧化硅微球。在此基础上，以烷基季铵盐表面活性剂为模板，可制得孔径范围为2～10 nm可调的MSNs，即MCM-41型（传统型）。1998年，赵东元院士开创性使用两亲性嵌段共聚物Pluronic P123作为模板，制备得到孔径更大的MSNs，即SBA-15系列（图4-14）。该方法制得的MSNs介孔孔径为5～30 nm。在MSNs合成过程中，可通过调节反应条件，如孔道模板种类、原料配比、pH值、反应温度、时间等，获得不同形貌、不同孔道尺寸的MSNs。

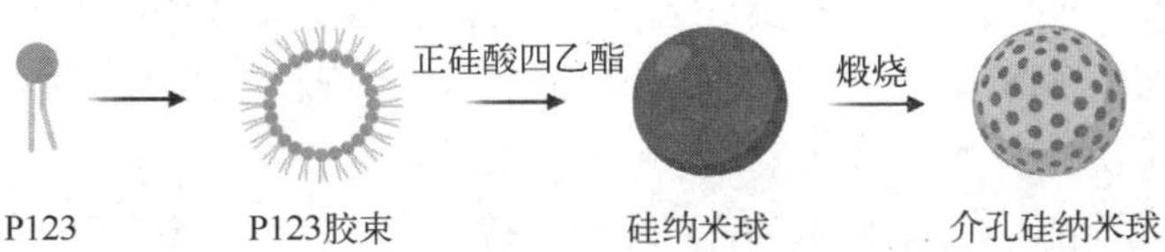

图4-14　以Pluronic P123为模板合成介孔二氧化硅纳米球示意图

核-壳结构MSNs合成一般采用硬模板法，即以无机纳米粒子如金、四氧化三铁纳米粒子或有一定刚性的聚合物为核心，接着与表面活性剂在反应体系中混合搅拌使其表面形成稳定的胶束，然后在其表面生长形成层状MSNs结构，最后通过回流洗涤去掉表面活性剂，制得核-壳结构MSNs。在此基础上，倘若通过酸碱刻蚀或者煅烧的方式去掉硬模板，则可制得卵-壳结构MSNs或空心MSNs。这种具有中央空腔结构的MSNs，其孔容积大幅上升，更适用于装载递送各型生物大分子（如蛋白质、核酸）。

（二）介孔二氧化硅性质表征

介孔二氧化硅纳米球的形貌一般采用透射电镜或扫描电镜进行观察；其水溶液中的粒径采用动态光散射仪进行检测。

（三）介孔二氧化硅在生物医学领域的应用

MSNs用于药物递送主要有如下优势：①形貌、尺寸可控，孔道结构可调，这种可调性有利于药物装载，可根据需递送药物的种类选择合适孔径的MSNs；②比表面积大（>700 m^2/g）、孔容高（>1 cm^3/g），可实现药物的大量负载；③热稳定性、生物相容性优异。

MSNs 用于药物递送研究时，影响其体内稳定性及循环时间的因素有：尺寸、形貌和表面修饰。研究表明，粒径为 50～100 nm 的 MSNs 是药物递送的最佳尺寸，在体内拥有最长的循环时间。不至于粒径太小（<10 nm）被肾脏快速清除，也不至于太大（>200 nm）滞留于网状内皮系统（reticuloendothelial system，RES）或聚集在毛细血管和肺泡中。形貌也是影响 MSNs 体内稳定和循环时间的重要因素。通常来说，球形的 MSNs 受血流的剪切应力破坏最小。短棒状（short-rod）的 MSNs 倾向在肝脏中滞留，而长棒状（long-rod）的 MSNs 则倾向在脾脏中滞留。MSNs 在体内循环时，会和血清白蛋白或脂类分子发生非特异性黏附形成蛋白冠（protein corona）从而被巨噬细胞清除，而蛋白冠的形成则和 MSNs 的表面修饰有关。亲水性高分子如 PEG 修饰，不仅可以提高 MSNs 的分散性，还可以调控 MSNs 蛋白冠的形成从而延长其体内循环时间。红细胞膜修饰同样可以减少 MSNs 被巨噬细胞识别吞噬，从而延长其体内半衰期，延缓其被肾清除。

MSNs 对肿瘤的靶向和滞留和其他纳米载体类似，分为被动式和主动式。被动式靶向主要依靠肿瘤血管系统的高通透性和滞留（enhanced permeability and retention，EPR）效应。主动靶向则是在 MSNs 表面修饰肿瘤特异性靶向分子，如蛋白质（转铁蛋白、表皮生长因子）、多肽、核酸适配体、多糖（靶向肿瘤表面糖类受体）或小分子（叶酸），从而提高其对肿瘤的靶向能力。

MSNs 的生物安全性。MSNs 的降解主要有水化（hydration）、水解（hydrolysis）和离子交换（ion exchange），形貌、粒径、孔径、表面修饰、所处的生理环境以及 MSNs 浓度都会影响该过程。有研究表明，小鼠尾静脉注射 MSNs 后会随着血液循环分布到全身，同时血液中的血红蛋白会吸附在 MSNs 表面，从而导致其主要滞留在网状内皮系统中（如肺、肝、脾），然后主要通过肾脏排出体外。粒径为 220 nm 的 MSNs 在注射 1 天后，肝、脾和肾均被检测到，注射 7 天后绝大部分则可从体内清除。此外，粒径更小（50～100 nm）的 MSNs 还可通过肝转运清除。总之，表面修饰、电荷、粒径以及颗粒形貌都会影响机体对 MSNs 的清除效率。

三、磷基纳米材料：黑磷

磷基纳米材料指以磷元素为基础的纳米材料。按其结构可分为黑磷纳米材料、红磷纳米材料。按形貌则有黑磷量子点、黑磷二维纳米片。黑磷纳米材料具有良好的生物相容性，以及优异的光学性能，作为光疗剂在激光照射下产生 ROS 并快速升温，在肿瘤治疗领域有着广泛的应用。

（一）黑磷纳米材料制备

1. 黑磷纳米粒子制备

（1）超声液相剥离法　深圳大学的张晗教授首次采用超声液相剥离法制得黑磷量子点（black phosphorus quantum dots，BPQDs）。制备步骤为：首先将黑磷块状晶体研磨成粉末，加入 *N*-甲基吡咯烷酮作为溶剂，在冰浴中超声 3 h，再通过离心分离得到 BPQDs 上清液。该方法制得的 BPQDs 尺寸分布较宽，产量较低。

（2）电化学剥离法　利用电极在黑磷微粒两端产生电位差，最终促使其分解成黑磷纳米粒子。电化学剥离法制得的产物粒径较大，不适用于制备小尺寸的 BPQDs。

（3）溶剂热法　首先将黑磷研磨成粉末，再加入含饱和氢氧化钠的 *N*-甲基吡咯烷酮中，然后在 140℃和 N_2 氛围中剧烈搅拌 6 h，最后通过离心获得分散性良好的 BPQDs。与机械剥离法相比，溶剂热法产率较高，可以大规模制备，并且可制得超小尺寸的 BPQDs。

2. 黑磷纳米片制备

（1）机械剥离法　块状黑磷是类似于石墨的片层结构材料，黑磷纳米片（black phosphorus nanosheets，BPNSs）最早通过类似从石墨中剥离石墨烯的机械剥离法制得。复旦大学的张远波教授首先通过透明胶带对黑磷晶体进行分离，然后转移至基板上并通过丙酮或异丙醇等将 BPNSs 从透明胶带上分离出来，对得到的 BPNSs 进行 180℃加热处理以去除溶剂，最终得到厚度约为 0.85 nm 的单层 BPNSs。机械剥离法得到的 BPNSs 具有更大的比表面积和不同于黑磷晶体的物理化学性质。机械剥离法虽然操作简单，不需要复杂的仪器设备，但是产率低，且具有尺寸和厚度不可控等不足之处，限制了 BPNSs 的大规模制备。

（2）液相剥离法　即在溶液中将块状材料进行剥离制得单层纳米片的过程。根据剥离的原理不同，又可以分为超声辅助剥离、剪切力辅助剥离、化学剥离、氧化分散和离子辅助插层等。常见的实验流程是将块状晶体材料浸入合适的溶剂中（如乙醇、二甲基亚砜），然后利用超声波对晶体材料进行剥离处理得到二维纳米片。目前，液相超声剥离法是制备 BPNSs 最常用的方法。

除此之外，BPNSs 制备方法还有等离子体刻蚀法、化学气相沉淀法等。

（二）黑磷纳米材料性质表征

黑磷量子点及黑磷纳米片的形貌、尺寸及厚度一般采用透射电镜或原子力显微镜进行观察，水溶液中的粒径采用动态光散射仪进行检测。

（三）黑磷纳米材料在生物医学领域的应用

1. 作为光疗剂

黑磷纳米粒子比表面积大、良好的生物可降解性和生物相容性使其在肿瘤光热和光动力治疗方面有着广泛的应用潜能。研究表明，PEG 修饰的黑磷纳米粒子在近红外光照射下，具有较高的光热转换性能，可高效地抑制肿瘤细胞活性。黑磷量子点也是一种优异的光热治疗剂，其光热转换效率可达 28.4%。然而，黑磷纳米材料在氧存在的水环境中容易降解，从而影响其生物医学应用，可通过高分子化合物（如聚乳酸-羟基乙酸或聚醚酰亚胺）的改性提高其稳定性。除此之外，在激光照射下，黑磷纳米粒子还可吸收光能并将细胞 O_2 转化为单线态氧，实现对肿瘤细胞的光动力治疗（图 4-15，见文末彩插）。

2. 药物递送

与大多数介孔材料和二维材料类似，典型的褶皱结构赋予了黑磷纳米片高比表面积的特点。通常经过液相剥离得到的黑磷纳米片经过表面修饰（如 PEG）后，其表面可以负载多种化疗药物、荧光分子或靶向分子，如负载化疗药物 DOX、肿瘤靶向分子叶酸（folic acid，FA）的黑磷纳米片（BP-FA/DOX）可高效地靶向到肿瘤部位，并可通过内吞作用进入肿瘤细胞，显著抑制肿瘤细胞增殖。

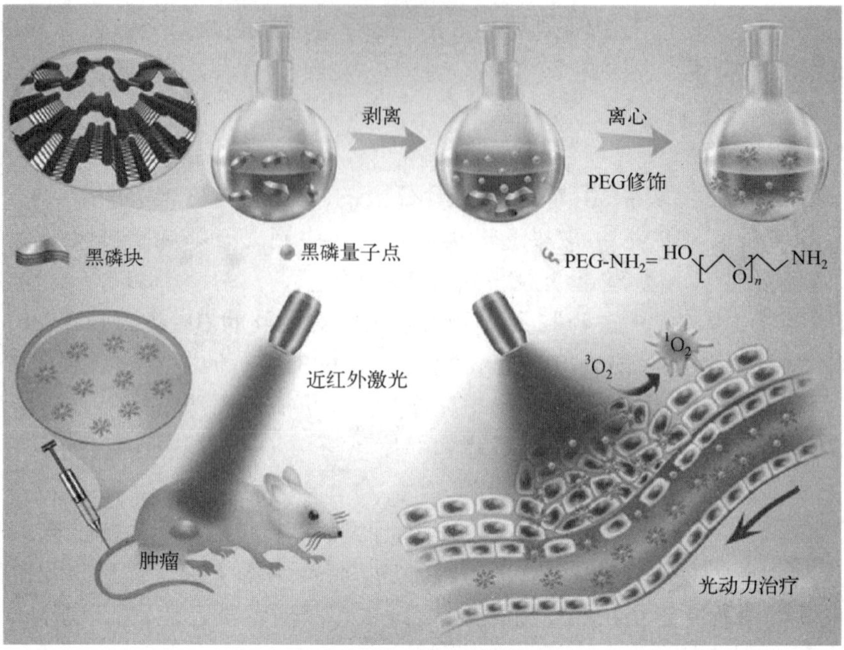

图 4-15 黑磷量子点用于肿瘤光动力治疗示意图

引用自 Small, 2018, 14(4): 1702815.

思考题

1. 元素掺杂调控 CDs 发光性能的机制是什么？
2. 除了本章文中提及，还有哪些碳材料？
3. 介孔二氧化硅制备过程中，如何调控其孔径大小？
4. 介孔二氧化硅装载药物的方式有哪些？有哪些生物医学应用？
5. 石墨烯与黑磷纳米片在理化性质上有何异同？
6. 黑磷纳米材料的生物安全性如何？

第三节 脂质纳米载体

学习目标

1. 掌握 固体脂质纳米粒、纳米结构脂质载体、脂质体、纳米乳、纳米混悬剂及脂质纳米管的优势和应用场景。

2. 熟悉 上述脂质纳米载体的表征手段和制备方法。

药物递送载体在增强现有药物（特别是水溶性较差的药物）的效能方面已引起越来越多

的学术关注。其中大部分的工作聚焦于开发纳米尺寸范围内的载体。在各种类型的纳米载体中，脂质纳米载体取得了卓越的应用效果。其具有较强的生物相容性和生物可降解性，并且对所递送的药物的物理化学性能没有严苛的要求，即使是亲水性的药物也可以被成功地包封在脂质囊泡的水性区室内。目前，常见的脂质纳米载体包括：固体脂质纳米粒、纳米结构脂质载体、脂质体、纳米乳、纳米混悬剂及脂质纳米管。

一、固体脂质纳米粒

在 20 世纪 90 年代早期，研究人员主要致力于在温室下以固体的脂质为基质的纳米粒的研究。该系统常用作基于固体惰性脂质为基质的药物剂型，它可以限制药物的流动性并增加药物的稳定性。这种巧妙的药物递送系统兼具聚合物纳米粒和微米乳化剂的优点，被称为固体脂质纳米粒（solid lipid nanoparticles，SLNs）。根据其定义，它们是亚微米级（10～1000 nm）的胶体颗粒（图 4-16），由具有生物相容性和生物可降解性的固体脂质组成，通过表面活性剂、聚合物或它们的混合物来保持稳定，可包封亲脂性和亲水性药物。

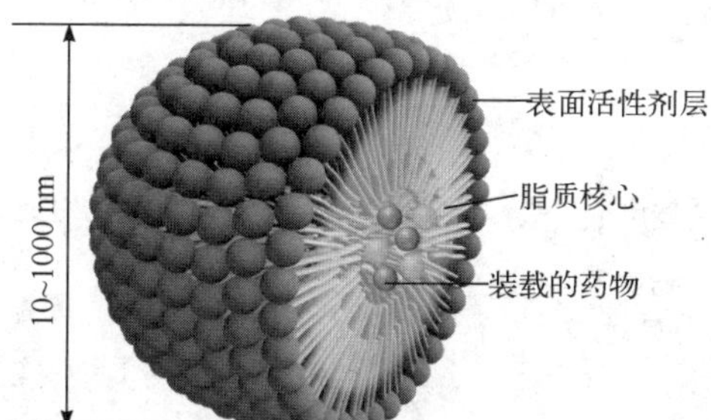

图 4-16　固体脂质纳米粒（SLNs）的典型结构

（一）优势

①无论是亲水还是亲脂的药物都可以最大化地嵌入 SLNs 的结构中，并且由于 SLNs 的结构单元具有较强的稳定性，所包封的药物的稳定性也会被增强，因而可以延长制剂储存期。

②SLNs 具有调节药物释放和药物靶向特定部位的独特潜力。

③此外，SLNs 在体内的耐受性较好，即不产生毒性和过敏反应。

（二）制备方法

在结构上，SLNs 由固体脂质、表面活性剂、辅助表面活性剂（如有需要）和药理活性物质（药物）组成。目前 SLNs 有着各种各样的制备技术，选择哪种制备技术，主要有如下的考量：①所加入药物的物理化学性质及稳定性；②脂质纳米粒分散体所需的颗粒特征及稳定性；③生产设备的可获得性。

1. 高压均质法

被认为是生产 SLNs 最可靠的技术。制备过程简单，所以可实现工业化。通过调整均质压力、时间、温度或熔融物黏度，可获得粒径不同的 SLNs，这也是该方法的一大优势。

该方法大致制备流程如下：首先将药物溶解在熔化的脂质中，再将含有表面活性剂的水与脂质混合后高速搅拌形成热初乳，然后在高压（100～2000 bar，1 bar=10^5 Pa）下使热初乳通过几微米的窄间隙 3～5 个循环。该方法可进一步分为热均质法和冷均质法。热均质法（hot homogenization）首先使用相应设备在高于脂质熔点的温度进行熔融载药脂质、乳化剂以及水的初乳，然后进行初乳的高压乳匀。冷均质法（cold homogenization）首先将药物溶解或分散在脂质熔融体中，然后快速冷却至固态，再进行研磨，随后分散于含有乳化剂的溶液中，最后将该初混悬液在室温下进行高压乳化（图 4-17）。

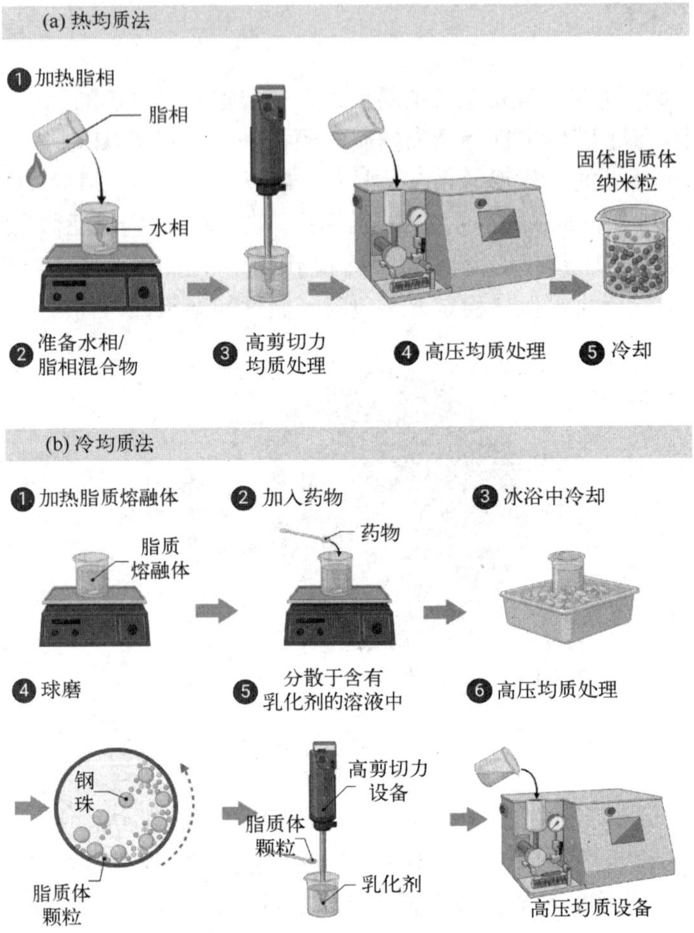

图 4-17　高压均质法制备 SLNs 的流程示意图

引用自 Pharmaceutical Development and Technology, 2022, 27(5): 525-544.

2. 均相体系沉淀法

该技术是将 SLNs 从均相溶液或胶体体系中沉淀出来，过程中不需要提供高能量，因此可以利用普通实验室设备进行制备。大致的制备过程为：将药物加入熔融的脂质基质中，在机械搅拌下将药物脂质与热的水相（包含有水、乳化剂和辅助表面活性剂）充分混合，形成透明均一的胶体系统，然后用冷水稀释，即可产生 SLNs 的沉淀。

3. 微波辅助微乳法

该方法是利用微波加热来制备 SLNs。将固体脂质、药物、水、表面活性剂及辅助表面活性剂等所有成分加入微波加热系统中，并设定高于固体脂质熔点的温度。持续的微波加热和搅拌促使热微乳形成。基于微波的微乳技术是所有成分在一个容器中加热一步完成的，因此又被称为"单容器”微乳制备法。然后，将所得的微乳分散在 2～4℃的冷水中，制得 SLNs。该方法易于控制反应参数，且制备所得的 SLNs 粒径在 200～500 nm 范围内，提高了药物载药能力，且高度稳定。

4. 乳化溶剂挥发法

制备过程如图 4-18 所示，先将固体脂质在水不溶性有机溶剂（如环己烷、氯仿、乙酸乙酯等）中溶解，然后再将药物溶解或分散在有机溶剂中。在剧烈的机械搅拌下将含有药物的有机相加入含有表面活性剂的水相中乳化。随后去除有机相，SLNs 便在水相中沉淀下来。该技术无须利用热能，因此适用于包封热敏性的药物。

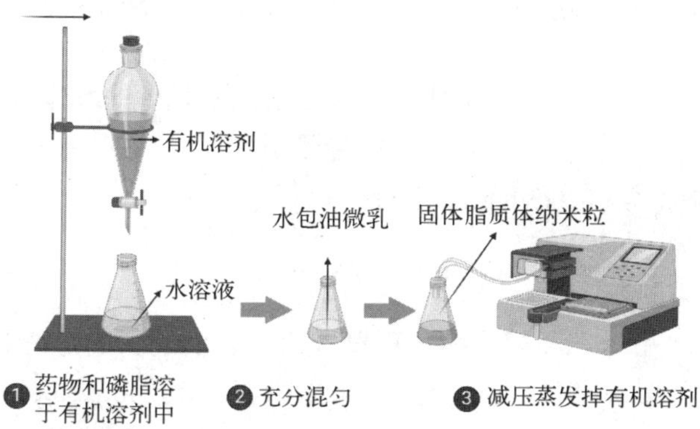

图 4-18　乳化溶剂挥发法制备 SLNs 的流程示意图
引用自 Pharmaceutical Development and Technology, 2022, 27(5): 525-544.

5. 溶剂置换/注入法

该方法优点在于可使用药用溶剂，制备快速而简便，不使用复杂的设备。大致流程为：首先将脂质溶解在与水混溶的有机溶剂（如异丙醇、丙酮、乙醇）中，然后在搅拌条件下将脂质溶液注入含有表面活性剂的水相中，在注入过程中，注入位置处即可产生脂质小液滴。

6. 高速剪切均质法/超声法

该方法制备得到的 SLNs 适用于口服药物递送。大致制备流程如下：将固体脂质加热至高于其熔点 5～10℃，然后通过剧烈搅拌将脂质熔融物分散在相同温度下表面活性剂水溶液中来获得乳剂。在控制温度条件下通过超声处理来减小乳剂的粒径。当温热乳剂冷却至低于脂质结晶的温度时，就获得了 SLNs。超速离心过程会产生浓缩的 SLNs。

7. 膜反应器法

在该方法中，会用到具有不同孔径的 Kerasep 陶瓷膜来分离膜表面切向循环的水相和脂质相，规格包括 0.1 μm、0.2 μm、0.4 μm。在加压容器中，脂质相被加热到其熔点以上，然后通过管子传送到模具并通过膜挤压，通过切向水流与膜孔分离而形成小液滴。冷却所得的水分散体系即制得 SLNs（图 4-19）。在该方法中，可通过调整不同的工艺参数得到不同粒径的 SLNs，以面向不同的应用。

（三）表征

1. 粒径分布

粒径分布是基于胶体分散体系的药物递送系统最重要的参数，决定了制剂的质量，故所有脂质纳米载体都应进行该项表征。微粒大小对于通过体循环将药物靶向递送至特定组织也

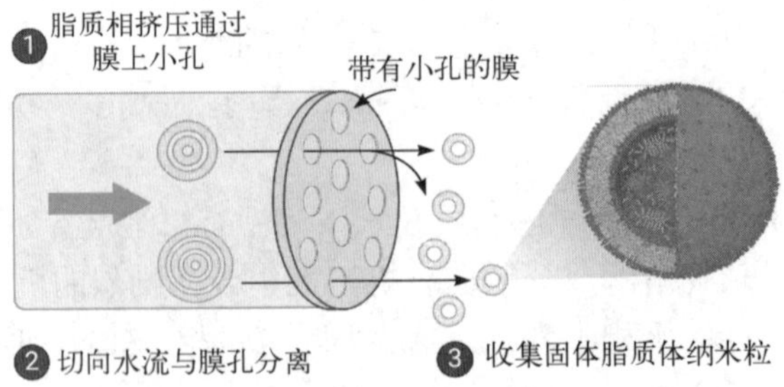

图 4-19 膜反应器法制备 SLNs 的流程示意图

引用自 Pharmaceutical Development and Technology, 2022, 27(5): 525-544.

是至关重要的。此外，相同大小的微粒分布也是脂质纳米载体的基本要求，这将有助于降低栓塞风险。可采用不同的技术分析微粒的粒径及其分布，这些技术包括激光衍射（laser diffraction，LD）、动态光散射（dynamic light scattering，DLS）、库尔特计数、扫描离子阻塞传感和场流分离。

2. 微粒形状和表面形态

SLNs 的最终体内“命运”和行为很大程度取决于它们的表面形态和形状。SLNs 制剂中的微粒并非总是球形或圆形。可以通过扫描电子显微镜（scanning electron microscope，SEM）和透射电子显微镜（transmission electron microscope，TEM）表征 SLNs 的形状和表面形态。此外，冷冻发射扫描电镜（cryogenic scanning electron microscope，Cryo-SEM）因其可以避免 SEM 和 TEM 在样品制备过程中带来的样品结构破坏，也被用于研究 SLNs 粒子的原始形态和形状。而原子力显微镜（atomic force microscope，AFM）可以获取分辨率更高的 3D 图像，且不需要复杂的程序、样品制备或装载处理。

3. Zeta 电位

当粒子处于分散状态时，粒子在其表面上具有电荷，该电荷值被称为 Zeta 电位。它是用于预测胶体分散体系在储存过程中稳定性的重要参数。当粒子的 Zeta 电位较高时，它们不容易聚集。当 SLNs 的 Zeta 电位为 20～40 mV 时稳定性较好。粒子所处的环境和组分决定了它们的 Zeta 电位，当在系统中使用表面活性剂用于稳定目的时，SLNs 的表面通常会产生负电荷。电泳光散射（electrophoretic light scattering，ELS）和电声测定是广泛用于测定 Zeta 电位的主要技术。ELS 因为具有更高的分辨率和更可靠的结果而优于其他技术。

4. 脂质的多晶型和结晶度

脂质在分散状态下的熔融结晶和多晶型转变行为的动力学与它们在非分散状态下的原料显著不同，这也是影响 SLNs 的药物释放速率和载药量的重要因素。热分析，如差热分析（differential thermal analysis，DTA）和差示扫描量热分析（differential scanning calorimetry，DSC）可用于解释固体分散体如固体溶液、简单低共熔物或药物和脂质相互作用及不同脂质的混合行为。脂质的不同多晶型可以通过 X 射线衍射（X-ray diffraction，XRD）来表征。傅里叶红外光谱（fourier transform infrared spectroscopy，FT-IR）和拉曼光谱（Raman spectrum，RS）被用于表征多晶型的转变。核磁共振氢谱（nuclear magnetic resonance hydrogen spectrum，NMR）分析也用于检测 SLNs 中对应脂质的脂肪酸部分的亚甲基的峰，峰宽的变化可反映脂肪酸链的流动性。

5. 功能性分析

SLNs 包封的药物在生产和加工过程中会受到物理化学应力的作用。这些作用对 SLNs 系统的功能性和完整性的研究，尤其是对肽和蛋白质等药物，是至关重要的。释放特性的研究不足以确保 SLNs 制剂在体内功能性的发挥，必须检测 SLNs 制剂是否有可能在给药部位和作用部位维持其有效性和活性。当 SLNs 制剂包封蛋白质和肽用于口服给药时，需要考察它们保护这些负载药物免于肠道酶降解和变性的能力。

（四）应用

1. 改善生物利用度

为实现药物的最大治疗效果，提高药物口服生物利用度一直是制剂科学家关注的焦点。当药物被包封在 SLNs 中时，许多水不溶性或难溶性药物的生物利用度可以得到改善和提高。

2. 控制药物释放

通常，在某些情况下药物从剂型中的快速释放并不一定有益，因为骤升的血药浓度可能会导致毒副作用。通过改变脂质基质的化学性质，可以调控药物的释放。比如，使制剂能够以恒定速率释放药物。一方面，设计 pH 或温度敏感的 SLNs 可控制药物释放；另一方面，利用各种聚合物或其他合适的材料对 SLNs 进行表面修饰来控制药物释放。因此它们可以在体循环中长时间循环并连续地在血液或生物体液中释放药物。

3. 靶向给药

SLNs 在被进一步修饰后，可以获得靶向给药的功能。例如，可以通过微乳法制备特异性配体（硫胺素）偶联的 SLNs。硫胺素配体含有一个二硬脂酰磷脂酰乙醇胺（distearoylphosphatidylethanolamin，DSPE）基团和一个聚乙二醇（polyethylene glycol，PEG）间隔基。采用原位大鼠脑灌注技术评价纳米粒的摄取，硫胺素配体修饰的 SLNs 可与血脑屏障（BBB）硫胺素转运蛋白结合，在作用部位蓄积，最终增加脑摄取量。通过施加外部磁场，含有磁性的 SLNs 可以定位在身体的某些区域中。

二、纳米结构脂质载体

SLNs 已被广泛研究和开发用于不同的给药途径（如皮肤、眼、肠胃等），但其具有不可预测的凝胶化倾向、多晶型转变和由固体脂质的晶体结构变化导致的药物包封率降低等缺点。除此之外，SLNs 的药物储存特性和释放特性也受固体脂质结晶度的影响。因此，为了改进 SLNs 所面临的药物包封率降低和储存不稳定性的问题，人们研究出了第二代脂质纳米粒，被称为纳米结构脂质载体（nanostructured lipid carriers，NLCs）。与 SLNs 相比，固体脂质被液体脂质（油）所取代，从而提供了足够的空间以容纳药物分子并增加储存稳定性（图 4-20）。

（一）优势

1. 增强载药能力

SLNs 制备期间，熔融脂质中药物的浓度保持高于最终 SLNs 制剂可包载的药物浓度。因此，熔融脂质中较高的药物浓度势必在冷却过程中会引起药物被排挤出晶格。但在 NLCs 中，纳米油脂部分存在于脂质的固体基质中，为增强药物溶解性提供了可能，从而增加载药量。

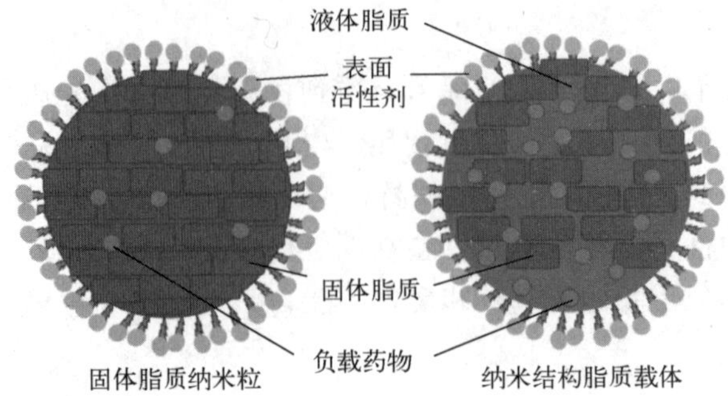

图 4-20　SLNs 与 NLCs 的结构对比

2. 调节药物释放行为

NLCs 具有双相释药特征，即初始时药物突释，随后以恒定速率持续释放。由于 NLCs 的药物释放受脂质基质组成的影响，因此通过改变固体脂质与液体脂质的相对含量，可以改善和调节其药物释放模式。

3. 长期药物稳定性

NLCs 的提出源于脂质结晶导致药物被挤出的现象，而用于 NLCs 的脂质是不会结晶的，从而实现储存过程中的长期药物稳定性。

（二）制备方法

用于生产 SLNs 的各种方法也可以用于生产 NLCs。这里将介绍一下最常用的 NLCs 的制备方法。

1. 高压均质法

高压均质法分为热均质法和冷均质法，与 SLNs 的制备过程相似（图 4-17）。热均质法在高于脂质熔点的温度下进行，分别制备油相和水相。油相由液体和固体脂质组成，而水相包含双蒸水和亲水性表面活性剂。将水相加入油相中并充分混合，然后通过高速剪切均质机进行均质。为了获得较小而均一粒径的粒子，使用水浴或探头超声仪对混合物进行超声处理。该方法的唯一缺点是不适用于易于降解的热敏性药物。在冷均质法中，先将熔融的脂质冷却，并将固体脂质研磨成脂质粒子，然后将微粒分散至冷表面活性剂溶液中，以形成预混液。在低于室温下对混悬液进行均质化处理，剪切力直接破坏脂质微粒。该方法避免了脂质的熔融，因此，使亲水性药物在水相的损失降至最低。但是这种方法因缺乏热处理故有时很难达到纳米尺寸范围内。

2. 超声法

在该方法中（图 4-21），通过使用高速搅拌器将熔融的脂质（固体脂质和液体脂质）分散在表面活性剂溶液中制备初乳，然后将获得的纳米乳液进行超声处理，并冷却至室温，即得 NLCs。

3. 溶剂扩散法

该方法是在温和条件下制备 NLCs 的方法，操作容易且不使用任何特殊设备。其过程与 SLNs 的制备流程类似。将油相（固体脂质和液体脂质的混合物）及药物在 50°C 条件下溶解于有机相中，然后在机械搅拌下将所得有机溶液快速分散到含有分散剂（即聚乙烯醇）的酸性水溶液中。当加入 0.1 mol/L 盐酸将水相的 pH 调节至 1.2 时，纳米粒子聚集。然后将分散

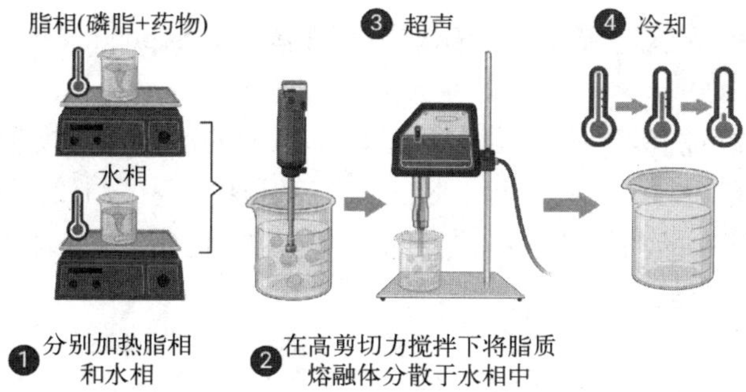

图 4-21　超声法制备 NLCs 的流程示意图

引用自 Pharmaceutical Development and Technology, 2022, 27(5): 525-544.

液高速离心，重悬于蒸馏水中。通过冷冻干燥获得制剂。然而，该方法的主要缺点是需要使用有机溶剂。

（三）表征

1. 纳米载体形态学

采用动态光散射（DLS）、电子显微镜和原子力显微镜（AFM）对纳米载体药物递送系统进行形态学表征。

2. Zeta 电位

当 NLCs 的表面带正电荷时，利于其进入血脑屏障（BBB），因为其可与 BBB 上的富含阴离子的细胞旁区域结合。测定 Zeta 电位有助于处方设计，以考察是否会形成表面带正电荷的纳米粒。有时，在储存期间需要粒子表面带负电荷来稳定纳米粒系统。

3. 差示扫描量热分析

差示扫描量热分析（differential scanning calorimetry analysis，DSC）研究有助于揭示药物-脂质相互作用、脂质状态及 NLCs 的熔化和重结晶行为。此外，DSC 还可以确定 NLCs 的结晶度和固体脂质基质中液相的存在程度。DSC 研究基于所用的不同的脂质具有彼此不同的熔点和焓。

4. X 射线衍射分析

广角 X 射线衍射和小角 X 射线衍射技术用于研究 NLCs 的晶体有序性、双层排列和多晶型。

5. 磁共振检测

通过核磁共振和电子顺磁共振（electron paramagnetic resonance，EPR）可进行 NLCs 内部动力学特征和液体结构域特征的研究。

6. 拉曼与红外光谱

拉曼与红外光谱是研究烃链构象有序度的良好工具，可以提供脂质链排列变化情况的信息。

7. 药物包封率

NLCs 的载药量会影响药物释放曲线。疏水性药物分子均匀地分布在脂质基质中或核心中或壳上，亲水性药物位于水相和界面相中。高载药能力取决于药物在脂相中的有效溶解度。溶解度应该高于所需浓度，因为当熔融脂质冷却时溶解度会降低。通过分离内相与外相来测定 NLCs 药物包封率。分离方法主要有超滤、超速离心、Sephadex 凝胶过滤和透析等。

8. 药物释放

NLCs 的药物释放可能呈现速释或缓释特性。NLCs 的药物释放模型取决于制备温度、表面活性剂组成和脂质基质与油的百分比。NLCs 外壳和粒子表面上的药物往往以速释的方式释放。但包封入粒子核心的药物往往以缓释的方式释放。通常采用透析法和 Franz 扩散池来考察 NLCs 的体外药物释放。

（四）应用

1. 增强药物的局部渗透

NLCs 近些年已经成功地进行了多种药物经皮给药的研究。它们的基本成分是生物相容性好和可生物降解的脂质，因此它们不会对皮肤产生有害影响。大多数使用的脂质被批准用于人体，并且是局部化妆品或药物制剂中的辅料。由于粒径小，NLCs 会产生封闭效应，即在皮肤上形成薄膜，从而增强药物通过皮肤角质层的渗透作用。此外，它们还表现出药物的持续释放的特性，因此，高浓度使用时，它们能够将药物的刺激作用降至最低。

2. 增强药物的口服利用度

口服药物递送系统是体内给药较佳且简便的方法。目前，研究者们在不断研究更新颖和更先进的技术以避免如药物溶解度差、吸收窗窄、代谢速度快、血浆药物浓度波动较大及食物效应变化等风险因素。NLCs 是有效递送较低生物利用度的水溶性较差的药物的载体之一。NLCs 具有高度分散性，当经肠脂肪酶酶解时具有较高的比表面积，因此，成为有前景的口服药物载体。

3. 器官靶向

NLCs 有着对脑和肺组织的靶向性能，这是显著优于其他药物递送系统的地方。脑靶向不仅可以增强药物的脑脊液浓度，还可以降低给药频率和副作用，但这可能是最具挑战性的给药途径，因为高于 98%的新化学实体无法穿越血脑屏障。NLCs 是递送没有对药物分子进行任何修饰的药物的主要策略之一，它们能被大脑快速摄取并且具有生物相容性和生物可降解性。通过肺靶向给药来治疗肺病的 NLCs 具有非侵入性，低毒性，通过直接到达肺上皮细胞从而增加局部药物浓度、降低给药次数，增强位点特异性等优点。这些优点主要是因为 NLCs 粒径较小、具有亲脂特性、生物黏附性，从而使其能在肺中停留较长时间。

4. 基因递送

将基因递送至所需位点的两种递送系统分别是病毒载体和非病毒载体。后者具有较低免疫原性和易于制备的优点。NLCs 可用作靶向递送 siRNA 和抗癌药物的多功能载体。有研究报道了高效地用于肿瘤靶向局部递送的 NLCs，通过吸入用于治疗肺癌的抗癌药物和 siRNA 混合物实现有效抑制肿瘤生长并避免对正常器官的副作用。

三、脂质体

脂质体最初被称为近晶型中间相，是单层或多层球形囊泡，主要由植物或动物的磷脂制备得到。它们由 A. D. Bangham 及其同事发现。当磷脂分散在水性介质中时，会自发形成封闭囊泡，具有同心脂双层膜和亲水性内核，其尺寸范围从 20 nm 到几微米。由于脂质体中脂质具有两亲性质，因此它们可以作为递送药物的候选载体。当遇到水环境时，两亲脂质首先分散，当超过一定浓度时，通过增加系统的熵而发生聚集。

（一）优势

①作为药物递送载体，由于脂质体具有低毒性和低免疫原性，其主要组成部分——磷脂具有优异的生物相容性和生物可降解性。

②脂质体容易与各种配体和功能分子进行修饰，可实现靶向递送药物和基因治疗相关分子。例如，聚乙二醇化可被用于形成“隐形”纳米粒，免于被单核吞噬细胞系统（MPS）快速摄取，使得纳米载体在血液循环中的时间增加。因为具备将药物递送到目标部位的显著特征，脂质体（以磷脂为主要组分）比其他系统受到更多的关注。

（二）制备方法

1. 脂质体的化学组成

脂质体由不同头部基团的磷脂分子和（或）脂质组成（图 4-22）。不同的组成要求不同的制备技术和生物药剂学参数。为了制备具有预期理化性能的脂质体，首先考虑磷脂的各种化学和物理参数，以确保达到预期的最佳脂质体制剂。①磷脂：具有疏水的尾部基团和亲水的头部基团。制备脂质体的磷脂为天然来源、半合成或全合成。二月桂基磷脂酰胆碱（dilauroylphosphatidylcholine，DLPC）、二硬脂酰磷脂酰胆碱（distearoylphosphatidylcholine，DSPC）、二油基磷脂酰胆碱（dioleylphosphatidylcholine，DOPC）等是脂质体制备中最广泛的磷脂。这些磷脂影响着脂质体制剂的生物分布、清除率、药物释放及透过性等特性。②甾醇：在自然界中为细胞膜的组成部分，使得细胞膜具有双层流动性、透过性和稳定性。许多甾醇附加剂被添加到脂质体结构中以增强囊泡的稳定性。胆固醇由于其具有可调节双层膜流动性的能力，是改善脂质体稳定性使用最广泛的分子之一。它还能通过空间排斥性和静电效应防止聚集从而稳定制剂。③其他附加剂：在所有其他附加剂中，PEG 发挥重要作用。它存在于脂质体表面，延长了脂质体在体循环中的循环时间，还保护药物免于代谢失活和降解，增加脂质体囊泡的细胞内摄取。

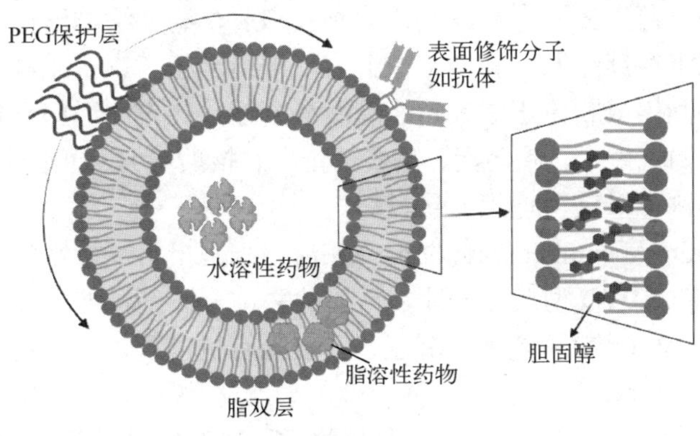

图 4-22　脂质体的典型结构

2. 制备技术

脂质体制备的关键是采用温和手段使磷脂膜形成均匀的脂质体，达到需要的大小和形成合适的结构，并保证被包封的药物具有良好的活性和较高的包封率，且不易从脂质体中渗漏出来。

在制备脂溶性药物脂质体时，通常将药物分散于有机相，具体方法有薄膜法、注入法、前体脂质体法、超声分散法等。而在制备水溶性药物脂质体时，常将药物分散于水相，这就要求药物有比较好的稳定性，主要方法包括逆相蒸发法、复乳法、熔融法、冻融法、冷冻干燥法、表面活性剂处理法、钙融合法、离心法等。下面分别介绍目前常用的方法。

（1）薄膜法（thin film vesicles，TFV） 又称干膜分散法，是最早提出的方法，该方法（图 4-23）将类脂和脂溶性药物混合后溶于有机溶剂中，然后通入氮气或减压除去有机溶剂，使脂质在容器底壁上形成薄膜，然后加入含水溶性药物的缓冲液使脂质膜水化，吸水膨胀，弯曲封闭成脂质体。根据分散方式不同，薄膜法又可以分为：薄膜-超声法、薄膜-搅拌法、薄膜-旋转蒸发法、薄膜-挤压法、薄膜-喷雾干燥法。

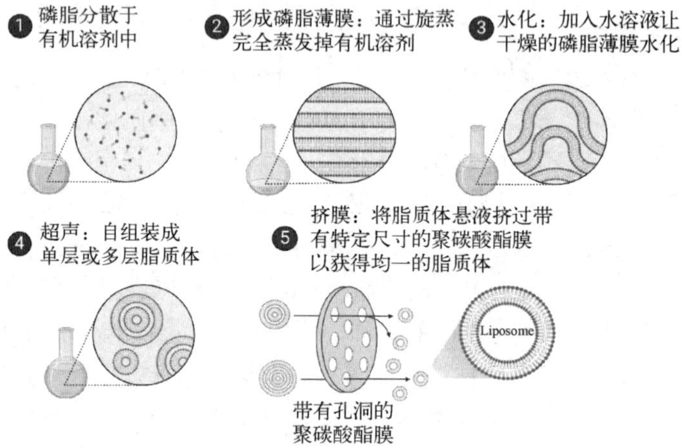

图 4-23 薄膜法制备脂质体的主要步骤示意图

（2）逆相蒸发法（reverse-phase evaporation vesicles，REV） 是指将磷脂等膜材溶于有机溶剂（如氯仿、乙醚）中，加入待包封药物的水溶液，进行短时超声，直至形成稳定的水包油型乳剂。然后减压蒸发去除有机溶剂，达到胶态后，滴加缓冲液，旋转促进器壁上的凝胶脱落，然后在减压下继续蒸发，制得水性溶液。再结合超声、挤压滤过等方法使脂质粒径均一，未包封的药物利用凝胶色谱法或超速离心法去除。此方法适用于包封水溶性药物、大分子生物活性物质（如抗生素、胰岛素、免疫球蛋白、核酸等）。通过调节脂质、有机溶剂和含药缓冲液三者的比例可以获得理想的包封率。

（3）复乳法（multiple emulsion method，MEM） 是指将少量水相与大量的磷脂油相进行乳化（第 1 次），形成 W/O 型反相胶团，减压除去部分溶剂，然后加大量的水相再次进行乳化（第 2 次），形成 W/O/W 型复乳，减压蒸发去除有机溶剂，即可得到脂质体。该方法对药物的包封率为 20%～80%。

（4）注入法（solvent injection，SI） 是指将类脂质和脂溶性药物溶于有机溶剂（油相）中，然后把油相匀速注射到恒温在有机溶剂沸点以上的水相（含水溶性药物）中，搅拌挥干有机溶剂，超声后得到脂质体。

（5）熔融法 将磷脂和表面活性剂加少量水相溶解，胆固醇熔融后与之混合，然后滴入 65℃左右的水相溶液中制备得到脂质体。该方法不使用有机溶剂，比较适合工业化生产。

（6）表面活性剂处理法（detergent removal） 又称去污剂分散法，利用表面活性剂与磷脂分子相连，可掩蔽磷脂分子中的疏水部分，磷脂通过表面活性剂介导与水相密切接触形成混合胶团。混合胶团通过离心法、凝胶过滤法、稀释法、透析法等方法去除表面活性剂后可自发形成中等大小的单层脂质体。

（7）冷冻干燥法 包括常规冷冻干燥法（freeze-drying method）、重建冷冻干燥法（dried-reconstituted vesicles，DRV）和冻结融解法（freeze-thawing sonication，FTS）三种。其中常规冷冻干燥法是利用高速匀化等手段将脂质高度分散于水溶液或磷酸盐缓冲液中，加入支持剂进行冷冻干燥形成冻干成品后，再分散到含药的水性介质中，形成脂质体。此法适用于对热不稳定的药物。DRV是先制备空白脂质膜或小单层脂质体，加入将被包封的水溶性药物、磷酸盐缓冲液和冻干支持剂，超声或振荡使其重新水化、融合，获得较高包封率的脂质体，然后一起冻干储存。FTS是先采用超声法制备小单层脂质体，快速冷冻，冰晶的形成，使脂质体膜破裂，冰晶片层与破碎的脂膜共存，然后缓慢融化，暴露出的脂膜互相融合重新形成脂质体。图4-24为冷冻干燥法制备脂质体示意图，样品装入容器（在烧瓶/小瓶中）后，系统在常压下进行初始冷冻，其特征是形成冰晶（A），然后在真空下进行初级干燥，冰晶升华（B）。真空下的二次干燥有利于未冻水的解吸（C）。最后，样品（小瓶中的产品）在部分真空下进行回填过程，然后将干燥后的产品从冷冻干燥机中取出。

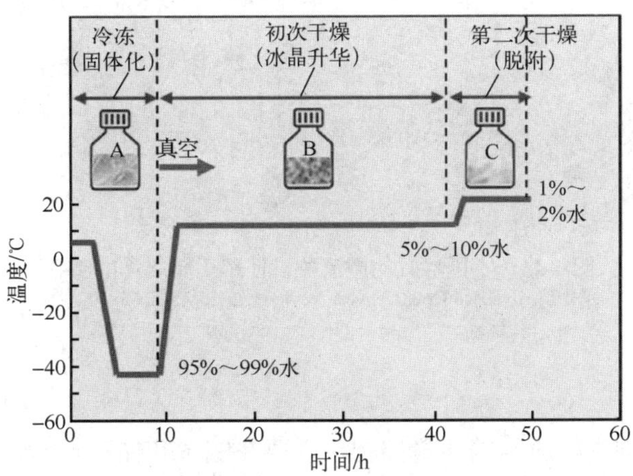

图4-24 冷冻干燥法制备脂质体的示意图

引用自Pharmaceutics, 2022, 14(3): 543.

（8）脂质体前体制法 又称载体沉淀法，是将极细的水溶性支持剂（氯化钠、甘露醇、山梨醇等）微粉或药粉分散于脂质体膜材的有机溶剂中，采用改进的旋转蒸发器（将一热电偶安置于烧瓶内壁就能有效地控制干燥温度），在减压和搅拌的条件下回收有机溶剂，将脂质体吸附于水溶性载体上，即得粉末状态的脂质体前体。脂质体前体在与水接触时，脂质溶胀而载体迅速溶解，在水相中形成脂质体。

（9）钙融合法（calcium induced fusion，CIF） 该方法仅适用于磷脂酸、磷脂酸甘油、磷脂酰丝氨酸等酸性磷脂，在这些酸性磷脂所构成的单层脂质体中加入钙离子，使之相互融合，然后加入乙二胺四乙酸（EDTA）去除钙离子，即可产生脂质体。该方法形成的脂质体直径一般为200～1000 nm。由于该方法制备条件温和，因此可用于DNA、RNA和酶等生物大分子的封装。

综上所述，脂质体的制备方法有很多，目前常用的制备方法比较见表 4-3。

表 4-3　脂质体制备方法比较

制备方法名称	粒径/nm	包封率/%	包封容积/（L/mol）
薄膜-超声法	20～50	0.1～1	0.2～1.5
薄膜-挤压法	30～50	—	—
乙醇注入法	30～110	低	0.5
乙醚注入法	100～400	—	14±6
钙融合法	200～1000	10～15	7
复乳法	2000～10000	20～90	—
逆相蒸发法	200～1000	30～60	20

此外，近年来也有许多微流控设计被用于脂质体的制备与大规模生产中，包括环形混合器、交错人字形混合器、T 形混合器和流体动力流动聚焦混合器（图 4-25）。

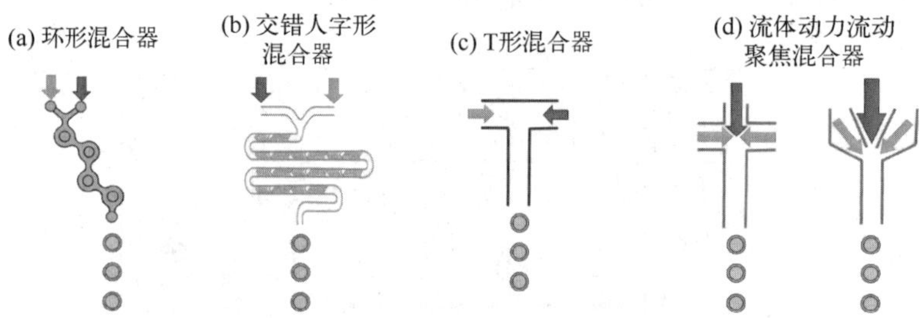

图 4-25　不同样式的微流控设计用于脂质体的制备
引用自 Advanced Drug Delivery Reviews, 2020, 154-155: 102-122.

（三）表征

为了对脂质体制剂进行适当的质量控制，需要在制备和储存后对其进行充分的表征。下面给出了这些参数的表征方法。

1. 脂双层测定

该表征为测量包围脂质体囊泡的内部水性核心的磷脂双层的数量，这一参数会影响包封率及药物释放动力学。此外，当脂质体被细胞摄取时，其在细胞内的"命运"也受其层数的影响。直接使用显微镜（如电子显微镜）观察是首选方法，因为它提供了关于脂质体的脂质层数目及其大小的准确信息。核磁共振也可用于测定脂质体的层数，它是利用监测外部单层磷脂磷信号强度与总信号进行比较的原理。

2. 脂质体粒径大小和粒径分布

脂质体的平均直径及其分布是脂质体制剂的关键参数。采用不同的方法可考察脂质体的平均大小和粒径分布。这些方法包括静态或动态光散射、粒径尺寸排阻色谱和场流分离技术。为了得到更可靠的结果，还可使用包括透射电子显微镜、冰冻蚀刻透射电镜、负染色、冷冻电子显微镜和原子力显微镜等方法。其中，原子力显微镜可在不损伤样品的前提下，实现脂质体可视化，同时提供有关形态、大小及脂质体储存期间可能发生聚集过程的信息。

3. 转变温度

磷脂具有在低于其熔点的温度下经历热致转变的独特特征。脂质体囊泡的特性如聚集行为、蛋白质结合模式和融合与渗透性由磷脂的转变温度决定。一般来说，具有较高转变温度的脂质体的释药速度更慢。差示扫描量热分析被广泛用来测定磷脂的转变温度。

4. 表面电荷

脂质体可以是中性的、带正电的或带负电的。表面电荷是一个重要参数，因为它决定了脂质体的包封率和稳定性。当脂质体和带电药物之间存在静电吸引力时，药物包封率增大。脂质体表面的电荷密度和各种离子与脂质体的结合亲和力可通过测量 Zeta 电位来确定。

5. 脂双层流动性

这项表征旨在考察磷脂分子链在双层中的动力学行为和有序性。脂质体的药物释放行为由脂双层的数量、流动性和渗透性决定。关于脂双层流动性的研究可以使用多种技术手段，包括核磁共振、去极化荧光技术等。

6. 包封率

根据药物的极性和溶解度，药物可以通过多种方式与脂质体相互作用。药物或生物活性物质可以包封在脂双层中（插入极性头部基团，吸附在膜表面上，通过疏水尾部锚定）或包封在内部水性核心中。在确定包封率之前，需要从脂质体制剂中除去游离药物。可以通过柱色谱、超速离心、超滤和平衡透析除去游离药物。通过高效液相色谱法、荧光分光光度法和紫外分光光度法等分析技术对脂质体中包封的药物进行定量测定。

7. 体外药物释放

可以使用透析法进行体外药物释放表征。透析袋不应发生药物吸附，并且可以自由渗透活性成分。将适量的脂质体分散液置于透析袋中，密封并置入含有释放介质的容器中。在持续磁力搅拌下将整个系统保持在 37℃。在不同的时间间隔取样品，并通过高效液相色谱、分光光度计或其他简便的方法测定药物浓度。

（四）应用

1. 保护药物

脂质体保护被包封的药物在循环中免于被酶促降解。当脂质体进入细胞时，包封的药物通过膜扩散或溶酶体降解脂膜而释放。

2. 增强药物药效与安全性

在抗生素的使用领域，基于酶促作用的抗生素降解是阻碍抗生素使用的一个重要因素。头孢菌素和青霉素对 β-内酰胺酶高度敏感，能够被其完全失活。脂质体包封抗生素是避免这种降解的关键方法。同时，脂质体递送抗生素增加了药物的细胞摄取量，降低了它们所需的临床使用最低剂量，降低了药物带来的毒性。

3. 靶向给药

普通的脂质体无法实现针对药物作用位点的特异性递送，但是科学家已经在指定位点设计有特定释放和靶向机制的脂质体药物递送系统。针对脂质体的修饰策略被总结在图 4-26 中。修饰载体可含有活性成分，如药物、小分子、蛋白质和/或靶向部分，如抗体、多肽、适配体等，通过不同的连接剂、非共价键或共价键偶联在载体表面。

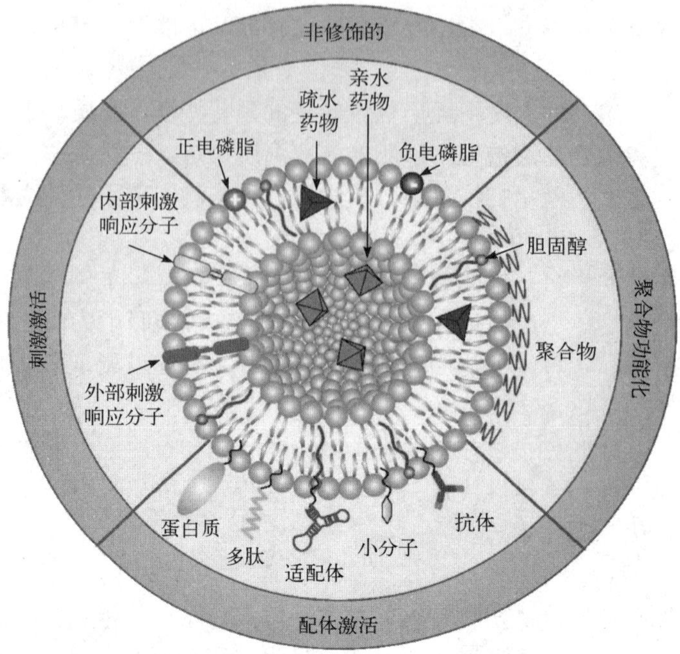

图 4-26　脂质体的表面修饰策略及其分类

引用自 Pharmaceutics, 2022, 14: 2195.

4. 刺激响应性脂质体

当某些外部或内部信号发生时，刺激响应性脂质体在特定位点释放其负载的内容物（图 4-27，见文末彩插）。到目前为止，已有各种刺激响应性脂质体的研究报道。在没有外部刺激时，脂质体膜稳定，刺激响应性脂质体将保护其负载药物，避免其降解。而在特定区域中受到特定刺激时，脂质体将以爆炸式释放药物。这种刺激包括组织特异性酶、生理 pH 的改变、电解质浓度或生理温度的改变等。这种体系最突出的优点是它们能够减少负载药物对正常组织的副作用，因为它们的大部分药物都累积在目标区域。

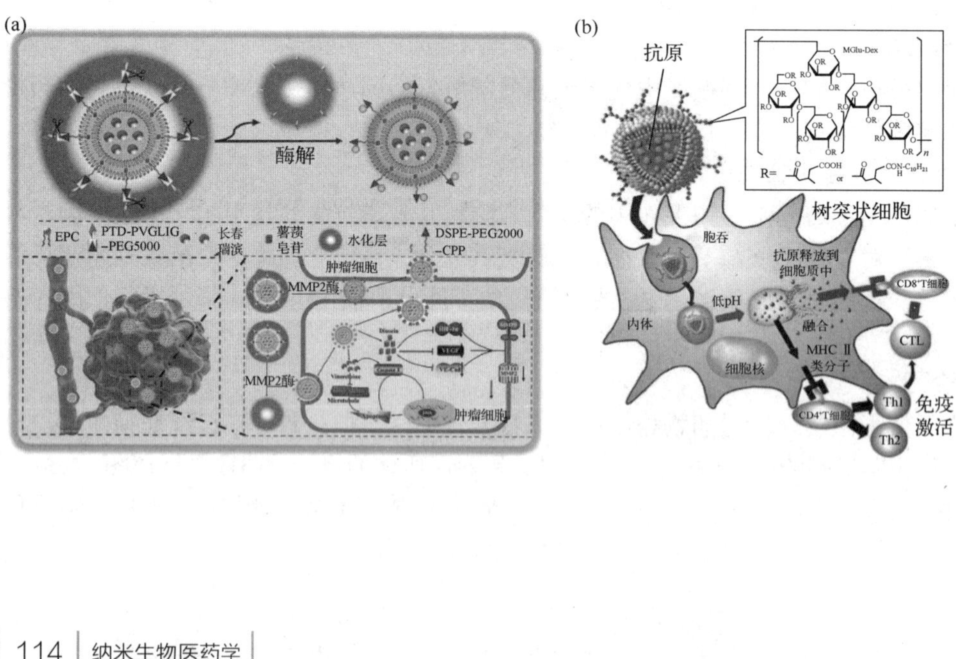

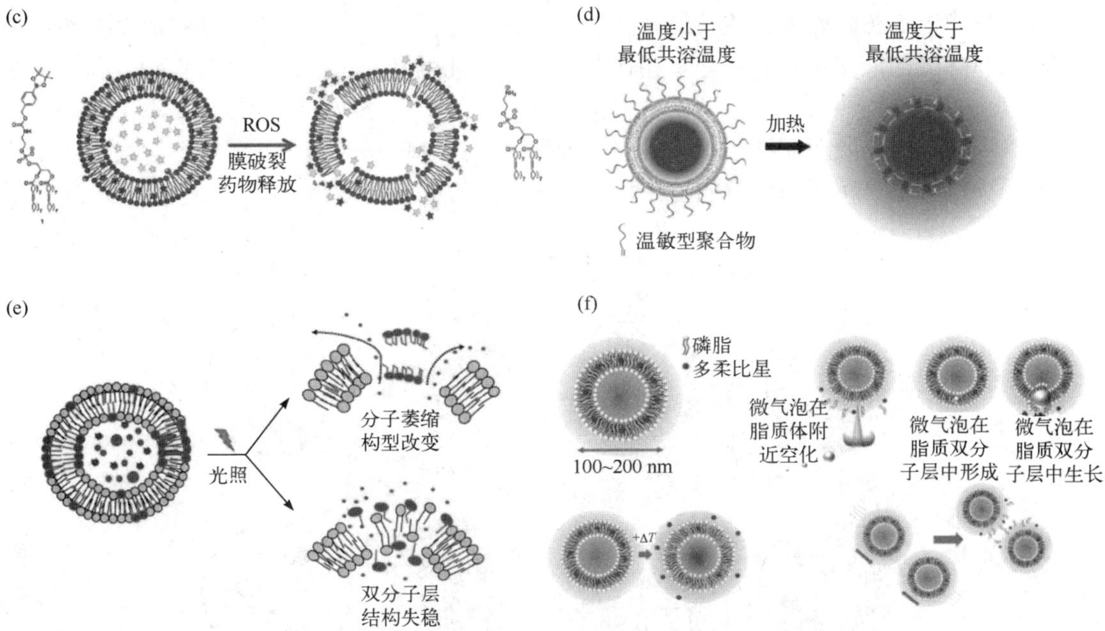

图 4-27　各种刺激响应性脂质体的演示图

（a）用于酶促药物递送的脂质体；（b）用于 pH 触发的药物递送的脂质体；（c）活性氧（ROS）响应性脂质体；（d）热敏脂质体的药物释放；（e）光触发药物递送脂质体；（f）用于超声触发给药的脂质体
该图描述了几种超声介导的药物释放机制，包括超声诱导的空化、聚焦超声和声流
引用自 International Journal of Molecular Science, 2023, 24(3): 2643.

5. 脂质体的主动靶向

主动靶向又可以被称为生物免疫靶向。对脂质体的组成或其表面进行修饰可使得脂质体主动聚集于靶区，进而使药物在靶区释放。为提高脂质体的靶向性，人们尝试了将大量的识别分子（即配体）修饰到脂质体上，包括抗体、叶酸、转铁蛋白、多肽等。配体的特异性使其专一地与细胞表面的互补分子相互作用。这些主动靶向策略一般面向于肿瘤的治疗。图 4-26 为一些常见的脂质体修饰策略。表 4-4 为一些常见的修饰到脂质体上的靶向细胞的配体。

表 4–4　细胞识别的配体

靶向细胞	细胞识别的配体
肝细胞	半乳糖、岩藻糖、葡萄糖
纤维细胞	甘露糖-6-磷酸酯
肺/心细胞	半乳糖
白细胞	6-氨基-甘露糖
单核巨噬细胞	*N*-乙酰葡糖胺

四、纳米乳

纳米乳（nanoemulsion）是指两种互不相溶的液体如水和油，通过表面活性剂分子界面膜形成热力学稳定、各向同性、透明的分散体系。它们是新型的给药系统，其中油以平均直径为 100～500 nm 的液滴形式乳化在水相体系中。纳米乳可以分为油包水型（W/O）和水包油型（O/W）（图 4-28）。在油包水型乳液中，水以液滴的形式分散在连续的油相里，而在水包油型乳液中则是油分散在连续的水相中。纳米乳由于具有较好的相溶性，可溶解大量亲脂性药物及保护药物避免酶解和水解的特点，已经成为理想的给药载体。

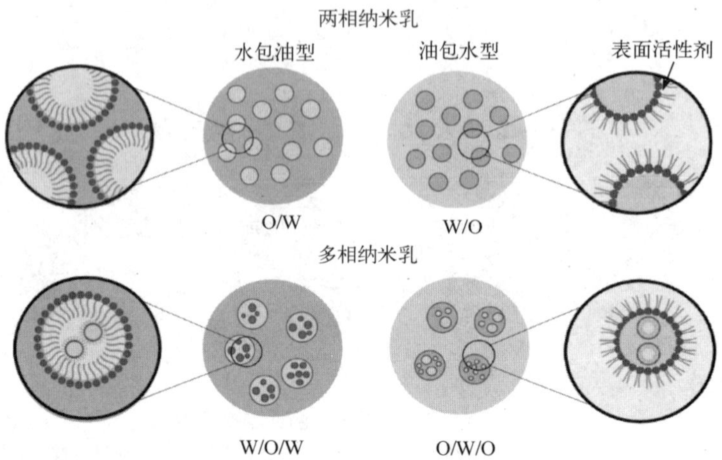

图 4-28　纳米乳结构示意图

包括两相体系（O/W 或 W/O），其中适当体积的内部油相分布在散装水溶液中，反之亦然。多相体系（W/O/W 或 O/W/O）在单一体系内，内部水相分散在油相中，然后油相分散在整体水相中，反之亦然

（一）优势

①纳米乳是由已经批准用于人体的表面活性剂制备的，而且它们需要的表面活性剂的浓度很低（水包油型纳米乳的处方中，5%～10%浓度的表面活性剂足以形成稳定的制剂）。

②纳米乳在制备如液体制剂、泡沫制剂和乳膏等不同剂型方面具有优势。

③纳米乳广泛应用于溶解亲脂性药物和掩盖药物的不良气味，也可以增强药物的吸收，提高药物的生物利用度和消除药物吸收差异性。

（二）制备方法

1. 纳米乳的成分

纳米乳的制备需要药物、油相和水相、表面活性剂/辅助表面活性剂和附加剂。①油相：用于溶解亲脂性药物。油相的选择须根据它们溶解药物分子的能力。纳米乳制备过程中常用的油有大豆油、油酸乙酯、芝麻油、蓖麻油、花生油、玉米油、羊毛脂、荷荷巴油、丙二醇单辛酸酯、三乙酸甘油酯、肉豆蔻酸异丙酯、橄榄油和油酸等。②表面活性剂：油和水的混合物会形成临时的乳液，静置一段时间后又会分离成界限分明的两相。而表面活性剂作用于这种体系可确保其稳定性。表面活性剂通过降低两种不互溶液体之间的界面张力来使它们混溶。与离子表面活性剂相比，非离子表面活性剂毒性更小、临界胶束浓度更低，还可以增强口服或注射用水包油型纳米乳的体内稳定性。③辅助表面活性剂：短链和中链的醇类是最常用的辅助表面活性剂。它们可以降低纳米乳体系的界面张力并增加界面的流动性，还可以提高烃尾的流动性，从而增强该部分油的可渗透性。当醇在油相和水相之间分配时，它们也增加了这两相的相溶性。

2. 制备技术

可以用高能量法（图 4-29）、低能量法（图 4-30）或联合的方法进行制备。在高能量法中，通过使用如超声仪、微射流机和高压均质机之类的机械装置提供的较大的破坏力来形成小液滴。高能量法包括高压均质法、超声乳化法、高速剪切搅拌法、微射流法和膜乳化法。

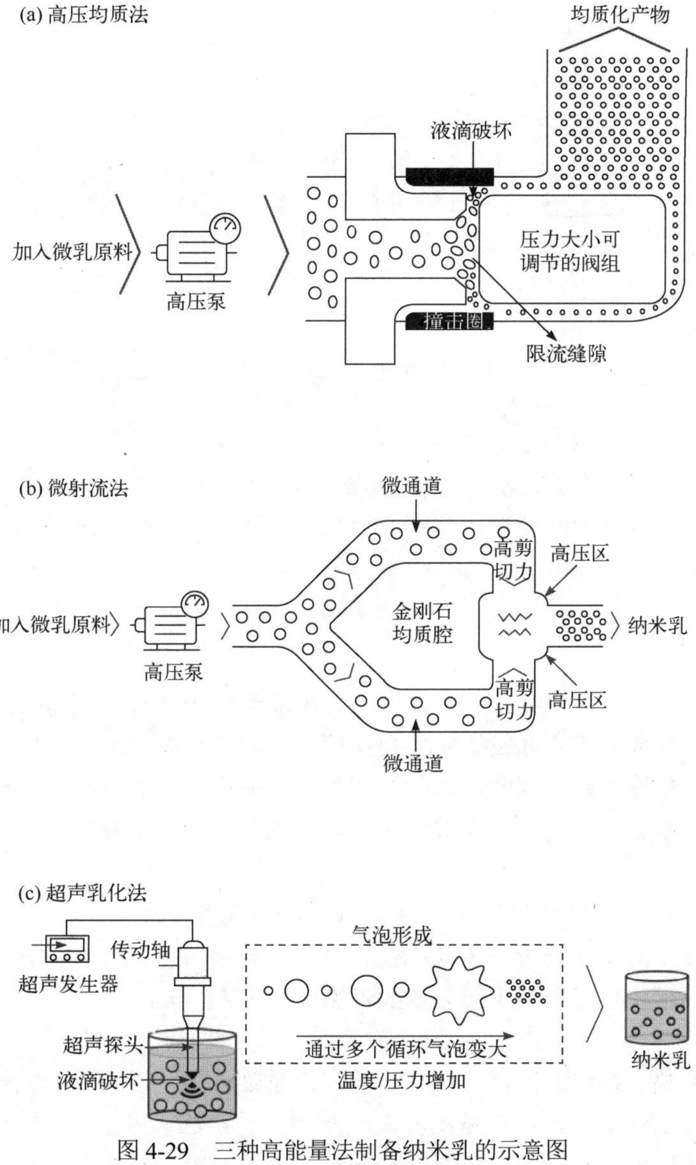

图 4-29　三种高能量法制备纳米乳的示意图

引用自 European Journal of Pharmaceutics and Biopharmaceutics, 2023, 191: 36-56.

在低能量法中，不提供外力，而是利用系统的内在特性来生成纳米乳。低能量法是基于体系储存的能量，并且通过改变如体系的温度和组成等参数制备纳米乳。低能量法包括相反转温度乳化法、相反转组分乳化法和自发乳化法，见图 4-30。联合法制备纳米乳是将低能量乳化法和高能量乳化法相结合，利用该方法可以在高黏体系中制备反相纳米乳。

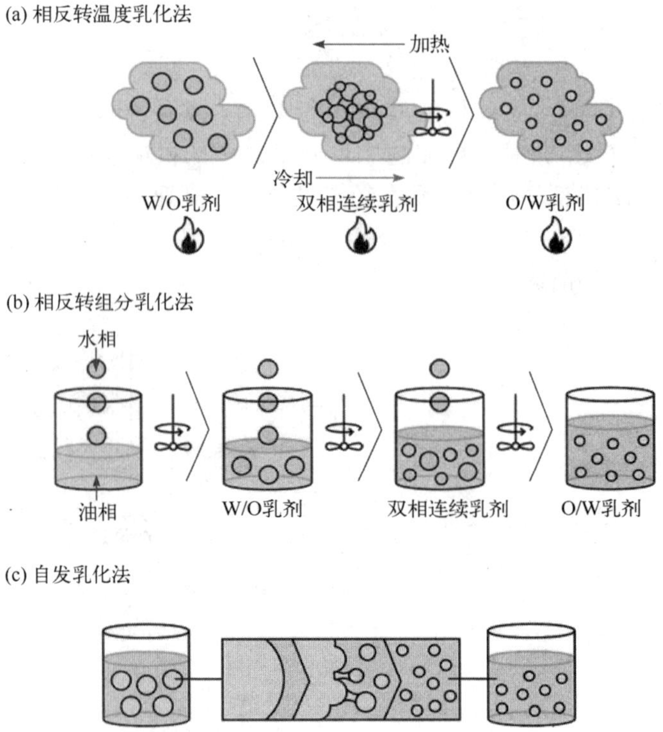

图 4-30　三种低能量法制备纳米乳的示意图

引用自 European Journal of Pharmaceutics and Biopharmaceutics, 2023, 191: 36-56.

（三）表征

1. 黏度

黏度是纳米乳的一个基本特性，与水、油、表面活性剂及其浓度有关。其在纳米乳的稳定性和调节其药物释放方式方面发挥着重要作用。与油包水型纳米乳相比，水包油型纳米乳的油脂含量更少，黏度更低。因此，水包油型纳米乳能更快、更容易地释放包封的药物。此外，当它们用在皮肤上时，也更容易被洗除。可借助黏度计测量黏度。

2. 形态

扫描电镜（SEM）和透射电镜（TEM）是最广泛用于考察纳米乳形态的技术。TEM 检测得到的纳米乳分散相的图像分辨率更高；SEM 能显示球体液滴的三维图像。原子力显微术是一种先进的科学技术，也可以用于研究表面形态。

3. 多分散系数

多分散系数反映了指定液滴群的尺寸差异。该系数越高，说明纳米乳粒径的差异越大。同理，系数越低表示该纳米乳粒径越均一。光子相关光谱法（PCS）是最常用于测定多分散系数的方法，它可以测量由动态光散射综合分析得来的粒径分布的宽度。

4. 界面张力

界面张力的测定对于研究纳米乳的形成特性具有重要意义。表面活性剂和辅助表面活性剂的存在会使纳米乳的界面张力非常低。同样，水相和油相平衡的中相纳米乳也具有超低的界面张力。超低界面张力通常用旋转液滴界面张力仪测量。

（四）应用

1. 眼（鼻）部给药

除了口服给药、经皮给药等这类脂质药物递送系统常规的给药方式，纳米乳（水包油型）还可以被用于眼部给药。由于眼睛特殊的生理构造和药物动力学特点，眼部给药极具挑战性。纳米乳可以被稀释，是优良的眼部给药载体，不仅可以产生缓释作用，还可以使药物渗透到更深层的部位和房水中。此外，纳米乳还可以通过鼻腔进行给药，已有研究报道含有利培酮的纳米乳通过鼻腔途径将药物递送至大脑。

2. 靶向给药

纳米乳在靶向给药领域的应用包括两个方面：局部靶向给药和系统靶向给药。其中，局部靶向给药主要包括“药物通过皮肤进行靶向给药”和“药物通过鼻腔靶向到肺部给药”。尤其是后者，是纳米乳所具备的非常独有的应用。关于系统靶向给药，主要包括三类：药物脑靶向（通过鼻腔给予纳米乳可提高脑内的药物浓度）、配体介导的药物靶向（使用抗体、核酸和肽等各种配体修饰纳米乳）和刺激响应性药物靶向（特定的纳米乳通过对一些内部或外部的刺激做出反应从而实现药物靶向作用）。

五、纳米混悬剂

约 40%的新化学实体药物是疏水性分子。两亲性药物由于其水溶性较差和不尽如人意的溶出曲线，表现出非常低的生物利用度。那些真正能达到体循环的药物量是生物可利用的。因此，对制备新的水难溶性分子进行制剂研究，以获得更高的生物利用度，这在科学、工业和医学方面已成为一个严峻且具有挑战性的问题。Gassmann 等利用沉淀法制备了药物纳米粒。这种方法主要局限于它要求药物至少溶于一种溶剂，且溶剂与非溶剂混溶。为了解决这个问题，Muller 等在 1995 年采用分散法制备了纳米混悬液。他们的成果表明，10～1000 nm 范围内的纯药物粒子在表面活性剂和聚合物存在的情况下稳定性较好。准确来说，纳米混悬剂是药物粒子的亚微米胶体分散系统。药用纳米混悬液的定义为以表面活性剂和聚合物为稳定剂，不含有任何基质，将固体药物分散于水中，以合适的方法制备而成的 10～1000 nm 的两相胶体分散液。纳米混悬液非常精细，可以通过各种途径给药，其在解决水溶性较差的药物的递送问题方面具有潜力，并且制备简单。

（一）优势

①纳米混悬剂可以通过增加水不溶性药物的表面积来提高其溶解度。

②给药途径广泛，如口服、肠外、肺部、皮肤真皮和眼部给药。在眼部给药方面，小颗粒药物比大颗粒药物的患者顺应性更好，因此，基于纳米混悬剂的眼部给药是一种较佳的选择。

③它们降低了药物的剂量和给药频率，延长了药物释放时间，降低了药物的系统毒性，药物可在角膜表面长时间滞留，从而增强其吸收。同理，当以纳米混悬剂的形式给药时，被感染组织中的药物浓度更高。

（二）制备方法

在工艺方面，相比于其他纳米给药系统，纳米混悬剂更容易制备且成本效益更高。其制备方法有如图 4-31 所示的“自上而下”法和“自下而上”法。“自上而下”法基于破坏粒子的整体性，使用不同的技术，如高压均质技术、介质研磨（纳米晶体技术）、干法共研磨技术等，减小粒径，使大颗粒变成小颗粒。

而“自下而上”技术是指从分子水平开始，通过分子结合形成固体颗粒。该过程操作简单，所得产品稳定性好。低能耗及低设备费用也降低了该技术的生产成本。利用该过程进行放大生产也很容易。在“自下而上”的过程中，为了防止药物晶体的生长，表面活性剂的使用是不可避免的，这也是该方法的最主要的缺点。应用范围窄，粒径分布广，也限制了该方法的使用。

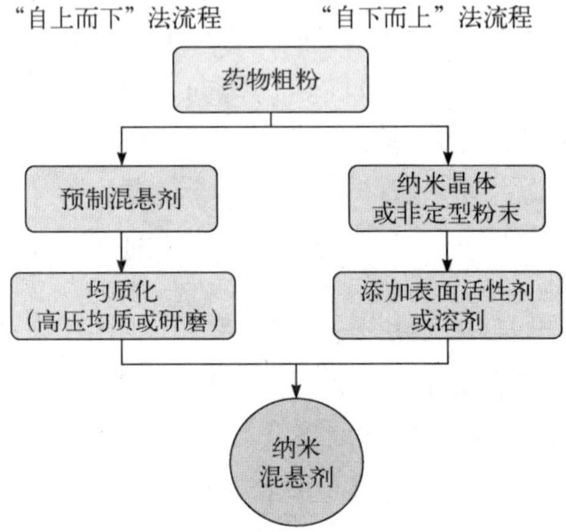

图 4-31　用于生产纳米混悬剂的“自上而下”法和“自下而上”法流程图

（三）表征

1. 颜色和气味

纳米混悬剂需要能够维持其活性药物成分的特性及特有的颜色、气味。当纳米混悬剂需要口服使用时，尤其需要考察这些特性。味道的变化，尤其是活性成分味道的改变，可能是由粒径大小、晶癖的改变及后续的颗粒溶解导致的。化学不稳定性也会引起颜色、气味和味道的变化。

2. 粒径大小与粒径分布

平均粒径大小和粒径分布被称为多分散指数（polydispersity index，PDI），是影响纳米混悬剂的饱和溶解度、溶解速度、物理稳定性和生物性能的重要表征参数。研究表明，当药物的粒径发生变化时，其溶解速度和饱和溶解度也有显著的变化。PDI 是衡量纳米混悬剂物理稳定性的良好指标。低 PDI 值代表纳米混悬剂可能具有长期稳定性。一般来说，PDI 为 0.10～0.25 表示颗粒的粒径分布很窄，PDI>0.50 表示粒径分布很广。常用光子相关光谱法（PCS）、激光衍射（LD）和库尔特计数器等来研究粒径分布及其范围。

3. 重新再分散性

纳米混悬剂通常是水性混悬剂或是含有不同辅料的水难溶性药物的制剂。这些制剂通常会产生沉淀。储藏过程中产生的沉淀会导致药物分布不均匀，从而导致无法发挥药效或因过量服用而产生副作用。因此，对纳米混悬剂重新再分散性进行研究具有重要意义。光学分析、电离辐射吸收和电传感是考察纳米混悬剂中沉淀现象的常用方法。

4. 密度

密度一直是药物制剂的重要参数。为了获得稳定且药学上可接受的纳米混悬剂，制剂所需和特定的密度保持不变。当制剂密度减小时，提示制剂中存在空气残留。将制剂混合均匀后应在一定温度下考察其特定密度。

5. pH

pH 也是纳米混悬剂的一个重要表征，因为它不仅影响制剂的物理稳定性，还影响制剂在体内的控释性能。水性制剂的 pH 应在给定的温度下，且仅在达到沉淀平衡后再测定，以尽量减少“pH 漂移”和电极表面包裹悬浮粒子的影响。不能在制剂的外相中添加电解质以稳定pH。

6. 体外溶出

纳米混悬剂的溶出速率可以定义为在液/固界面、温度和溶剂组成的标准条件下，单位时间溶液中药物溶出的量。质量转移是溶质分子在固体表面脱离和沉积之间的净效应。体外溶出研究是评价纳米制剂的生物药剂学性质的首选表征。由于设计的口服纳米制剂在胃内容物中分散，因此应在人工胃液中进行溶出实验。在进行纳米混悬剂体外溶出实验之前，应去除未溶解的药物粒子，使用孔径较小的滤器过滤或将药物粒子超速离心以分离未溶解的药物粒子。

（四）应用

1. 肺部给药

肺部疾病是复杂的人体呼吸系统疾病，常伴有局部炎症。对于这类疾病，肺部给药（吸入给药）的效果要明显优于其他给药方式。纳米混悬剂中微粒药物的含量低，因此可以防止微粒在口腔咽喉部沉积。此外，纳米混悬剂起效快，并能控制活性物质的释放。因此，纳米混悬剂是避免药物的局部和全身副作用的肺部给药的最佳制剂。

2. 静脉注射

静脉注射途径将药物直接输送到血液循环中，是紧急情况下的首选给药途径。这种方法的局限性在于，在一般的注射量（1～10 mL）或输液量（如 100 mL）下，水难溶性药物难以达到所需的浓度。这一问题可以通过往制剂中加入表面活性剂来解决。然而，与表面活性剂的使用相关的严重副作用限制了它们在静脉注射制剂中的应用。纳米混悬剂可作为解决药物溶解度较低和与辅料相关的副作用等问题的替代方法。纳米混悬剂由于载药量较高（高达 100%），且其组分中的辅料具有良好的生物相容性，已成为静脉注射给药领域的热点研究对象。

六、脂质纳米管

脂质纳米管（lipid nanotube，LNT）是一种开放式的空心圆柱体，由脂质分子组装成的圆柱状双层膜结构组成（图 4-32）。其平均长度为 10～1000 nm，平均内径为 10～200 nm。LNT可以作为基因和药物递送的纳米容器，也可以作为不同纳米结构的合成模板，如复杂的螺旋结构、同心管状杂化物和可以被适当控制长度和直径的量子点阵列。与碳纳米管不同，LNT

具有内部和外部亲水表面，因此可以用不同的或相似的官能团对其进行功能化修饰，这使得其可以特异性和选择性地递送物质。

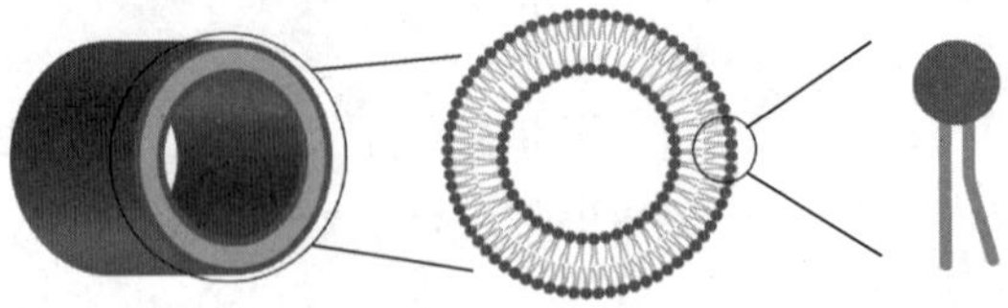

图 4-32　脂质纳米管的典型结构

（一）优势

①与碳纳米管不同，LNT 作为多功能候选材料或载体，它们可进行化学反应或包封纳米材料以达到缓释效果。

②“自下而上”微处理法和任何天然分子的空心柱状体，即环糊精和环肽纳米管，都不能生成或具有 LNT 特有的内部（10～200 nm）和外部（10～1000 nm）直径。可精确控制 LNT 内外径、壁厚和长度，从几微米到几纳米不等，因此，可以直接确定它们在不同技术应用方面的稳定性和适合性。

③因为 LNT 的两端在大多数情况下都是开放的，所以较容易接近其内表面，将不同药物分子包封进这些腔体也相对来说比较容易。

④利用微流控网络、微萃取、电场、生物识别和磁场等多种技术，可以轻松地定位、操控 LNT，并将其与不同底物相互作用，以满足各种应用需求。

（二）制备方法

1. 脂质分子的自组装

当脂质的水性分散体冷却到低于液相-凝胶相相变温度时，脂质双层从无序排列的液相转变成有序排列的凝胶相，脂质囊泡融合，自发形成最终的管状结构。在形态上，形成的管状结构类似于“苏打吸管”，直径 400～1000 nm，壁厚 10～50 nm，长度从几微米到几百微米不等。通过将所形成的纳米管暴露在 γ 射线或紫外线辐射下或通过聚合反应，可以将纳米管聚合为化学、机械和热力学都稳定的产物。

2. 微流体法

微流体系统也被广泛用于制备 LNT。这包括用微孔、剪切力和流动池内的水分截留来控制脂质水合以实现挤压脂质膜。这些方法的基本原理是施加集中荷载使层状结构发生形状转变而形成脂质纳米管。

3. 电磁场技术

电场和磁场是 LNT 形成的另一个驱动力。首先将不同脂质合成各种巨型脂质体，然后将这些脂质体附着到载玻片上，接着将载玻片放置到特定装置中连接电极和低压。施加电场后，纳米管表现出良好且稳定的生长特性。

（三）表征

与前文列举的其他脂质纳米载体所需要进行的表征并无差异，在此不作赘述。

（四）应用

1. 控制药物释放行为

可以通过精确地控制 LNT 的长度和内径来调节其药物释放行为，从而在不影响药效的情况下，延长药物作用时间。

2. 磁性脂质纳米管

为了使药物在特定部位累积并实现控释给药，载药系统需要进行多种功能修饰。在普通给药过程中，药物通过血液同时分布到靶组织和正常组织，然而，普通剂型无法有效识别靶组织，但是磁性粒子可以将药物局部定位到特定的靶区。这种效应是通过施加高梯度外磁场来获得的。这将使载体集中在一个特定的点上，如可能与靶细胞产生相互作用的肿瘤部位，接着释放所载药物。LNT，尤其是空心 LNT，由于其体积大，能够装载磁性纳米粒。用磁性纳米粒对 LNT 进行功能化修饰是一种简单的一步处理过程。

思考题

1. 能够用于治疗癌症靶向给药的脂质纳米载体有哪些？它们是如何实现靶向的？
2. 具有刺激响应性能的脂质纳米载体有哪些？具有刺激响应性能有何意义？

第四节　高分子纳米载体

学习目标

1. 掌握　纳米微粒（纳米囊和纳米球）、纳米胶束、树枝状大分子的优势和应用场景。
2. 熟悉　上述高分子纳米载体的制备方法。

所谓高分子化合物是指分子量很大的一类化合物，由一种或多种小分子（称作单体）通过共价键连接而成的链状或网状分子。高分子和低分子之间并无严格界限，通常认为分子量在 10^4 以上的即可认作高分子化合物。此外，高分子化合物也被称作聚合物。

高分子纳米载体是研究得最早和最多的药物载体，种类很多，主要可以划分为：纳米球、纳米囊、纳米胶束以及树枝状大分子等。高分子纳米载体引起科研界和医药产业广泛关注的原因有以下几点：①聚合物本身可以有多种多样的分子结构，可根据所需要的性质来设计和选择分子结构；②聚合物链本身以及它们形成纳米粒子后都可以进行化学修饰和改性；③可以采用不同工艺制备不同形式的纳米粒子；④纳米剂型可以增加药物的稳定性，防止其降解，延长其血液循环时间。

一、纳米囊和纳米球

从自然界形成第一个细胞开始，囊泡的产生就随之发生，它们扮演着如运送养分、保护重要的生物大分子等重要角色。在自然界中，磷脂、糖脂、膜蛋白以及糖蛋白通过协同作用组成囊泡。磷脂分子因为同时带有极性的亲水头部和疏水性的尾部，成为囊泡的主体。从原理来讲，只要同时具有亲水和疏水部分的两亲分子，都有可能聚集成为囊泡结构。因此，如嵌段共聚物、支化共聚物、非共价复合物等分子都可以用来合成人工囊泡。相比于天然囊泡，高分子囊泡具有许多优势，例如结构牢固、更加稳定、在化学改性和生物应用方面有更高的潜力。

纳米囊和纳米球被统称为纳米粒，是粒径在 10～500 nm 的固体粒子，药物组分可以通过溶解、包裹作用位于纳米囊内部，或通过吸附作用而位于纳米囊或者纳米球的表面（图 4-33，见文末彩插）。这类粒子由聚乳酸、乳酸-乙醇酸共聚物、壳聚糖、明胶等高分子材料制备而成，亲水性和疏水性的药物都可以包载。根据材料性能，可适合于不同的给药途径，如静脉注射的靶向作用、肌内注射或皮下注射的缓释、控释作用。早在 2005 年，FDA 就批准了一款白蛋白结合紫杉醇的纳米粒注射混悬液（Abraxane）上市，用于治疗转移性乳腺癌联合化疗失败或辅助化疗 6 个月内复发的乳腺癌。

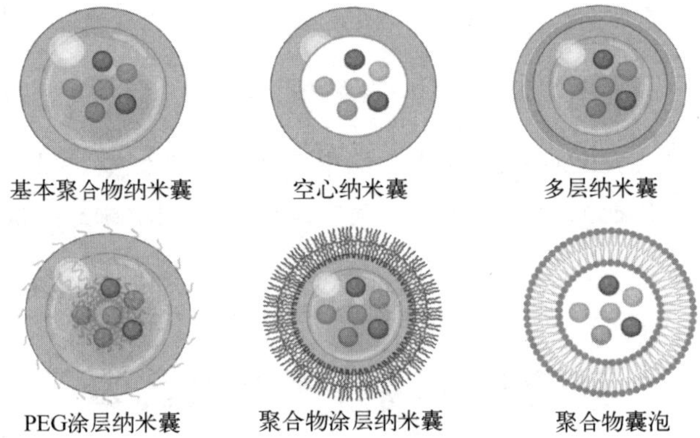

图 4-33　纳米囊的类型

图中绿色球体表示其所装载的药物

（一）优势

①聚合物纳米粒具有低密度、高比表面积的特性，可通过调节核-壳复合纳米粒子的结构尺寸以及壳层材料实现对其整体性质的可控调节。其中内部空腔可容纳大量的客体分子或相对大尺寸客体，它可以保护内部物质免受外界环境的影响，将不可混合的化合物隔离，提高不同类型材料的亲和度。

②作为药物释放体系时，还可以通过外部环境刺激，可逆地改变囊壁通透性，从而控制内部包裹药物的释放，产生一些基于微观包裹效应的性质。

③另外，其小尺寸导致其明显的表面效应等，具体表现为材料亲和性好，作为负载催化剂时，催化效率高，易吸收，具有良好的生物相容性，在生物体内易吸收、易降解、易游走等。在生物医学领域、材料科学领域、催化剂及微反应器等方面有着广泛的应用。

（二）制备方法

纳米囊和纳米球的制备方法主要有两大类：一类是将现成的聚合物进行分散；另一类是在单体聚合过程中直接制备纳米粒。制备生物可降解载体材料（如聚乳酸、聚乳酸-羟基乙酸共聚物等）纳米粒可采用第一类聚合物分散法。聚合物分散法又包括溶剂挥发法、自乳化-溶剂扩散法、盐析/乳化-扩散法、纳米沉积法、超临界流体技术等。预成型聚合物制备纳米囊的方法见图 4-34。

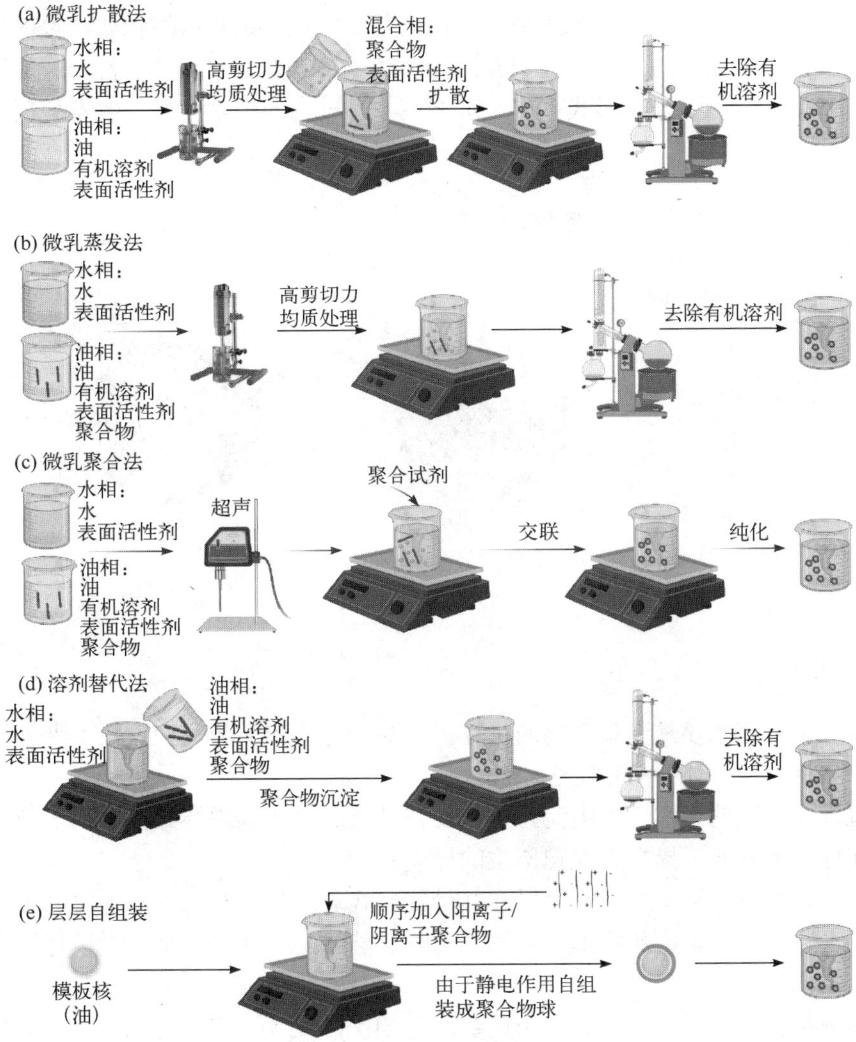

图 4-34　预成型聚合物制备纳米囊的方法

引用自 Advances in Colloid and Interface Science, 2023, 314: 102871.

（三）应用

（1）可装载各类药物的多用途药物载体　这些药物包括抗肿瘤、抗生素、多肽、酶类、疫苗、抗寄生虫药物等。

（2）可实现多种给药方式　包括口服、静脉注射、肌内注射、皮下注射、滴眼给药等。

二、纳米胶束

纳米胶束是一类受到广泛关注的新型药物纳米载体，它是由两亲性的聚合物在合适的浓度和温度条件下，在溶剂体系中自发形成的直径小于 100 nm 的胶束。与脂质体和纳米乳的结构相比，纳米胶束的疏水核由表面活性剂分子的尾部形成。脂质体由双磷脂层包围的水核构成。纳米乳液液滴具有疏水性液体核心，由分散在水中的油组成，并由表面活性剂单层稳定（图 4-35）。两亲性聚合物在水溶液中形成胶束的浓度称为临界胶束浓度（critical micelle concentration，CMC）。聚合物纳米胶束通常由两部分组成：疏水区域构成胶束的核；亲水区域构成胶束的冠。亲水区的聚合物链一般比疏水链长，二者之间需要保持一定的比例。过长的亲水链将导致聚合物以分子形式存在于水溶液中，过长的疏水链将导致不能形成球形或圆盘形胶束结构。

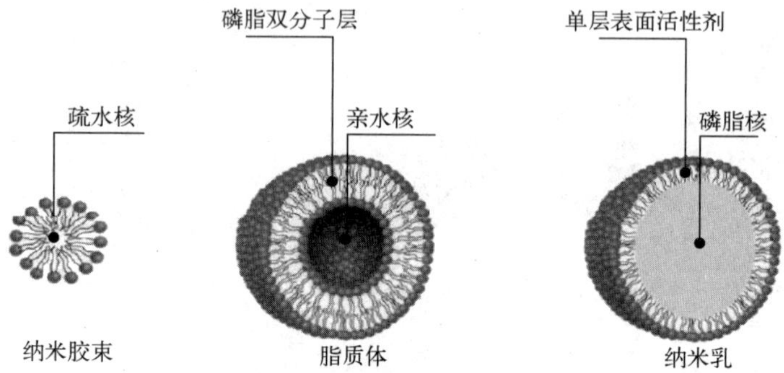

图 4-35　纳米胶束、脂质体和纳米乳的结构对比
引用自 Nanomaterials, 2020, 10(8): 1608.

（一）优势

①纳米胶束的疏水核是装载药物的主体，水冠的主要作用是保护内核不受外界环境的影响，增加胶束在体内和体外的稳定性。

②通过控制胶束的亲水性、电荷强度以及在其亲水冠上偶联特异性识别配基，可以改变纳米胶束在体内的分布，提高其对靶部位的导向定位作用。

③在装载药物时，纳米胶束能够以非共价的形式装载疏水性药物，这样的装载过程是一种自发的物理行为，不影响药物本身活性，同时还能够显著地对疏水药物进行增溶，并在一定程度上控制药物的释放。

④长循环特性是纳米胶束的另一个重要性质，由于 PEG 具有良好的生物相容性，PEG 化的纳米胶束可以“逃逸”网状内皮系统的捕获，不被免疫系统清除，能够在体内有较长的循环时间。

（二）制备方法

在水溶液中，疏水链段通过疏水作用力驱动聚合物聚集。最简单的胶束呈球形，胶束内部是疏水链段形成的核，外部是亲水链段以溶剂化形式存在的壳。相对于小分子表面活性剂，两嵌段共聚物可以通过疏水和亲水链段的比例调整获得系列对称或不对称的嵌段共聚物。

常用的载药聚合物纳米胶束的制备方法有三类（图 4-36，见文末彩插）：直接溶解法、透析法和溶剂蒸发法，具体的制备方法主要取决于聚合物在水中的溶解性。直接溶解法即将药物和共聚物直接溶于水中，这种办法一般适用于具有一定疏水性的嵌段共聚物胶束的制备，并要求通过体系加热除去核嵌段的水溶液形成载药胶束。直接溶解法也可用于聚离子复合胶

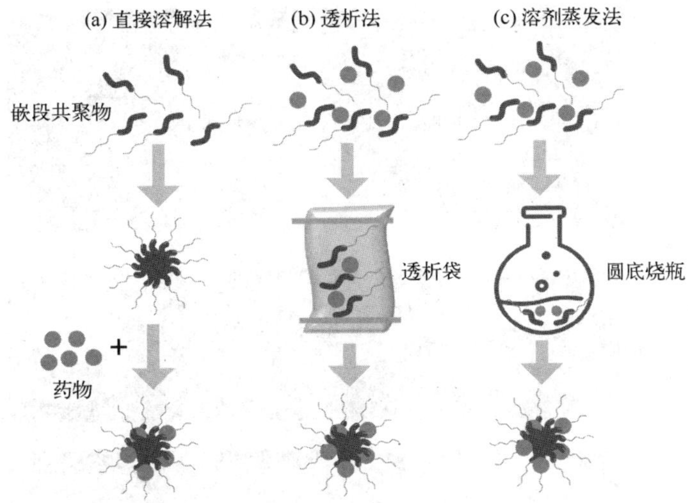

图 4-36　载药聚合物纳米胶束的制备方法

束（polyion complex micelle，PICM）的制备，聚合物和药物分别溶解于水介质中，通过调整两种溶液中药物和聚合物的配比形成胶束。另外，聚电解质聚合物胶束可通过在聚合物的水溶液中添加反离子水溶性聚合物或直接加水溶性的带相反电荷的药物或蛋白质等直接形成，而一些具有特殊性质的共聚物还可以通过改变外界条件，如温度、离子强度和 pH 等方法诱导形成聚合物胶束。

透析法和溶剂蒸发法主要针对不易在水中形成胶束的共聚物，此时需要共聚物和药物的共溶剂（有机溶剂），然后借助有机溶剂的除去工艺制备胶束。对于能与水混溶的有机溶剂，可采用透析法缓慢去除有机溶剂引发胶束化；对于非水溶性的有机溶剂（如二氯甲烷等），通过水包油乳化工艺得到共聚物物理包覆药物的载药胶束。而溶剂蒸发法即首先制备药物和共聚物的均匀混合膜，然后在混合膜中将水加热蒸发得到载药胶束。

（三）应用

（1）环境响应性载药胶束　设计一些对细胞内或肿瘤组织中的环境刺激有响应的载药聚合物胶束也是实现抗肿瘤药物高效和选择性递送的策略之一。环境刺激因素包括酸碱度（pH 值）、温度、氧化还原电位、磁场以及超声等。体内试验显示，可以响应上述环境刺激的胶束负载的药物在体内有更长的循环时间和半衰期，使药物能够高选择性地富集到肿瘤组织中，显著抑制肿瘤的生长。

（2）有的聚合物纳米胶束可作为穿越血脑屏障的药物载体　胆固醇与阳离子抗微生物多肽 G3R6TAT 的偶联复合物能够通过自组装方式形成阳离子胶束，这种高分子纳米载体在体外表现出很强的抗微生物的能力。在纳米粒子上连接异硫氰酸荧光素（FITC），并对其在兔子体内的分布进行研究的结果显示，纳米粒子能够穿越血脑屏障以达到相应的治疗目的[图 4-37（a），见文末彩插]。此外，Kouichi Shiraishi 还报道了一种携载 MRI 造影剂的聚合物纳米胶束以实现对大脑缺血的临床诊断[图 4-37（b），见文末彩插]，在注射后 30 min，胶束几乎分布在细胞内 T_2W 图像示 T_2 高信号区（图中红色部分），并且胶束在 180 min 时在水肿区边界外呈现更广泛分布。

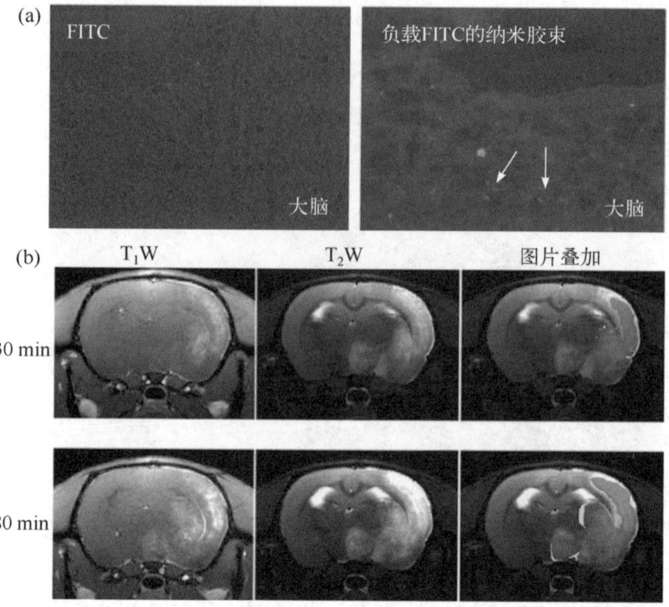

图 4-37　聚合物纳米胶束在透过血脑屏障中的实例

（a）静脉注射后 4 h，FITC 和负载 FITC 的聚合物纳米胶束在脑组织中的分布情况；（b）负载 MRI 造影剂在脑组织中的分布情况
（a）图引用自 Biomaterials, 2010, 31(10): 2874-2881；（b）图引用自 Journal of Controlled Release, 2017, 253: 165-171.

三、树枝状大分子

树枝状大分子又称树突状大分子或树状体，是一种三维、高度分支化的合成高分子，外观上为放射状对称的球形粒子。与线型高分子药物载体相比，树枝状大分子呈球形，而不是像线型高分子那样盘绕成团。树枝状大分子表面具有无免疫原性、稳定和高基因转染效率等特点，目前已经被用于雌激素、叶酸等抗肿瘤药物的运输，以及基因载体和磁共振成像造影剂等诸多方面。

目前树枝状大分子中研究最多的是聚酰胺-胺型（polyamidoamine，PAMAM）树枝状大分子，它是多氨基大分子的典型代表，这一类大分子的共同特点是分子中的氨基能够与负电性的核酸物质结合，形成粒径在 90～100 nm 的复合物，因此它们是核酸物质的重要载体。此外，它们也可以与药物分子结合，或将药物分子储藏在由树枝状结构所形成的空隙中。

（一）优势

①与传统的线性大分子相比，树枝状大分子具有明确的分子量及分子尺寸，结构规整，分子体积、形状和功能基团都可在分子水平精确控制。

②既有内部空腔，又具有大量的表面官能团。药物分子既可以物理包封于其内部空腔中，也可以通过化学偶联与表面官能团共价结合，避免体内外的化学降解或酶解，从而提高稳定性和血液循环时间。

③其表面官能团已被配体修饰，从而实现药物的主动靶向。

④树枝状大分子的单分散性使其药代动力学性质稳定、可重现。

（二）制备方法

树枝状大分子的合成主要有收敛法和发散法两种，其与多分散超支化聚合物的合成途径如图 4-38 所示。发散法以一个核心起始分子（如乙二胺、丙胺等）经逐级聚合反应向四周放射生长、加层，最终形成树枝状结构。具体来说，先将中心核分子与含有两个以上被保护的支链活性点的试剂反应，再移去保护基团，使活化的基团继续反应，如此反复直至所需要的树枝状聚合物生成为止。该方法的合成特点是化合物增长过程中反应点会逐渐增多，缺点是末端官能团反应不完全将会导致下一级产物产生缺陷，而且随着分子的增大，这种缺陷出现的概率也会越大。合成过程中，每一代增长都要进行一次单独的反应，每一步产物都须经过分离、提纯与鉴定后才能进行下一步反应。

收敛法是由一系列小分子反复偶合，生成树枝状结构，然后锚定一个核心分子，从而产生一个由多个树枝状结构组成的树枝状大分子。与发散合成法相比，收敛法的每步增长过程中反应官能团数目要少一些，使每一步反应总是限制在有限的几个活性中心进行，避免了采用过量试剂，并降低了由于反应不完全产生“瑕疵点”的概率，产物结构也更加完整。因此在合成、提纯单分散树枝状聚合物方面要优于发散合成法。但是收敛法对立体位阻比较敏感，随着树枝状聚合物的增长，反应官能团的活性逐渐减小，反应产率也会逐渐下降。

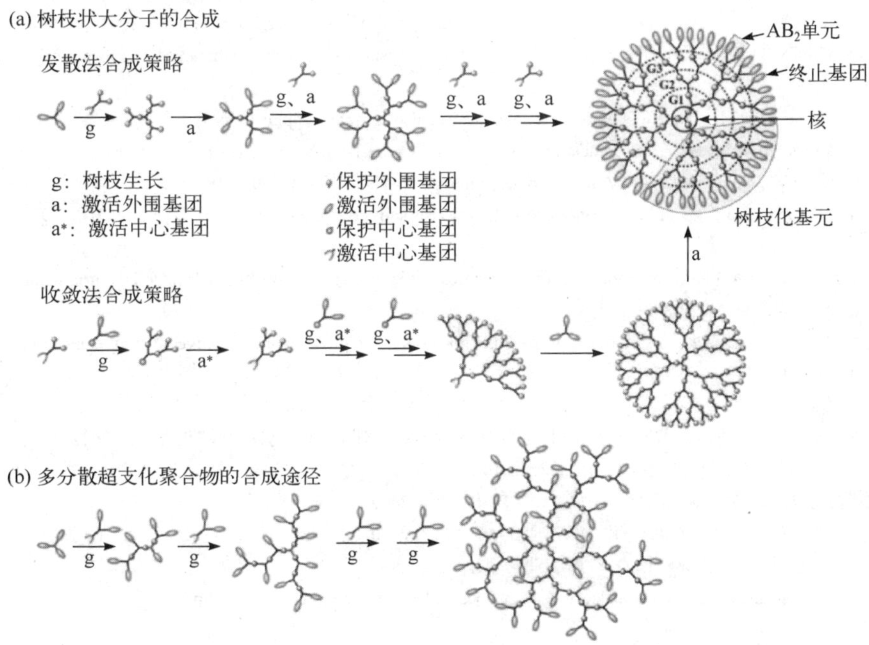

图 4-38　单分散树枝状大分子的发散和收敛生长方法以及多分散超支化聚合物的合成示意图

G1～3 为以核为基础向外生长的层状（layered）结构

引用自 Journal of Applied Polymer Science, 2014, 131(3): 39876.

（三）应用

（1）作为可穿越血脑屏障的药物载体　聚酰胺-胺型树枝状高分子是最具代表性的树枝状大分子，它的表面有很多氨基，可以方便地连接靶向血脑屏障的分子。修饰后的树枝状大分子还可以打开血脑屏障的紧密连接，这使它成为一种极有希望的脑内药物递送载体。

（2）应用于基因的转染　树枝状大分子在其转染基因的浓度范围内无遗传毒性和细胞毒性，不会导致细胞的转化与细胞凋亡，其树枝结构及表面电荷使得它具有很高的基因转染效率。

思考题

1. 根据高分子纳米载体的定义，脂质体能否被称为高分子纳米载体？为什么？
2. 可以通过血脑屏障的纳米载体有哪些？它们为什么可以通过？

[李丹阳　中山大学附属第七医院（深圳）]

参考文献

[1] Amin M, Marsha C K, Oussama E, et al. Recent advances in gold and silver nanoparticles: synthesis and applications[J]. J Nanosci Nanotechnol, 2014, 14(7): 4757-4780.

[2] Yang S, Luo X. Mesoporous nano/micro noble metal particles: synthesis and applications[J]. Nanoscale, 2014, 6(9): 4438-4457.

[3] Yang X, Yang M, Pang B, et al. Gold nanomaterials at work in biomedicine[J]. Chem Rev, 2015, 115(19): 10410-10488.

[4] Dadfar S M, Roemhild K, Drude N I, et al. Iron oxide nanoparticles: diagnostic, therapeutic and theranostic applications[J]. Adv Drug Deliv Rev, 2019, 138: 302-325.

[5] Ma Z, Mohapatra J, Wei K, et al. Magnetic nanoparticles: synthesis, anisotropy, and applications[J]. Chem Rev, 2023, 123(7): 3904-3943.

[6] Kang R G L, Shekhirev M, Wyatt B C, et al. Fundamentals of MXene synthesis[J]. Nat Synth, 2022, 1: 601-614.

[7] Novoselov K S, Fal'ko V I, Colombo L, et al. A roadmap for graphene[J]. Nature, 2012, 490(7419): 192-200.

[8] Nikita R, Rasmeet S, Lavisha B. Carbon-based nanomaterials: synthesis and prospective applications[J]. Mater Today: Proc, 2021, 44: 608-614.

[9] Croissant J C, Butler K S, Zink J I, et al. Synthetic amorphous silica nanoparticles: toxicity, biomedical and environmental implications[J]. Nat Rev Mater, 2020, 5(12): 886-909.

[10] Zhou W, Pan T, Cui H, et al. Black phosphorus: bioactive nanomaterials with inherent and selective chemotherapeutic effects[J]. Angew Chem Int Ed Engl, 2019, 58(3): 769-774.

[11] 刘昌胜. 纳米生物材料[M]. 北京：科学出版社, 2021.

[12] 穆罕默德 R S. 基于脂质的纳米载体在药物递送和诊断中的应用[M]. 刘颖，译. 北京：科学出版社，2022.

[13] 许海燕. 纳米生物医药载体[M]. 北京：科学出版社，2012.

[14] 梅兴国. 微载体药物递送系统[M]. 武汉：华中科技大学出版社，2009.

[15] 曾戎. 生物医用仿生高分子材料[M]. 广州：华南理工大学出版社，2010.

[16] 姚日生. 药用高分子材料[M]. 2 版. 北京：化学工业出版社，2017.

[17] Lima A L, Gratieri T, Cunha-Filho M, et al. Polymeric nanocapsules: a review on design and production methods for pharmaceutical purpose[J]. Methods, 2022, 199: 54-66.

[18] Galal M H A, Abhishek V, Yash C, et al. Solid lipid nanoparticles (SLNs): advancements in modification strategies toward drug delivery vehicle[J]. Pharm Nanotechnol, 2023, 11(2): 138-154.

[19] Samar Z A, Abeer A K, Ragwa M F, et al. Nanocarrier drug delivery systems: characterization, limitations, future perspectives and implementation of artificial intelligence[J]. Pharmaceutics, 2022, 14(4): 883.

[20] Majumder J, Taratula O, Minko T. Nanocarrier-based systems for targeted and site specific therapeutic delivery[J]. Adv Drug Deliv Rev, 2019, 144: 57-77.

[21] Shah S, Dhawan V, Holm R, et al. Liposomes: advancements and innovation in the manufacturing process[J]. Adv Drug Deliv Rev, 2020, 154-155: 102-122.

[22] Wang H, Xu K, Liu L, et al. The efficacy of self-assembled cationic antimicrobial peptide nanoparticles against cryptococcus neoformans for the treatment of meningitis[J]. Biomaterials, 2010, 31(10): 2874-2881.

[23] Shiraishi K, Wang Z, Kokuryo D, et al. A polymeric micelle magnetic resonance imaging (MRI) contrast agent reveals blood-brain barrier (BBB) permeability for macromolecules in cerebral ischemia-reperfusion injury[J]. J Control Release, 2017, 253: 165-171.
[24] Akbari J, Saeedi M, Ahmadi F, et al. Solid lipid nanoparticles and nanostructured lipid carriers: a review of the methods of manufacture and routes of administration[J]. Pharm Dev Technol, 2022, 27(5): 525-544.
[25] Lombardo D, Kiselev M A. Methods of liposomes preparation: formation and control factors of versatile nanocarriers for biomedical and nanomedicine application[J]. Pharmaceutics, 2022, 14(3): 543.
[26] Shah S, Dhawan V, Holm R, et al. Liposomes: advancements and innovation in the manufacturing process[J]. Adv Drug Deliv Rev, 2020, 154-155: 102-122.
[27] Wang S, Chen Y, Guo J, et al. Liposomes for tumor targeted therapy: a review[J]. Int J Mol Sci, 2023, 24(3): 2643.
[28] Czerniel J, Gostyńska A, Jańczak J, et al. A critical review of the novelties in the development of intravenous nanoemulsions[J]. Eur J Pharm Biopharm, 2023, 191: 36-56.
[29] Mustafa I F, Hussein M Z. Synthesis and technology of nanoemulsion-based pesticide formulation[J]. Nanomaterials, 2020, 10(8): 1608.
[30] Shimizu T. Molecular self-assembly into one-dimensional nanotube architectures and exploitation of their functions[J]. Bull Chem Soc Jpn, 2008, 81(12): 1554-1566.
[31] Graván P, Aguilera-Garrido A, Marchal J A, et al. Lipid-core nanoparticles: classification, preparation methods, routes of administration and recent advances in cancer treatment[J]. Adv Colloid Interface Sci, 2023, 314: 102871.
[32] Olofsson K, Andrén O C J, Malkoch M. Recent advances on crosslinked dendritic networks[J]. J Appl Polym Sci, 2014, 131(3): 39876.

第五章

纳米药物的靶向与智能响应

疾病的治疗效果与药物被递送到病变部位的效率息息相关，理想的药物递送系统能够使药物选择性地到达病变部位而不在健康的器官和组织中富集。纳米药物由于具有合适的尺寸，能够在肿瘤等病变部位富集，实现药物的被动靶向（passive targeting）。然而，纳米药物作为外来颗粒，在进入体内后面临体内多重生物屏障的捕获和清除作用。因此，合理的设计使得纳米药物能够克服诸多生物屏障，延长纳米药物在体内的循环时间，可以有效增强药物在目标病变部位的富集作用。

然而，即使是体内长循环的纳米药物仍然面临全身的非特异性分布问题。这不仅导致病变部位的药物浓度无法达到有效的剂量，也会给正常组织和器官带来严重的药物毒性问题。为了解决上述问题，研究者们针对病变部位与健康部位的差异，提出了主动靶向（active targeting）与智能响应（stimuli-responsiveness）的纳米药物设计策略。前者针对病变器官、组织和细胞上的特异性靶点，通过在纳米颗粒表面修饰合适的靶向分子实现了药物的定向，提高了纳米药物的选择性；而后者利用病变器官、组织和细胞的特殊微环境或光、磁和超声等外源刺激的诱导，实现了纳米药物在病变部位的选择性富集、降解与药物释放（图 5-1）。

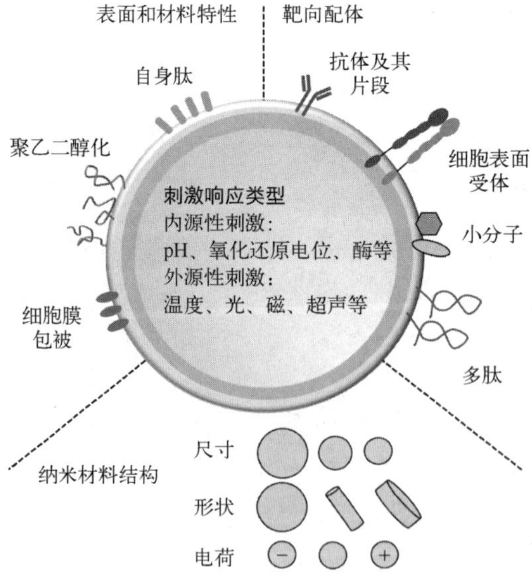

图 5-1 靶向与智能响应的纳米药物设计策略

第一节　被动靶向与主动靶向

学习目标

1. 掌握　被动靶向与主动靶向的区别，EPR效应。
2. 熟悉　延长纳米药物体内循环的常见策略及常见靶向配体。
3. 了解　肿瘤相关靶点与药物设计。

人体天然存在血液屏障、组织屏障和细胞屏障等多重生物屏障，这些体内屏障在外来病原体入侵时起到重要的保护作用。纳米药物在进入体内后也会被各类体内屏障捕获、降解和清除，阻碍了纳米药物到达病变部位发挥作用。例如，进入血液循环系统的纳米颗粒在经过肝脏和脾脏时会被肝脏中的库普弗细胞和脾脏中的巨噬细胞捕获，而小尺寸的纳米颗粒则会被肾脏过滤清除。即使纳米颗粒成功到达病变细胞，也会因为细胞膜屏障和胞内溶酶体的降解作用进一步降低递送效率。

各类生物屏障对纳米颗粒的捕获与清除作用与纳米颗粒的尺寸、形状和表面电荷等结构参数和物化性质密切相关。例如，棒状纳米颗粒相比于常见的球形纳米颗粒更容易实现组织外渗，而正电荷纳米颗粒相比于负电荷纳米颗粒更容易跨越细胞膜屏障。因此，优化纳米颗粒的结构和表面性质设计，使其能够规避各类屏障并通过被动靶向到达病变部位，一直是纳米药物研究的重要课题。除此之外，利用主动靶向策略，通过纳米颗粒表面的靶向分子修饰可以实现其选择性地在特定组织中富集，进一步提高药物的递送效率（图5-2）。

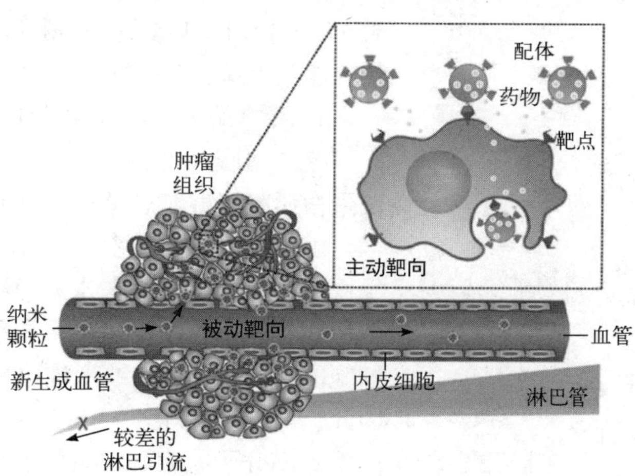

图5-2　被动靶向与主动靶向示意图

引用自 Nature Nanotechnology, 2007, 2(12): 751-760.

一、纳米药物的被动靶向

被动靶向的策略利用肿瘤组织的生物学特征，通过纳米药物的高通透性和滞留（enhanced

permeability and retention，EPR）效应实现了纳米药物在肿瘤部位的富集（图 5-2）。因此，对纳米药物的“隐形（stealth）”修饰可以使其逃避体内各种屏障的捕获和清除，保证纳米颗粒在体内具有足够长的循环时间，从而促进其在肿瘤部位的富集。

（一）EPR 效应

纳米药物的 EPR 效应于 1986 年提出，主要指相比正常组织，特定尺寸的纳米药物更容易渗透进入肿瘤组织并在肿瘤中富集的现象。EPR 效应被认为是纳米药物在肿瘤部位富集的主要机制，其原因主要是肿瘤组织血管壁的疏松及其淋巴系统失调。肿瘤组织需要大量的营养和氧气供应，肿瘤血管的快速生长导致其结构完整性差、形状不规则，且缺少正常血管的基膜结构。同时，内皮细胞间的排列也较为疏松，存在较大的间隙。这些结构都使得纳米药物容易穿过血管壁进入肿瘤组织。另外，肿瘤组织的静脉回流缓慢，且淋巴引流较差，使得肿瘤组织无法有效清除纳米药物。两个因素相结合，为纳米药物的被动靶向和在癌症治疗中的应用提供了理论支持。此外，EPR 效应并不局限于肿瘤，针对炎症等其他疾病也发现了类似的纳米药物富集效应。

由于肿瘤的异质性和复杂性以及不同肿瘤类型和不同患者间的个体差异，EPR 效应的普适性仍存在争议。因此，EPR 效应是否能够用于特定患者的纳米药物设计和治疗仍需要针对患者个体进行评估。近年来，研究者们提出转胞吞作用、突破基底膜屏障等其他机制来解释和完善纳米药物在肿瘤组织中的富集效应，这些工作有助于人们理解纳米药物在体内的行为，为后续纳米药物的设计和优化奠定基础。

（二）延长纳米药物体内循环的策略

EPR 效应使得研究者们倾向于提高纳米药物在循环系统中的稳定性，以期增强纳米药物在肿瘤部位的富集。通过修饰聚合物、多肽和细胞膜包被的方式可以赋予纳米药物“隐形”效果（图 5-3），降低蛋白质的吸附和巨噬细胞对纳米药物的捕获，从而实现纳米药物的长循环。

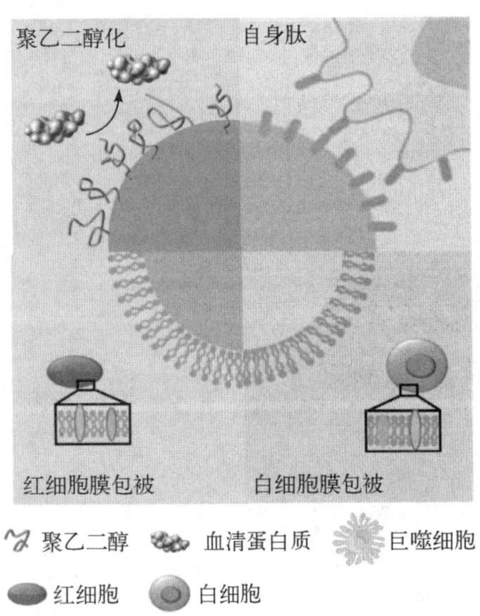

图 5-3　延长纳米药物体内循环的策略

1. 亲水高分子的表面修饰

聚乙二醇（PEG）对纳米颗粒的表面修饰是降低蛋白质吸附并延长体内循环时间的最主要策略之一。由于其特殊的亚乙基氧（CH_2CH_2O）重复单元结构，聚乙二醇能够与水分子结合，在纳米颗粒表面形成一层水化层，阻碍蛋白质的吸附并规避吞噬细胞的清除作用，使纳米颗粒具有了“隐形”作用。因此，“聚乙二醇化”（PEGylation）成为脂质体、蛋白质、高分子胶束、树枝状大分子和量子点等一系列纳米药物最常用的延长药物循环的策略，也是临床上较为成熟的延长药物半衰期的手段。通过将聚乙二醇以共价键的方式与不同的纳米药物进行偶联，可以显著改善其在体内的循环时间。聚乙二醇对纳米颗粒循环时间的延长取决于其长度和表面密度，也与纳米颗粒本身的性质有关。一般而言，高分子量和高密度的聚乙二醇修饰会带来更长的循环时间。根据体系的不同，聚乙二醇化对纳米颗粒循环的延长时间可以从数分钟到数小时甚至数天不等。

目前，已有多种聚乙二醇化的药物被批准上市用于不同疾病的治疗（表 5-1）。例如，Doxil 作为第一例被美国 FDA 批准上市的纳米药物，是一种包载有多柔比星的聚乙二醇化脂质体，聚乙二醇化保证了脂质体具有更长的血液停留时间，使得更多的药物能够到达肿瘤部位。除此之外，赛妥珠单抗（商品名 Cimzia）是一种聚乙二醇化的抗肿瘤坏死因子α（TNF-α）抗体片段，聚乙二醇化修饰提高了抗体的稳定性并延长了其循环时间。自 2008 年被 FDA 批准上市以来，赛妥珠单抗已被广泛用于克罗恩病、类风湿关节炎等多种炎症性疾病的治疗。

表 5-1　代表性的已上市聚乙二醇化纳米药物

商品名	公司	药物成分	适应证	批准年份
Neupogen	Amgen	rhG-CSF	中性粒细胞相关疾病	1991
Doxil	ALZA/Schering	包载多柔比星的脂质体	卵巢癌、多发性骨髓瘤	1995
Cimzia	UCB	TNF-α 抗体片段	克罗恩病、类风湿关节炎等	2008
Asparias	Servier Pharma	L-天冬酰胺酶	急性淋巴细胞白血病	2018

除了聚乙二醇，聚两性离子（polyzwitterion）、聚多糖和聚磷酸酯等多种亲水性的高分子也具有类似的隐形性质，因而被用于纳米药物的修饰。其中，聚两性离子是一类正负电荷位于同一重复单元上的亲水性聚合物，本身呈电中性。相较于聚乙二醇的氢键作用，正负电荷的水化使得聚两性离子表现出更强的水合作用。与聚乙二醇类似，聚两性离子修饰的纳米颗粒由于其表面水化层的存在具有较低的蛋白吸附能力，因而可以有效逃避巨噬细胞的捕获实现长循环。

2. 生物膜包被技术

水溶性高分子的表面修饰虽然能够延长纳米药物的循环时间，但在重复给药后会出现加速血液清除现象。除此之外，抗 PEG 抗体的产生进一步降低了聚乙二醇化修饰的效果。与之相比，利用生物膜包被技术制备的仿生纳米颗粒具有较低的免疫原性，更适用于重复给药的纳米药物设计。生物膜包被技术是一种将体内细胞的细胞膜剥离并修饰在纳米颗粒表面的技术。这一技术通过仿生策略将纳米药物伪装成“自我”，从而逃避免疫系统的识别过程。

目前，国内外研究者已经广泛研究了基于红细胞、白细胞、血小板和巨噬细胞等不同细胞的仿生纳米药物。这些仿生纳米药物的表面覆盖有一层取自生物细胞的细胞膜，由于膜提取过程中膜蛋白、多糖等膜成分得到了保留，仿生纳米颗粒可以伪装成正常的细胞规避吞噬细胞的清除作用。例如，红细胞表面的 CD47 受体与吞噬细胞表面的信号调节蛋白 α 相互作用，通过向吞噬细胞释放“别吃我”信号抑制巨噬细胞对正常红细胞的吞噬。因此，红细胞膜包裹的纳米药物因为表面的 CD47 等膜蛋白减少了吞噬细胞的摄取，实现了体内的长循环。

二、纳米药物的主动靶向

主动靶向又称为配体介导靶向，主要通过纳米药物表面的亲和配体诱导靶向细胞对纳米药物的特异性摄取。选择病变器官、组织、细胞或亚细胞器中过度表达的表面分子或受体为靶点对主动靶向纳米药物的设计至关重要，需要对病变部位的生物学特征有全面且深入的了解，以明确相应靶点在病变部位的表达量及其与正常细胞的差异。主动靶向的策略依赖于纳米药物表面的靶向配体与目标部位表面的靶点相互结合。因此，配体的密度、纳米药物的表面性质等因素均会影响主动靶向的效果。除此之外，已有报道证明血液中蛋白冠的形成会影响纳米药物的主动靶向能力。相比于被动靶向，主动靶向递送过程并不依赖于 EPR 效应，可以应用于白血病、转移瘤等被动靶向策略难以发挥作用的疾病。

主动靶向的效率一般通过靶向特异性和递送能力两方面进行评估。前者取决于纳米药物在体内的分布以及配体与非靶向细胞的相互作用，而后者则与纳米药物本身的结构和性质以及靶点介导的进胞过程有关。目前，代表性的配体主要包括抗体、核酸适配体、多肽、小分子等，而目标部位的靶点一般为蛋白质、糖或脂质。靶向配体一般通过非共价键吸附或共价键结合的方式修饰在纳米药物表面，其与靶点的相互作用一般涉及疏水作用、电荷作用、氢键和范德瓦耳斯力等多种分子相互作用。由于纳米药物表面可以同时修饰多个靶向分子，相较于单个靶向配体，纳米药物与目标细胞的作用由于多价性（multivalency）呈现出更高的结合常数。

（一）常见靶向配体

1. 抗体及其片段

抗体又被称为免疫球蛋白，是一类由免疫系统分泌的用于抵御外来物质的“Y”型结构蛋白质。抗体通过其可变区识别并标记外来物质（被称为抗原），通过自身中和或诱导其他免疫机制攻击的方式消灭外来物质。一个抗体分子一般由 4 条多肽链形成对称结构，其中包括 2 条重链和 2 条轻链。其中，重链和轻链共同组成抗体的抗原结合片段（fragment of antigen binding，Fab）。针对不同的抗原，抗体的 Fab 片段也会不同，并通过静电相互作用、疏水相互作用等一系列非共价键相互作用与抗原的特定位点结合，达到识别抗原的目的。

抗体由于其高特异性的识别和结合能力被广泛用作纳米药物设计中的靶向配体。通过选择目标部位高表达、正常组织低表达的抗原作为靶点，抗体可以实现高效的靶向和药物递送，最大限度地减少纳米药物的全身毒性。抗体与抗原结合后将通过内吞作用进入目标细胞并释放药物，完成对目标细胞的杀伤。除此之外，抗体还可以直接用作药物。目前已经有超过 100 种抗体被 FDA 批准上市，被用于癌症、心血管疾病等各种疾病的治疗。

基于对传统抗体结构的理解，通过对抗体结构进行重组和优化得到的双特异性抗体和纳米抗体也是重要的靶向配体。前者可以同时与两个抗原结合，通过桥联免疫细胞和靶细胞的方式达到更好的治疗效果；而后者主要从驼类或鲨类动物的天然抗体衍生而来，其尺寸只有传统抗体的十分之一，具有较好的组织渗透性。

2. 核酸适配体

核酸适配体也被称为适配体，是一种能够与靶分子特异性结合的寡核苷酸。核酸适配体通过碱基配对、氢键等相互作用力折叠形成特定的三维构象，实现与靶分子的高特异性结合。与抗体不同的是，针对特定靶分子的核酸适配体是通过体外筛选技术获得的。相比于抗体，核酸适配体具有分子量小、免疫原性低和稳定性高等优势，因而在主动靶向纳米药物的设计中受到了越来越多的关注。

3. 多肽

多肽（polypeptide）是天然蛋白的功能性片段，虽然其结构较为简单，但在特殊情况下能表现出与蛋白质相媲美的活性，目前被广泛用于靶向、穿膜和核定位等领域。噬菌体展示技术和多肽固相合成的进展为多肽材料的快速发展提供了基础。作为靶向配体，多肽具有尺寸小、成本低和免疫原性低等优点。通过末端封端、环化或使用 D-氨基酸作为原料等策略可以显著降低蛋白酶对多肽材料的降解，提高其稳定性。

多肽配体的建立可以通过已知天然配体的简化和改性，也可以通过噬菌体展示技术进行筛选。其中，基于精氨酸-甘氨酸-天冬氨酸的三肽（Arg-Gly-Asp，RGD）是最经典的靶向多肽配体。RGD 多肽配体展示出与整合素受体（主要以 $\alpha_v\beta_3$ 为代表）的高亲和力。由于整合素在肿瘤细胞和新生血管内皮细胞等中过表达，RGD 被广泛用于针对肿瘤的纳米药物主动靶向设计中。

4. 小分子

叶酸（folate）是一种常见的肿瘤靶向配体，可以与细胞膜表面的叶酸受体 α 结合提高靶向效率。叶酸受体 α 作为一种可以介导叶酸进胞的蛋白，对叶酸具有较高的亲和力，在 DNA 合成和细胞代谢等过程中发挥重要作用。叶酸受体 α 在正常细胞中表达较少，而在卵巢癌、三阴性乳腺癌和肺癌等多种癌症中高表达，是一种典型的癌症相关抗原。因此，通过将叶酸及其衍生物修饰在纳米药物表面，可以有效提高纳米药物的靶向性，促进药物的选择性释放。

三苯基膦阳离子（TPP^+）是一种重要的线粒体靶向配体。线粒体作为细胞中多种代谢途径的中心，在各种生理过程中发挥着重要作用。由于线粒体膜的电负性，许多亲脂性阳离子都有较好的靶向线粒体的能力。其中，三苯基膦阳离子是研究最多的亲脂性阳离子，被广泛用于药物、探针和造影剂等的线粒体靶向递送。

（二）肿瘤靶点与药物设计

分子生物学和细胞生物学的快速发展揭示了肿瘤细胞生长、增殖和凋亡的分子机制，也因此开发了多种抗肿瘤药物靶点。针对这些靶点的靶向和纳米药物设计可以特异性地阻断肿瘤的生长或转移或直接杀死肿瘤细胞，同时降低对正常细胞的影响。针对一些常见肿瘤靶点及其相关的已上市药物汇总见表 5-2。

表 5–2　代表性肿瘤靶点及其上市药物

癌症	靶点	药物	获批时间
非小细胞肺癌	EGFR	吉非替尼	2003 年
非小细胞肺癌	EGFR	厄洛替尼	2004 年
非小细胞肺癌	EGFR	埃克替尼	2011 年
非小细胞肺癌	VEGFR-2	雷莫西尤单抗	2022 年
乳腺癌	VEGF	贝伐珠单抗	2004 年
乳腺癌	HER 2	拉帕替尼	2007 年
乳腺癌	HER 2	帕妥珠单抗	2012 年
胃肠肿瘤	EGFR	西妥昔单抗	2004 年

续表

癌症	靶点	药物	获批时间
胃肠肿瘤	VEGFR	舒尼替尼	2006 年
胃肠肿瘤	VEGFR-2	阿帕替尼	2014 年
胃肠肿瘤	VEGFR-2	瑞戈非尼	2017 年
胃肠肿瘤	VEGFR-2	雷莫西尤单抗	2022 年
肾癌	VEGFR	索拉非尼	2005 年
肾癌	VEGFR	舒尼替尼	2006 年
肾癌	VEGFR	帕唑帕尼	2017 年
肾癌	PD-1	纳武利尤单抗	2021 年
肾癌	PD-1	帕博利珠单抗	2022 年
甲状腺癌	EGFR/VEGFR	凡德他尼	2011 年
甲状腺癌	VEGFR	仑伐替尼	2018 年
肝癌	VEGF	贝伐珠单抗	2004 年
肝癌	PD-L1	阿替利珠单抗	2020 年
肝癌	PD-1	卡瑞利珠单抗	2019 年
肝癌	PD-1	纳武利尤单抗	2021 年
肝癌	PD-1	帕博利珠单抗	2022 年
卵巢癌、输卵管癌、宫颈癌	VEGF	贝伐珠单抗	2004 年
胰腺癌	EGFR	厄洛替尼	2004 年
胰腺癌	PD-1	帕博利珠单抗	2022 年

1. 肿瘤形成与调控机制相关靶点

调控机制靶点的异常通常是一些肿瘤形成的原因，这类靶点的异常（通常为突变）会激发下游一系列信号通路，从而导致肿瘤细胞的快速增殖。例如，酪氨酸激酶作为人体中的一大类激酶，可以在细胞中催化磷酸基团从 ATP 向蛋白质酪氨酸残基的转移，起到调控细胞信号转导通路的作用。酪氨酸激酶的异常表达通常会导致细胞增殖调节过程的紊乱，导致肿瘤的发生。常见的表皮生长因子受体（EGFR）家族和血管内皮细胞生长因子受体（VEGFR）家族就属于此类靶点。除此之外，基于丝氨酸/苏氨酸激酶通路的哺乳动物雷帕霉素靶蛋白（mammalian target of rapamycin，mTOR）也属于此类靶点。针对此类靶点的靶向分子通常是抗体与小分子激酶抑制剂。

EGFR 受体广泛分布在多种细胞膜上，其相关信号通路在控制细胞的增殖过程中发挥重要作用。在正常组织中，EGFR 受体的配体被严格调控。而在肿瘤组织中，EGFR 配体的大量存在或 EGFR 自身的突变（受体持续活化）使得 EGFR 受体的表达上调，有利于肿瘤细胞的增殖、侵袭和转移。目前在肾癌、肺癌、前列腺癌、胰腺癌和乳腺癌等肿瘤组织中都观察到了 EGFR 的过表达。人表皮生长因子受体 2（human epidermal growth factor receptor 2，HER2）与 EGFR 受体属于同一家族（EGFR 又被称作 HER1），其过量表达和许多上皮细胞癌症的恶化程度密切相关。正常组织中 HER2 的表达水平非常低，其激活主要依赖于与其他 EGFR 受体形成异二聚体结构。然而在乳腺癌、卵巢癌等实体瘤中存在 HER2 的突变和扩增。因此，HER2 是一类非常重要的肿瘤治疗靶点。

2. 肿瘤微环境相关靶点

肿瘤微环境相关靶点主要包括肿瘤新生血管生成相关靶点和肿瘤基质细胞靶点两大类。由于肿瘤组织依赖于新生血管的生成来供给营养，抑制肿瘤新生血管的生成可以减缓实体瘤组织的生长速度，有效杀伤肿瘤组织。针对肿瘤新生血管生成过程的理解，基于血管内皮生长因子（VEGF）和内皮细胞整合素等靶点的药物陆续被开发出来。除此之外，针对成纤维细胞等基质细胞的相关靶点也有深入研究。

VEGF 是血管生长过程中的重要调节因子，是一种与肝素结合的同源二聚体糖蛋白。在肿瘤组织的生长早期会过表达 VEGF 及其他生长因子，促进肿瘤内部新生血管的生成并供给营养和氧气，使其可以快速增殖。此即著名的“Folkman”理论。基于 VEGF 在肿瘤新生血管生成中的关键作用，VEGF 已成为非小细胞肺癌、结直肠癌等肿瘤治疗中的重要靶点。

3. 免疫检查点相关靶点

免疫检查点（immune checkpoint）是一类免疫抑制性分子，用于调节免疫系统的激活程度，防止免疫系统的过度激活对正常细胞的伤害。然而，肿瘤细胞利用这一特点，通过激活免疫检查信号通路实现免疫“逃逸”。因此，通过抑制免疫检查点过程可以恢复免疫细胞对肿瘤细胞的识别和杀伤，实现治疗效果。其中，基于程序性死亡受体 1（programmed death-1，PD-1）和程序性死亡受体配体 1（programmed death-ligand 1，PD-L1）免疫检查点通路的研究最为深入。利用抗体抑制 T 细胞表面的 PD-1 或肿瘤细胞表面的 PD-L1 均可以实现较好的肿瘤治疗效果。目前，已经有多例基于 PD-1/PD-L1 免疫检查点的药物被批准上市，用于治疗黑色素瘤、霍奇金淋巴瘤等肿瘤。

思考题

1. 为什么纳米药物的常用设计策略之一是延长其体内循环时间？常用的延长体内循环时间的策略有哪些？
2. 如何将聚乙二醇和红细胞膜修饰/包被在纳米颗粒表面？其修饰/包被方式的主要区别是什么？
3. 抗体作为一种常见的靶向配体，相比小分子靶向配体其优势和劣势分别是什么？

第二节 生物感知智能响应

学习目标

1. 掌握 智能响应性纳米药物的设计原则，内源刺激响应性纳米药物的设计依据。
2. 熟悉 内源刺激响应性纳米药物的分类与响应原理。
3. 了解 常见的内源刺激响应性纳米材料。

纳米药物的智能响应设计是提高药物效率和降低药物毒性的重要手段之一。利用生物体内不同器官、组织和细胞的pH、氧化还原电位、酶浓度和温度等微环境的差异，可以实现纳米颗粒在体内特定部位的选择性解离与药物释放，改善纳米药物在正常生理环境中稳定性并提高药物的利用效率。

智能响应性纳米药物的刺激响应机制可以基于生物体不同部位内源性的微环境差异，也可以利用光、声等外源刺激人为制造不同部位的差异来达到选择性药物解离与释放的目的。本节将着重介绍基于内源刺激的生物感知智能响应性纳米药物的设计。

内源刺激响应性纳米药物的设计依赖于对体内不同器官、组织以及病变组织微环境的全面了解，利用其差异构建不同的响应性基团，实现纳米药物的选择性释放。因此，肿瘤生物学等学科的发展对智能响应性纳米药物的设计至关重要。在本节中，将会首先讨论不同内源刺激响应性纳米药物的设计依据，之后再介绍具体的药物设计方案。

一、智能响应性纳米药物的设计

智能响应性纳米药物的应用涉及药物包载、给药和刺激响应性释放几个过程。本部分将针对智能纳米药物的药物包载方式、刺激响应模式和基团设计原则等方面展开讨论（图5-4）。除此之外，多重刺激响应性纳米药物的设计可以发挥协同作用，进一步提高选择性。在本部分末尾将会简要介绍多重刺激响应性纳米药物的设计。

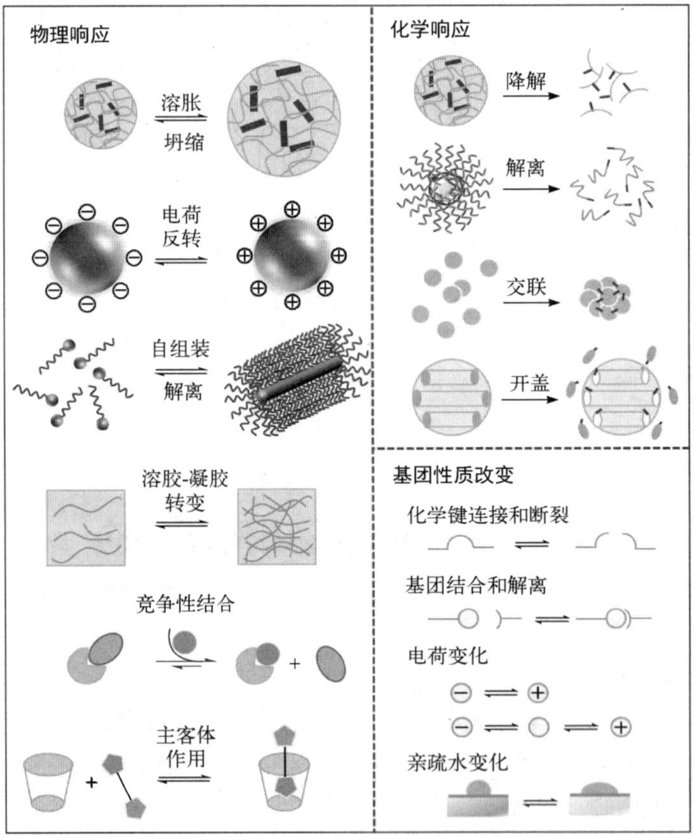

图5-4　智能响应性纳米药物的刺激响应模式和响应基团设计

（一）药物包载方式与刺激响应模式

智能响应性纳米药物一般通过物理相互作用或化学相互作用的方式将药物包载在载体上。前者一般不涉及药物分子与载体的相互作用，因此对药物分子的结构没有太多要求。纳米凝胶网络中药物的滞留、脂质体和高分子等囊泡结构亲水核心中药物的包封以及多孔无机纳米材料孔道中药物的包载都属于这种情况。因此，刺激响应性纳米药物的释放一般通过改变载体的结构来实现，包括纳米凝胶的溶胀、囊泡膜通透性的改变、纳米颗粒的解离以及孔道口闸控分子的移除等方式都可以实现药物分子的释放。

对于化学相互作用的药物包载，药物分子与载体之间存在共价偶联或电荷作用、氢键作用、疏水作用等非共价键相互作用，因此对药物分子的结构有特定要求，但由于药物分子与载体间的相互作用，药物提前泄漏的概率相对较小。这类药物在刺激下释放药物时，载体的结构改变可能不足以完成药物的完全释放，需要考虑电荷反转、连接子断裂和竞争性结合等设计打破药物分子与载体间的相互作用，甚至直接将载体降解，才能有效完成药物的释放。除此之外，一些纳米药物涉及前药或探针前体的使用。这些前药或探针前体在正常条件下活性较低，在感受到刺激时通过保护基团的降解或猝灭剂的解离等方式恢复活性，进一步提高了智能响应性纳米药物的选择性。

（二）智能响应基团的设计

根据感受到刺激时变化模式的不同，智能响应基团一般包括刺激响应性断键和刺激响应性基团性质变化两种类型。前者在智能响应性纳米药物的设计中主要作为连接子或保护基团，促进纳米药物的解离或药物的释放，而后者则主要通过亲疏水性、电荷等性质的变化改变纳米药物的自组装行为以及药物与载体的相互作用（图 5-4）。例如，二硫键可以作为连接子连接两亲性聚合物或连接载体和药物分子，也可以作为交联剂用于纳米凝胶的形成。还原性条件下二硫键的断裂促进了两亲性聚合物自组装纳米颗粒的解离、药物从载体上脱离或纳米凝胶的解交联。基于二硫键主链的聚合物甚至能够在还原条件下降解为小分子。除此之外，聚乙二醇对纳米颗粒的修饰有利于纳米药物的长循环，但不利于药物的进胞。因此，通过二硫键连接聚乙二醇和纳米颗粒，可以在纳米颗粒到达预定部位后实现聚乙二醇保护层的分离。

（三）多重刺激响应性纳米药物的设计

在单一刺激响应性纳米药物的基础上，研究者们开发出了二重或多重刺激响应性纳米药物以提高其选择性。例如，肿瘤组织中的 pH 和氧化还原电位相比正常组织均有显著差异，pH/氧化还原双刺激响应性纳米药物的设计有利于进一步区分肿瘤组织和正常组织，实现药物的高选择性释放。

除了在相同位置同时触发的多重刺激响应性纳米药物，针对不同刺激的响应也可以有先后顺序。得益于光、磁和超声等外源刺激的时空可控性，可以通过控制外场的施加顺序调节纳米药物的解离与释放，实现多重刺激响应的协同作用。除此之外，针对一些刺激的纳米药物响应天然为另一种刺激提供条件，也可以增强药物的协同作用。例如，光动力治疗过程中对氧气的消耗能够进一步增强肿瘤组织中的乏氧环境，为还原响应性纳米药物的释放提供基础。

二、pH 响应性纳米药物

稳定的 pH 对生命体内细胞增殖、物质转运等各过程至关重要。虽然正常的组织与血液中的 pH（约 7.4）较为稳定，但不同的器官和细胞器会因为其特殊的功能而具有不同的 pH。除此之外，病变部位也可能会出现 pH 异常的情况。根据这些 pH 差异可以设计 pH 敏感的纳米药物，在特定器官、细胞器或病变部位选择性发生性质改变、解离或药物释放。根据材料类型，pH 响应性纳米药物可以分为聚合物、脂质和无机纳米颗粒三大类。其中，聚合物由于其易于引入功能化基团的特点得到广泛关注。通过在聚合物主链或侧链引入可质子化/去质子化的基团或者 pH 敏感连接子，可以在特定的 pH 下实现聚合物亲疏水性的改变或断键，从而达到药物释放的目的。

（一）pH 响应性纳米药物的设计依据

1. 不同器官与细胞器之间的 pH 差异

口服给药过程中，药物需要经过胃肠道不同器官并最终被吸收。这些器官的 pH 差异是药物设计中需要优先考虑的因素之一。其中，胃中的 pH（一般在 1.5～1.9 之间）为强酸性，而进入小肠和结肠后 pH 会变为弱酸性到碱性。小肠和结肠不同部位的 pH 也会有波动。例如，近端小肠（包括十二指肠和空肠）的 pH 为 6.1～7.0，而远端小肠（即回肠）的 pH 约为 8.1，呈现弱碱性。除此之外，进食状态下的 pH 也会有显著变化，胃中的 pH 在进食状态下会上升到 5.0 左右。因此，口服给药需要综合考虑胃肠道中 pH 的剧烈变化，通过合理的 pH 响应性设计在特定器官中实现药物的释放与吸收。

亚细胞尺度的 pH 差异主要是细胞内吞作用涉及的细胞器与正常细胞质之间的差异。内体的 pH 在 5.0～6.0 之间，而溶酶体的 pH 则为酸性，在 4.0～5.0 之间。除了内体和溶酶体，其他细胞器也有自己特有的 pH 范围。例如，线粒体和内质网的 pH 约为 8.0 和 7.2。

内体和溶酶体的酸性条件与多种蛋白酶的共同作用保证了细胞对外来物质的完全降解，既可以完成对核酸和蛋白质等生物大分子的消化作用，同时又能在一定程度上抵御细菌等病原体的入侵。因此，纳米药物的设计需要考虑及时且有效的内体和溶酶体“逃逸”（endosomal/lysosomal escape），防止溶酶体中药物的分解失效。其中，设计具有质子海绵效应（proton sponge effect）的药物是一类广泛应用的溶酶体“逃逸”策略。这一类材料在内体和溶酶体中的酸性环境下具有较强的 pH 缓冲能力，影响了内体和溶酶体的酸化。因此，与膜结合质子泵会不断向内体和溶酶体中转移质子，由电荷平衡引入的氯离子会导致膜内外的渗透压失衡，最终导致内体和溶酶体的破裂以及纳米药物的“逃逸”。

2. 正常组织与病变组织的 pH 差异

肿瘤、炎症等病变组织与正常组织相比具有 pH 更低的微环境。因此，许多 pH 响应性纳米药物的设计都需要保证在中性条件下保持稳定，而在弱酸性条件下快速解离并释放出药物。其中，肿瘤的酸性微环境主要是由肿瘤细胞的快速增殖和异常血管结构，营养物质和氧气的大量消耗导致肿瘤组织处于乏氧环境，其代谢更依赖于无氧糖酵解（glycolysis）过程，生成大量乳酸并造成肿瘤组织 pH 的降低。与之类似，炎症组织酸性环境的产生主要是免疫细胞的浸润与激活提高了对能量和氧气的消耗，使得糖酵解过程产生的乳酸在组织中堆积。除此之外，病变组织中二氧化碳的滞留也会导致 pH 的降低。

（二）含有酸碱基团的 pH 响应性纳米药物

pH 响应性纳米药物的一类重要设计是引入可质子化或去质子化的酸碱基团。因此，含有酸性（如羧酸、磺酸）或碱性（如胺、咪唑和吡啶）基团的脂质或聚合物都可以作为 pH 响应性材料用于纳米药物的设计。这些基团能够根据环境 pH 的变化接受或提供氢离子（H^+），从而改变整个纳米药物的净电荷和亲疏水性，导致纳米药物的构象或尺寸的改变。一般来讲，脂质或聚合物中净电荷的增加会提高其亲水性，同时静电斥力使分子链从坍缩状态转变为伸展状态。

选择合适的酸碱基团对实现 pH 响应性纳米药物在特定 pH 环境下的选择性解离具有重要意义。酸碱基团对 pH 的响应性主要通过解离常数 pK_a 来衡量。较低的 pK_a 表示该基团具有较强的酸性，需要更低的环境 pH 才能电离释放氢离子。根据酸碱基团的不同，pH 响应性聚合物可以分为聚阴离子（或称为酸性聚合物）和聚阳离子（或称为碱性聚合物）两大类（图 5-5）。

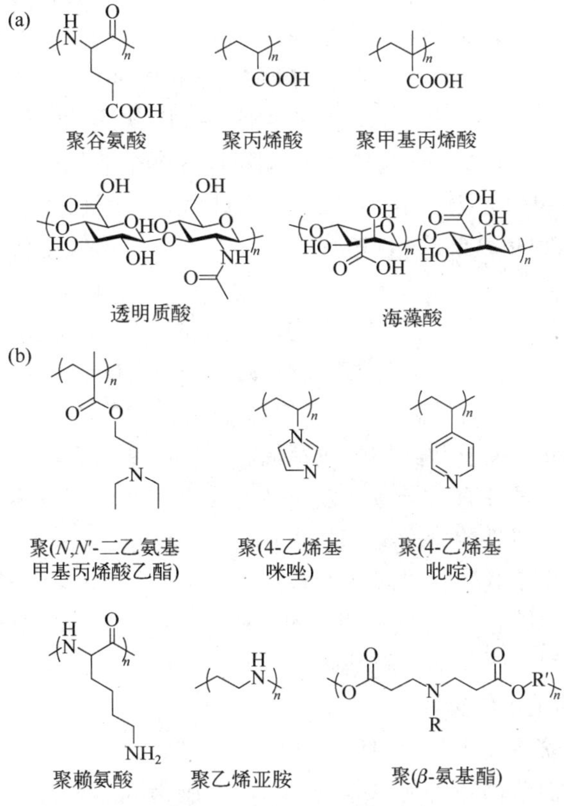

图 5-5　代表性聚阴离子（a）和聚阳离子（b）的结构

1. 聚阴离子材料

传统的聚阴离子以天然的透明质酸（hyaluronic acid）和海藻酸（alginic acid）以及人工合成的聚谷氨酸（polyglutamic acid）和聚丙烯酸（polyacrylic acid）为代表，在中性的生理环境下由于羧酸基团的电离带负电荷，而在低 pH 下由于羧酸基团的质子化而不带电荷。通过在聚合物中引入疏水基团，能够调节聚阴离子的 pK_a，聚丙烯酸、聚甲基丙烯酸和聚丁基丙烯酸的 pK_a 分别为 4.3、6.0 和 7.4。疏水基团的引入提高了聚阴离子的电离难度，致使其 pK_a

增大。值得一提的是，由邻近羧酸基团的邻位效应导致的静电作用或氢键作用，聚阴离子与小分子羧酸的 pK_a 略有不同。例如，谷氨酸中 γ-羧基的 pK_a 约为 4.3，而聚谷氨酸的 pK_a 则约为 5.4。除此之外，基于侧链磺酸和侧链磷酸的聚合物也是一类重要的 pH 响应性聚阴离子。

传统的聚阴离子由于其 pK_a 与生理环境 pH 的差异，在纳米药物的设计中受到诸多限制。相比之下，基于苯磺酰胺基团的聚阴离子可以通过取代基团的设计在生理环境 pH 附近的 6.2～8.6 范围内灵活调节其 pK_a，实现较窄 pH（0.2～0.3）范围内的聚合物性质转变。由于磺酰基的强吸电子特性，苯磺酰胺上的 NH 基团可以电离得到聚阴离子。因此，基于苯磺酰胺的聚合物被用于 pH 响应性胶束、凝胶和树枝状大分子等多种纳米药物的设计。

2. 聚阳离子材料

聚阳离子材料一般在主链或侧链含有可质子化的基团。这些基团以胺（包括伯胺、仲胺或叔胺）、咪唑、吡啶和胍基等含氮原子的基团为主，在质子化后使整个聚合物带正电荷。与聚阴离子相似，聚阳离子的 pK_a 也与小分子有所不同。聚（*N*, *N'*-二乙氨基甲基丙烯酸乙酯）[poly（*N*,*N'*-diethylaminoethyl methacrylate），PDEAEMA，对应共轭酸的 pK_a 约为 7.3]、聚(4-乙烯基咪唑）[poly(4-vinyl imidazole)，P4VIm，对应共轭酸的 pK_a 约为 6.0]以及聚(4-乙烯基吡啶）[poly(4-vinyl pyridine)，P4VP，对应共轭酸的 pK_a 约为 5.4]等都是常见的 pH 响应性聚阳离子，可以根据需要选择 pK_a 合适的聚合物来实现 pH 响应性纳米药物的解离和释放。其中，基于叔胺的聚合物胶束可以通过精准调节叔胺上不同的疏水取代基改变其 pH 响应范围，得到一系列具有超敏感 pH 响应性的纳米颗粒。除此之外，聚赖氨酸（polylysine）和天然高分子壳聚糖（chitosan）也是重要的 pH 响应性聚阳离子，其多肽主链和多糖主链赋予了这些聚合物良好的生物相容性。

除了上述侧链含有可质子化基团的聚合物，一些主链含有碱性基团的聚合物也被广泛用于 pH 响应性纳米药物的设计。例如，聚乙烯亚胺（polyethyleneimine，PEI）是一类经典的聚阳离子，在生理环境 pH 下具有较高的电荷密度。常用的 PEI 有线型和支化两种结构，线型结构中只存在伯胺和仲胺，而支化结构中包括伯胺、仲胺和叔胺。因此，PEI 中两种或三种可电离基团的同时存在使其拥有质子海绵效应，能够有效实现溶酶体逃离。除此之外，由双丙烯酸酯和胺类分子聚合得到的聚(β-氨基酯）[poly(β-amino ester)，PBAE]也是一类重要的主链可质子化聚合物，由于其生物可降解性和结构多样性得到广泛关注。通过选择不同的双丙烯酸酯和胺类分子可以构建聚(β-氨基酯）的材料库。这些聚合物具有不同的侧链，但相同点是主链上均带有大量可质子化的叔胺基团，在 pH 为 5.5～7.2 的范围内表现出 pH 响应性。

3. 基于电荷反转的纳米药物

由于电荷的不同，聚阴离子和聚阳离子在毒性、细胞摄取和核酸药物包载等方面具有显著差异。其中，对延长血液循环有利的负电荷与对细胞摄取有利的正电荷相互矛盾，成为纳米药物设计中的“电荷困境”。电荷反转材料的设计为解决这一困境提供了有效方案。这一类材料在血液循环中呈现负电荷以达到隐形目的，而在肿瘤等病变部位转换为正电荷以提高细胞摄取。

马来酸单酰胺（maleic acid amide，MAA）作为一类重要的电荷反转材料，可以由伯胺和马来酸酐衍生物制备，并在弱酸性条件下（pH = 6.5～7.0）裂解，实现从聚阴离子向聚阳离子的电荷反转，最终实现选择性的纳米药物解离与释放。相比于普通酰胺键的惰性，马来酸单酰胺的 pH 响应性来源于相邻 β-羧酸基团对酰胺键的进攻，形成五元环四面体中间体后释放出伯胺基团。马来酸单酰胺的 pH 响应范围与敏感性取决于马来酸顺式双键上的取代基，烷基、羧甲基等取代基的引入提高了马来酸单酰胺的 pH 敏感性。相较于马来酸单酰胺，柠康酸单酰胺、二甲基马来酸单酰胺和顺式乌头酸单酰胺等衍生物在相同 pH 条件下均有更快的裂解速率。此外，马来酸单酰胺不仅可以用于电荷反转材料诱导纳米药物的选择性表面电荷转变，还可以作为 pH 敏感连接子促进聚合物在特定酸性环境下的断键，最终达到纳米药物解离和药物释放的目的。

（三）基于 pH 敏感连接子的响应性纳米药物

目前绝大多数 pH 敏感的连接子均为酸敏感连接子，主要适用于在肿瘤等病变部位或者溶酶体中的聚乙二醇保护层分离、纳米药物解离、纳米凝胶解交联或药物释放等过程。不同酸敏感连接子具有不同的酸催化水解速率。因此，需要根据纳米药物作用部位的 pH 灵活选择合适的酸敏感连接子。目前，常用的酸敏感连接子包括亚胺（imine）、腙（hydrazone）、肟（oxime）、缩醛/缩酮（acetal/ketal）和原酸酯（othoester）（图 5-6）。

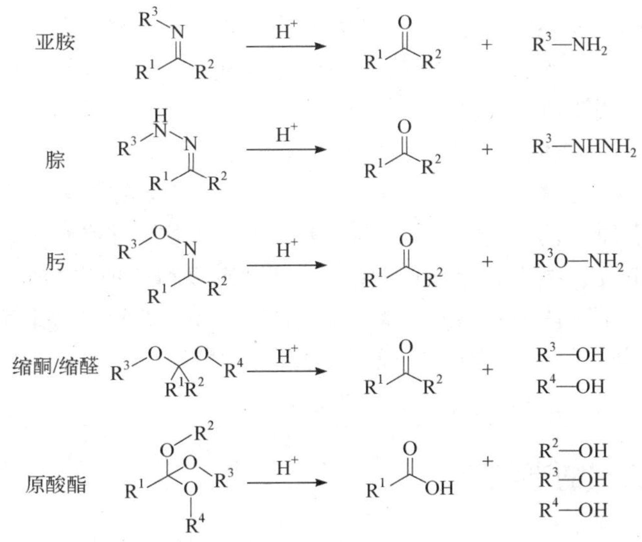

图 5-6　代表性 pH 响应性连接子的结构及其降解产物

醛或酮与不同的含氮化合物反应可以得到一系列含有酸敏感 C═N 双键的连接子。亚胺、腙和肟所对应的含氮化合物分别为伯胺、肼和羟胺。在这三种连接子中，亚胺即使在微酸性环境下（pH = 6.8）也会发生水解，在生理环境下较差的稳定性降低了亚胺基团的选择性，限制了其在纳米药物设计中的应用。相比较而言，腙键和肟键在生理环境 pH 下较为稳定，因而在 pH 响应性材料的设计中得到了广泛的研究。由于多柔比星（doxorubicin）等经典的抗肿瘤药物天然具有酮基团，腙键和肟键可以直接用于连接药物与聚合物并在酸性条件下实现药物的释放。基于腙键的聚乙二醇-聚天冬酰肼和表柔比星的 pH 响应性纳米药物已进入临床试验阶段，并在实体瘤的治疗中取得了一定成效。除此之外，腙键和肟键连接子也被广泛用于连接亲水性和疏水性聚合物，以达到酸性条件下纳米药物解离的目的。

缩醛和缩酮由醛酮与醇缩合而来，在酸性条件下可以水解生成醛酮和醇。缩醛与缩酮的水解速率对溶液中氢离子的浓度呈现一级动力学，因此在 pH 越低的条件下水解越快。原酸酯连接子比缩醛和缩酮具有更高的酸敏感性，且可以通过取代基的改变调控其水解速率。在纳米药物的设计中，缩酮和原酸酯除了可以作为连接子实现药物的酸敏感选择性释放，还可以作为主链基团制备酸降解纳米药物。聚缩酮和聚原酸酯的疏水性使其可以在水中形成纳米颗粒并包载疏水药物，之后在酸性环境中分解并释放药物。

（四）pH 响应性脂质与无机纳米颗粒

1. pH 响应性脂质

以磷脂酰乙醇胺（phosphatidyl ethanolamine，PE）为代表的 pH 响应性脂质在脂质体的设计中具有重要作用。与其他脂质相比，磷脂酰乙醇胺极性头部的氨基与磷酸基团之间存在较强的相互作用，因此整个脂质分子呈锥形结构而非柱形结构。由磷脂酰乙醇胺和其他脂质混合制备的脂质体在生理环境 pH 下可以稳定存在，但在酸性环境下 PE 的质子化导致脂质体解离，实现内体和溶酶体“逃逸”的同时释放药物。

2. pH 响应性无机纳米颗粒

碳酸钙（calcium carbonate）纳米颗粒因其制备简单、成本低、毒性低和具备 pH 响应性等优点，作为药物传递载体受到了广泛关注。碳酸钙的多孔结构有利于药物以吸附的方式进行包载，也可以在纳米颗粒制备的过程中通过共沉淀的方法包载药物。碳酸钙在酸性环境中的降解产物为钙离子和二氧化碳，前者可以由肾脏主导在骨骼中沉积，而后者则可以通过肺部排出体外。因此，碳酸钙具有较好的生物安全性。除了能在酸性环境中实现纳米药物的解离，碳酸钙还可以改善肿瘤酸性微环境，在肿瘤免疫治疗中具有重要作用。除了碳酸钙，磷酸钙（calcium phosphate）由于其随 pH 变化的溶解度也成为一种重要的 pH 响应性无机纳米颗粒。磷酸钙在生理环境 pH 下水溶性较差，但在酸性 pH 下溶解度逐渐增大，生成低毒的钙离子和磷酸盐离子，其良好的生物相容性、生物可降解性和可控的制备方法促进了磷酸钙在智能响应性纳米药物中的应用。

三、氧化还原响应性纳米药物

氧化还原反应（redox reaction）作为细胞新陈代谢的重要组成部分，对于维持生命体的正常功能具有重要意义。生命体内的许多氧化还原反应通过还原型辅酶 NADH 和 NADPH（氧化产物为氧化型辅酶 NAD^+和 $NADP^+$）以及半胱氨酸侧链巯基（氧化产物为二硫键）的可逆氧化还原反应介导。其中，还原性半胱氨酸的巯基主要以小分子三肽谷胱甘肽（glutathione，GSH）的形式存在，且细胞膜内外的谷胱甘肽浓度有显著差异。

除此之外，线粒体的有氧呼吸等生理过程会产生活性氧（reactive oxygen species，ROS），也会影响体内的氧化还原平衡。活性氧本身作为生命体正常的代谢副产物，对细胞的信号传递等过程具有重要作用，且过量的活性氧能够被体内的抗氧化性物质代谢。然而，肿瘤等病变部位由于其细胞快速增殖等原因会造成活性氧的富集，从而带来氧化应激（oxidative stress），对细胞中的脂质、蛋白质和核酸等造成氧化损伤。因此，肿瘤组织需要依赖谷胱甘肽等抗氧化分子的浓度上调来应对氧化应激，以促进癌细胞的存活。

基于细胞膜内外谷胱甘肽的浓度差异，以及肿瘤组织中的高谷胱甘肽浓度和高活性氧浓度，研究者们设计了氧化还原响应性纳米药物促进药物的选择性释放（图 5-7）。其中，元素

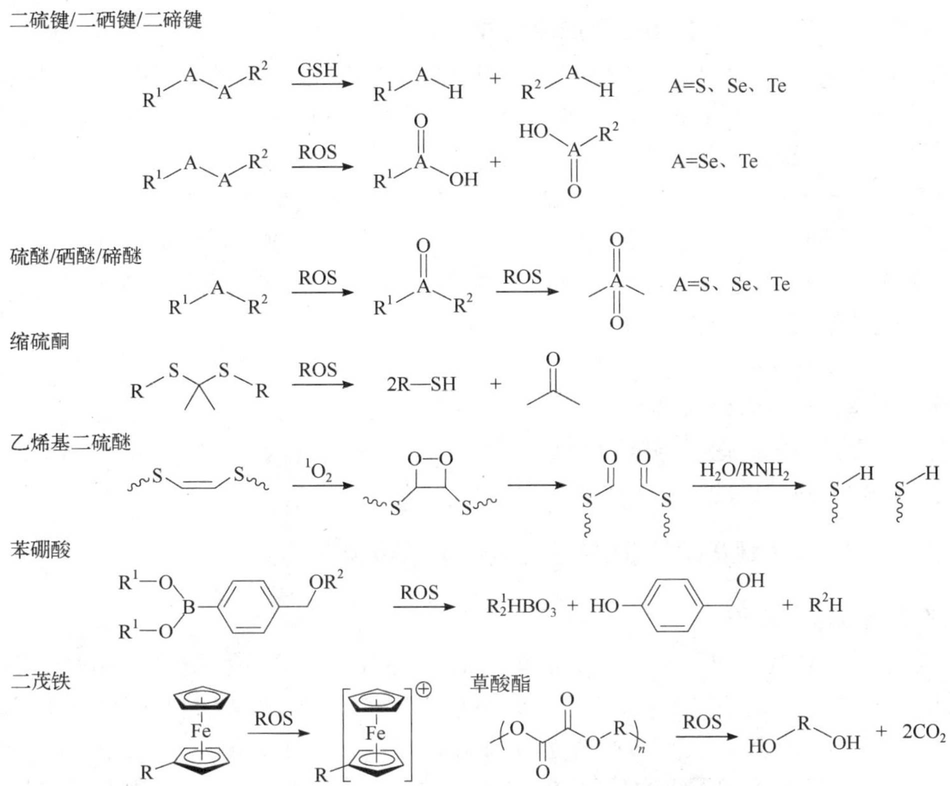

图 5-7　代表性氧化还原响应性基团的结构及其降解产物

周期表第六主族硫、硒和碲的化合物由于三种元素的多重价态易发生氧化还原反应，被广泛用于氧化还原性纳米药物的设计。例如，硫的常见化合物包括巯基/硫醚、二硫键、亚砜、砜和硫酸等多种价态，体内的硫元素也以半胱氨酸、甲硫氨酸、谷胱甘肽（包括还原形式的巯基和氧化形式的二硫键）、牛磺酸和硫酸盐等多种形式存在。二硫键是目前纳米药物设计中应用最广泛的智能响应性连接子之一。除此之外，苯硼酸、二茂铁等也因其含有多价态元素而被用于氧化还原响应性纳米药物设计。

（一）氧化还原响应性纳米药物的设计依据

1. 体内的谷胱甘肽浓度差异

二硫键与巯基的交换反应是体内常见的氧化还原反应，在维持细胞正常功能的过程中起着重要作用。谷胱甘肽是生命体内最常见的抗氧剂之一，广泛分布于细胞质和各个细胞器中，通过还原活性氧和其他自由基来防止这些物质对细胞的伤害。谷胱甘肽可以被氧化成二硫键的形式（GSSG），两者之间的比例对维持体内的氧化还原电位具有重要意义。

细胞膜内外的谷胱甘肽浓度差异是还原响应性纳米药物设计的主要依据之一。一般来讲，体液、细胞外基质和细胞表面的谷胱甘肽浓度较低（2～20 μmol/L，氧化还原电位约为–140 mV），而细胞内的谷胱甘肽浓度（0.5～10 mmol/L，氧化还原电位在–260～–200 mV 之间）远高于胞外。因此，还原响应性纳米药物的设计使得纳米颗粒在细胞外保持稳定，而在胞内的还原性条件下降解释放药物。除此之外，为了应对氧化应激，肿瘤细胞中的谷胱甘肽具有更高的浓度，使得还原响应性纳米药物的设计有利于在肿瘤部位选择性地释放药物而不影响正常细胞。

2. 病变组织与正常组织的活性氧浓度差异

活性氧一般泛指生命体内具有氧化能力的高活性物质，主要包括超氧化物（superoxide，$\cdot O_2^-$）和羟基自由基（hydroxyl radical，$\cdot OH$）等含自由基的分子和过氧化氢（hydrogen peroxide，H_2O_2）等不含自由基的物质。活性氧的主要来源为线粒体。作为体内正常代谢的副产物，并非所有活性氧物质都是只具有破坏作用的。例如，过氧化氢在细胞的信号传递和调节特定蛋白质活性等过程中都有重要作用。另外，由于活性氧物质对脂质、蛋白质和核酸等生物分子的不可逆损害，在正常情况下细胞会通过各种酶和抗氧剂等体系捕获和清除活性氧，使得体内活性氧维持在一个极低的浓度。

由于细胞的快速增殖等原因，肿瘤部位的活性氧含量远高于正常组织。活性氧的富集对肿瘤细胞来说是一把“双刃剑”。一方面，活性氧会对细胞产生破坏；另一方面，活性氧对致癌基因的激活以及对细胞信号通路的改变有利于肿瘤细胞的存活和增殖。因此，需要结合具体情况分析活性氧对肿瘤的生长或抑制作用。

（二）基于硫、硒和碲的氧化还原响应性纳米药物

1. 还原响应性连接子

受谷胱甘肽氧化还原对的启发，二硫键（disulfide bond）作为智能响应性纳米药物最常见的设计之一，已被广泛应用于各类药物递送系统的研究。二硫键作为连接子可以实现还原响应性的载体与药物、聚合物与聚合物、聚合物与脂质等多种形式的偶联。药物载体涉及脂质体、聚合物胶束、聚合物囊泡和无机纳米颗粒，所包载的药物类型也包括小分子药物、多肽、蛋白质、核酸和光敏剂等。基于二硫键的凝胶、前药和荧光分子前体也被用于在还原条件下的解交联、药物激活和荧光点亮设计。除此之外，二硫键也可以被引入到聚合物主链上用于还原条件下聚合物的降解，通过五元环状二硫键的开环聚合得到的聚二硫化物就是一个典型的例子。

与硫同族的硒由于相似的性质也被用于氧化还原响应性纳米药物的设计。相比于二硫键（键能 240 kJ/mol），二硒键（diselenide bond）具有更低的键能（172 kJ/mol），因而显示出更敏感的还原响应性，在低浓度的谷胱甘肽条件下也能够发生还原断键。同时，二硒键的低键能使其可以同时具有氧化响应性，可以在低浓度 H_2O_2 条件下断键生成硒酸。

2. 活性氧响应性材料设计

硫醚（thioether）在氧化条件下会转变为亚砜或砜，基团的极性显著增加，进而导致材料亲疏水性的变化。基于硫醚的活性氧响应性设计用于聚氨基酸材料的二级结构变化和纳米药物的解离。与之类似，硒醚和碲醚也具有类似的氧化敏感的亲疏水性变化，可以在更低浓度的 H_2O_2 条件下实现纳米药物的解离。

缩硫酮和乙烯基二硫醚是两类常见的活性氧响应性连接子，两者均可在氧化条件下发生断裂。其中，缩硫酮氧化后会生成酮和硫醇的氧化衍生物，而乙烯基二硫醚则会在单线态氧存在下发生环加成反应，并最终碎裂生成两个羰基产物。两种基团均可以用于氧化响应的纳米药物解离或聚乙二醇保护层分离。

（三）其他氧化还原响应性纳米药物

1. 还原响应性材料设计

顺铂（cisplatin）作为首例被 FDA 批准的金属类抗癌药物，具有广谱的抗肿瘤活性，但

其对正常细胞的毒性会引起严重的副作用，限制了药物的使用。首先将顺铂氧化成四价的二羟基顺铂前药，可以利用羟基的化学修饰将前药引入到聚合物中并制成纳米药物。在肿瘤细胞的还原性条件下，四价顺铂前药被还原成有细胞毒性的二价顺铂，同时造成纳米药物的解离。

除了铂类药物的例子，谷胱甘肽的还原作用还被用于改变其他金属离子的价态来设计还原响应性无机纳米药物。二氧化锰（manganese dioxide，MnO_2）纳米颗粒即是一个典型的例子。由于四价锰的存在，二氧化锰具有较强的氧化能力，可以与谷胱甘肽反应发生降解，促进药物的选择性释放。同时，其还原产物二价锰离子不仅可以用于核磁共振成像，也可以在肿瘤的免疫治疗中发挥作用。与之类似，基于二氧化铈（cerium oxide，CeO_2）的纳米药物也被用于还原响应性药物释放的设计。

2. 活性氧响应性材料设计

苯硼酸（phenylboronic acid）与苯硼酸酯在活性氧条件下会发生断键，得到苯酚与硼酸。通过合理的自降解结构设计，生成的苯酚可以进一步进行 1,6-消除暴露出羟基、羧基和氨基等基团，实现材料亲疏水性和电荷状态的改变。除此之外，聚合物侧链苯硼酸中的硼原子还可以与药物上的氮原子形成配位键实现纳米药物的高效包载，并最终在氧化条件下实现药物的选择性释放。

疏水的二茂铁（ferrocene）分子具有独特的氧化还原特性，在氧化条件下可以转变为亲水的二茂铁阳离子。因此，主链或侧链含有二茂铁的聚合物被用于活性氧响应性纳米药物的设计，在 H_2O_2 存在下发生材料亲疏水性的变化并促进纳米药物的解离。此外，由于二茂铁与二茂铁阳离子与环糊精等分子作用强度的差别，末端含有二茂铁的聚合物还被用于氧化响应性主客体分子设计，在氧化条件下由于二茂铁阳离子与主体分子的弱相互作用实现纳米颗粒的解离。

草酸酯（oxalate ester）可以与 H_2O_2 反应发生断键，得到二醇与二氧化碳。研究者们将二羰基基团修饰在聚合物主链上，可以实现纳米颗粒在活性氧条件下的选择性解离。

四、酶响应性纳米药物

蛋白酶（protease）在生命体内起到催化各种生物化学反应的作用，对生命体的正常活动和功能起着至关重要的作用。国际生物化学与分子生物学联合会将目前已知的蛋白酶分为七大类，即氧化还原酶、转移酶、水解酶、裂解酶、异构酶、连接酶和转位酶。实际上，脂质、多肽、多糖、聚酯和聚氨基酸等常见的可降解生物材料本身就是一类酶响应性材料，可以在磷脂酶、蛋白水解酶或糖苷酶等水解酶的作用下分解成小分子。因此，本部分主要介绍对某些蛋白酶具有特异性响应的材料，不涉及非特异性降解的生物材料。

许多酶被报道在肿瘤、炎症等部位过表达，为酶响应性纳米材料的设计提供了基础。蛋白酶的底物特异性可以提高纳米药物的选择性，降低对正常组织的毒性。在七类蛋白酶中，氧化还原酶和水解酶由于其改变基团性质或断开化学键的能力而被广泛用于刺激响应性纳米药物的设计中。这两种蛋白酶的主要功能已经在其名称中体现，氧化还原酶主要催化一些涉及氧化还原的生化反应，而水解酶主要加速肽键、酯键和糖苷键等化学键的水解和断裂。

（一）氧化还原蛋白酶响应性纳米药物

本部分将着重讨论在不存在氧化还原蛋白酶情况下难以进行反应的酶响应性基团（图 5-8）。除此之外，部分氧化还原蛋白酶响应性纳米药物的设计依赖于氧化还原性底物的选择，蛋白酶的引入可以提高选择性和药物的释放速率。例如，二茂铁可以在辣根过氧化物酶（horseradish peroxidase）的存在下被氧化，而二硫键的断裂在谷胱甘肽还原酶（glutathione reductase）的作用下加速进行。针对这些氧化还原性基团的设计已经在本章第二节进行总结，在此处不再赘述。

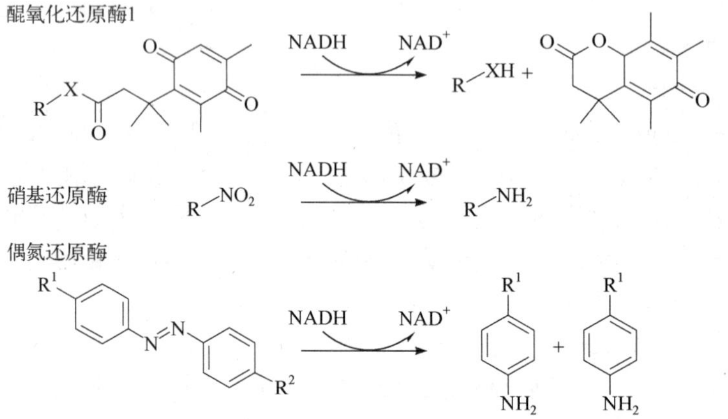

图 5-8　代表性氧化还原酶的底物及降解产物

醌氧化还原酶 1 [NAD（P）H：quinone oxidoreductase 1，NQO1]可以在辅酶 NADH 或 NADPH 的存在下催化醌的双电子还原反应得到对苯二酚结构。醌氧化还原酶 1 在结肠癌、肺癌等多种肿瘤细胞中过表达，被视为抗肿瘤纳米药物设计的重要靶点之一。基于三甲基醌丙酸结构的底物可以在醌氧化还原酶 1 的作用下被还原，环化后释放出羟基或氨基基团，因而被用于前药、荧光探针前体和响应性聚合物的设计。与之类似，肿瘤组织乏氧环境中硝基还原酶（nitroreductase，NTR）过表达使得研究者们可以设计基于硝基的酶响应性纳米药物，通过硝基还原成氨基过程中亲疏水性的改变和自降解基团的设计，实现药物的选择性释放。此外，由于荧光分子中的硝基会猝灭荧光，在硝基还原酶作用下选择性点亮的荧光探针也被设计出来。除了肿瘤等病变部位高表达的醌氧化还原酶 1 和硝基还原酶，正常组织中的偶氮还原酶（azoreductase）也被用来设计智能响应性纳米药物。偶氮还原酶由人体结肠中的微生物菌群分泌，在还原条件下可以将偶氮苯还原为苯胺。因此，偶氮苯可以作为连接子用于酶响应性聚合物胶束或介孔硅等载药体系的设计，在结肠中实现药物的选择性释放。

（二）水解酶响应性纳米药物设计

1. 蛋白水解酶响应性多肽连接子

固相合成得到的多肽材料是一类重要的生物材料，具有良好的生物相容性、氨基酸序列的高度可控性以及简单的化学偶联和修饰设计等优点。考虑到蛋白水解酶的水解速率对氨基酸序列的依赖性，可以根据目标部位过表达蛋白水解酶的类型设计多肽序列，实现纳米药物中多肽连接子的选择性断裂。其中，基质金属蛋白酶（matrix metalloproteinase，MMP）在智能响应性纳米药物的设计中应用最为广泛。MMP 是一类含有二价锌离子的钙依赖性内肽酶家族，能够降解细胞外基质蛋白，与细胞迁移、组织修复等过程密切相关。MMP 的典型底物是胶原蛋白、明胶和纤维连接蛋白等细胞外基质蛋白，同时还可以降解趋化因子等非基质蛋白。由于肿瘤的快速增殖和转移过程，许多肿瘤微环境中都存在过表达的 MMP。此外，一些心血管疾病中也观察到了 MMP 的高表达。因此，以 MMP 的底物多肽作为连接子设计纳米药物，可以实现在病变部位的选择性药物释放。表 5-3 总结了一些常见的作为 MMP 底物的多肽序列。其中，作为 MMP2 和 MMP9 底物的多肽序列被应用于脂质体、高分子纳米颗粒和无机纳米颗粒等纳米药物的设计中，可以实现选择性的纳米颗粒解离、水凝胶解交联、聚乙二醇保护层分离和药物释放。

表 5-3　代表性 MMP 响应性多肽序列

酶	递送系统	多肽序列
MMP1	聚合物纳米颗粒	GLK
MMP2	聚合物胶束	CPLGLAGG
MMP2	聚合物胶束	GPLGIAGQ
MMP2	阳离子聚合物非病毒载体	PLGLAG
MMP2	PEG-纳米颗粒	GPQGIFGQK
MMP7	聚合物胶束	VPLALYSGCG
MMP7	聚合物纳米颗粒	VPLSLYSGCG
MMP9	PLGA-PEG-纳米颗粒	GERGPPGPQGARGFZGTPGL

除了 MMP，其他蛋白酶的多肽底物也被广泛用于酶响应性纳米药物的设计。例如，组织蛋白酶 B（cathepsin B）主要位于溶酶体中，是催化胞内蛋白质降解的主要水解酶之一。组织蛋白酶 B 在乳腺癌、肺癌等多种肿瘤中过表达，可以用于肿瘤部位的选择性纳米药物解离。此外，胱天蛋白酶（caspase）在程序性细胞凋亡过程中扮演着重要角色，可以专一性地水解多肽链上的天冬氨酸位点。由于肿瘤、炎症和神经退行性疾病（例如阿尔茨海默病）等病变部位往往出现胱天蛋白酶的异常表达，基于天冬氨酸的多肽序列设计（例如 DEVD）可以实现在胱天蛋白酶过表达环境中纳米药物的选择性释放。

2. 基于其他水解酶底物的纳米药物

酯酶（esterase）可以将纳米药物中的酯键水解为酸和醇（包括羧酸和磷酸），在纳米药物的设计中可以用于前药或荧光探针前体的激活。一些特定的药物或荧光探针在羟基被酯化后会失去原有的药效或荧光，而在酯键水解后又会恢复原有的活性。因此，根据目标部位的酯酶活性可以合理设计前药或荧光探针前体，可以降低药物在正常组织和细胞中的毒性或提高荧光探针的信噪比。例如，基于乙酰胆碱酯酶（acetylcholinesterase）底物的荧光探针前体设计就是其中的典型代表。通过对探针分子上特定羧基和羟基的修饰能够猝灭探针的荧光，而在乙酰胆碱酯酶作用下的荧光点亮可以用于阿尔茨海默病等疾病的诊断。

碱性磷酸酶（alkaline phosphatase）可以催化蛋白质、核酸等生物分子中磷酸酯键的水解，分布于体内的多个部位。碱性磷酸酶的异常表达与肝胆疾病、骨骼疾病等多种健康问题相关，且肿瘤细胞也会过表达碱性磷酸酶，因此，碱性磷酸酶是临床上的重要诊断指标之一。在纳米药物的设计中，磷酸化的聚合物或多肽会在碱性磷酸酶的作用下失去磷酸，从而诱导纳米颗粒的构象改变或多肽的自组装。

思考题

1. 刺激响应性基团与刺激响应性连接子的主要区别是什么？如何用于纳米药物设计？

2. 为什么纳米药物的刺激响应性设计大多涉及酸敏感基团而很少涉及碱敏感基团？

3. 葡萄糖氧化酶可以在氧气存在下将葡萄糖氧化成葡萄糖酸，同时生成过氧化氢。如何利用这一特点设计葡萄糖响应的纳米药物？

第三节　外源刺激智能响应

学习目标

1. 掌握　外源刺激的优势，光动力治疗与光热治疗。
2. 熟悉　外源刺激响应性纳米药物的分类与响应原理。
3. 了解　常见的外源刺激响应性纳米材料。

内源刺激响应性纳米药物的设计受限于病变组织与正常组织微环境的差异，在差异较小时无法有效避免正常组织中的药物释放。因此，研究者们设计了基于光、磁和超声等外源刺激响应性纳米药物。相较于内源刺激，外源刺激具有较好的时空可控性：一方面，可以通过外场的施加与停止控制药物的释放速率；另一方面，通过向特定部位施加外场的方式可以实现选择性药物释放，降低对正常组织的毒性。除此之外，外源刺激的施加大多是非侵入式的，能够实现远程控制药物释放的效果。

外源刺激响应性纳米药物的选择性释放除了与纳米药物本身的性质相关，还依赖于光照强度、光照波长、磁场强度、超声强度和超声频率等一系列外场参数的选择。在外源刺激响应性纳米药物的实际应用中，外场的组织穿透深度是一个重要指标，其深浅主要取决于外场与组织的相互作用强弱。例如，紫外光在组织中极易发生散射和吸收，因此具有较浅的组织穿透深度，一般只能用于皮肤等部位的治疗。

由于温度响应性纳米药物一般需要依赖外场的热效应产生温度差异，在此将首先讨论温度响应性纳米药物的设计，之后再对光、磁和超声等外源刺激响应性纳米药物进行介绍。

一、温度响应性纳米药物

根据温度响应性纳米药物的应用场景，通常需要考虑室温与人体温度的差异和人体正常温度与局部高温（hyperthermia，通常在 40～45℃）的差异两种情形。前者可以用来设计可注射水凝胶等体系，而后者则需要在外源刺激辅助下完成药物的选择性释放。目前研究最多的温度响应性材料主要包括温度响应性脂质和温度响应性聚合物。前者的温度响应性主要依赖温度改变导致的脂质相变，而后者的温度响应性主要来自特定聚合物所具有的临界溶液温度性质。

（一）温度响应性脂质

热敏脂质体（thermo-sensitive liposome，TSL）的温度响应性来源于脂质在特定温度下的相变。以第一代热敏脂质体为例，其主要成分包括二棕榈酰磷脂酰胆碱（dipalmitoyl phosphatidyl choline，DPPC，相变温度约为 41℃）和二硬脂酰磷脂酰胆碱（distearoyl phosphatidyl choline，DSPC，相变温度约为 54℃），整个脂质体在 44℃左右发生相变。在升温过程中，脂质发生从凝胶相向液相的转变，增加了脂质在双分子层中的移动性。高温下脂质膜流动性和渗透性的增加使得其中包载的药物可以释放出来。后续热敏脂质体的设计进一步优化了其组分，除了调节热敏脂质体的相变温度，还可以通过添加胆固醇提高脂质体的稳定性以及通过聚乙二醇化延长其在体内的循环时间。其中，基于多柔比星的热敏脂质体 ThermoDox 主要用于乳腺癌和肝细胞癌的治疗。

（二）温度响应性聚合物

1. 临界溶液温度

温度响应性聚合物（thermo-responsive polymer）一般分为两类。具有下临界溶液温度（lower critical solution temperature，LCST）聚合物的水溶液会在加热时析出，而具有上临界溶液温度（upper critical solution temperature，UCST）聚合物的水溶液会在冷却时析出（图 5-9）。聚合物溶液开始发生相变时的温度即为聚合物的临界溶液温度。

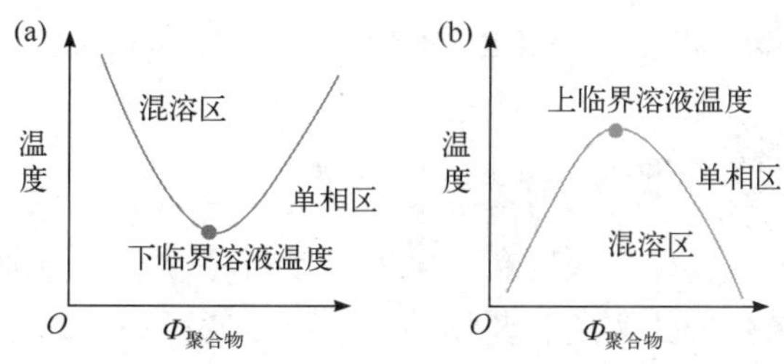

图 5-9　具有下临界溶液温度（a）和上临界溶液温度（b）聚合物的相变示意图

目前针对温度响应性聚合物的多数研究集中在以聚(*N*-异丙基丙烯酰胺）[poly(*N*-isopropylacrylamide)，PNIPAM]为代表的 LCST 聚合物（图 5-10）。当温度低于 LCST 时，PNIPAM 由于其侧链酰胺键与水分子的氢键作用展现出良好的水溶性。当温度高于 LCST 时，PNIPAM 侧链与水分子的氢键作用被破坏，聚合物的分子内氢键与疏水作用起主导作用，导致聚合物脱水并坍缩，完成亲水线团向疏水小球的转变（coil-to-globule transition）。因此，LCST 也被称为聚合物溶液的“浊点”（cloud point），即从宏观上观察到聚合物溶液从透明状态到浑浊状态的相变温度。

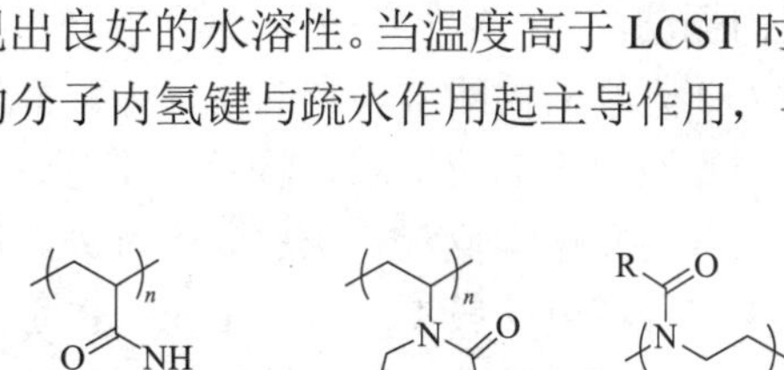

聚(*N*-异丙基丙烯酰胺)　聚(*N*-乙烯基己内酰胺)　聚(2-烷基-2-噁唑啉)

图 5-10　代表性温度响应性聚合物的结构

2. 温度响应性聚合物

聚（*N*-烷基丙烯酰胺）是研究最多的一类温度

响应性聚合物。PNIPAM 由于其 LCST（32℃）介于室温和人体生理温度之间而被广泛用于温度响应性纳米药物的设计。此外，PNIPAM 的可逆相变对 pH、浓度等环境因素的依赖性较小，也促进了其在纳米药物中的应用。基于 PNIPAM 的纳米颗粒载体和水凝胶在药物递送、组织工程等相关领域都表现出了巨大的潜力。由于 LCST 与聚合物和水分子形成氢键作用的能力直接相关，可以通过无规共聚其他单体或修饰其他基团的方式对其进行调节。当与疏水单体进行无规共聚时，疏水基团的引入会减弱聚合物与水分子的氢键作用，从而导致 LCST 降低，而引入亲水单体则具有相反的效果。

除了 PNIPAM，研究者们也对聚(*N*-烷基丙烯酰胺）中烷基种类对 LCST 的影响进行了研究。与 PNIPAM 结构相近的聚（*N*-正丙基丙烯酰胺）和聚（*N*-环丙基丙烯酰胺）具有与 PNIPAM 差异巨大的 LCST，反映出了结构对材料性质的重要影响。基于类似的结构与温度响应性原理，聚（*N*-乙烯基己内酰胺）、聚（2-烷基-2-噁唑啉）等含有 *N*-烷基酰胺的温度响应性材料被合成出来并用于纳米药物设计（图 5-10）。其中，聚（2-烷基-2-噁唑啉）具有良好的生物相容性，并可以通过改变 *N*-烷基的种类调控其 LCST。例如，聚（2-甲基-2-噁唑啉）没有温度响应性质，而聚（2-乙基-2-噁唑啉）、聚（2-异丙基-2-噁唑啉）和聚（2-环丙基-2-噁唑啉）的 LCST 分别为 60℃、36℃和 30℃。除此之外，基于寡聚乙二醇侧链的聚合物也是一类常见的温度响应性聚合物，其 LCST 与寡聚乙二醇的重复单元数息息相关，因此可以通过无规共聚不同长度寡聚乙二醇侧链的单体来调节这一类聚合物的 LCST。

受天然弹性蛋白启发发展而来的类弹性蛋白多肽（elastin-like polypeptide，ELP）也是一类重要的温度响应性聚合物。ELP 由一个五肽单元 VPGXG 重复得到，其中 X 是除脯氨酸之外的任意氨基酸。当温度大于 LCST 时，ELP 会发生从无规线团到Ⅱ型 β-转角结构的构型转变，脱水并形成扭曲的 β-螺旋纤维结构。ELP 的相变温度与其分子量和 X 氨基酸的种类有关。由于其优异的生物相容性，基于 ELP 的纳米药物载体和水凝胶也得到了广泛的应用。

二、光响应性纳米药物

光作为一种电磁波，因其非侵入性和高度的时空可控性在外源刺激响应性纳米药物的设计中受到广泛关注。纳米药物的解离和药物的释放可以通过波长、光照强度、光照时间和光束直径等一系列参数进行调节。根据波长的不同，可以将光响应性纳米药物中涉及的光分为紫外光（10～380 nm）、可见光（380～760 nm）和红外光（760 nm～100 μm）三种。其中又以近紫外光（300～380 nm）和近红外光（750～1400 nm）相关的研究最受关注。紫外光和可见光的能量对应分子中价电子的跃迁，而红外光的能量则对应分子中化学键或官能团的振动。

在光响应性纳米药物的设计中，需要根据不同波长光的组织穿透深度和光毒性来选择合适的光源和光响应基团。前者需要考虑光在组织中散射和吸收的损失，而后者则与光在组织中诱导的光化学反应和光热效应有关。例如，紫外光易被血红蛋白、脂质和水吸收，因此其组织穿透深度一般不超过 1 mm。也正因如此，紫外光响应性纳米药物一般仅用作皮肤和黏膜等表层部位的药物选择性释放。相比于短波长的紫外光，长波长的近红外光由于不易被组织中的其他分子吸收而具有较大的组织穿透深度，同时近红外光较低的光子能量和较少的吸收使其具有较低的毒性。因此，近红外光响应性纳米药物具有更好的临床应用前景。除此之外，光毒性的负面效果可以加以利用实现对肿瘤组织的杀伤。通过添加合适的光敏剂或光热转换剂可以进一步放大光毒性的效果，发展对肿瘤的光动力治疗或光热治疗。

（一）光响应基团的设计

光可以直接与发色团进行相互作用，通过键的断裂、重排等过程改变光响应性纳米药物的性质，实现光照部位的药物选择性释放。根据光响应基团在光照条件下的变化方式，可以将其分为光异构化（photoisomerization）、光裂解（photocleavage）、光诱导交联（photo-induced crosslinking）和光诱导重排（photo-induced rearrangement）几种类型（图 5-11）。

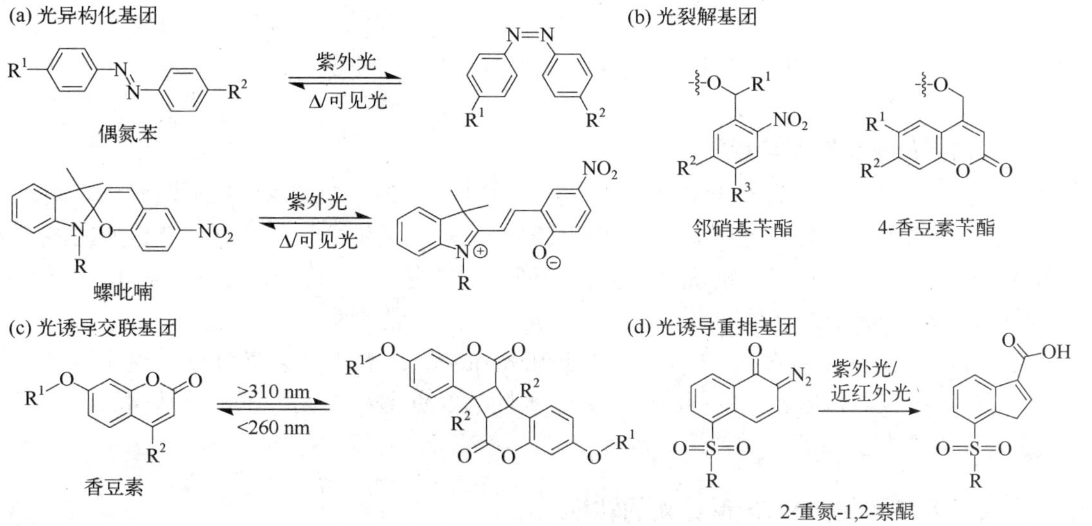

图 5-11　代表性温度响应性聚合物的结构

1. 光异构化基团

光异构化一般是指光照条件下光响应基团的构象变化。光异构化的典型例子是偶氮苯（azobenzene）基团。偶氮苯分子于 1834 年首次被发现，对其光异构化的研究可以追溯到 19 世纪 30 年代。在紫外光（365 nm 附近）的照射下，偶氮苯通过氮-氮双键 π-π*的跃迁从更稳定的反式构型（非极性）变为顺式构型（极性），且可以在可见光（445 nm 附近）照射或加热条件下可逆变为反式构型。偶氮苯的光异构化带来了分子构象、分子尺寸和分子极性等一系列变化，因而被用作纳米药物的光响应性解离、光响应性主客体分子相互作用以及多孔材料的光响应性闸控等设计。与之类似，螺吡喃（spiropyran）在紫外光的照射下可以从疏水性的闭环结构转变为亲水性的开环花菁结构，且花菁结构可以在可见光或加热的条件下可逆生成螺吡喃。相比于偶氮苯，螺吡喃的异构化因花菁结构的两性离子基团而具有更显著的亲疏水变化，也被用于紫外光响应性的纳米药物设计。

2. 光裂解基团

邻硝基苄基化合物（*o*-nitrobenzyl compound）和 4-香豆素苄基化合物（coumarin-4-ylmethyl compound）及其衍生物在紫外光或可见光的照射下可以发生键的断裂。因此，这些光裂解基团既可以用作光笼基团（photocaging）在特定条件下释放和激活目标分子，也可以用作光响应性连接子来实现光响应性解离。其中，邻硝基苄酯是研究最多的光裂解基团，在紫外光的作用下分解成邻亚硝基苯甲醛和对应的羧酸。因此，邻硝基苄酯侧链修饰的聚合物在光照条件下能够实现从疏水到亲水的转变，促进纳米药物的解离。除此之外，邻硝基苄酯也可以作为连接子连接两亲性聚合物，并在紫外光下实现聚合物的解离。除了邻硝基苄酯，邻硝基苄基化合物还可以实现对磷酸、氨基和羟基等一系列基团的保护和光响应性脱保护。值得一提的是，通过在邻硝基苄基化合物苯环上修饰取代基可以改变其光响应性质。目前应用最广泛的 4,5-二甲氧基邻硝基苄基化合物在波长更长的紫外光甚至可见光照射下即可发生光裂解反应，扩大了邻硝基苄基化合物的应用范围。

4-香豆素苄基化合物可以在较长波长（> 350 nm）下实现光裂解，且具有较快的降解速率，也是一类常见的光裂解基团。与邻硝基苄基化合物类似，4-香豆素苄基化合物可以通过香豆素环的修饰改变光响应的波长和量子产率。作为光笼基团，4-香豆素苄基化合物可以用于羟基、氨基、巯基、羧酸、磷酸等一系列基团的光响应性脱保护，在前药和荧光探针前体的设计中具有重要意义。

3. 光诱导的基团交联与重排

香豆素 C3-C4 位的双键在紫外光作用下可以发生[2 + 2]环加成反应生成四元环。因此，基于香豆素侧链的聚合物在光照条件下（> 310 nm）可以发生分子间交联。在更低的波长下（< 260 nm），四元环可以发生解交联，实现对纳米颗粒组装行为的调控。与之类似，基于肉桂酸酯（cinnamic ester）侧链的聚合物也具有光响应性交联的性质。

疏水性的 2-重氮-1,2-萘醌（2-diazo-1,2-naphthoquinone，DNQ）基团在紫外光作用下会发生 Wolff 重排反应，释放氮气的同时转变为亲水性的 3-茚羧酸基团。基于该基团的纳米药物在光照条件下会发生显著的材料亲疏水性变化，实现药物的可控释放。

（二）近红外光向紫外-可见光的转换

光响应基团对光子能量的要求与紫外光的光毒性/组织穿透性的矛盾限制了光响应性纳米药物的应用，而安全性和组织穿透性较好的近红外光无法有效触发光诱导的反应。因此，研究者们尝试对红外光进行上转换（up conversion），使其能量达到触发光诱导反应的水平。目前，比较成熟的策略是利用双光子吸收过程（two-photon absorption process）或借助于上转换纳米颗粒（up converting nanoparticle，UCNP）的使用。双光子吸收过程是指光响应基团在近红外光照射下，同时吸收两个光子实现光诱导反应的过程，该过程在邻硝基苄基化合物、香豆素等光响应基团中均已实现。然而，双光子吸收的反应概率远小于单光子吸收，因此，必须通过加强近红外光的光强（例如利用高强度激光）来实现较高的反应效率，但仍限制了这种策略在临床中的实际应用。

上转换纳米颗粒通常是掺杂镧系元素的纳米晶体，可以吸收两个或多个低能量光子并将其转换为一个高能量光子（反斯托克斯转换）。典型的上转换纳米颗粒是在 $NaYF_4$ 等基质材料中掺杂作为敏化剂（例如 Yb^{3+}）和激活剂（例如 Er^{3+}和 Tm^{3+}）的稀土离子。这些上转换纳米颗粒能将近红外光（980 nm）转换为多个波长的紫外光和可见光，其具体的波长取决于掺杂的敏化剂和激活剂。其中，敏化剂和激活剂之间的相互作用直接决定了上转换的效率。通过将基于光响应基团的聚合物、脂质和前药等与上转换纳米颗粒进行偶联，可以实现近红外光照射下药物的响应性释放，拓宽了光响应性纳米药物的适用范围。

（三）光动力治疗与光热治疗

光照疗法（phototherapy）是指利用光（通常为可见光和近红外光）照射肿瘤组织，从而达到杀伤肿瘤细胞目的的一类治疗方法。目前光照疗法主要包括光动力治疗（photodynamic therapy，PDT）和光热治疗（photothermal therapy，PTT）两大类（图 5-12）。前者通过光与光敏剂（photosensitizer）的作用产生杀伤性的单线态氧等活性氧物质，而后者主要通过光与光热试剂（photothermal agent）的作用产生局部高温来杀死肿瘤细胞。利用对特定部位的光照以及光敏剂和光热试剂的靶向性递送可以实现光照疗法的高选择性，降低对正常组织的杀伤。光照疗法可以单独使用，也可以与传统的化疗手段联合使用，以产生协同效应提高治疗效果。

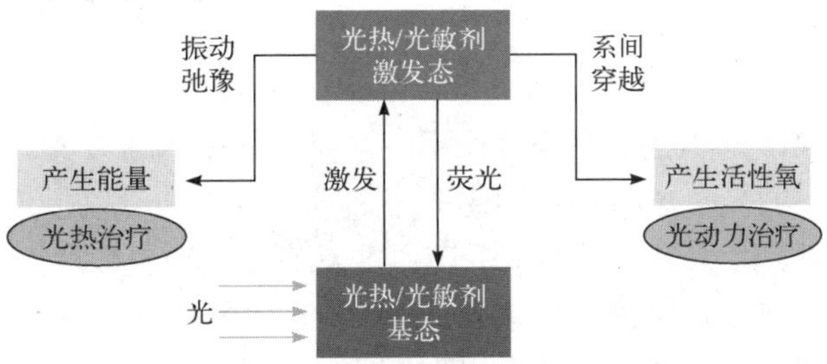

图 5-12　光动力治疗与光热治疗的作用机制

1. 光动力治疗

光动力治疗有三个必要元素，即光源、光敏剂和氧气。光敏剂在没有光照的情况下表现出较低的毒性，但当受到特定波长光照射时会吸收一个光子并从基态转变为激发态。在回到基态的过程中，光敏剂会将能量传递给周围的氧气分子，产生自由基、单线态氧等活性氧，起到杀伤细胞的作用。光敏剂产生活性氧主要有两种机理，激发态的光敏剂既可以通过向周围传递电子生成自由基物质（Ⅰ型反应），也可以通过直接与氧气分子反应产生单线态氧（Ⅱ型反应）。

光动力治疗对肿瘤细胞的杀伤作用主要来自三个方面，即对肿瘤细胞的直接杀伤、对肿瘤组织中血管的破坏导致肿瘤细胞缺血缺氧以及对免疫系统的激活。三种作用互相影响，达到杀死肿瘤的目的。由于生理环境中单线态氧的寿命较短（$<0.04\ \mu s$），活性氧的杀伤范围一般局限于被光照激活的光敏剂周围（通常在 20 nm 之内）。因此，对于光动力治疗而言，光源、光敏剂和氧气三个必要元素缺一不可。有研究报道在乏氧条件下光动力治疗的效果较差，对氧气的需求也是限制光动力治疗的主要因素之一。

目前常见的用于光动力治疗的光敏剂大多是卟啉（porphyrin）、二氢卟吩（chlorin）或酞菁（phthalocyanine）及其衍生物。三种光敏剂具有相似的大环结构，由于水溶性较差不易在肿瘤部位进行富集。除此之外，传统光敏剂相对较短的吸收波长也限制了其应用。因此，通过纳米材料载体的设计促进光敏剂向肿瘤组织的递送，并通过设计新型光敏剂或实现近红外光上转换的方式实现近红外光照射下的光动力治疗，对光动力治疗的临床应用具有重要意义。目前，已报道光动力治疗对乳腺癌、脑癌、结直肠癌等一系列癌症具有较好的疗效。多个基于不同光敏剂的光动力治疗方案目前已获批上市（表 5-4）。

表 5-4　代表性已上市光动力治疗方案

疾病	光敏剂	商品名	激发波长
基底细胞癌/皮肤癌	5-氨基酮戊酸甲酯	Metvix	635 nm
宫颈癌	卟啉低聚体	Photofrin	630 nm
支气管癌	卟啉低聚体	Photofrin	630 nm
食管癌	卟啉低聚体	Photofrin	630 nm
胃癌	卟啉低聚体	Photofrin	630 nm
头颈部肿瘤	替莫卟吩	Foscan	652 nm
膀胱癌	卟啉低聚体	Photofrin	630 nm

2. 光热治疗

在光热治疗过程中，光热试剂在光照作用下从基态转变为激发态。与光动力治疗不同的是，光热治疗中激发态的光热试剂会与周围分子碰撞，并将能量以热量的形式传递到周围环境中，在局部实现高温。组织对温度的承受范围非常有限。当温度达到 41℃时会发生热休克（heat shock），产生热休克蛋白来降低高温带来的损伤，进一步的温度升高会导致不可逆的组织损伤，在 42～46℃温度下 10 min 即会出现细胞的坏死，更高的温度会进一步加速细胞的死亡，在光热治疗中经常达到的在> 60℃局部高温下，细胞会由于蛋白的变性和细胞膜的破坏而在瞬间死亡。

目前，光热试剂一般可以分为有机小分子（例如吲哚菁绿）、聚合物纳米颗粒（例如半导体聚合物）和无机纳米颗粒（例如金纳米颗粒、碳纳米管等）三大类。光热试剂的选择需要考虑光热转换效率、光稳定性和生物相容性等因素。除此之外，光热治疗的一个研究方向是对治疗部位热休克蛋白的抑制以降低肿瘤组织的耐热性。

光动力治疗和光热治疗的联用能够产生协同作用，提高治疗效果。光热治疗产生的局部高温会加速血液循环实现氧气的充足供应，而光动力治疗中活性氧的产生能够破坏热休克蛋白。然而，目前常见的光敏剂和光热试剂存在波长不匹配的问题，两个光源的使用限制了联合疗法的应用。因此，发展有效的单光源联合疗法对简化治疗过程具有重要意义。

三、磁响应性纳米药物

相较于光照，外加磁场由于与组织之间没有强相互作用，因而具有更高的组织穿透深度和更好的生物相容性。因此，磁响应性纳米药物在临床应用中受到广泛关注。磁性纳米颗粒的主要成分为金属（例如铁、钴、镍等）或氧化物（例如 Fe_3O_4 和 γ-Fe_2O_3）。表 5-5 列出了 6 种常见的用于制备磁性纳米颗粒的化合物。最具代表性的磁性纳米颗粒是超顺磁性氧化铁纳米颗粒（superparamagnetic iron oxide nanoparticle，SPION），被广泛用于核磁共振成像、磁响应性药物释放、磁热治疗等领域。由于超顺磁性氧化铁纳米颗粒在生理环境条件下会逐渐被降解失去磁性，通常会在其表面包裹或修饰天然生物大分子或人工合成聚合物，提高稳定性和生物相容性的同时增加了化学可修饰性，可以实现磁性纳米颗粒的功能化。

表 5-5　6 种常见的用于制备磁性纳米颗粒的化合物

材料	化学式	磁性
铁	Fe	铁磁性
γ-三氧化二铁	γ-Fe_2O_3	超顺磁性
锶铁矿	$SrFe_{12}O_{19}$	超顺磁性
镍	Ni	铁磁性
氧化铬	CrO_2	铁磁性
氧化铕	Eu_2O_3	顺磁性

磁响应性纳米药物的应用主要包括两个方面：一是在静态磁场的定向作用（magnetic guidance），可以使磁性纳米颗粒选择性地到达指定病变部位并实现药物的释放；二是在交变磁场（alternating magnetic field，AMF）诱导的磁热治疗（magnetic thermal therapy）。

（一）静态磁场的定向作用

磁场对磁性纳米颗粒的定向作用可以显著提高药物的靶向性，提高药物生物利用度的同时降低对正常组织的毒性。通过将药物与磁性纳米颗粒偶联或包载，可以在外部磁场的作用下控制其在体内的运动轨迹，有效避免纳米药物在不同器官中的非特异性分布。目前，磁响应性纳米药物已被广泛用于蛋白质、核酸和小分子药物的靶向递送。

（二）交变磁场诱导的磁热治疗

磁热治疗是指在交变磁场的作用下，磁性纳米颗粒产生局部高温并杀伤肿瘤细胞的技术。不同性质和大小的磁性纳米颗粒具有不同的产热机制。一般而言，磁滞损耗和弛豫损耗是热量产生的主要原因。对于超顺磁性氧化铁纳米颗粒而言，热量的产生主要是由于磁场方向和强度变化时，磁性纳米颗粒内部磁矩转动造成的弛豫（即尼尔弛豫，Néel relaxation）以及磁性纳米颗粒本身转动造成的弛豫（布朗弛豫，Brownian relaxation）。相比于光热治疗，磁热治疗由于交变磁场优异的组织穿透能力可以用于深层肿瘤。磁热转换的效率取决于磁性纳米颗粒本身的性质和磁场的参数，通过优化磁性纳米颗粒的形状、尺寸和组成以及交变磁场的频率和振幅，可以达到更高的磁热转换效率。

磁热治疗不仅可以单独用于杀伤肿瘤细胞，还可以作为临床化疗和放疗的辅助疗法以及协同增效光动力治疗和光热治疗。此外，磁性纳米颗粒在交变磁场下造成的局部高温还可以与温度响应性材料联用，提高纳米药物的选择性。

四、超声响应性纳米药物

超声（ultrasound）是具有较高频率（> 20 kHz）的机械波。与光波不同，超声需要通过介质才能进行传播。超声的来源一般是包含压电晶体的转换器，能够将电信号转换为高频的机械压力波。频率、强度和聚焦情况是衡量超声的几个重要参数。随着频率的增加，超声的组织穿透深度变短，同时超声的焦点变小且焦点处的强度增大。因此，低频超声虽然在组织中具有更深的穿透深度，但无法聚焦成一个很小的焦点。相比之下，高强度聚焦超声（high-intensity focused ultrasound，HIFU）可以被聚焦到很小的焦点，可以作为外源刺激通过远程调节纳米药物的释放。

超声波与组织的相互作用会引发热效应和非热效应。前者指声能以热能的形式耗散，而后者则一般指超声振动在组织中形成微小气泡的空化（caviation）效应。超声诱导的声动力治疗（sonodynamic therapy，SDT）可以看作基于超声非热效应引发的化学反应产生活性氧对肿瘤组织的杀伤效果。

（一）超声的热效应

超声的热效应可以导致组织的局部升温，根据升温程度的不同，热效应可以直接杀伤病变细胞，即声热治疗（sonothermal therapy，STT），也可以对周围组织进行扰动协同增效放疗和化疗。除此之外，与温度响应性纳米药物的联用还可以实现选择性的纳米药物释放。

（二）超声的空化效应

超声的空化效应一般包括稳定空化和瞬态空化两种情形。前者生成的气泡会在平衡尺寸附近持续振荡导致周围介质的流动；而后者产生的气泡会迅速膨胀到共振大小，之后发生气泡坍塌。超声的空化效应不仅可以增加细胞膜的通透性，还可以促进纳米药物的解离，实现超声部位药物的选择性释放和进胞。研究者们利用超声的空化效应可以短暂地对血脑屏障进行扰动，实现跨血脑屏障的药物递送来治疗胶质瘤。

超声的空化效应可以通过微泡（microbubble）等超声响应性试剂得到进一步增强，使得在低强度超声下即可产生有效的空化效应。微泡作为一类常见的超声响应性药物载体和造影剂，其尺寸一般在微米级别（1～8 μm）。微泡的气体内核一般由全氟碳链（perfluorocarbon，PFC）与空气混合而成。通过添加表面活性剂、脂质、蛋白质和合成聚合物等可以在微泡表面形成一层膜，这层膜的存在不仅可以增加微泡的稳定性并提高微泡的机械强度，还可以进行功能化实现靶向等效果。药物可以被负载在微泡的气体内核或外层的膜中，在超声作用下实现选择性释放。除了微泡之外，纳米尺度的气泡（nanobubble）、脂质体、乳液和高分子胶束都可以作为超声响应性药物载体和造影剂。

声动力治疗一般是指将低强度超声与声敏剂（sonosensitizer）联用产生活性氧杀伤肿瘤细胞的疗法。与光动力治疗类似，声动力治疗需要超声、声敏剂和氧气三个必要元素。外源超声的控制可以使声动力治疗选择性地杀伤肿瘤组织，而不对周围的正常组织造成损害。目前已开发的声敏剂主要包括有机小分子（例如卟啉衍生物和花青素等）和无机纳米材料（例如二氧化钛、氧化锌等）。

思考题

1. 为什么外场信号的组织穿透深度对外源刺激响应性纳米药物的设计非常重要？

2. 光动力治疗经常与乏氧响应性纳米药物同时使用，达到联合治疗的效果，其基本原理是什么？

3. 光动力治疗和声动力治疗的相似点和不同点是什么？近年来发展的化学动力学治疗通过加入过渡金属纳米材料杀伤肿瘤细胞，推测其机制。

（宋子元　苏州大学）

参考文献

[1] 丁建东. 生物医用高分子材料[M]. 北京：科学出版社, 2022.

[2] Devarajan P V, Jain S. Targeted drug delivery: concepts and design[M]. Berlin: Springer International Publishing, 2014.

[3] Singh A, Amiji M M. Stimuli-responsive drug delivery systems[M]. London: Royal Society of Chemistry, 2018.

[4] Chung E J, Leon L, Rinaldi C. Nanoparticles for biomedical applications: fundamental concepts, biological interactions and clinical applications[M]. Amsterdam: Elsevier Science, 2019.

[5] Gajbhiye V, Gajbhiye K, Hong S. Stimuli-responsive nanocarriers: recent advances in tailor-made therapeutics[M]. Amsterdam: Elsevier Science, 2022.

[6] Blanco E, Shen H, Ferrari M. Principles of nanoparticle design for overcoming biological barriers to drug delivery[J]. Nature Biotechnology, 2015, 33(9): 941-951.

[7] Mitchell M J, Billingsley M M, Haley R M, et al. Engineering precision nanoparticles for drug delivery[J]. Nature Reviews Drug Discovery, 2021, 20(2): 101-124.

[8] Vargason A M, Anselmo A C, Mitragotri S. The evolution of commercial drug delivery technologies[J]. Nature Biomedical Engineering, 2021, 5(9): 951-967.

[9] Sindhwani S, Syed A M, Ngai J, et al. The entry of nanoparticles into solid tumours[J]. Nature Materials, 2020, 19(5): 566-575.

[10] Yan J, Liu X, Wu F, et al. Platelet pharmacytes for the hierarchical amplification of antitumor immunity in response to self-generated immune signals[J]. Advanced Materials, 2022, 34(23): 2109517.

[11] Wang Q, Liang Q, Dou J, et al. Breaking through the basement membrane barrier to improve nanotherapeutic delivery to tumours[J]. Nature Nanotechnology, 2024, 19(1): 95-105.

[12] Fu Z, Li S, Han S, et al. Antibody drug conjugate: the “biological missile” for targeted cancer therapy[J]. Signal Transduction and Targeted Therapy, 2022, 7(1): 93.

[13] Tian H, Tang Z, Zhuang X, et al. Biodegradable synthetic polymers: preparation, functionalization and biomedical application[J]. Progress in Polymer Science, 2012, 37(2): 237-280.

[14] Mura S, Nicolas J, Couvreur P. Stimuli-responsive nanocarriers for drug delivery[J]. Nature Materials, 2013, 12(11): 991-1003.

[15] Tong R, Tang L, Ma L, et al. Smart chemistry in polymeric nanomedicine[J]. Chemical Society Reviews, 2014, 43(20): 6982-7012.

[16] Lu Y, Aimetti A A, Langer R, et al. Bioresponsive materials[J]. Nature Reviews Materials, 2016, 2(1): 1-17.

[17] Kanamala M, Wilson W R, Yang M, et al. Mechanisms and biomaterials in pH-responsive tumour targeted drug delivery: a review[J]. Biomaterials, 2016, 85: 152-167.

[18] Ding Y, Dai Y, Wu M, et al. Glutathione-mediated nanomedicines for cancer diagnosis and therapy[J]. Chemical Engineering Journal, 2021, 426: 128880.

[19] Hu J, Zhang G, Liu S. Enzyme-responsive polymeric assemblies, nanoparticles and hydrogels[J]. Chemical Society Reviews, 2012, 41(18): 5933-5949.

[20] Mu J, Lin J, Huang P, et al. Development of endogenous enzyme-responsive nanomaterials for theranostics[J]. Chemical Society Reviews, 2018, 47(15): 5554-5573.

[21] Wu Q, Wang L, Yu H, et al. Organization of glucose-responsive systems and their properties[J]. Chemical Reviews, 2011, 111(12): 7855-7875.

[22] Mirvakili S M, Langer R. Wireless on-demand drug delivery[J]. Nature Electronics, 2021, 4(7): 464-477.

[23] Sun Q, Wang Z, Liu B, et al. Recent advances on endogenous/exogenous stimuli-triggered nanoplatforms for enhanced chemodynamic therapy[J]. Coordination Chemistry Reviews, 2022, 451: 214267.

[24] Dolmans D E J G J, Fukumura D, Jain R K. Photodynamic therapy for cancer[J]. Nature Reviews Cancer, 2003, 3(5): 380-387.

[25] Thévenot J, Oliveira H, Sandre O, et al. Magnetic responsive polymer composite materials[J]. Chemical Society Reviews, 2013, 42(17): 7099-7116.

[26] Rwei A Y, Wang W, Kohane D S. Photoresponsive nanoparticles for drug delivery[J]. Nano Today, 2015, 10(4): 451-467.

[27] Qian X, Zheng Y, Chen Y. Micro/Nanoparticle-augmented sonodynamic therapy (SDT): breaking the depth shallow of photoactivation[J]. Advanced Materials, 2016, 28(37): 8097-8129.

[28] Ji X, Zhong Z. External stimuli-responsive gasotransmitter prodrugs: chemistry and spatiotemporal release[J]. Journal of Controlled Release, 2022, 351: 81-101.

第六章

纳米诊断试剂与生物成像

第一节 纳米体外诊断试剂

学习目标

1. 掌握 各种纳米材料在体外诊断中的作用原理及其性能优势。
2. 熟悉 各种体外诊断的检测平台和检测的靶标分子。
3. 了解 各种纳米材料在体外诊断中的应用前景。

体外诊断是利用物理、化学和生物学等方法，对被检查者的血液、体液、排泄物和组织等标本进行检测分析，获得上述标本相关指标的数据，以提供疾病诊断、病情监测、药物疗效反馈、预后判断和疾病预防等相关诊断信息的一个重要医学技术领域。现代生物与医学的认识已达到分子水平，需要更为精细的操纵与识别工具，因此，体外诊断领域中各种纳米材料的开发与应用，引起了越来越多的关注和研究。其中应用较广泛的是金纳米颗粒、量子点、乳胶微球、超顺磁性纳米材料等，这些纳米材料既可以作为标记物又能作为检测反应的载体，并且能与各类自动化或小型的生化免疫检测平台完美结合。基于纳米材料的检测技术通常具有灵敏度高和特异性强、检测周期短和通量高等优势，因此在疾病的早期筛查、诊断、预后监测和预防等方面具有极大的应用潜力。

一、金纳米颗粒

金纳米颗粒是一种被广泛研究的纳米材料，在生物学研究中也被称为胶体金，尺寸一般为 1～100 nm，随粒径变化会呈现出不同的颜色。由于表面等离子体共振（surface plasmon resonance，SPR）效应，金纳米颗粒显示出独特的光、热性能。当金纳米颗粒被光激发后，电场的振荡导致导带的电子（也叫等离激元）同步发生振荡，导带的电子与入射光的电场同相振荡，在特定波长下将引起强烈的光吸收，形成相应的颜色。此外，金纳米颗粒能够快速吸附蛋白，并保持吸附蛋白的活性，因此在临床诊断中获得了广泛的应用。

（一）金纳米颗粒在侧向流免疫层析中的应用

金纳米颗粒常用于侧向流免疫层析技术中，用于定性或者定量检测样本中的标志物浓度，为病情诊断提供参考。最常见的产品有验孕棒等，都可以实现快速简便的检测。

侧向流免疫层析技术是一种将免疫技术和层析技术相结合的免疫学检测技术，出现于20世纪80年代，是一种成熟的诊断技术。侧向流免疫层析技术的原理如图6-1所示。

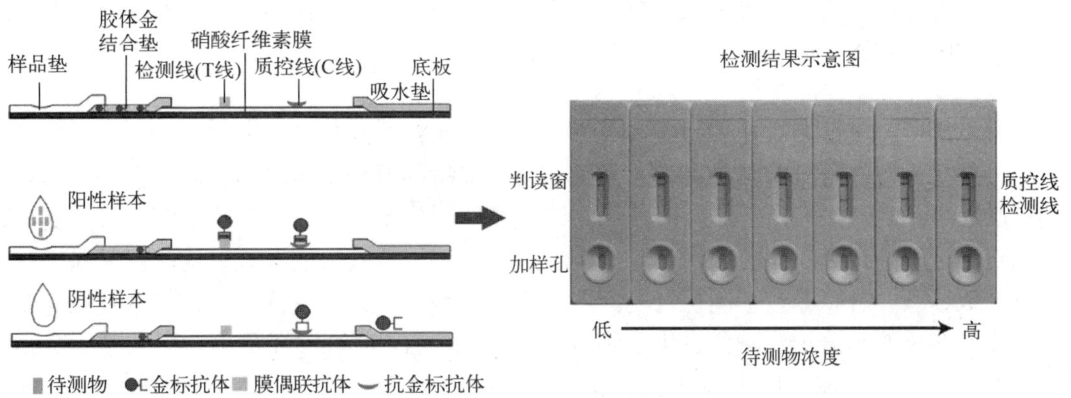

图6-1 基于金纳米颗粒的侧向流免疫层析技术的原理
引用自 Journal of Agricultural and Food Chemistry, 2015, 63(8): 2172-2178.

将特异性的抗体以条带状包被在硝酸纤维素膜（NC膜）的检测线（T线）上，标记有抗体的金纳米颗粒吸附在结合垫上。当待测样本被滴加至试纸条一端的加样孔后，其会在毛细作用的驱动下向前移动，溶解结合垫上标记有抗体的金纳米颗粒，使颗粒移动至NC膜上包被抗体的检测线处。如果样本中含有相应的抗原，则金纳米颗粒上标记的抗体、检测线上的抗体与样本中的抗原发生特异性结合，形成免疫复合物，使得金纳米颗粒被固定在NC膜的T线上，形成一条紫红色的检测线。如果待测样本中没有相应的抗原，金纳米颗粒标记物将不会与包被在检测线上的抗体结合，T线上不会出现颜色变化。当样本与金纳米颗粒继续移动至质控线（C线）时，就与包被在C线处的特异性抗体结合形成免疫复合物，出现一条紫红色的线，C线变成紫红色说明试剂有效。通过肉眼观察T线是否变成紫红色，可以简易地判断样本中是否存在待测物，同时T线颜色灰度与抗原浓度有很好的对应关系，使用相机对T线灰度值进行读取分析，可以实现定量免疫诊断。

（二）金纳米颗粒在表面增强拉曼光谱中的应用

1928年，印度科学家C. V. Raman发现当一种物质的原子或分子受到外界电磁波能量的激发时，会发出该原子或分子的特征散射光，这种光谱效应就以他的名字命名，称为拉曼散射效应。

拉曼光谱（Raman spectrum）是一种基于拉曼散射效应的物质分析方法，通过对与入射光频率不同的散射光谱进行分析，以获得分子的转动及振动信息，从而达到鉴别分子结构、分析物质性质的目的，属于一种非破坏性的分子特征检测手段。拉曼光谱具有多种元素特异性的光谱信号，且半峰宽窄（约1 nm），具有多指标检测潜力。

但是，传统的拉曼散射产生的信号低，限制了检测灵敏度。1974年至1977年，Fleischmann

等科学家发现，吸附在金属表面的分子产生的拉曼光谱的信号较普通拉曼光谱的信号高10^3～10^6倍，该现象被称为表面增强拉曼散射（surface-enhanced Raman scattering，SERS）。金属纳米颗粒的表面等离子体共振效应可用来增强拉曼信号。表面增强拉曼光谱克服了普通拉曼光谱灵敏度低的缺点，可获得更多分子结构信息，被广泛应用于吸附界面状态研究、生物分子构象和结构分析等。

SERS的表面增强机理目前尚无定论，学术界普遍认同的机理有两类。①电磁场增强：表面等离子体共振引起的局部电磁场增强是最主要的增强机理。②化学增强：吸附分子和表面吸附分子之间的相互作用导致电子密度分布发生变化，即影响体系极化率进而影响拉曼光谱信号强度。

当分子接近金属纳米颗粒表面或者处于多个纳米颗粒之间的交叉SPR场产生的“热点”位置时，拉曼光谱信号可增强10^{11}倍，从而实现高灵敏的单分子检测。但产生强的“热点”需要精确地控制纳米颗粒的形状，对金属纳米颗粒的制备要求很高，而且表面增强拉曼探针和“热点”之间的距离对拉曼光谱信号影响巨大，距离相差几个纳米就有可能在增强信号上相差几个数量级。这将导致不同探针之间的增强性能差异巨大，使分析测试的重复性变差，当前基于SERS的单分子检测体系仍面临巨大挑战。当前SERS技术的应用主要基于金属纳米颗粒体系，并已经成功用于核酸检测（10～100 pmol/L）、蛋白检测（100 pmol/L）、肿瘤细胞检测、细菌检测（250 cells/mL）、病毒检测（100 PFU/mL）等。但是基于SERS的检测平台依赖高能量激光器激发和贵重的信号接收设备，阻碍了该技术在体外诊断领域的应用与推广。

二、量子点

量子点（quantum dots, QDs）是由主族元素（ⅢA、ⅣA、ⅤA、ⅥA族）与副族元素（ⅡB族）构成的Ⅱ-Ⅵ族（如CdSe）、Ⅲ-Ⅴ族（如InP）或Ⅳ-Ⅵ族（如PbS）半导体纳米晶体。量子点三个维度的尺寸通常都在100 nm以下，外观似一个极小的点状物，其内部电子在各个方向的运动都受到限制，所以具有显著的量子限域效应。由于量子限域效应，费米能级附近的电子能级由连续变为离散，或表现为能隙变宽，形成类似分子特性的分立能级结构，在受激后能够发射荧光。

（一）量子点的光学性能

量子点的独特荧光特性，使其在体外诊断应用中具有显著优势（图6-2，见文末彩插）。与传统有机染料的单一吸收谱不同，量子点具有宽而连续的吸收谱，因此单束激光能够激发多种拥有不同发射光谱的量子点，极大简化了检测体系对光路器件的需求。量子点的发射波长可依据尺寸进行调节，当量子点粒径增大时，其分立能级发生分裂导致禁带宽度变窄，相应的电子-空穴对复合后发射出长波长的光子，通过控制其尺寸大小或组分能合成任意所需发射波长的量子点，为检测多种分子靶标提供丰富的荧光标记。量子点的荧光发射光谱具有更窄的半峰宽，在单管多重检测中，能有效避免被标记的不同量子点之间发射光谱的干扰，从而提高诊断结果的通量和准确性。量子点的激发和发射光谱具有大的斯托克斯位移，能有效消除激发光和散射光的背景干扰，提高检测的信噪比。此外，量子点还具有光稳定性好、抗光漂白能力强和发光强度高等优势，能在半透明的、组分复杂的样本中实现靶标分子的有效检测。

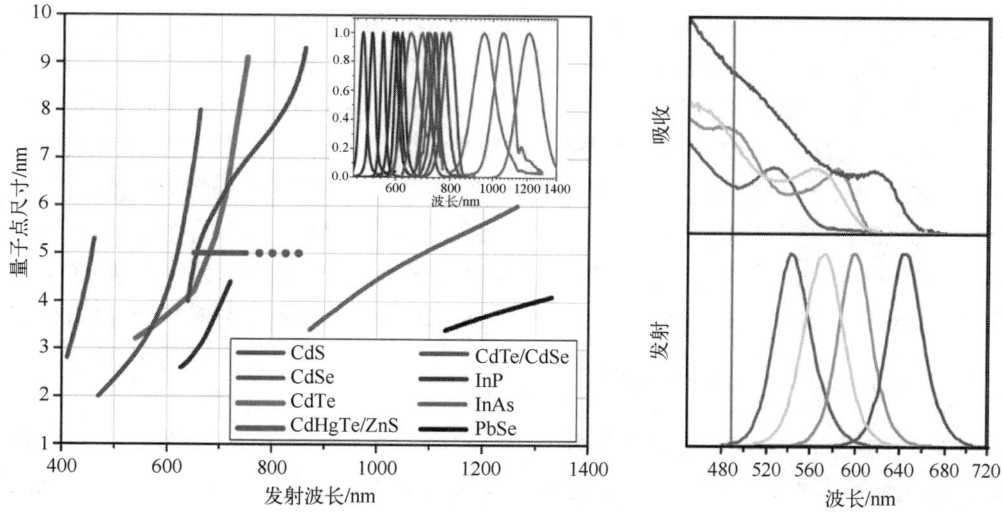

图 6-2　量子点的吸收与发射光谱图

引用自 Science, 2005, 307(5709): 538-544.

（二）量子点的表面功能化

量子点的组成成分通常为 CdS、CdSe、CdTe 和 ZnSe 等，这类材料通常具有较强的疏水性，因此在体外诊断应用中需要将量子点的表面进行功能化修饰，以保证量子点在生化免疫检测环境中具有良好的亲水性和反应活性。

量子点的功能化修饰方法主要有三种（图 6-3，见文末彩插）。①表面配体交换，利用量子点表面元素（如 Zn 和 Cd 等）与巯基发生强的络合作用，用水溶性的基团取代疏水性量子

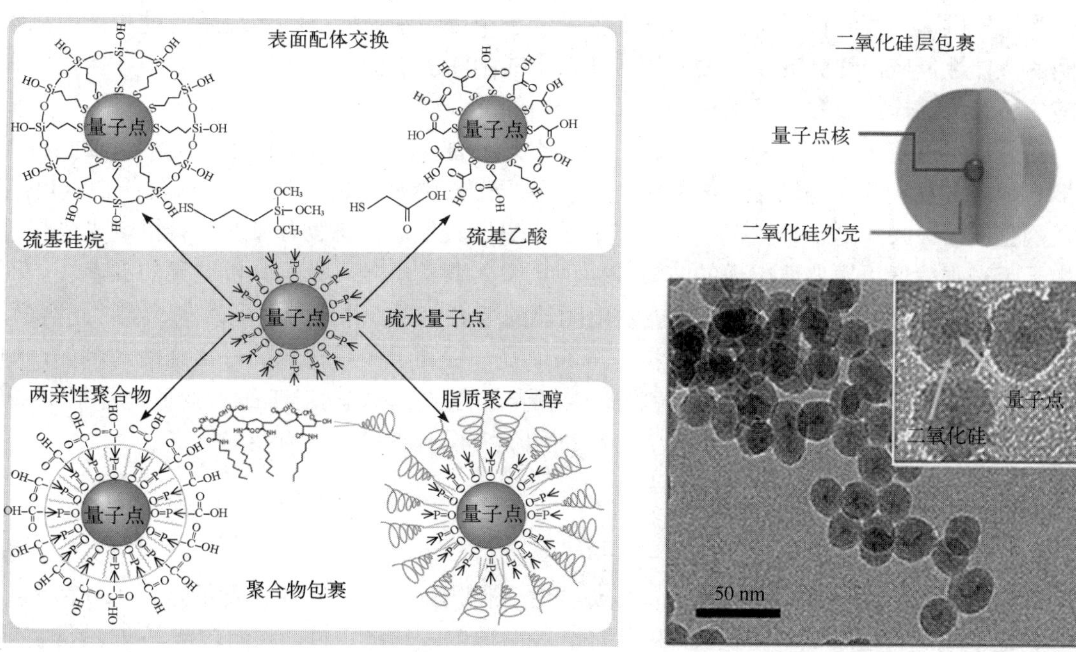

图 6-3　量子点的表面功能化修饰

引用自 Expert Review of Molecular Diagnostics, 2006, 6(2): 231-244; International Journal of Molecular Sciences, 2021, 22(18): 10116.

点表面配体，同时该亲水性基团还能被进一步修饰上蛋白质或DNA等分子。目前最常用的水溶性基团有巯基羧酸类化合物，如巯基乙酸、巯基丙酸和巯基丁二酸等。②聚合物包裹，通过驱动两亲性聚合物与量子点共组装，疏水的量子点被包裹进入两亲性聚合物所形成胶束的疏水腔内，聚合物亲水部分裸露在外面保证所形成量子点胶束的水溶性。这种方法获得的量子点表面结构保持完整，荧光性质几乎不受影响，具有良好的稳定性，同时聚合物能为后续的功能化修饰提供丰富的基团。③二氧化硅层包裹，利用含有巯基的硅烷取代量子点表面的疏水性配体，进一步水解，在晶体表面形成二氧化硅层。二氧化硅具有化学惰性、光学透明性和表面易修饰等优势，并且与配体交换和聚合物包裹方法相比，二氧化硅保护层更加致密，更有利于维持量子点的稳定性。

（三）量子点在体外诊断中的应用

基于荧光信号的诊断技术是目前蛋白质和核酸最主要的检测手段，传统的荧光染料存在易光漂白、量子产率不高及荧光光谱较宽等问题，其检测灵敏度和多指标性能都受到限制。量子点由于其独特的光学性能，有效克服了传统荧光染料的这些缺陷。量子点在酶联免疫吸附试验（ELISA）中可作为报告荧光分子实现特定蛋白（如心肌蛋白）、抗原抗体和肿瘤特异性蛋白标志物的单指标或者多指标检测。在该检测系统中，部分蛋白的检测可以达到pmol/L级。在DNA阵列芯片中，量子点修饰的DNA探针通过杂交反应与特定的目标分子结合，实现目标分子检测。由于量子点尺寸小，反应动力学强，能有效提高荧光标记效率，检测灵敏度能达到pmol/L级。同时利用量子点发射波长可调的特点，设计不同发射波长的量子点与特定的DNA结合，能有效实现DNA的多重检测，极大提高了检测通量。

量子点在基于荧光共振能量转移（fluorescence resonance energy transfer, FRET）的检测中具有显著优势，这是因为量子点可以发射可见光区任意波长的光，保证了供体发射波长与受体吸收波长良好的重叠，提高了荧光共振能量转移的效率。在FRET反应体系中，量子点主要作为能量供体，同时在量子点表面修饰各种分子用以识别被检测物，最后通过和被检测物之间的特异性反应，达到荧光共振能量转移发生或中断的目的，从而实现小分子、蛋白质和核酸的检测，其检测灵敏度可以达到nmol/L至pmol/L级。

量子点不仅在生化检测中具有优势，当前也已经普遍用于流式细胞平台，实现细胞特异性标志物的多重检测。相较于传统的荧光染料如异硫氰酸荧光素（FITC）、藻红蛋白（PE）以及藻蓝蛋白（PC）等，在检测一些细胞表达水平比较低的标志物分子时，有机荧光染料通常由于荧光强度低以及普遍出现的波峰拖尾现象引入背景信号，影响分析结果的准确性。而量子点荧光产率高，仅需少量标记就能发出明显的荧光信号，并且激发光谱宽、发射光谱窄，能有效避免激发背景峰和不同靶标分析信号的串扰，提高了多重检测的可实施性。例如，研究人员采用7种量子点和10种有机荧光染料相结合的方法，成功对T细胞亚群进行了17重检测，这种超多重的分析检测手段对于分析细胞免疫反应具有极为重要的意义。

三、乳胶微球

乳胶微球是由无定形聚合物形成的胶体尺寸范围内的聚合物颗粒（几纳米至100微米），聚合物链末端通常由带电基团组成，以保证乳胶微球的胶体稳定性。表面含羧基/氨基等官能团的乳胶微球可以与蛋白质进行共价偶联，表面空白的乳胶微球可以与蛋白质通过疏水作用结合。乳胶微球在免疫比浊检测、免疫荧光检测、酶联免疫吸附测定、乳胶凝集试验、免疫色谱等领域均有广泛的应用。

（一）乳胶微球的制备方法

模板法：将聚合物溶液滴在模板表面，通过自组装形成微球，最后用溶剂去除模板得到聚合物微球。悬浮聚合法：在水相中加入聚合物单体，再加入界面活性剂，并加热，使得单体聚合成为聚合物微球。乳液聚合法：将聚合物单体与乳化剂混合后加入水相中，通过聚合反应形成聚合物微球。逆微乳液聚合法：将水溶性单体与表面活性剂混合，再加入油相中，形成逆微乳液，然后通过聚合反应形成聚合物微球。离子凝胶法：将阳离子聚合物和阴离子聚合物混合，形成离子凝胶，再通过交联反应形成聚合物微球。

目前工业上最常用的是乳液聚合法，单体以苯乙烯为主，可增加含官能团（羧基、醛基、环氧基、氨基、氯甲基）的烯类化合物进行共聚，使得聚苯乙烯微球表面出现亲水性官能团，利于微球在水中的分散稳定性以及后续的生物偶联，并降低微球的非特异性吸附。根据其中含有的信号物质不同，乳胶微球可分为空白乳胶微球、彩色乳胶微球和荧光乳胶微球。

（二）乳胶微球包载染料的方法

吸附法（染色法）：将非水溶性的有机荧光染料溶解在丙酮、乙醇等水溶性有机溶剂中，然后与载体微球的水分散体系混合，有机荧光染料就会因为疏水作用析出并吸附到载体微球上。

包覆法：将荧光物质均匀分散在介质中，通过聚合反应、微胶囊化方法或分子自组装法制备荧光微球，通过该种方法制备得到的荧光微球基本都具有明显的核/壳结构。

球外悬挂法：将各自带有活性基团的荧光小颗粒与乳胶微球通过反应结合，可获得表面悬挂荧光小颗粒的乳胶微球。

共聚法：将带有可聚合功能基团的荧光物质与聚合物单体进行共聚制备得到荧光微球，荧光物质在该微球中分布均匀。

（三）乳胶微球在胶乳颗粒增强免疫比浊法中的应用

免疫比浊法的原理是抗原与抗体在合适的比例下反应，形成的免疫复合物在促聚剂（如聚乙二醇）的作用下从液相中析出，使反应液出现浊度，浊度的强弱与产生的免疫复合物即样本中抗原浓度相关，通过比较反应液和标准品的浊度即可计算得到待测样本中抗原的浓度。然而，抗原抗体免疫复合物的析出需要合适的抗原抗体比例，这使得免疫比浊法灵敏度低且检测范围窄。胶乳颗粒增强免疫比浊法的提出有效克服了这种缺陷，其基本原理是将抗原或抗体包被在乳胶微球上，使抗原抗体免疫复合物的体积增大，进而使得浊度变化更显著，从而提高检测的灵敏度和扩大线性范围。

胶乳颗粒增强免疫比浊法分为两种，一种是散射比浊检测法，另一种是透射免疫比浊法。两种方法的原理基本一致，在乳胶微球表面偶联抗体或抗原，当其与相应的抗原或抗体结合后，乳胶微球会在短时间内聚集到一起，改变反应液的散射光或透射光性能，并且反应液的这种散射光或透射光的改变与待测抗原或抗体的浓度有强相关性，因此在一定范围内可以反映待测物的浓度，实现抗原或抗体的检测。

胶乳颗粒增强免疫比浊法有以下几个方面的突出优点：①操作简单，可在几分钟内快速、准确地检测血清白蛋白含量；②液相反应均匀充分，不易受人为操作和外界因素干扰，检测稳定性和重复性都很好；③能利用普通的生化分析仪进行检测，容易实现自动化，可在各级基层医疗机构普及。

但胶乳颗粒增强免疫比浊法也存在一些不足之处，如需要使用的抗体量较大，导致试剂成本升高，检测物质的相互作用多，导致结果容易受干扰。

（四）荧光乳胶微球在液相悬浮芯片中的应用

液相悬浮芯片技术是 1997 年由美国 Luminex 公司开发的多指标检测技术，其技术原理为：利用不同比例的 2～3 种红色分类荧光染料对聚苯乙烯乳胶微球进行编码，通过调节各种荧光染料的配比可获得多达 500 种具有不同荧光光谱的微球，每个编码微球上结合不同待测物的抗体分子或者基因探针，即每个编码微球对应相应的检测项目，可同时检测多达 500 种不同的目标分子，是一种通量极高的检测手段。在悬浮芯片体系中生物分子与单分散的微球进行捕获或偶联反应，是一种液相-半固相反应模式，其反应动力学和热力学都要显著优于固相芯片的液相-固相反应模式，能进一步提高检测体系的灵敏度。

在悬浮芯片的实际应用中，先把标记有不同抗体或捕获探针的荧光编码微球进行混合，然后加入待测物质或待测的扩增片段，使其与相应的荧光微球进行结合，所形成的复合物再进行统一的报告分子标记。微球在流式细胞仪流动鞘液的带动下单列依次通过红绿两束激光，红激光用来判定微球的荧光编码（对应的检测项目），绿激光用来测定微球上报告分子的荧光强度（对应项目的检测结果），从而达到快速准确的定量检测。

在荧光编码微球的制备方面，相较于有机荧光染料的包覆，量子点荧光编码微球更具有优势。量子点的吸收峰宽，可以用单激发光激发多种量子点，使得可编码的波长范围更宽。同时量子点荧光发射的半峰宽窄，荧光干扰小，更有利于多色编码。量子点的荧光稳定性好，抗光漂白能力强，所形成的荧光微球具有更好的稳定性。当前已有研究人员利用双色量子点实现 100 重左右的编码，并已经进入临床转化阶段（图 6-4，见文末彩插）。

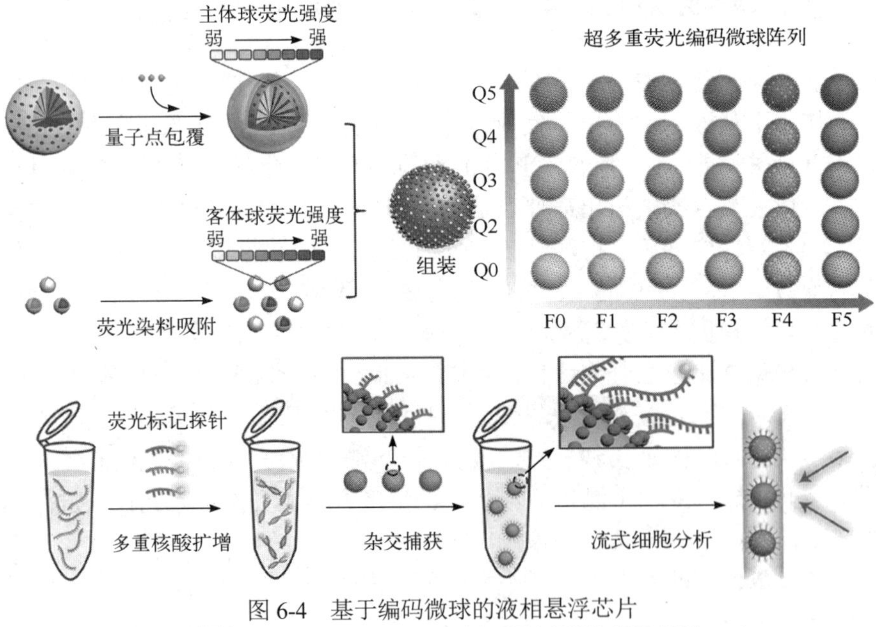

图 6-4　基于编码微球的液相悬浮芯片

引用自 Advanced Functional Materials, 2016, 26(34): 6146-6157.

液相悬浮芯片技术有机整合了荧光编码微球技术、激光分析技术、流式细胞技术、高速数字信号处理技术、计算机运算法则等多项科技成果，具有以下优点：①通量高，最多可同时实现 500 重指标检测；②通过混合不同编码微球可实现检测项目的自由组合；③样本用量少，少至 1 μL 样本即可检测；④无须洗涤、操作简便，只需读取单个微球上的荧光信号；⑤在同一平台上即可完成蛋白质和核酸的检测。

四、磁性纳米颗粒

磁性纳米颗粒是一类具有磁响应能力的纳米材料，主要成分通常为氧化钴、氧化镍和氧化铁等，其中氧化铁纳米颗粒由于其良好的生物相容性、生物可降解性和超顺磁性等，在生物医学领域得到了广泛的研究。磁性纳米颗粒既具有表面效应、小尺寸效应、量子效应，又具有良好的磁响应性、超顺磁性，可以在外加磁场下聚集和定位，因此在体外诊断领域被广泛应用于分离和检测等方面。

（一）超顺磁性纳米材料

顺磁性是指材料在磁场作用下表现出微弱磁性响应的性质。当磁性纳米材料的尺寸达到某一临界值且具有单畴结构（磁矩只沿某一方向平行排列的磁状态）时进入超顺磁状态，如 Fe_3O_4 和 $\alpha\text{-}Fe_2O_3$ 的临界尺寸分别为 16 nm 和 20 nm。此时，磁化率不再服从居里定律：$\chi = C/(T-Q)$（χ 是顺磁质的磁化率；C 是常数；Q 是居里点，达到此温度，材料呈顺磁性），在温度低于居里温度时，表现为顺磁性，且在外加磁场作用下其磁化率要远高于一般的顺磁性材料，因此称为超顺磁性。形成这种超顺磁性的原因是，在小尺寸条件下，粒子受热运动的影响很大，磁化方向呈现无规律的变化，如果不外加磁场，粒子将很快失去剩磁状态，从而形成了超顺磁性。超顺磁性纳米材料是单畴结构，在外加磁场中具有更快的磁响应性。同时，与铁磁材料不同，其没有磁滞现象，去掉外磁场后剩磁会很快消失。这种对磁场的快速响应和去响应特性，使得超顺磁性纳米材料能迅速实现生物分子的快速分离和纯化，在体外诊断领域被广泛使用。

（二）基于载体的磁性纳米材料

当磁性纳米材料作为载体使用时，其尺寸通常为 200 nm～6 μm，是通过微乳液法，利用高分子聚合物包裹尺寸在几到十几纳米的超顺磁性纳米颗粒形成的。由于内部颗粒为超顺磁性材料，其整体依然呈现超顺磁性。这类磁珠表面有丰富的官能团，可以修饰抗原/抗体、核酸、亲和素/生物素等，用于被检测物质的识别、捕获、标记、分离、检测、信号放大等。

免疫磁性微球是依托免疫学和磁性载体技术结合而发展起来的一类新型材料，是生化免疫检测最理想的载体。在磁颗粒表面进行靶标分子抗体修饰，对目标分子进行高效捕获，利用磁分离技术将捕获有目标分子的颗粒进行吸附、洗涤，进一步与标记有荧光或酶分子的抗体进行反应，通过识别标记分子的信号从而实现对目标分子的检测。这类磁珠通常具有极低的非特异性吸附，通过简单的磁分离和洗涤就能有效去除每一步反应的残留物质，有效避免了多级反应中各反应阶段物质的干扰，同时磁分离技术能有效与全自动化仪器相结合，实现“样本进、结果出”，极大提高了临床诊断的检测通量，是当前全自动生化免疫检测的技术基础。

免疫磁性微球，不仅可以作为生化免疫检测的平台，也是当前细胞分选最主要的技术手段。首先利用磁颗粒表面修饰的抗体有效捕获目标细胞，随后通过磁分离手段从细胞混合液中分离出靶细胞，进一步利用剪切酶切割磁珠表面抗体，将细胞与磁珠表面分离，通过磁分离去除磁珠，最终得到单一的目标细胞。磁珠表面具有良好的生物相容性，磁分离纯化操作温和，能有效地保持细胞活性。免疫磁性细胞分选普遍应用于免疫细胞分选、神经和造血干细胞提取、循环肿瘤细胞的分离与检测等方面。

随着分子诊断技术的发展，核酸分离与检测受到越来越多的关注，其中核酸的高效提取和纯化是整个分子诊断的基础。磁珠法提取核酸是当前使用最普遍、自动化程度最高的技术手段（图 6-5）。首先将磁珠表面进行负电荷包被（如硅基、羧基等），然后通过裂解液破碎细胞、降解蛋白从而释放出游离核酸，在高盐的缓冲液中，核酸会由线性结构被压缩成球状结构，暴露出核酸骨架上大量的负电荷基团，进一步与反应体系中阳离子连接，在磁珠表面负电荷基团作用下，形成“阴离子-阳离子-阴离子”的盐桥结构，使得核酸被特异性吸附于磁珠表面。当去除缓冲液，加入水性分子之后，核酸分子会被快速水化，解除与磁珠表面的离子作用，最终实现核酸的分离纯化。基于磁珠法的核酸提取，能从极少量的样本中高效回收微量的核酸，极大地提高了后续检测体系的灵敏度，并且整个流程自动化程度高，当前被普遍应用于流感病毒、结核杆菌和血液样本的核酸提取。

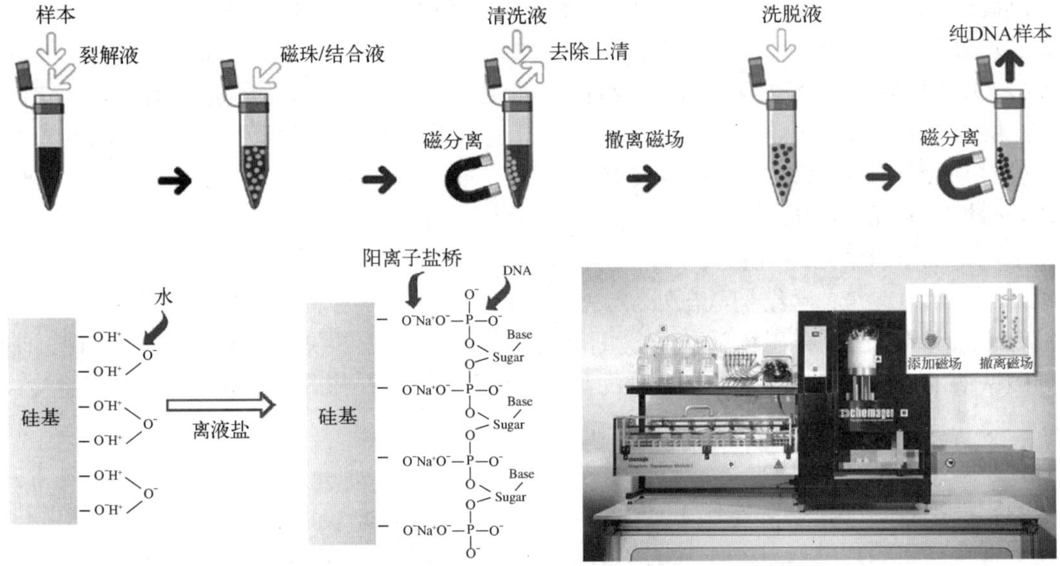

图 6-5　基于磁珠的核酸分离纯化原理及平台

引用自 Applied Microbiology and Biotechnology, 2006, 73(3): 495-504; Laboratory protocols in applied life sciences, CRC Press, 2014.

（三）基于标记物的磁性纳米材料

超顺磁性纳米材料可取代常规免疫检测中常用的胶体金、乳胶颗粒、酶及有机染料等标记物。相较于传统的荧光或酶标记手段，基于磁信号的标记方式具有独特的优势：超顺磁性的纳米颗粒只有在磁场中才表现出磁性且信号非常稳定，强度不会随时间而衰变；生物材料及生物体内极少有磁性物质存在，对于一些复杂的体系进一步处理就可得到准确的检测信号，克服了光学分析中常见的生物本底信号的干扰；磁信号穿透能力更强，在非透明溶液体系，如侧流色谱平台上，能检测到整个膜内的信号，相比于胶体金和荧光标记，灵敏度能提高 10～1000 倍；使用配套弱磁信号磁性检测仪检测时，磁场的信号强弱与磁性颗粒的质量呈线性关系，具有信号放大的潜力。

依据检测原理，基于磁信号的检测又可分为巨磁阻效应、交流磁化率和磁共振三大类。

巨磁阻效应，是指磁性材料在有无外磁场作用时，电阻率存在显著变化的现象。巨磁阻是一种量子力学效应，它产生于层状的磁性薄膜结构（铁磁材料和非铁磁材料交叠而成）。当铁磁层的磁矩相互平行时，载流子与自旋有关的散射最小，材料有最小的电阻。当铁磁层的磁矩为反平行时，与自旋有关的散射最强，材料的电阻最大。材料的磁矩由外加磁场所控制，仅需要很小的磁场就能得到较大的电阻变化。当在巨磁阻芯片表面标记上超顺磁性纳米颗粒时，芯片表面的磁场强度将发生改变，在巨磁阻效应下，通过检测电阻的变化量，便可映射出磁珠的数量，从而反映出目标分子的数量。基于巨磁阻效应的磁信号标记是当前应用最广泛的技术，并已经在心肌标志物的检测上实现临床转化。

基于交流磁化率的检测主要是利用磁性纳米颗粒的弛豫现象。溶液中磁性纳米颗粒磁化后主要通过两种方式进行弛豫，分别是布朗弛豫和尼尔弛豫。对于大粒径粒子来说，布朗弛豫起主导作用。磁性纳米粒子在溶液中做布朗运动时，布朗弛豫时间为：$\tau_B=4\pi\eta r^3/kT$（η 为黏度，k 为玻尔兹曼常数，T 为溶液的热力学温度），对应的特征频率 $\omega_B=1/\tau_B$，与 r^3 成反比。当所有系数都确定时，交流磁化率在特征频率处出现最大值，并且随着粒子水合动力学半径的增大，其峰值向低频范围移动。当纳米颗粒与溶液中的目标分子结合时，其水合动力学半径将发生改变，从而影响交流磁化率的特征频率，通过检测频率的变化程度便能反映出待测分子的含量。

基于磁共振原理而开发的检测手段主要是检测水质子的横向弛豫时间（T_2）。其检测原理是，当纳米颗粒或微米颗粒通过表面的基团以化学或者物理方式与生物分子反应时，配体和待检物质在颗粒表面的相互作用使颗粒形成团聚，从而降低水质子的 T_2。这一现象可以用外层扩散学说解释，其基本公式为：$1/T_2=16f_a\Delta\omega\tau_D/45$（$f_a$ 为团簇所占的体积比，τ_D 为质子在团簇表面的平移扩散时间，$\Delta\omega$ 为角频率差），当团簇程度越高，f_a 和 τ_D 越大，T_2 也就越小。在反应体系中，T_2 的变化反映出纳米颗粒的聚集与否和聚集程度，从而实现目标分子的检测。哈佛大学医学院的 Weissleder 教授课题组在这一研究领域做出了很多突出贡献。例如，该课题组利用碱基互补配对将带有超顺磁性纳米颗粒标记的单链 DNA 进行杂交，从而引起了 T_2 的减小，首次验证了该原理的可行性，在后续的研究中，该课题组又进一步在蛋白-蛋白、蛋白-小分子、酶-蛋白等体系实现了基于 T_2 信号变化的检测，提出了一种全新的基于磁共振信号的检测方式（图 6-6）。

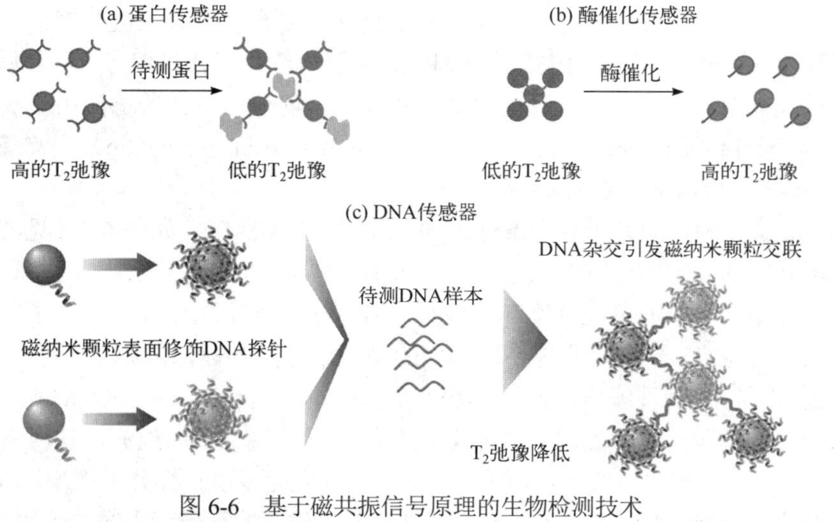

图 6-6　基于磁共振信号原理的生物检测技术

引用自 Nature Biotechnology, 2002, 20(8): 816-820; Science Translational Medicine, 2013, 5(182): 182ra54.

五、其他纳米材料

（一）荧光碳点

2006 年美国克莱蒙森大学的孙亚平教授首次制造出一种新型的碳纳米材料——碳点。与各种金属量子点类似，碳点在光照下可发出明亮的荧光。碳点具有荧光稳定性高、无闪烁现象、激发波长和发射波长可调控、生物相容性好和低毒性等优点。由于碳点具有优异的生物相容性，在体外诊断领域主要用于活体细胞的标记与检测，相较于有机染料和量子点，能进一步降低对细胞活性的影响。但是碳点的荧光量子产率低，通常小于 15%，并且荧光发射光谱较宽（半峰宽通常在 100 nm 左右），在生物分子的高灵敏度和多指标检测上相较于量子点具有一定局限性。

（二）稀土上转换纳米颗粒

稀土上转换纳米颗粒通常由稀土离子掺杂在无机基质中形成，它们能在近红外光的激发下，发出紫外/可见光，即吸收低能量的光子发射出高能量的光子，被称为反斯托克斯发光（anti-Stokes luminescence），也叫作上转换发光。

在体外诊断中，稀土上转换纳米颗粒主要应用于时间分辨荧光（time-resolved fluorescence，TRF）免疫检测中。普通荧光的半衰期为纳秒级，镧系元素的半衰期为毫秒级，有 6 个数量级的差别。TRF 利用稀土元素荧光比普通荧光持续时间更长的特点，在检测之前，添加一个约 50 μs 的延时，从而使普通荧光信号几乎为零，但不影响稀土荧光信号的检测。

在体外诊断中，相较于传统荧光标记物，基于 TRF 检测平台的稀土上转换纳米颗粒具有光稳定性优异、化学稳定性高、几乎无背景荧光等优点，能有效提高免疫反应的信噪比和检测灵敏度。

（三）功能化 DNA 探针

DNA 是一类构象可控、可修饰性强的生物分子，可以通过碱基互补配对和生物标记构建出一类具有独特功能的 DNA 探针。其中最具代表性的是分子信标——单链 DNA 通过分子内杂交形成的茎环结构。分子信标的两端分别进行荧光基团和猝灭基团的修饰，在没有目标分子存在时，分子信标会形成茎环结构，使得荧光基团和猝灭基团靠近，FRET 效应使得荧光猝灭。当存在目标分子时，分子信标与完全互补的靶序列结合，形成双链杂交体，荧光基团和猝灭基团距离增大，FRET 效应消失，荧光出现。分子信标具有背景信号低、灵敏度高、特异识别性强、操作简单、无须分离未反应探针等优势。当前分子信标普遍应用于实时荧光定量聚合酶链反应（real-time fluorescence quantitative polymerase chain reaction）、杂交链式反应等，是实现含有特定序列的 DNA 和 RNA 检测的有效手段。

NanoString 是一种基于荧光分子条形码的新型的 DNA 探针，如图 6-7（见文末彩插）所示，它是一段带有 50 个核苷酸的单链 DNA，在其末端有按一定方式排列的多种不同颜色的染料大分子。该染料分子的荧光强度高，能在单分子条件下实现成像。在分子条形码的末端设置 6 个染料结合位点，分别用四种不同颜色的染料进行荧光标记，通过不同排列组合方式，最多可以构建 4^6 即 4096 种编码。通过芯片上的探针捕获目标 DNA、RNA 或蛋白质分子，再用分子条形码通过碱基互补配对进行标记。在芯片读取器上接通电流，使所有分子条形码朝同一个方向排列，利用成像仪进行拍照解码，从而实现超多重目标分子检测。分子条形码巧妙利用了位置编码和颜色编码的排列组合方式，打破了传统的基于荧光通道的信号编码方式，使得编码重数提高成百上千倍，在基因组学、蛋白质组学和代谢组学的检测中具有广阔的应用前景。

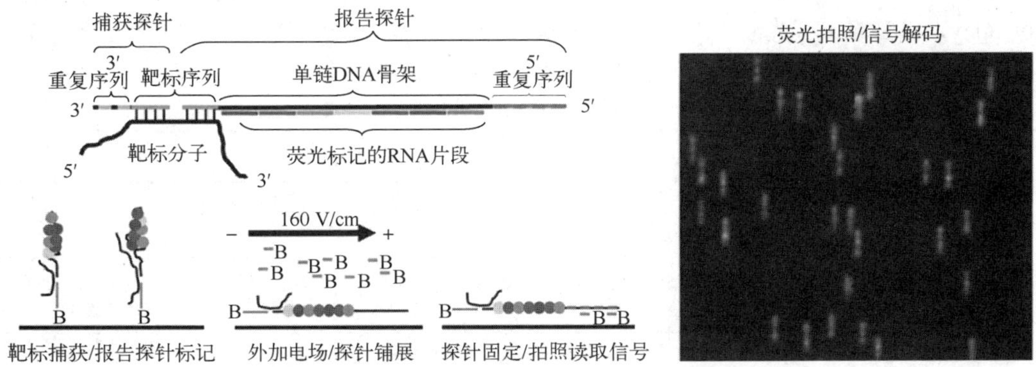

图 6-7　NanoString 的技术原理

引用自 Nature Biotechnology, 2008, 26(3): 317-325.

思考题

1. 简述对同一待检样本可实现同时多指标检测的方法类型及其特点。
2. 举实例说明纳米材料在体外诊断领域可以发挥哪些作用，为发挥这些作用需对纳米材料进行哪些方面的设计以满足应用需求。
3. 纳米材料给体外诊断技术可能带来什么变革？还存在哪些问题？

第二节　纳米体内示踪试剂

学习目标

1. 掌握　不同纳米体内示踪试剂的示踪原理。
2. 熟悉　纳米体内示踪试剂在医学影像中的作用。
3. 了解　纳米体内示踪试剂的未来发展趋势。

体内示踪试剂，是为了增强生物体中特定观察目标的影像效果而注入（或服用）到生物体组织或器官的化学制品。体内示踪试剂的使用使得原本不可见的体内过程变得可视化，便于人们在活体层面实时、动态地了解各生命物质之间的相互作用及生命活动的细微过程。最早的体内示踪试剂可追溯到 1906 年的“钡餐”，它的使用大大提升了消化道的 X 射线图像质量。随着材料科学和影像技术的不断发展，多种体内示踪试剂，特别是适用于不同影像技术的纳米体内示踪试剂，被相继研发成功。其中，具有低毒性、尺寸可调、易于修饰、可实现体内长循环等特点的纳米示踪试剂已在生物成像和疾病诊断应用中展现出了广阔的应用前景。

本节将重点介绍常用于超声成像（ultrasonic imaging，USI）、计算机断层扫描（computed tomography，CT）、磁共振成像（magnetic resonance imaging，MRI）、正电子发射断层成像（positron emission tomography，PET）、单光子发射计算机断层显像（single photon emission computed tomography，SPECT）和光学成像（optical imaging）的经典及新型纳米示踪试剂（表 6-1）。

表 6-1　用于不同成像技术的纳米示踪试剂

成像技术	纳米示踪试剂
超声成像（USI）	纳米气泡超声造影剂（如全氟丙烷纳米超声造影剂）； 纳米液滴超声造影剂
计算机断层扫描（CT）	含碘纳米 CT 造影剂：含碘纳米乳（如 Lipiodol）、含碘纳米脂质体、含碘聚合物纳米粒子； 基于金属纳米粒子的 CT 造影剂：金纳米颗粒、含其他金属的纳米 CT 造影剂
磁共振成像（MRI）	氧化钆纳米颗粒、氧化锰纳米颗粒、氧化铁纳米颗粒
正电子发射断层成像（PET）	含 ^{64}Cu、^{89}Zr、^{111}In 等放射性核素的纳米颗粒
光学成像	无机纳米示踪试剂：量子点、稀土纳米颗粒、单壁碳纳米管； 有机纳米示踪试剂：共轭聚合物纳米颗粒、聚集诱导发光纳米颗粒

一、纳米超声造影剂

超声成像是利用不同生物组织声阻抗不同以及由此导致的不同回声强度来进行疾病诊断的临床影像技术。得益于其操作简便、实时成像、无放射性、成本低廉等特点，超声成像在临床应用中具有重要作用。超声造影剂是一类能够显著增强超声检测信号的诊断试剂，它主要利用造影剂微泡中的气体使得病变组织与正常组织间产生强烈的声阻抗差，从而更加清楚地显示病变组织的结构及血供情况，为疾病诊断提供更丰富的影像学资料。超声造影剂配合超声成像技术的应用，能够有效避免疾病的误诊和漏诊，极大提升了超声对疾病的诊断和鉴别诊断能力，具有广阔的临床应用前景。

传统的超声造影剂多为微米级的微泡，这种微米级大体积使得其循环寿命较短，且不能穿过血管壁进入组织，只能用于血池显像。纳米级超声造影剂尺寸更小、穿透力更强，能够有效克服传统微米级造影剂的局限性，实现血管外不同组织的成像，成为辅助疾病诊断与治疗的新兴研究热点。纳米超声造影剂通常为壳-核结构，尺寸在 100～1000 nm，主要包括内核、外壳以及表面修饰的靶向性配体或抗体。依据内核的不同，可分为纳米气泡超声造影剂和纳米液滴超声造影剂。

（一）纳米气泡超声造影剂

与传统超声造影剂类似，纳米气泡超声造影剂内核一般为全氟化碳（PFCs）或六氟化硫气体，部分纳米气泡超声造影剂的内核为氮气或甲烷等气体。不同的是，纳米气泡超声造影剂的尺寸更小，达到了纳米级。由于其在血流中具有较高的气泡数密度，纳米气泡超声造影剂通常能够提供更好的成像分辨率。纳米气泡超声造影剂的稳定性一般较差，在制备过程中，通常需要通过在气泡界面加入表面活性剂、限制内部气体的扩散、控制气泡表面的结构以及降低拉普拉斯压力等方法提高其稳定性。此外，通过将表面活性剂或固体颗粒加入外壳（多为脂质类、多聚物类或蛋白质类）中，也可以显著增强其抵抗气体损失、气泡溶解和气泡聚结的能力，进一步提高稳定性。

（二）纳米液滴超声造影剂

纳米液滴超声造影剂是一类具有液滴核心，表面由表面活性剂、磷脂或蛋白质包被，直径小于 500 nm 的乳剂。其中，相变造影剂是最具代表性的一类，其液滴体积更小、稳定性更好，同时又具备微米气泡的声学特性等特点。相变造影剂的液滴核心一般为全氟碳化合物，其造影功能主要是基于声液滴汽化现象，即在超声的作用下，充满全氟化碳的纳米液滴发生相变，膨胀形成比原来液滴尺寸大 5～6 倍的微米气泡，表现出高回声特性，从而实现造影功能。该现象除了导致液滴直径增大外，在界面涂层不均匀的情况下，还会使得液滴与气泡聚结或气泡之间相互合并，同时溶解的气体从小气泡扩散到大气泡，提高超声造影性能。目前大多使用的相变造影剂为全氟戊烷液滴，其沸点为 29℃，在室温下保持液滴状态，而在生理温度下过热的全氟戊烷液滴可相变为气泡，发挥其超声造影能力。

二、纳米 CT 造影剂

CT 成像技术具有无穿透深度限制、操作简单、成像速度快、无创、价格低廉等特点，是现代医学不可或缺的临床诊断工具。其成像原理是基于不同组织对 X 射线的吸收和衰减不同。尽管 CT 成像的分辨率远高于传统成像技术，但对软组织的分辨率依旧较低。为增强软组织的对比度，提高疾病诊断的准确性，多种 CT 造影剂被相继开发。基于正常组织与病变组织间的血管丰富程度不同，经静脉注射的 CT 造影剂在正常组织与病变组织的分布浓度不同，进而形成密度差，提高病变组织的检出率和疾病的诊断能力。

临床上最早使用的 CT 造影剂为小分子碘化物，包括离子型造影剂和非离子型造影剂。虽然此类造影剂对 X 射线的吸收系数较高，能够提供较好的造影效果，但是这类小分子具有一定的毒性，且体内循环时间短，廓清快，不具有组织或器官的靶向性，极大地限制了 CT 成像技术在靶向成像和血管造影中的应用。相比之下，纳米 CT 造影剂不仅具有较大的 X 射线衰减系数，能够极大地提升造影能力，还具有循环时间长、肾清除率和毛细血管渗漏率低等特点，能够有效延长体内循环时间，降低造影剂的副作用。更重要的是，其表面易修饰特性有助于靶向性或多功能纳米成像探针的构建。目前，纳米 CT 造影剂主要是基于碘和一些具有较高电子密度或原子序数的无机金属造影元素，如金、铋、钽、钨、镱、镥等。

（一）含碘纳米 CT 造影剂

为解决小分子碘化物在临床使用中存在的体内非特异性分布、体内循环时间短、可能引起造影剂过敏反应等问题，研究人员通过各种物理化学方式将碘代小分子发展成为碘代纳米粒子。随着含碘的纳米乳、纳米脂质体、聚合物纳米粒子等材料的不断出现，以上问题得到了很大改善。

1. 含碘纳米乳

纳米乳剂是一种液体在另一种与之不相溶的液体中形成的稳定纳米结构。含碘纳米乳一般是脂溶性含碘小分子在表面活性剂的作用下分散于水中形成的水包油型小乳滴悬浊液。碘油是临床上最早应用的纳米乳剂 CT 造影剂，常用于淋巴管和胃静脉曲张闭塞的 CT 造影。近年来，通过改变表面活性剂类型及对乳滴表面进行化学修饰，含碘纳米乳的安全性及造影能力等得到进一步提高。目前，由法国 Guerbet 公司生产的一种碘化纳米乳制剂（商品名为 Lipiodol）已经投入临床使用，主要用于成人肝脏、妇女子宫输卵管造影及淋巴系统造影。

2. 含碘纳米脂质体

纳米脂质体是一种纳米尺度的球形载体体系，大多由具有类似生物膜性质的磷脂双分子层结构构成。相比于纳米乳，纳米脂质体特有的两亲性可使其同时负载亲水性和亲脂性的含碘小分子，极大提升了碘负载能力。基于脂质体的含碘 CT 造影剂能够有效避免碘化物直接进入血液被肾脏代谢，非常适合肾功能不全或碘过敏的患者。此外，脂质体具有可表面修饰的优点，通过在脂质体膜上修饰靶向基团，使之具有主动靶向能力，可进一步提高特定组织器官的造影增强效果。

3. 含碘聚合物纳米粒子

含碘的聚合物纳米粒子是通过物理包覆或共价键合的方法将含碘小分子结合到聚合物粒子上形成的聚合物纳米粒子造影体系。与纳米乳和脂质体相比，聚合物纳米粒子不仅具有更好的稳定性，还具有更高的造影剂负载能力。作为一种多分支结构，树枝状大分子是含碘的聚合物纳米粒子常用的核心。如 Yordanov 将小分子碘化物（DMAA-IPA）共价偶联到树枝状聚酰胺-胺（PAMAM）的末端氨基上，合成了树枝状碘造影剂。随着碘浓度的增大，该造影剂的 X 射线衰减系数呈线性增加，证明其能够作为优良的 CT 造影剂。此外，一些可降解、生物相容性良好的聚合物材料的使用也使得聚合物纳米粒子造影剂在安全性方面有着不可比拟的优势。

（二）基于金属纳米粒子的 CT 造影剂

一般而言，具有高原子序数和高电子密度的金属元素能够极大地提高 CT 造影剂的造影能力，从而减小成像时所需的 X 射线辐射剂量，提高安全性。因此，基于金、铋、钽、镱等金属元素的纳米 CT 造影剂被广泛研究。与含碘纳米造影体系相比，基于无机金属纳米粒子的 CT 造影剂在生物体内具有更强的稳定性，因而更易于穿过生物体内的免疫系统屏障到达特定部位以提高成像效率。此外，金属纳米粒子表面易于进行物理或化学改性，这也使得更多具有靶向性及多功能性的 CT 造影剂逐渐走入人们的视野。

1. 含金纳米 CT 造影剂

金纳米颗粒是一种理想的纳米造影剂，其生物相容性好、稳定性强、制备方法成熟。相比于碘化物，金原子具有更高的原子序数和 X 射线消光能力，单位质量的金能提供 2.7 倍碘的造影增强效应。2006 年，Hainfeld 等人首次将金纳米颗粒作为造影剂用于活体 X 射线成像，并获得了较好的脉管系统成像效果。此后，金纳米颗粒作为造影剂备受关注，除了血管相关疾病的诊断，金纳米 CT 造影剂还可用于肿瘤、骨骼、心脏等多种疾病的检查。目前金纳米造影剂的研究主要集中在复合或修饰各类小分子提高其稳定性、生物相容性或实现靶向成像、多模态成像等方面。例如，将具有靶向功能的抗体、肽段、适配体等修饰在纳米颗粒表面，可以进一步增强金纳米颗粒在病变部位的富集效果并减少对其他组织的影响。作为新型造影材料，金在造影性能及安全性等方面都显示出很大的优势，但是昂贵的价格限制了其大规模推广应用。

2. 其他金属纳米 CT 造影剂

除金纳米颗粒外，钽、钨、铋、钡、钬、钆、铼、镱等也可作为CT造影元素。例如，金属钽造影能力与金相当，且生物相容性好、价格相对便宜，是一种新型的造影元素；氧化钨纳米颗粒对 X 射线的光衰减能力远大于碘；金属铋价格相对低廉，具有相对较高的原子序数（83）和X射线衰减系数，也是比较理想的CT 造影元素。研究表明，硫化铋纳米颗粒具有5倍传统碘对比剂的X射线吸收率和更长的体内循环时间，对小鼠血管、肝脏及淋巴结有良好的 CT 增强效果。尽管基于上述金属元素的纳米 CT 造影剂已被相继开发且在动物实验层面展现了理想的成像效果，但对这类高原子序数的金属元素的研究还不够深入，当前对其降解、代谢和排出机制的研究还比较少，其生物相容性也需要进一步提高。

因此，制备具有良好生物相容性和病变部位靶向富集能力的新型纳米 CT 造影剂，提高其CT成像对比度，对于降低注射剂量、提高生物安全性，以及促进临床转化具有重要意义。

三、纳米MRI造影剂

磁共振成像具有对软组织分辨率高、低辐射、无放射性等优势，已在肿瘤、心血管系统及神经系统疾病的诊断中得到了广泛应用。它是利用有磁矩的原子核在高强磁场内产生的共振信号经图像重建来进行成像的一种非介入式影像技术，其原理是基于不同组织中水质子的T_1（纵向弛豫）或T_2（横向弛豫）弛豫时间不同，从而导致在图像上产生明暗对比的变化。为避免某些病变组织（特别是早期病灶）与正常组织中水质子弛豫时间差别较小导致的误诊或漏诊，临床中往往需要使用磁共振造影剂来增强病变组织与正常组织中水质子弛豫时间的差异，以获得具有更大对比度和清晰度的图像来辅助诊断分析。据统计，临床诊断中近50%的磁共振检查需要用到造影剂/对比剂。

目前大多数磁共振造影剂是通过改变T_1和T_2弛豫时间来实现成像的。依据造影剂对T_1或T_2的影响大小，主要分为T_1造影剂和T_2造影剂。T_1造影剂通常是顺磁性材料，可以通过缩短T_1弛豫时间，在T_1加权成像上产生明亮的“正”对比，如钆、锰、铁等顺磁性金属离子配合物；T_2造影剂通常为超顺磁性的纳米粒子，可以通过缩短T_2弛豫时间，从而在T_2加权成像上产生暗的“负”对比，如氧化铁纳米颗粒等。与金属离子配合物相比，磁共振成像纳米示踪试剂在体内循环时间较长、肝肾毒性较小、粒径和形貌易控制，有利于进一步表面功能化，并且每个纳米粒子包含较多的磁性离子，有利于增强局部对比度。因此，基于纳米造影剂的磁共振成像受到了越来越多研究者的青睐。

纳米级磁共振成像造影剂常见的结构设计一般包括带表面修饰的磁性纳米粒子、核-壳结构、矢量结构及混合结构等。带表面修饰的磁性纳米粒子是最基本的结构，例如超顺磁性氧化铁纳米颗粒；核-壳结构是用有机或无机材料合成壳，磁性材料作为核，能在一定程度上控制纳米粒子的大小和负载的磁性材料的量，降低毒性，延长血液循环时间，增加造影剂的稳定性；矢量结构可使纳米粒子具有多种成像功能；混合结构能够将多种结构的优点相结合，提高成像能力。下面介绍几种具有代表性的磁共振纳米造影剂。

（一）氧化钆纳米颗粒

钆离子（Gd^{3+}）有 7 个不成对电子，是顺磁性很强的金属离子，能显著缩短T_1和T_2 的弛豫时间，尤以T_1更为明显。使用不同外壳包裹的氧化钆（Gd_2O_3）纳米颗粒已成功用于小鼠肿瘤的磁共振成像。在增强对比度的同时，氧化钆纳米颗粒还可以与多种配体连接，实现多模态成像。此外，由于纳米粒子的固有特性，氧化钆纳米颗粒也易于进行表面功能化与功能化组装。研究表明，氧化钆纳米颗粒的弛豫率可随反应条件、分子修饰及外加磁场的变化而不同，其中粒径对弛豫效率的影响最大，平均粒径为 3.7 nm 的氧化钆纳米颗粒经多巴胺修饰后可成为一种具有潜力的 T_1 加权磁共振造影剂。然而，钆类造影剂有增加肾源性系统性纤维化的风险，肾功能障碍者应减少或避免使用。此外，研究还表明，含钆对比剂的反复使用还容易导致钆在脑组织内沉积。

（二）氧化锰纳米颗粒

除 Gd_2O_3 纳米颗粒外，氧化锰（MnO）纳米颗粒也是一种重要的 T_1 阳性纳米造影剂。锰也是一种顺磁性金属，Mn^{2+}有 5 个未成对电子，具有较强的弛豫增强效果。与 Gd^{3+}相比，虽然 Mn^{2+}的阳性信号增强能力有限，但 Mn^{2+}是人体代谢的必需产物，可在肾脏充分代谢从而有效控制其在机体的代谢平衡，显著提高生物安全性。氧化锰纳米颗粒首先被 Hyeon 团队应用于小鼠乳腺癌的选择性磁共振成像，取得了良好的显像效果。此外，氧化锰纳米颗粒在肝脏相关疾病的磁共振成像中也有良好的表现。因 Mn^{2+}与 Ca^{2+}结构相似，氧化锰纳米颗粒还可作用于中枢神经系统，竞争性地置换 Ca^{2+}并取代其生物代谢活动，从而通过磁共振成像显示出中枢神经系统的功能状态。

（三）氧化铁纳米颗粒

氧化铁纳米颗粒是一种经典的 T_2 对比剂，能够显著降低组织在 T_2 加权成像上的信号强度，产生强烈的 T_2 阴性信号对比。氧化铁纳米颗粒包括超顺磁性氧化铁纳米颗粒及超小超顺磁性氧化铁纳米颗粒，粒径分别在 50～150 nm 和 30～50 nm。这些纳米颗粒进入人体内容易被网状内皮系统捕获而进入肝脏，因此，常用作肝脏的磁共振成像。由于其独特的超顺磁性和磁共振信号高敏感性，氧化铁纳米颗粒已成为含钆对比剂之后备受关注的一类磁共振纳米造影剂。例如，氧化铁纳米颗粒用于磁共振成像时，其弛豫率为等浓度 Gd^{3+}的 7～10 倍，能在很低浓度下降低目标区域的信号，与周围组织形成对比，实现磁共振成像。

目前常用的超顺磁性氧化铁纳米颗粒主要包括纳米级的四氧化三铁（Fe_3O_4）、三氧化二铁（γ-Fe_2O_3）晶体核心以及包覆在表面的葡聚糖、多肽、脂肪酸、聚合物等高分子。包覆在表面的高分子一方面可以减少纳米颗粒的聚集，提高纳米颗粒的稳定性和生物安全性，另一方面，其暴露的羟基、羧基可供生物素、蛋白质、多肽、药物以及其他靶向片段结合，从而实现病变组织的特异性靶向或载药等目的。相信随着纳米技术的深入发展以及磁共振成像技术的不断进步，开发更多适用于临床的高性能、低毒副作用、稳定性好的靶向型纳米磁共振造影剂指日可待。

四、纳米核医学显像剂

核医学显像剂是放射性核素标记的用于诊断成像的放射性探针。根据所用放射性核素性质不同，可分为 PET 显像剂和 SPECT 显像剂。PET 显像剂通常为 ^{11}C、^{18}F、^{68}Ga 等正电子核素标记的造影剂。经静脉注入体内后，所标记的正电子核素发出正电子，与体内的电子发生湮灭辐射产生 γ 光子被探测器接收。SPECT 显像剂通常用发射 γ 射线的核素标记，如临床上常用的SPECT显像剂为^{99m}Tc标记的探针。^{18}F-氟代脱氧葡萄糖（^{18}F-FDG）是临床上最常用的放射性核素探针，基于^{18}F-FDG的PET成像能够反映细胞对葡萄糖的利用情况，目前已在多种肿瘤、心血管疾病的诊断、分期、疗效评价和预后监测等领域广泛应用。

为获取精准有效的诊断信息，近年来，PET成像技术通常与CT、MRI或荧光成像等技术联用，因此基于PET成像技术的纳米多模态示踪试剂应运而生。然而，^{18}F-FDG的半衰期较短，一般只有不到两小时，不适用于制备纳米示踪试剂。相比之下，具有更长半衰期的核素如^{64}Cu、^{89}Zr、^{111}In等与纳米示踪试剂的长血液循环时间更加匹配。通过将^{64}Cu、^{89}Zr、^{111}In等放射性核素偶联在具有CT、MRI或荧光成像功能的纳米颗粒表面得到纳米多模态示踪试剂，能够在一个纳米平台实现多种成像技术的联合应用，进而实现优势互补，能够为疾病诊断提供高特异性的功能成像信息和高灵敏度、高对比度的解剖成像信息。目前，研究者已开发了多例可用于PET/近红外荧光成像、PET/MRI、PET/MRI/近红外荧光成像等多模态成像的纳米示踪试剂，并在小鼠层面取得了良好的成像效果。然而，这些纳米示踪试剂在临床转化过程中仍然可能存在长期毒性及药代动力学不明确等问题。

五、纳米光学示踪试剂

光学成像技术是利用生物自发光或光学探针监测生物体生理、病理变化的一种方法，主要包括生物发光成像（bioluminescence imaging，BLI）和荧光成像（fluorescence imaging，FLI）两大类。生物发光的信号来自生物体内萤光素在萤光素酶的催化作用下氧化发光；荧光成像的信号来自荧光探针经特定光源激发后发出的荧光。得益于其无创、灵敏度高、成像速度快、成本低廉、可实时动态监测等优势，光学成像技术已成为生命科学、医学研究及药物研发等领域一种不可或缺的研究手段。对应于两大光学成像技术，光学成像探针（或示踪试剂）主要包括生物发光探针和荧光探针。由于生物发光探针种类有限且一般为萤光素酶，本部分重点介绍荧光纳米探针。

（一）无机纳米示踪试剂

1. 量子点

量子点（QDs）是一种把激子在三个空间方向上都束缚住的半导体纳米晶。量子点尺寸较小，具有突出的光学特征和化学稳定性，包括激发谱带宽、发射谱带窄且对称、量子产率高、光稳定性强、能够实现多色荧光成像等。量子点最早于20世纪70年代被成功制备，Bruchez等将量子点作为荧光纳米探针应用于生物染色和诊断，开创了量子点在生物医学领域的应用和研究的先河。

第1代量子点主要以镉化物[硫化镉（CdS）和硒化镉（CdSe）]、铅化物[硫化铅（PbS）和硒化铅（PbSe）]为代表，由于重金属铅和镉具有明确的生物毒性，研究者通过在量子点表面包被生物相容性外壳或选用低毒性材料制备了第2代量子点，如硫化银量子点（Ag_2S QDs）、磷化铟-硫化锌量子点（InP-ZnS QDs）、铜铟硫-硫化锌量子点（CuInS-ZnS QDs）、银铟硒-硒化锌量子点（$AgInSe_2$-ZnSe QDs）等。虽然目前的制备方法和表面功能修饰方式已降低了量子点的生物毒性，但其安全性仍然存在争议。此外，量子点水溶性差，表面修饰困难，想要实现真正的临床转化需要进一步的研究与开发。

2. 稀土纳米颗粒

稀土是元素周期表ⅢB族中钪、钇和镧系元素共17种金属元素的总称。目前研究较多的稀土纳米颗粒（rare earth nanoparticles，RENPs）大多为镧系元素的掺杂。三价的镧系离子能够发生4f层间的f-f迁移和4f与5d层间的f-d迁移，这种复杂的能级产生了几乎覆盖从紫外到近红外（near infrared，NIR）范围的荧光发射。

稀土纳米颗粒通常分为上转换纳米颗粒（upconverting nanoparticles，UCNPs）和下转换纳米颗粒（downconverting nanoparticles，DCNPs）两大类。上转换发光机制是稀土纳米颗粒通过吸收两个或多个低能光子，辐射出一个高能光子（发射波长比激发波长短），产生反斯托克斯发光。这种独特的发光过程使其在生物医学领域具有广阔的应用前景，这是因为与其所匹配的光源一般具有较长的激发波长，长波长激发光通常具有较大的组织穿透深度和较小的组织损伤，并且在使用过程中可以避免自发荧光的干扰，从而有效提高检测和成像灵敏度。上转换纳米颗粒通常由基质、敏化剂与激活剂构成，一般通过水热/溶剂热法、溶胶凝胶法、热分解法合成得到。研究表明，以 $NaYF_4$ 作为基质，Er^{3+}、Tm^{3+}、Ho^{3+}离子对共掺杂的材料是上转换发光性能最好且最具潜力的上转换纳米颗粒。下转换发光则是一种吸收高能量的短波辐射，发射出低能量的长波辐射的Stokes效应。下转换纳米颗粒一般由稀土金属离子和无机主晶格组成。常用的稀土金属离子包括Nd^{3+}、Tm^{3+}、Pr^{3+}、Ho^{3+}、Er^{3+} 5种镧系元素，作用是发射下转换荧光。主晶格能够为能量从敏化剂转移到掺杂的稀土金属提供晶体环境，其中，$NaYF_4$和$NaGdF_4$使用最广。稀土纳米颗粒通常具有独特的光学、电学、磁学特性，如Stokes位移大、发射光谱窄、发光效率高、发射波长可调、光稳定性强、光毒性低、尺寸可控、抗光漂白能力强等优点。研究发现，通过调节掺杂稀土金属的种类和比例，能够有效延长稀土纳米颗粒的发射波长，提高荧光强度。例如，稀土元素Yb/Er共掺杂纳米颗粒的荧光发射波长可达到近红外二区，被认为是新一代近红外探针的优异候选者。此外，通过用生物分子修饰稀土纳米颗粒的表面还可进一步提高荧光探针的靶向性，使其在生物靶向成像和成像引导的手术中发挥重要作用。

3. 单壁碳纳米管

单壁碳纳米管（single-walled carbon nanotubes，SWCNTs）是一种由单层石墨卷曲而成的柱状无缝管，相邻碳原子之间通过 sp^2 杂化，形成蜂窝状结构，直径在0.7～2 nm，长度为几百至几千纳米，在分散剂的帮助下可在水溶液中溶解。自1991年日本电镜学家Iijima在*Nature*期刊上首次报道碳纳米管的发现之后，碳纳米管便迅速吸引了世界纳米科技研究领域的热切关注。2002年，*Science*期刊报道了O'Connell等人有关单壁碳纳米管能在近红外波段发射荧光的发现。此后，单壁碳纳米管在近红外光学成像方面的研究得到了迅速发展。

单壁碳纳米管具有宽的近红外二区（NIR-Ⅱ）荧光发射谱，是理想的NIR-Ⅱ荧光成像纳米试剂。与近红外一区（NIR-Ⅰ，700～900 nm）成像相比，近红外二区（NIR-Ⅱ，1000～1700 nm）成像具有更低的自发背景荧光、更深的组织穿透性和更高的信噪比，在荧光成像中具有不可比拟的优势。此外，单壁碳纳米管还具有大的Stokes位移，可以进一步减少自发背景荧光和散射的影响。与目前已知的其他近红外荧光材料相比，单壁碳纳米管的近红外荧光发射非常稳定，几乎无光漂白现象，能承受长达10 h的激发光照射，表现出极好的光稳定性。因此，单壁碳纳米管在光学成像领域具有较广阔的应用前景。例如，2009年，Dai等通过在单壁碳纳米管表面修饰一层磷脂-聚乙二醇（PL-PEG）分子，制备出一种新型的PL-PEG功能化的单壁碳纳米管，首次实现了利用单壁碳纳米管对动物进行全身成像，并获得了较深层的组织穿透和较高的时间和空间分辨率。基于其优异的荧光成像性能，目前单壁碳纳米管已被广泛应用于高性能血流动力学成像、全身血液循环和淋巴系统跟踪、肿瘤手术指导等多个领域。然而，单壁碳纳米管量子产率较低（小于 0.4%）、生物相容性不佳是其实际应用推广过程中需要考虑的重要问题。

（二）有机纳米示踪试剂

1. 共轭聚合物纳米颗粒

共轭聚合物是指由具有 π 电子离域体系的重复单元聚合而成的一类高分子材料。其主链包含交替的单双键（或芳香杂环）结构，形成贯穿整个分子链的离域 π 电子云，赋予材料独特的电学与光学性质。一些主链中含有重复的供体-受体单元的共轭聚合物通常具有较低的带隙，有利于长发射波长荧光探针的构筑。然而，大部分共轭聚合物的水溶性较差，在生物应用前需要用两亲性高分子将共轭聚合物包裹制备成水溶性的共轭聚合物纳米颗粒。此外，一些离子型的聚合物在水中可发生团聚形成共轭聚合物纳米颗粒。共轭聚合物纳米颗粒是一类具有良好生物医学应用前景的纳米材料，近十年来被广泛应用于生物成像（荧光成像、光声成像等）、抗病原微生物和抗肿瘤治疗、基因和药物递送等领域。与传统的无机纳米材料相比，共轭聚合物纳米颗粒具有结构多样、表面易修饰和生物相容性好等优势。此外，其吸光性强、光稳定性好、亮度高等光学性质使其在光学成像领域受到越来越多的关注。

2. 聚集诱导发光纳米颗粒

2001 年，唐本忠院士团队观察到一种特殊的光物理现象，即一类在溶液中不发光或者发光微弱的有机分子在聚集后发光显著增强的现象。唐本忠院士团队将该特殊光物理现象命名为聚集诱导发光（aggregation-induced emission，AIE）。聚集诱导发光是由中国科学家原创的科学概念，经过二十余年的发展，如今已在全世界范围内得到了相关领域专家的认可和广泛关注。

与传统有机荧光染料不同，具有聚集诱导发光性质的有机分子通常具有独特扭曲分子构型和大量可运动基团，在溶液状态下，聚集诱导发光分子的激发态能量主要由活跃的分子内运动以非辐射热耗散的形式失活，表现为不发光或只发射微弱的荧光，而在聚集状态下由于分子内运动受限（restriction of intramolecular motion，RIM），激发态能量耗散转向辐射跃迁，表现为显著增强的荧光发射。聚集诱导发光分子这种“越聚集越亮”的性质有效克服了传统有机荧光分子在高浓度或聚集态下因分子间存在紧密 π-π 堆积而导致的荧光减弱的局限，在使用过程中无须控制浓度，也不必担心将其负载入纳米载体后发生聚集荧光猝灭现象，反而在此状态下可以发出更强的荧光，大大提高了荧光探针的检测灵敏度和成像光稳定性，有效拓展了有机荧光材料的应用范围。

聚集诱导发光纳米颗粒是由两亲性高分子载体包裹疏水性聚集诱导发光分子，或由离子型/两亲性聚集诱导发光分子自组装而形成的纳米粒子。得益于其独特的聚集诱导发光增强特性，聚集诱导发光纳米颗粒除了具有纳米粒子普遍具有的良好的水分散性、优异的生物相容性之外，还具有荧光亮度高、Stokes 位移大、光稳定性好、多功能性等优势。此外，发挥其结构便于调控、功能基团可优化等特点，聚集诱导发光纳米颗粒的发射波长可覆盖可见光和近红外光区，部分聚集诱导发光纳米颗粒的荧光发射波长可达近红外二区且（或）具有较高的光热转化能力及光声成像性能。目前，聚集诱导发光纳米颗粒已广泛用于多种细胞器成像、细胞长时追踪以及肿瘤、血管、骨、淋巴结、肾脏等多种体内荧光/光声成像。

六、纳米多模态示踪试剂

虽然以上所述的几种成像技术具有独特的优势，但各自仍存在一些不足难以改善。在实际应用中，单一模态的成像技术往往不能满足科学研究或临床诊断的需要，而整合多种成像技术的多模态成像能够有效融合不同影像技术的优势，实现多种影像技术间的优势互补，提高疾病诊断的准确度和灵敏性。多模态成像技术目前已成为分子影像研究领域的热点和发展趋势。

生命科学基础研究和临床实践中对多模态成像的需求推动了多模态示踪试剂的设计制备，近年来纳米多模态示踪试剂的开发取得了可喜的成果，如研究者已开发了可同时进行PET/FLI、PET/MRI、PET/PAI 以及 FLI/PET/MRI、FLI/MRI/CT 的纳米多模态示踪试剂并在动物活体水平取得了较好的成像效果。利用多模态示踪试剂，一次造影剂注射便可实现多种成像技术的增强造影，一定程度上避免了重复注射带来的潜在安全性问题，再结合多模态成像设备可以获得更全面的影像信息。然而，目前，大多数造影剂仍处于临床前阶段，造影剂材料的选择、尺寸以及生物安全性、成像的时效性、可控性及造影剂在人体内的作用过程仍待深入研究，且纳米多模态造影剂结构复杂，在人体内实现预期成像及治疗功能尚有一定难度。目前临床实践中仍需要重复注射多种造影剂来实现多模态成像。

多模态造影剂是分子影像发展的趋势所在，携带生物靶向分子或药物的多功能造影剂为疾病的靶向诊断与精准治疗开辟了新的思路。多模态造影剂的开发和应用需要化学、生物学、临床医学、物理学等多学科专家的跨领域交叉合作。相信随着分子影像学的发展和多模态示踪试剂研究的进一步深入，必定会使分子影像领域产生更大的变化，推动分子影像领域焕发新的活力。

思考题

1. 用于不同成像技术的纳米体内示踪试剂分别需要具备哪些特殊性质？
2. 不同纳米体内示踪试剂的优缺点分别是什么？
3. 如何解决纳米多模态示踪试剂进一步发展所面临的挑战？

第三节　生物成像与疾病诊断

学习目标

1. 掌握　生物成像技术的分类及特点。
2. 熟悉　各种成像技术的成像原理及在不同疾病诊断中的应用。
3. 了解　基于纳米试剂的成像技术在疾病诊断中的应用。

生物成像是通过不同成像技术实现生命机体结构及活动变化规律可视化的过程，它是人们了解生物机体从微观的生物分子、细胞器、细胞到宏观组织、器官层次的结构以及生物体各种生理过程的一种重要研究手段。生物成像技术的出现极大地推动了人类探索生命奥秘的过程以及生物医学领域的发展。自 1895 年德国物理学家伦琴拍摄第一张 X 射线照片开始，生物成像技术便进入了快速发展时期。特别是进入 21 世纪以来，随着信息技术和新材料技术等高新技术产业的飞速发展，生物成像技术也迎来了爆发式增长，并在生命科学基础研究、临床疾病诊疗和药物研发领域得到了广泛应用，为疾病诊断和疗效监测提供了极大便利。

本章第二节主要介绍了用于超声成像（USI）、计算机断层扫描（CT）、磁共振成像（MRI）、正电子发射断层成像（PET）、单光子发射计算机断层显像（SPECT）、光学成像以及多模态成像技术的体内纳米示踪试剂。结合本书主题，本节将重点介绍 CT、MRI、PET、SPECT、光学成像、USI 和光声成像（图 6-8，见文末彩插）的成像原理及其在疾病诊断中的应用。

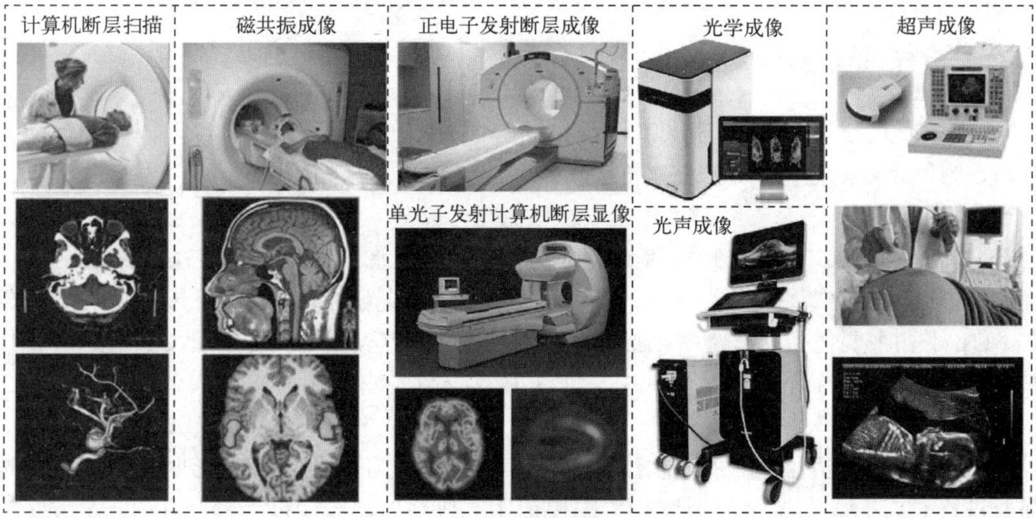

图 6-8　不同医学成像设备及其输出图像示例

一、CT 成像技术

凭借 X 射线所具有的穿透性、荧光效应和摄影效应，X 射线检查被认为是最早用于疾病诊断的生物成像技术。其成像原理在于 X 射线透过人体不同密度和厚度的组织时会发生衰减，导致到达荧屏或胶片上的 X 射线量有所差异，从而形成黑白对比的影像。该影像使人们能够在无创条件下“看到”人体内部组织和外来物的位置分布，为医学影像学奠定了基础。X 射线检查方便快捷、价格低廉、辐射剂量低，但由于其输出的图像为组织的重叠影像，在实际应用中存在图像分辨率不足、对小病灶检出能力低且难以提供病灶确切位置及与周围组织关系信息等问题。

为克服 X 射线成像中组织结构重叠伪影问题，世界各国科学家对该影像技术进行了不断改进和完善。20 世纪 50 年代中期，美国神经外科医生 Oldendorf 在其发表的论文中，首次提出了计算机断层扫描（CT）技术的概念。随着电子计算机技术的应用与推广，到 20 世纪 70

年代，研究人员将 X 射线成像系统与计算机系统巧妙整合，成功研发出了第一台 CT 扫描仪，开创了数字化成像的先河。CT 成像能够提供更高分辨率的人体内部结构图像，大大提高了疾病诊断的准确性，成为 20 世纪医学诊断领域取得的重大突破之一。随着科技的发展，目前已经有越来越多的 CT 新技术应运而生，CT 成像技术已成为临床最常用的医学影像检测手段之一。

（一）CT 成像原理

CT 成像的基础是生物体不同组织和器官之间的密度差异，由于 X 射线在不同密度的组织和器官中的透过率不同，由此形成的不同组织间的灰阶影像对比分布图可以反映不同组织和器官的结构特征。在 CT 成像过程中，首先由 X 射线球管在围绕受检者旋转时产生 X 射线束，所产生的 X 射线束经前准直器准直，穿透受检者一定厚度层面，经不同密度组织结构衰减后，再经后准直器准直，照射到灵敏探测器并产生可见光，经光电转换后由模拟-数字转换器将模拟信号转换为数字信号，最后经计算机处理得到受检部位的 CT 图像。

（二）CT 成像方式

CT 成像方式分为 CT 平扫和 CT 增强扫描两大类。在实际应用中，可以根据病灶的大小和形态、组织密度的差异、病变的性质等需求，选择不同的扫描方式。

1. CT 平扫

CT 平扫，又称 CT 普通扫描，是最基本的 CT 扫描成像方式。CT 平扫是依据定位像（用于确定扫描区域的前期影像）划定一个或多个器官的扫描范围，再逐层开展扫描的 CT 成像方式。CT 平扫主要包括高分辨率扫描、CT 定量测定、容积扫描及非血管 CT 造影等。与增强 CT 扫描相比，由于不需要在静脉中提前注射 CT 造影剂，CT 平扫对人体的伤害更小。

2. CT 增强扫描

当需要观察的组织器官与周围组织之间或病变组织与正常组织间缺乏明显密度差异时，就需要进行 CT 增强扫描。CT 增强扫描需提前用高压注射器经受检者静脉注入一定量 CT 造影剂之后，再进行 CT 扫描。CT 造影剂的存在使得病变组织与正常组织间产生密度差，极大地提高了影像显示的对比度，为病灶部位的诊断和鉴别提供了便利。CT 增强扫描主要包括普通 CT 增强扫描、动态 CT 增强扫描、延迟 CT 增强扫描、双期和多期增强 CT 扫描及 CT 血管造影等。

（三）CT 成像特点及其在疾病诊断中的应用

凭借较高的密度分辨率、空间分辨率和时间分辨率，以及强组织穿透力、较快扫描速度等优势，CT 成像技术已广泛应用于多种疾病的临床诊断，并成为临床使用最广泛的无创成像技术之一。该技术能够提供被检部位包括轴切面、冠状面和矢切面在内的直观可靠的三维影像信息，以便临床医生准确判断有无病变，以及病变数目、位置、边界、解剖结构等。例如，CT 扫描是颅脑疾病临床诊断中首选的检测方法，也可用于头颈部炎症性病变或外伤等疾病的诊断。胸部 CT 扫描可用于肺部急性或慢性炎症、肺部弥漫性病变、胸部外伤等疾病诊断。脊柱 CT 扫描常用于脊柱结核、炎症及骨折等病变的检出。此外，CT 增强扫描还可用于头颈、胸部、脊柱、四肢等部位良恶性肿瘤的鉴别诊断，以及肿瘤与脓肿、囊肿等良性疾病的区分诊断。然而该技术存在辐射风险，因此在应用时需要注意剂量控制，尤其是对儿童、孕妇等易受辐射伤害的人群。一般不建议对孕妇进行 CT 检查，特别是腹盆部的检查。

二、MRI 技术

MRI 技术于 1973 年由 Lauterbur 首次提出。1982 年，美国正式将该成像技术应用于临床。MRI 技术在近几十年发展迅猛，并在临床实践与生命科学基础研究中获得了广泛应用。

（一）MRI 原理

MRI 是一种利用具有磁矩的原子核在高强磁场作用下产生的共振信号经图像重建来进行成像的生物磁学核自旋成像技术。在自然无外加磁场情况下，人体内的原子核是无序排列的，磁矩可沿任意方向，矢量和为零，不具有磁性。当人体置于高强外加磁场下，原本无序排列的原子核便重新排列为有序状态，产生一个新的磁矩，使人体处于磁化状态。施加特定频率的射频脉冲，使得原子核获得能量发生共振，此时磁矩由与主磁场平行的 Z 轴向 XY 平面发生偏转，伴随纵向磁化矢量不断缩小为零，横向磁化矢量逐渐增加到最大值。射频脉冲停止后，弛豫随之开始，激发态的原子核开始以无线电波（即 MR 信号）的形式释放能量并返回到原先的热平衡状态（横向磁化矢量逐渐衰减为零，纵向磁化矢量不断增加恢复到原先排列的平衡位置上）。接收线圈检测到无线电波后，再经过空间编码和图像重建等复杂的计算机后处理即产生 MR 图像。

常见的磁矩原子核主要有 ^{1}H、^{13}C、^{19}F、^{31}P 等，其中 ^{1}H 在人体组织中含量丰富且分布广泛，能够产生高信号强度，临床上大多数 MR 成像都是基于 ^{1}H 进行的，对 ^{1}H 进行成像不需要额外使用造影剂。

MR 成像设备主要由磁体系统、梯度系统、射频系统、计算机和图像处理系统组成。

（二）MRI 技术分类

1. 磁共振常规成像

磁共振常规成像包括 MRI 平扫及 MRI 增强扫描。

（1）MRI 平扫　脉冲序列是 MRI 技术的重要组成部分，它控制着系统施加射频脉冲、梯度和数据采集的方式，并由此决定图像的加权、图像质量以及对疾病显示的敏感性。常用的脉冲序列包括自旋回波（spin echo，SE）序列、反转恢复（inversion recovery，IR）序列等，其中 SE 是 MRI 的经典序列，也是目前最基本且最常用的脉冲序列之一。通过选用不同的脉冲序列以及多种成像参数可获得具有不同加权成像的 MRI 平扫图像，包括反映组织 T_1 弛豫时间的 T_1 加权成像（T_1 weighted imaging，T_1WI）、反映组织 T_2 弛豫时间的 T_2 加权成像（T_2WI）和反映组织 H 质子密度的质子密度加权成像（PDWI）。一般而言，T_1WI 可以显示解剖结构，T_2WI 可以显示组织病变。

（2）MRI 增强扫描　通过引入造影剂（如 Gd-DTPA 等）进行 MRI 增强扫描，能够增加病变组织与正常组织之间的对比度，提示病灶的性质和范围，有利于病灶的检出和疾病诊断。

2. 功能磁共振成像（functional magnetic resonance imaging，fMRI）

（1）弥散成像　利用水分子的弥散运动特性进行成像的一种磁共振成像方式，能够反映细胞内、外水分子的状态和组织的微观结构。根据施加弥散梯度场的数量，可将其分为弥散加权成像（diffusion weighted imaging，DWI）和弥散张量成像（diffusion tensor imaging，DTI）。

（2）灌注加权成像（perfusion weighted imaging，PWI） 灌注加权成像方法主要包括两类，一类是利用动脉血的水质子作为内源性示踪剂，反映微血管分布及血流灌注情况，称为动脉自旋标记（arterial spin labeling，ASL）；另一类是将外源性对比剂快速团注在目标区域进行动态增强成像，包括动态磁敏感对比（dynamic susceptibility contrast，DSC）成像和动态对比增强（dynamic contrast enhanced，DCE）成像。

（3）磁共振波谱（magnetic resonance spectroscopy，MRS）成像 MRS 借助核磁共振与化学位移现象对原子及其化合物进行定量分析，是目前唯一可非侵入性地测定活体化学代谢物变化的技术，能够用于观察人体能量代谢与病灶代谢变化，从而提供疾病诊断依据。MRS 可以对多种原子核进行成像，如 ^{1}H、^{31}P、^{19}F、^{13}C、^{23}Na 等。由于 H 质子在人体组织中含量丰富且旋磁比最大，能够产生强的 MRS 信号，因此 ^{1}H-MRS 是临床上应用最为广泛的波谱技术。

（4）血氧水平依赖（blood oxygenation level dependent，BOLD）成像 该方法是一种非侵入性脑功能检测技术。1990 年，S. Ogawa 首次提出 BOLD-fMRI 成像技术，经过数十年发展，BOLD-fMRI 的应用范围已从单纯用于研究大脑皮质定位拓展至用于探究脑内不同区域间的相互影响。作为目前应用最为广泛的 fMRI 成像技术，BOLD-fMRI 已成为脑功能成像的首选方法。

（5）磁敏感加权成像（susceptibility weighted imaging，SWI） 一种基于生物体组织磁敏感特性的成像技术，具有分辨率高、信噪比高等特点。SWI 主要用于脑内静脉成像，以及脑梗死、脑肿瘤、多发性硬化等疾病的诊断和病情评估等。

（三）MRI 特点及其在疾病诊断中的应用

与 CT 成像相比，MRI 在疾病诊断能力和安全性方面具有显著优势。具体而言，MRI 具有较高的软组织分辨率（微米级）和对比度，无骨伪影，可直接扫描出受检组织或器官轴位、矢状位及冠状位多方位的原生三维图像，且图像质量明显高于 CT 检查中计算机重建的多方位图像。该技术对人体无电离辐射风险，安全性高，可进行多参数、多序列、多模态成像，组织对比性强。此外，除了能够进行解剖结构成像与功能成像，提供包括基因表达、基因治疗成像、肿瘤血管生成研究等在内的功能信息外，MRI 还具有分子影像功能，通过利用具有靶向能力的 MRI 探针，MRI 能够对体内分子和细胞水平的特定生物学过程进行成像、定性和定量研究，同时提供解剖及分子生理信息，从而弥补了核医学、光学、超声成像等技术的不足。尤其是伴随纳米技术及纳米级 MRI 造影剂的快速发展，MRI 已成为继 PET 和 SPECT 成像后最具临床发展潜力的分子成像技术。

MRI 在临床多种疾病的诊断中都发挥着重要作用。例如，磁共振常规成像可用于神经系统的肿瘤、炎症、血管性病变、脑白质病变、退行性疾病等的诊断与鉴别。此外，其在乳腺疾病、心脏肿瘤、心包、心肌病变、肝脏疾病、胆道系统疾病、胃肠道系统疾病、泌尿生殖系统疾病的诊断中也占据重要位置。同时，在骨髓病变检查、骨肿瘤、骨瘤样病变的诊断和鉴别诊断方面也有独特优势。DWI 在脑梗死和脑肿瘤性病变的诊断方面具有非常重要的价值，而 MRS 主要用于中枢神经系统疾病的诊断，能够较好反映病变组织的代谢特点。

尽管 MRI 技术在实际临床应用中具有诸多优点，但也面临成本较高、灵敏度相对较低、成像检测时间较长、设备操作复杂以及禁忌证较多等不足。例如，一些危重患者、幽闭恐惧症患者，以及携带心脏起搏器、手术植入器械等含有金属物质的患者均不适宜进行 MRI 检查。

三、PET 与 SPECT 成像技术

PET 与 SPECT 是目前临床常用的放射性核素显像技术，依托放射性核素标记的造影剂（即放射性药物/分子成像探针）和辐射探测技术，可在功能和分子水平实现生物组织生理生化过程的可视化成像。通过将放射性核素标记在多种分子靶体（如细胞、受体、抗体、多肽、神经递质等）上，可获得高特异性和靶向性的放射性核素分子成像探针。这些探针能够在基因、蛋白质、小分子、细胞和组织水平实现靶分子成像，从而反映有机体内细胞、亚细胞乃至分子水平上发生的生理生化过程，进而实现在功能和分子水平上的疾病诊断。

与其他成像技术相比，放射性核素显像技术具有高灵敏度、高特异性和精准定量成像等优势，是分子影像领域研究的重要手段，也是少数能够在临床中发挥重大应用价值的分子成像技术之一。

（一）PET 成像技术

1. PET 成像原理

PET 成像主要是通过将标记了正电子放射性核素的显影剂引入体内，对正电子湮灭产生的 γ 光子进行成像。核素衰变产生的正电子与生物组织中天然存在的负电子发生湮灭反应，同时释放能量相等、飞行方向相反的一对高能 γ 光子。这些光子被体外成对符合探测器捕获后，发送至计算机进行信息处理和图像重建，从而得到 PET 断层图像，显示正电子核素在体内的空间和数量分布情况。

2. PET 成像特点及其在疾病诊断中的应用

PET 成像是一种高灵敏度、高分辨率的全身定量生物化学成像技术，具有活体分子水平成像、可定量分析、高灵敏度和高空间分辨率以及可进行全身三维融合显像等特点。

基于对生化反应的高敏感性，PET 在重大疾病的预防、疗效监测和预后评估等方面具有独特的应用价值。例如，通过对肿瘤、心肌、脑部的葡萄糖代谢进行显影，即能够实现肿瘤、心脏系统和神经系统疾病（如阿尔茨海默病、帕金森病、癫痫等）的早期诊断和分期，同时还可对脏器的功能进行特征性示踪，以达到诊断和评估疾病的目的。这是由于许多疾病在解剖发生改变和医学症状明显出现之前就能够被 PET 探测出来。此外，PET 成像技术还可通过肿瘤组织的细胞增殖显像、胆碱显像、氨基酸代谢显像、乏氧组织显像、肿瘤受体显像等对肿瘤进行诊断及分期，通过心脏受体显影和脑受体显影等技术进行相关疾病诊断。

在多模态成像技术的发展背景下，将 PET 与多排螺旋 CT 整合于同一设备，可实施 PET/CT 双模态成像。依据这种多模态成像模式，临床医生在获取精准的分子及功能水平信息的同时，还能够得到相关解剖结构信息，从而有效突破单一成像技术的局限性。例如，与 CT 成像技术的联合可以克服单一 PET 成像所面临的解剖结构信息缺失、空间分辨率低、精确定位难等问题，最大程度地发挥放射性核素分子成像的优势，对疾病做到定量、定性、定位及定期的“四定”诊断。然而，由于放射性核素的引入，PET 成像会对患者产生一定的辐

射危害，并且在成像数据分析方面也需要专业的高水平人员。

（二）SPECT 成像技术

SPECT 成像技术是通过 γ 照相机对单光子放射性核素直接释放的 γ 射线进行成像的一种技术。第一台 γ 照相机（Anger 照相机）由 Anger 及其同事在 1957 年研制成功。到 1970 年，最初只能进行平面成像的 γ 照相机发展成了可实现断层成像的 SPECT 设备。20 世纪 90 年代，SPECT/CT 一体机得到了飞速发展并在临床获得了广泛应用。与 PET 成像相比，SPECT 成像的设备造价和运行成本均较低，是目前应用最广泛的核医学影像设备。

1. SPECT 成像原理

SPECT 成像是将能发射单一能量的 γ 光子的放射性核素或其标记物引入人体内，通过体外采集放射性核素探针在体内的摄取、代谢和分布信息，经计算机处理，获得靶部位在局部横断面、冠状面、矢状面或其他任意角度的三维影像和全身二维影像。利用病灶部位对放射性核素标记造影剂的摄取特性和能力的差异，继而得到相应靶器官的定性、定量及定位信息，用以反映人体组织器官的功能和代谢影像，为临床提供功能代谢方面的诊断信息。

2. SPECT 成像特点及其在疾病诊断中的应用

SPECT 成像能够通过多种采集方式（如静态采集、动态采集、门控采集、全身采集等）实现活体脏器、组织和病变部位的高灵敏度和高空间分辨率的生物化学分布成像。既能一次获得全身二维平面影像，也可获得三维断层成像，从而显示全身和局部的生物化学分布情况，为临床诊断提供疾病的早期分子和功能改变的信息。

SPECT 成像技术在全身骨显像、心肌灌注显像、肾动态显像、脑血流灌注显像、肿瘤显像等方面均有广泛应用。例如，在骨显像方面，可实现对转移性骨肿瘤、原发性骨肿瘤、骨代谢性疾病、骨关节疾病、缺血性骨坏死和骨感染性疾病等的诊断；在心肌灌注显像方面，可以用于冠心病心肌缺血的诊断、冠心病危险度分级、冠心病的预测及疗效评价等；在肾动态显像方面，可以用于上尿路梗阻的诊断与鉴别诊断以及肾血管性高血压的诊断；在脑血流灌注显像方面，可用于脑梗死、癫痫和阿尔茨海默病的诊断；在肿瘤显像方面，可以通过联合 CT 显像技术进行肿瘤组织和癌旁组织的识别，通过生长抑素受体显像，可以对肿瘤部位进行精准定位并及时发现转移灶，为肿瘤诊断提供更丰富的信息。

四、光学成像技术

光学成像技术是利用生物自发光或光学探针对分子、细胞、组织或生物体进行成像，从而实现对生物体特定生物过程进行定性和定量研究的一种方法。1977 年，Jobsis 在 *Science* 上首次报道的血红蛋白和细胞色素在特定近红外光区域存在吸收的相关研究及近红外光谱技术的创建，为光学成像技术的发展奠定了基础。得益于其独特的优势，光学成像技术受到了全球范围的广泛关注。1994 年，美国加州大学圣迭戈分校钱永健教授凭借改造绿色荧光蛋白（green fluorescence protein，GFP）基因获得了 2008 年诺贝尔化学奖。20 年后，诺贝尔化学奖授予荧光成像领域的超分辨荧光成像技术。目前，光学成像技术已成为开展活体生命过程研究的主要手段之一，也是分子影像检测技术的重要组成部分，在生命科学、医学研究及药物研发等领域具有广泛应用。根据光学信号产生方式的不同，光学成像可分为生物发光成像

（BLI）与荧光成像（FLI）。

（一）生物发光成像

生物发光是生物体内通过生物化学反应把化学能转化为光能，从而自发发出荧光的过程。生物发光成像不需要外加激发光源，而是依靠发光底物（萤光素）以及催化该底物进行生化反应发光的物质（萤光素酶）。大家所熟知的萤火虫发光以及深海发光鱼类的发光都属于生物发光。基于此原理，研究者通过将萤光素酶的基因整合到细胞染色体 DNA 上，使其表达萤光素酶，然后通过外源注射萤光素底物被萤光素酶催化发生生化反应发光，最终被体外荧光显微镜探测而实现生物发光成像。由于不需要实时光激发，避免了自发荧光的干扰，生物发光成像通常具有较高的灵敏度和信噪比。

（二）荧光成像

荧光成像是目前应用最为广泛的光学成像技术。利用荧光报告基因（如 GFP）、荧光探针标记细胞或生物功能分子，可以对生物体生理生化过程进行可视化。荧光成像的信号来源于荧光报告基因所表达的荧光蛋白和荧光探针，当被特定波长的外源激发光照射后，这些荧光蛋白和荧光探针吸收能量产生能级跃迁到激发态，随后从不稳定的激发态跃迁回到基态，此过程伴随着以荧光发射为主的能量耗散，所发射的荧光经过生物组织的吸收和散射后，被光学探测器捕获和放大，最后经过计算机处理后得到荧光图像。

（三）光学成像特点及其在疾病诊断中的应用

与其他成像技术相比，光学成像技术具有以下独特优势：无创、无电离辐射、安全性高；成像探针特异性强、灵敏度高；成像设备成本低廉、操作简便；可在活体水平对生物体内的多种生物学过程进行实时原位动态观察等。目前，光学成像技术主要应用于生命科学和基础医学研究领域。相比其他生物成像技术，光学成像技术在临床中的应用仍处于起步阶段，主要用于血管造影和术中导航等，例如，基于荧光显像剂吲哚菁绿（indocyanine green，ICG）的眼底血管造影、神经外科脑血管相关性疾病的术中实时造影以及乳腺癌前哨淋巴结活检，以及基于盐酸氨基酮戊酸（aminolevulinic acid hydrochloride，ALA-HCl）的神经外科脑肿瘤切除术的术中导航和基于萤光素钠的眼科血管造影等应用。

光学成像的全方位临床转化还面临一些需要克服的问题。例如，在荧光成像中，由于生物组织对可见光的吸收和散射作用较大，可见光区荧光在活体成像中的穿透深度较小。此外，受到生物组织自发荧光的干扰，可见光区荧光成像在实际应用中效果并不理想。近年来，随着近红外二区荧光探针的不断开发以及近红外二区活体荧光成像设备的商业化普及，近红外二区荧光成像已成为新的研究热点。得益于生物组织对长波长荧光更低的吸收和散射效应以及可忽略的自发荧光背景干扰，近红外二区荧光成像能够提供更大的穿透深度和更高的信噪比，为荧光成像技术在活体成像分析中提供更多的应用潜能。然而，目前所开发的近红外二区荧光探针的性能还有待改善，如吸收波长有待进一步延长至近红外二区窗口、摩尔吸光系数和荧光量子产率有待进一步提高。此外，光学成像的空间分辨率较低，难以获得生物组织的解剖定位信息。因此，寻找新的高量子效率发光团、提高成像的穿透深度、改进重建算法、拓展新型光学成像技术、提高图像分辨率、联合其他成像技术实施多模态成像是未来荧光成像技术领域的发展方向。对于生物发光而言，由于其所需的萤光素酶的本质是一种蛋白质，将其引入活体中目前仍面临许多困难。此外，氧化萤光素酶需要一定量的氧气，这导致生物发光在一些乏氧区域应用时表现出明显不足。因此，推动生物发光成像的临床转化仍任重而道远。

五、超声成像技术

超声成像技术是基于声学原理，结合电子信号处理与图像重建方法发展而成的一种医学影像学手段。超声诊断技术建立于20世纪50年代，在随后的几十年间经历了从静态向动态、从黑白向彩色、从二维向三维的快速发展，目前已成为临床使用最广泛的影像手段之一。

（一）超声成像原理

超声成像是利用探头发出的超声束（常用频率为 2～13MHz）束扫描人体并对反射信号接收、处理，获得体内器官的图像，并以此进行疾病诊断的检查方法。由于人体不同组织的声阻抗和衰减特性不同，超声波进入人体后会产生不同的反射与衰减，这是超声成像的基础。将不同界面产生的不同的超声回波接收后，根据回声强弱，利用明暗不同的光点依次显示在荧屏上，则可获得能够显示人体组织结构的超声图像。

（二）超声成像分类

超声成像可分为超声医学成像和超声造影显像两大类。

1. 超声医学成像

超声医学成像无需造影剂的协助，分为 A 型超声、B 型超声、M 型超声以及多普勒超声。A 超为幅度调制型，由于此方法过于粗略，目前已基本淘汰；B 超为辉度调制型，以不同辉度光点表示界面反射信号的强弱，反射强则亮，反射弱则暗，是目前使用最为广泛的超声诊断技术，主要应用于胎儿发育生长监测、器官诊断等领域；M 超是 B 超中一种特殊的显示方式，兼具 A 超和 B 超的特点，能较好显示体内脏器的运动状态；多普勒超声成像是利用声波的多普勒效应，以频谱的方式显示多普勒频移，多与 B 型超声结合，在 B 型图像上进行多普勒采样，临床上多用于监测心脏及血管的血流动力学状态。

2. 超声造影显像

超声造影显像技术是基于血液中的微气泡能够增强背向散射进而增强超声显像效果的一种显像技术。该技术依赖于超声造影剂，经静脉注射后，超声造影剂随着血流分布至全身各处，可以显示正常及异常组织的血流灌注情况。目前超声造影剂已从第一代无壳型超声造影剂发展到了第四代靶向超声造影剂。靶向超声造影剂是通过在包膜上结合特异性配体或抗体，实现组织的靶向成像。本章第二节所讲的纳米超声造影剂多为靶向超声造影剂，可用于肿瘤和新生血管、炎症、动脉粥样硬化斑块以及血栓的靶向成像。

（三）超声成像特点及其在疾病诊断中的应用

超声成像具有无创、无电离辐射、高组织分辨率、快速实时成像、价格低廉、操作方便、患者接受度高等优点。它常用于判断脏器的位置、大小、形态，以及确定病灶的范围和性质，已在多种疾病诊断、治疗方案制订及疗效评估方面发挥重要作用。具体而言，超声医学成像常用于心脏、消化系统、泌尿系统及生殖系统、浅表器官等的超声检查中。例如，消化系统中肝脏、胆道系统、胰腺、脾脏，泌尿系统的肾脏、输尿管、膀胱等都能通过常规的超声成像进行显影。超声造影显像主要用于颅脑、心血管系统、消化系统、浅表器官（乳腺、甲状腺、浅表淋巴结等）、泌尿系统（肾、膀胱等）、生殖系统（精囊、睾丸、子宫等）、胸部病变等的超声检查。需要指出的是，超声成像不适合于含气脏器的检查，且影响诊断准确性的因素较多，易受操作者经验技巧影响。

六、光声成像技术

光声成像（PAI）技术是一种非侵入式、非放射性生物医学成像技术。光声效应是光声成像的基础，它是指生物组织在接受脉冲光照射后能够产生超声信号（即光声信号）。光声效应于 1880 年由贝尔发现。20 世纪 60 年代，强光源和微信号检测技术的发展极大地推动了光声效应及其应用相关研究。到 20 世纪 90 年代后期，基于光声效应的成像技术迅猛发展并被广泛应用于生物医学领域。

（一）光声成像原理

脉冲激光器发出的光调制信号照射到生物组织上，生物组织吸收光能，其能量在组织内部依据光学参数分布而沉积。释放的热量导致吸收体局部温度升高，从而引起热膨胀并产生压力波，向外辐射出超声信号。利用超声探测器接收光声信号，并对采集到的信号进行处理和图像重建，可以得到样品内部光能量沉积的分布。不同生物组织结构对应不同的能量分布，因此，通过光声信号可获取组织内部的生理结构信息、代谢状态及病变特征等参数。

（二）光声成像特点及其在疾病诊断中的应用

光声成像充分利用光学成像的无损伤、高可控激发特性和超声波低衰减、高穿透性的特点，整合光学成像的高对比度和超声成像的高空间分辨率，能够从大多数组织中采集功能和分子信息，为临床医学提供新的诊断成像方法。由于超声波在组织中具有更深的传播距离，光声成像能够有效避免光学成像中光散射的影响，突破荧光成像穿透深度的极限，实现更深层活体组织成像。

作为一种新近发展的生物医学影像技术，光声成像技术为生物组织的形态结构、生理特征、病理特征、代谢功能等的研究提供了一种重要的研究手段。目前光声成像技术正在由微观实验室阶段逐步向宏观临床实践阶段迈进，可以通过应用于前期血液筛查提前检测身体内血液中的特定指标，进而预判疾病发生的可能性，在乳腺癌早期筛查、黑色素瘤的检测中具有较好的应用前景。

七、总结与展望

生物成像技术在疾病诊断中发挥着关键作用，它能够无创获取丰富的患者体内信息，协助医生进行及时、准确的疾病诊断，对研究生物学现象与疾病机制具有重要意义。然而，不同的生物成像技术具有各自的优点和限制（表 6-2）。综合利用多种成像技术，选择和优化多种成像技术的组合用于疾病诊断能够最大程度发挥各自技术的优势，弥补各自技术的局限性，为临床诊断提供更多的信息。

表 6-2　不同成像技术的优缺点

成像方式	CT	MRI	PET	FLI	USI	PAI
成像媒介	X 射线	磁场	γ 射线	400～2000 nm 光波	超声波	超声波
优点	空间分辨率较高，不受组织穿透力限制	提供非常清晰的 3D 软组织细节	灵敏度高	实时成像，灵敏度高，成本较低	实时成像，对软组织结构分辨率高	穿透度更深，分辨率更高
缺点	灵敏度低，不能定量分析	成像检测时间较长，花费成本较高	空间分辨率较低，花费成本高	空间分辨率较低，组织渗透性较差	受气体和骨骼的阻碍，不适用于含气脏器的检查	光声显微成像的速度有待提高
受检者放射危害	辐射风险大	无放射性	有一定辐射风险	无辐射风险	无电离辐射性	无辐射性

近年来，随着纳米科学的迅速发展以及高性能纳米成像试剂的相继开发，生物成像技术已从一个单纯的医学影像方法演进为一个多样化、高效、非侵入式的生命科学研究平台，在推动生命科学基础研究与临床实践中发挥着积极作用。

思考题

1. 简述生物成像技术的分类及原理。
2. 不同成像技术用于疾病诊断的优势和不足分别是什么？
3. 目前纳米成像试剂用于疾病诊断的发展趋势和临床转化价值分别是什么？

（张志军　深圳大学）

参考文献

[1] Wilson R. The use of gold nanoparticles in diagnostics and detection[J]. Chemical Society Reviews, 2008, 37(9): 2028-2045.

[2] Njoki P N, Lim I-I S, Mott D, et al. Size correlation of optical and spectroscopic properties for gold nanoparticles[J]. The Journal of Physical Chemistry, C, 2007, 111(40): 14664-14669.

[3] Wang Y, Deng R, Zhang G, et al. Rapid and sensitive detection of the food allergen glycinin in powdered milk using a lateral flow colloidal gold immunoassay strip test[J]. Journal of Agricultural and Food Chemistry, 2015, 63(8): 2172-2178.

[4] Raman C V, Krishnan K S. A New Type of Secondary Radiation[J]. Nature, 1928, 121(3408): 501-502.

[5] Fleischmann M, Hendra P J, McQuillan A J. Raman spectra of pyridine adsorbed at a silver electrode[J]. Chemical Physics Letters, 1974, 26(2): 163-166.

[6] Alivisatos A P. Semiconductor clusters, nanocrystals, and quantum dots[J]. Science, 1996, 271(5251): 933-937.

[7] Michalet X, Pinaud F F, Bentolila L A, et al. Quantum dots for live cells, in vivo imaging, and diagnostics[J]. Science, 2005, 307(5709): 538-544.

[8] Smith A M, Dave S, Nie S, et al. Multicolor quantum dots for molecular diagnostics of cancer[J]. Expert Review of Molecular Diagnostics, 2006, 6(2): 231-244.

[9] Dos Santos M C, Algar W R, Medintz I L, et al. Quantum dots for Förster resonance energy transfer (FRET)[J]. TrAC Trends in Analytical Chemistry, 2020, 125: 115819.

[10] Sahil K, Akanksha M, Premjeet S, et al. Microsphere: a review[J]. International Journal of Research in Pharmacy and Chemistry, 2011, 1(4): 1184-1198.

[11] Kent J E, Blackmore D J. Measurement of IgG in equine blood by immunoturbidimetry and latex agglutination[J]. Equine Veterinary Journal, 1985, 17(2): 125-129.

[12] Dunbar S A. Applications of Luminex® xMAP™ technology for rapid, high-throughput multiplexed nucleic acid detection[J]. Clinica Chimica Acta, 2006, 363(1-2): 71-82.

[13] Zhang D S Z, Jiang Y, Yang H, et al. Dual-encoded microbeads through a host-guest structure: enormous, flexible, and accurate barcodes for multiplexed assays[J]. Advanced Functional Materials, 2016, 26(34): 6146-6157.

[14] Lee H, Shin T H, Cheon J, et al. Recent developments in magnetic diagnostic systems[J]. Chemical Reviews, 2015, 115(19): 10690-10724.

[15] Bean C, Livingston U D. Superparamagnetism[J]. Journal of Applied Physics, 1959, 30(4): S120-S129.

[16] Furdui V I, Harrison D J. Immunomagnetic T cell capture from blood for PCR analysis using microfluidic systems[J]. Lab on a Chip, 2004, 4(6): 614-618.

[17] Berensmeier S. Magnetic particles for the separation and purification of nucleic acids[J]. Applied Microbiology and Biotechnology, 2006, 73(3): 495-504.

[18] Bisen P S. Laboratory protocols in applied life sciences[B]. Boca Raton: CRC Press, 2014.

[19] Dieny B, Speriosu V S, Parkin S S, et al. Giant magnetoresistive in soft ferromagnetic multilayers[J]. Physical Review B, 1991, 43(1): 1297-1300.

[20] Dieckhoff J, Eberbeck D, Schilling M, et al. Magnetic-field dependence of Brownian and Néel relaxation times[J]. Journal of Applied Physics, 2016, 119(4): 043903.

[21] Roch A, Gossuin Y, Muller R N, et al. Superparamagnetic colloid suspensions: water magnetic relaxation and clustering[J]. Journal of Magnetism and Magnetic Materials, 2005, 293(1): 532-539.

[22] Perez J M, Josephson L, O'Loughlin T, et al. Magnetic relaxation switches capable of sensing molecular interactions[J]. Nature Biotechnology, 2002, 20(8): 816-820.

[23] Liu J, Li R, Yang B. Carbon dots: a new type of carbon-based nanomaterial with wide applications[J]. ACS Central Science, 2020, 6(12): 2179-2195.

[24] Bouzigues C, Gacoin T, Alexandrou A. Biological applications of rare-earth based nanoparticles[J]. ACS Nano, 2011, 5(11): 8488-8505.

[25] Tan W, Wang K, Drake T J. Molecular beacons[J]. Current Opinion in Chemical Biology, 2004, 8(5): 547-553.

[26] Geiss G K, Bumgarner R E, Birditt B, et al. Direct multiplexed measurement of gene expression with color-coded probe pairs[J]. Nature Biotechnology, 2008, 26(3): 317-325.

[27] 杨茂发, 李敬, 张现仁. 纳米级超声造影剂的理论研究进展[J]. 净水技术, 2021, 40(2) : 42-52.

[28] 张晓婷, 戴志飞. 多功能纳米 CT 造影剂的研究进展[J]. 科学通报, 2015, 35(60) : 3424-3437.

[29] Yordanov A T, Lodder A L, Woller E K, et al. Novel iodinated dendritic nanoparticles for computed tomography (CT) imaging[J]. Nano Letters, 2002, 2(6): 595-599.

[30] Hainfeld J F, Slatkin D N, Focella T M, et al. Gold nanoparticles: a new X-ray contrast agent[J]. The British Journal of Radiology, 2006, 79(939): 248-253.

[31] 孙小艳, 董仕鹏, 李奥, 等. 纳米 CT 造影剂的研究现状及未来发展[J]. 中国基础科学, 2021, 23(6) : 78-84.

[32] 贺美娟, 丁凡, 周伟伟, 等. MRI 诊疗一体化纳米探针的设计及应用[J]. 化学研究, 2018, 29(3) : 301-309.

[33] Urdzíková L, Jendelová P, Glogarová K, et al. Transplantation of bone marrow stem cells as well as mobilization by granulocyte colony stimulating factor promotes recovery after spinal cord injury in rats[J]. Journal of Neurotrauma, 2006, 23(9): 1379-1391.

[34] 邢岩, 赵晋华. 放射性核素标记纳米探针在肿瘤多模态分子影像学中的应用[J]. 中国医学影像学杂志, 2015, 23(2): 144-147.

[35] 汪诗琪, 罗博文, 俞计成, 等. 近红外二区活体荧光成像在肿瘤诊疗中的应用[J]. 高等学校化学学报, 2022, 43(12): 271-288.

[36] Bruchez Jr M, Moronne M, Gin P, et al. Semiconductor nanocrystals as fluorescent biological labels[J]. Science, 1998, 281(5385): 2013-2016.

[37] Yu S, Tu D, Lian W, et al. Lanthanide-doped near-infrared Ⅱ luminescent nanoprobes for bioapplications[J]. Science China Materials, 2019, 62(8): 1071-1086.

[38] Iijima S. Helical microtubules of graphitic carbon[J]. Nature, 1991, 354(6348): 56-58.

[39] O'Connell M J, Bachilo S M, Huffman C B, et al. Band gap fluorescence from individual single-walled carbon nanotubes[J]. Science, 2002, 297(5581): 593-596.

[40] Welshe K, Liu Z, Sherlock S P, et al. A route to brightly fluorescent carbon nanotubes for near-infrared imaging in mice[J]. Nature Nanotechnology, 2009, 4(11): 773-780.

[41] 郭亮, 葛介超. 聚合物纳米光诊疗剂的制备与应用新进展[J]. 影像科学与光化学, 2017, 35(4): 445-463.

[42] Luo J, Xie Z, Lam J, et al. Aggregation-induced emission of 1-methyl-1,2,3,4,5-pentaphenylsilole[J]. Chemical Communications, 2001(18): 1740-1741.

[43] Zhang Z, Kang M, Tan H, et al. The fast-growing field of photo-driven theranostics based on aggregation-induced emission[J]. Chemical

Society Reviews, 2022, 51(6): 1983-2030.
[44] 张书圣, 毕赛, 宋昕玥. 功能化纳米材料在生化分析中的应用[M]. 北京: 科学出版社, 2021.
[45] 陈小元, 金征宇. 临床分子影像检测技术[M]. 北京: 人民卫生出版社, 2019.
[46] Weissleder R, Pittet M J. Imaging in the era of molecular oncology[J]. Nature, 2008, 452(7187): 580-589.
[47] Xu M, Wang L V. Photoacoustic imaging in biomedicine[J]. Review of Scientific Instruments, 2006, 77(4): 041101.

第七章

纳米小分子药物递送系统

在药物治疗领域，小分子药物因具有结构简单、易于合成、成本低、方便口服等优点，仍是各类疾病的主流治疗药物。然而，溶解性低、缺乏特异性、长期使用易产生耐药性及带来副作用等缺点，限制了小分子药物的开发和应用。随着纳米技术的崛起，其在药物传递、靶向性、生物利用度、副作用控制以及生产效率等方面日益展现出显著优势，构成了对小分子药物创制和应用的挑战。药物的纳米化技术包括使用纳米载体递送药物和直接纳米化药物两大类。纳米载体可通过物理包载、静电吸附及化学键结合的方式来递送药物，目前药物制剂领域常用的纳米载体有高分子聚合物、无机材料、脂质体、蛋白质类大分子等。直接纳米化药物是指采用特定的制备方法将活性药物成分的颗粒尺寸降低到纳米尺寸范围的制药过程，该技术可以解决大多数难溶性药物应用的问题，具有非常好的发展前景。本章将围绕纳米技术在小分子药物递送中的应用，重点介绍纳米晶技术、纳米载体技术及药物自组装技术的原理、构建方法、临床转化等内容。

第一节　纳米晶药物

学习目标

1. 掌握　纳米晶药物的优势和制备方法。
2. 熟悉　纳米晶药物的应用，已上市产品的特点。
3. 了解　纳米晶药物的表征和体内过程。

一、纳米晶药物的特点

目前，超过40%的在开发药物和70%的潜在候选药物成分都面临着水溶性差的问题，化合物的难溶性会导致其生物利用度低，药物溶出缓慢，加大了新药研发的难度。提高药物生物利用度及增加药物溶出度的方法包括成盐，使用增溶剂、络合剂、微乳液、环糊精包合物，熔融挤压和固体分散体等，以上方法都可用于开发水溶性差的药物的配方，但需要此类药物具有油溶性、能够离子化成盐、分子大小适宜等，因此上述方法在实际应用时受到限制。纳米结晶（亦称纳米晶）技术的发展为提高难溶性药物的生物利用度和溶出度带来了新的契机，近年来受到了制药行业的广泛关注。纳米结晶是一种直接将药物纳米化的制剂技术，通过添加适量的聚合物或表面活性剂作为稳定剂，利用化学或物理方法将分散在介质中的药物颗粒制备成亚微米的胶体分散体，其粒径一般小于 1000 nm。纳米晶药物具有的优势及特点：①提高了难溶性原料药的溶出速率和饱和溶解度，进而提高药物的生物利用度，特别是口服制剂和外用制剂；②纳米晶的配方不含任何载体，使用的辅料较少，可实现高达 100%的理论载药量，能够防止载体或辅料可能带来的毒性风险；③通过改变纳米晶的粒径大小或对其进行表面修饰，可调控药物的代谢行为，实现长循环、缓控释和靶向等作用；④给药途径丰富，存在多种吸收机制，降低药物吸收的个体差异。

纳米晶技术的出现为难溶性药物的开发提供了有效的成药途径，经过多年的基础研究和产业化积累，该技术可应用于不同给药途径的复杂配方的开发，为创新药物的研究起到了良好的促进作用。

二、纳米晶药物的制备

纳米晶药物的制备方法众多，主要分为“自上而下”技术（top-down）和“自下而上”技术（bottom-up），如图 7-1 所示（见文末彩插）。Top-down 是基于粉碎技术，通过外部施加机械力将大颗粒药物粉碎至纳米级尺寸的过程，主要包括介质研磨法和高压均质法；Bottom-up 是通过沉淀形式使药物从过饱和溶液中结晶，在析出的过程中控制药物结晶颗粒的大小及晶型，主要包括反溶剂沉淀法、超临界流体法、溶剂去除法等。

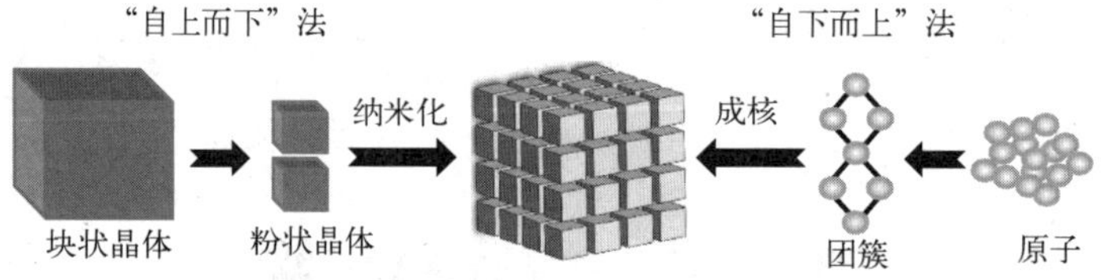

图 7-1　纳米晶制备方法示意图

（一）“自上而下”技术

1. 介质研磨法

介质研磨法是由 Liversidge 等于 20 世纪 90 年代初开发的第一代纳米晶制备技术，可适用于制备任何难溶性活性药物成分。介质研磨法的主要部件包括用于研磨过程的粉碎室、控制升温的冷却剂和将颗粒研磨到纳米尺寸的研磨介质。研磨介质一般是由珍珠、陶瓷、玻璃、氧化锆、不锈钢或玛瑙制作成的珠子，为了避免研磨介质磨损产生的碎片污染产品，常使用聚苯乙烯树脂作为涂层来包被研磨珠。将难溶性药物、研磨介质、分散介质（一般是水）和稳定剂倒入粉碎室后，研磨介质在高速运动下产生的冲击或剪切力将药物颗粒粉碎到纳米尺寸，从而获得纳米晶。介质研磨过程可根据产品的要求采用间歇式或循环式，循环模式更适合制备均匀的小颗粒纳米晶，但是在连续循环模式下，粉碎室内温度的升高会影响药物颗粒的尺寸分布和稳定性，因此需要使用冷却剂来控制室内温度。

要想获得预期尺寸的纳米晶产品，需要控制研磨时间和研磨力度等参数。研磨时间取决于许多因素，如表面活性剂含量、药物硬度、黏度、温度、能量输入、研磨介质的尺寸等。研磨时间可以持续约 30 min 到数小时或数天，在制备过程中可通过调整研磨速度来控制研磨时间的长短。介质研磨法是一项成熟的减小颗粒尺寸的技术，具有低能量的优势，但也存在研磨耗时、生产单元容量有限等缺点。

2. 高压均质法

高压均质法被认为是第二代纳米晶制备技术，由 Muller 等于 1994 年开发并申请专利。该方法是指原料药悬液在高压下进入均质通道，通过高剪切效应、空穴效应、颗粒间碰撞等多种机制实现药物颗粒尺寸的减小。在高压均质工艺中，原料药通常以表面活性剂作为稳定剂分散在介质中。这种分散体系经过初步的粉碎后，进一步在高压下均质，通过控制均质压力和循环次数，以获得预期尺寸的纳米晶产品。根据使用设备和介质的不同，高压均质技术主要分为微射流技术和活塞-狭缝均质法两种。

（1）微射流技术　由 Skypharma 公司开发，被称为不溶性药物输送微粒技术（insoluble drug delivery particles，IDD-P™）。该技术基于射流均质原理，即药物混悬液在高压条件下经过狭窄的管腔快速进入均质室，高速的药物混悬液流体反复循环发生正面碰撞，从而产生小尺寸的药物颗粒。均质室可以设计成两种形状，即“Y”型室和“Z”型室：在“Y”型室中，药物混悬液在两股气流的高压冲击下相互碰撞，通过空穴效应和剪切效应来减小药物颗粒尺寸；在“Z”型室中，药物混悬液流动方向发生变化，通过碰撞效应和剪切效应来减小药物颗粒尺寸。利用微射流技术生产的纳米晶药物具有平均粒径小、粒径分布均一的优点。研究人员采用微射流技术成功制备了阿霉酮 B 纳米晶，形态学表征证实该纳米晶粒径小且分布较窄，晶型稳定未发生改变。然而，采用微射流技术制备纳米晶时，要想获得预期尺寸的药物颗粒，需要较高的均质循环次数且添加稳定剂才能实现。

（2）活塞-狭缝均质法　由 Muller 及其同事开发，被称为 Dissocubes，后来被 Skypharma 公司收购。在该方法中，原料药和稳定剂分散在水性介质中形成混悬液并储存于直径约 3 cm 的圆柱体中，随后该分散体系在高压泵的作用下以非常高的速度通过均质器中的狭窄缝隙（直径 25 μm）。在压力恒定的封闭系统中，巨大的直径变化使均质间隙内的液体动态压力增加，静态压力下降，从而导致液体沸腾并形成气泡。当混悬液离开均质间隙后，在正常压力条件下气泡就会坍塌，伴随产生的空化作用、剪切力和碰撞作用将药物颗粒粉碎成纳米尺寸，从而制备得到纳米晶药物。

另一种活塞-狭缝均质法于 1999 年开发，被称为 Nanopure 技术，由柏林 PharmaSols 公司拥有。该技术最大的特点是可使用非水介质（如聚乙二醇）或混合介质（水-醇混合物），与水性介质相比，从系统中去除溶剂所需的热量更少，均匀化间隙中的空化现象很少或不存在。即使没有空化作用，剩余的剪切力作用和粒子碰撞也足以将药物颗粒降低至纳米尺寸。因此，该技术适用于热不稳定性药物和易水解药物。

活塞-狭缝均质法易于操作、重现性好、可规模化生产，应用广泛。然而，由于均质器间隙的直径非常窄，只有几微米，需使用气流粉碎对药物颗粒进行初步处理降低其尺寸，来防止间隙堵塞，同时提高均质效率。

（二）“自下而上”技术

1. 反溶剂沉淀法

反溶剂沉淀法是指向溶解有难溶性药物的良溶剂中加入反溶剂，使该体系充分混合形成过饱和溶液，药物成核后重新析出形成晶体的过程。用于溶解药物的良溶剂可以是任何与水互溶的有机溶剂，如丙酮、乙醇、甲醇、异丙醇、*N*-甲基吡咯烷酮，也可以是反溶剂，如聚乙二醇和丙二醇，以及特定 pH 值的缓冲液体系，反溶剂通常是含稳定剂的水溶液。反溶剂沉淀法中影响预期产品质量的因素有很多，例如良溶剂和不良溶剂的种类、混合比例、添加顺序和速度、搅拌强度和速度，以及稳定剂的种类、药物的浓度等。一些物理方法被用于控制反溶剂沉淀法中纳米晶的形成，以获得预期尺寸的药物颗粒。例如在良溶剂和不良溶剂混合的过程中，通过撞击射流反应器、多入口涡流混合器、静态混合器等可实现在毫秒时间内的高效混合。提供超声波以获得空化作用也可促进晶体成核。酸碱反应产生 CO_2 辅助沉淀法，则是利用气体的泡腾作用实现对药物晶体的控制。

反溶剂沉淀法的主要优点是操作简单、成本低，规模化生产也相对容易。然而，良溶剂和不良溶剂的选择、有机溶剂的除去和残留，使该方法的应用受到限制，因此大多数药物仍然不适用于通过反溶剂沉淀法来制备。

2. 超临界流体法

超临界流体法是基于溶剂去除或液体雾化的技术原理，将药物溶解在超临界流体中，当混合液体通过孔径较小的喷嘴时，超临界流体会迅速气化从而使药物颗粒析出，得到纳米晶药物。超临界流体具有独特的物理性质，包括密度大和黏度低，并具有较高的扩散速率和流动性，这有助于实现和沉淀的快速混合。二氧化碳（CO_2）是最常用的超临界流体，它的临界温度为 31.1℃，临界压力为 7.38 MPa，较易转化为超临界状态。此外，二氧化碳成本低、易于获得、无毒害，因此在制药工业中应用比较广泛。在超临界流体法制备纳米晶药物的过程中，药物浓度、温度、压力、流速、喷嘴直径等因素都会影响纳米晶的粒径和收率。用于制备纳米晶药物的超临界流体法包括超临界流体快速膨胀法（rapidexpansion of supercritical solution，RESS）、超临界快速膨胀溶液接收法（rapidexpansion of a supercritical solution into a liquid solvent，RESOLV）和超临界反溶剂法（supercritical antisolvent，SAS）。

（1）超临界流体快速膨胀法（RESS）　已用于制备在 CO_2 中具有良好溶解度的药物，该溶液通过狭窄喷嘴的开口后迅速膨胀到低压区，其密度会发生变化，导致溶液过饱和，从而析出溶质，得到纳米晶药物。该技术的主要缺点是不适用于在超临界二氧化碳中溶解性不好的药物，为了克服这一问题，引入了一种被称为超临界固体溶液快速膨胀（RESS-SC）的改进过程。在 RESS-SC 方法中，加入固体助溶剂以增大极性化合物的溶解度。其他超临界流体快速膨胀法改进的过程有超临界快速膨胀溶液接收法（RESOLV），是将置于空气中的喷嘴改进后置于水溶液中来实现制备过程。

（2）超临界反溶剂法（SAS）　适用于不溶于超临界流体的药物，其原理是选择一种对药物和超临界 CO_2 都具有良好溶解能力的有机溶剂来溶解药物，随后将药物溶液喷射到作为抗溶剂的超临界 CO_2 中，两种溶剂相互扩散致使混合体系对药物的溶解能力降低，药物在过饱和溶液中形成沉淀后析出。该方法的开发扩大了超临界流体技术在制备纳米晶药物方面的应用范围。

3. 溶剂去除法

溶剂去除法是使用物理方法将药物溶液中的溶剂除去，使药物形成纳米晶体的一种方法，包括喷雾干燥法和冷冻干燥法。

（1）喷雾干燥法　广泛应用于纳米晶的生产，是指将药物溶液和小分子一起喷洒，流体在热的干燥气体中经雾化器雾化促进颗粒成核，使药物纳米晶体形成小分子固体分散体的过程。雾化流速、雾化器直径、流体特性和设备是影响纳米晶粒径和形态的主要因素。喷雾干燥法的缺点是必须使用稳定剂来避免晶体团聚，纳米晶体的收集也是一个难题，需要开发功能更为全面的喷雾干燥器提高收率。

（2）冷冻干燥法　是将溶解了药物的有机溶剂与冻干保护剂的反溶剂混合后，混合溶液经快速冷冻并干燥，药物在冷冻或者干燥的过程中结晶析出。在该方法中，冻干保护剂的含量和冷冻速率是影响药物结晶的关键参数。冻干保护剂含量较高时，药物结晶发生在冷冻阶段；冻干保护剂含量较低时，药物结晶发生在干燥阶段。冷冻干燥法的缺点是所制备的纳米晶体粒径均一度较差，需要通过优化参数来实现对粒径的精准控制。

（三）联用技术

使用单一的“自上而下”或“自下而上”生产纳米晶药物的技术都存在一些局限性，将不同方法结合可以获得分散性和稳定性更好的纳米结晶产品。在联用技术中，一般是先用“自上而下”法将药物进行微粉化处理制备粗晶体，再采用“自下而上”法来控制纳米晶的粒径。制备纳米晶的结合方法众多，可根据所需药物的性质来制订，本部分介绍几种常用的联用技术。

1. Nanoedge 技术

Nanoedge 技术是第一个用于生产纳米药物悬浮液的联用技术，是反溶剂沉淀法和高压均质法的结合。首先将药物溶解到良溶剂中，再与不良溶剂（如水）混合，由于药物在水中溶解度低而形成沉淀析出，此时药物颗粒多为非晶态或半结晶状态。之后通过高压均质法高能处理，可获得粒径均一和热力学稳定的纳米晶体药物。Nanoedge 技术改善了反溶剂沉淀法制备的纳米晶稳定性差的问题，提高了高压均质法对减小颗粒尺寸的有效性。而有机溶剂在纳米混悬液中的残留是该方法要解决的主要问题。Nanoedge 技术已用于生产具有良好溶解性和小粒径的抗癌药物紫杉醇、伊曲康唑悬浮液以及奈韦拉平等。

2. H69 技术

H69 技术是反溶剂沉淀法与高压均质法的结合。它不同于 Nanoedge 技术的地方在于，药物在均质器内通过反溶剂沉淀法析出，同时受到空化作用、剪切力和碰撞作用形成粒径均一的纳米晶体。在这种方法中，通过使用输注器装置，以可控的方式向药物溶液中添加反溶剂。H69 技术和 Nanoedge 技术有相同的缺点，这两种方法制备的纳米悬浮液会残留有机溶剂，需要进一步去除。

3. H96 技术

H96 技术结合了作为预处理步骤的冷冻干燥法和后续的高压均质法。将药物溶液用液氮冷冻后进行两次干燥（冰升华和从固相中除去水分），再通过高压均质法进一步减小药物颗粒的尺寸。冷冻干燥步骤的低温和高产率适用于热不稳定或昂贵的药物，且经预处理后的药物脆性和湿润性增加，为高压均质法的后续加工提供了条件。该技术已用于两性霉素 B 纳米悬浮液的制备，平均粒径为 100 nm。H96 技术可避免使用有机溶剂，但冷冻干燥的工艺耗时较长成为其应用中的主要缺点。

4. H42 技术

H42 技术是喷雾干燥法和高压均质法的组合。喷雾干燥过程是一个前处理步骤，它可提供无溶剂和精细的药物颗粒，这些易碎的药物粉末在高压均质过程中，更容易被进一步减小尺寸。由于喷雾干燥法产生的颗粒较细，降低了均质器被堵塞的风险。H42 工艺已被用于制备格列本脲纳米晶和白藜芦醇纳米晶等。该方法的优点是喷雾干燥过程效率高、成本低、高压均质过程循环次数少等，缺点是喷雾干燥过程温度高，不适合加工热不稳定药物。

5. CT 技术

CT 技术结合了介质研磨法和高压均质法，先对药物悬浮液进行介质研磨，得到 600～1500 nm 的药物颗粒，然后利用高压均质法将药物颗粒尺寸进一步减小，获得粒径分布更加均一的纳米悬浮液。该技术已用于橙皮苷纳米悬浮液的制备，获得的纳米晶药物具有良好的稳定性。CT 技术的优点是降低了均质压力，缩短了工艺流程，提高了纳米悬浮液的物理稳定性。但是与其他组合工艺相比，制备得到的药物颗粒尺寸相对较大。

表 7-1 总结了纳米晶不同制备技术的优缺点。

表 7–1　纳米晶不同制备技术的优缺点

制备技术		优点	缺点
“自上而下”技术	介质研磨法	所需能量低，制备过程简单，易于产业化，适合加工热不稳定药物	研磨时间长，存在污染
	高压均质法	易于操作，重现性好，易于产业化	需特殊设备，对操作要求高，需要预处理样品
“自下而上”技术	反溶剂沉淀法	操作简单，成本低，易于产业化	有机溶剂残留
	超临界流体法	溶剂无毒害，产品纯度高	超临界流体消耗大
	溶剂去除法	适合产业化生产	不适合单独使用
联用技术	Nanoedge 技术	纳米晶稳定性好，粒径减小更明显	有机溶剂残留
	H69 技术	纳米晶粒径均一	有机溶剂残留
	H96 技术	适用加工热不稳定或昂贵的药物	冷冻干燥工艺耗时较长
	H42 技术	喷雾干燥过程效率高、成本低，高压均质过程循环次数少	不适合加工热不稳定药物
	CT 技术	降低了均质压力，缩短了工艺流程，提高了纳米悬浮液的稳定性	颗粒尺寸相对较大

（四）稳定剂的使用

在纳米晶体的制备过程中，由于小颗粒物质具有较大的比表面积和较高的表面活性，容易出现聚集和“奥斯特瓦尔德成熟”现象，因此需要添加稳定剂来保持系统的稳定性。纳米晶悬浮液的稳定性和固体纳米晶药物的再分散性是纳米晶制剂大规模生产的关键指标。稳定剂的选择需要考虑几个要素。一是稳定剂应与药物颗粒表面具有足够的亲和力，并提供空间或离子屏障。没有吸附就不可能实现稳定性，也不可能获得分散的纳米晶悬浮液。例如，当不溶性药物表现出高疏水性时，稳定剂的疏水性是药物颗粒表面吸附的主要动力，这对药物颗粒的空间稳定性和均匀分散至关重要。二是稳定剂必须在亲水性和疏水性之间达到适当的平衡。因为大多数药物纳米晶分散在水中，稳定剂的亲水性部分会朝向水，而不是药物的疏水表面，从而有利于抑制药物纳米晶聚集。含有电荷的亲水分子可以通过晶体之间的静电排斥进一步稳定药物纳米晶体，从而为药物纳米晶体提供足够的空间或电荷稳定性。此外，稳定剂的分子量及浓度等因素也影响纳米晶药物的分散性和稳定性。常用的稳定剂包括聚合物（如羟丙基甲基纤维素、羟丙基纤维素、聚乙二醇等）、离子型表面活性剂（如十二烷基硫酸钠等）、非离子型表面活性剂（如 D-α-生育酚、聚乙二醇、琥珀酸酯等）。离子型表面活性剂通过静电斥力稳定纳米晶悬浮液，聚合物和非离子型表面活性剂通过空间斥力稳定纳米晶悬浮液。

（五）纳米晶药物的修饰

纳米晶药物的表面修饰可采用物理包裹和化学键结合等方式，通过改变其物理性质、化学性质，纳米晶具有更好的分散性、稳定性及相容性等特征。此外，纳米晶不仅可以作为药物，还可以通过功能基团的表面修饰或者利用其他纳米载体对其进行递送，赋予纳米晶更多的活性和功能。例如，利用仿生细胞膜材料对纳米晶进行包裹后，与单一的纳米晶药物相比，复合纳米晶药物具有更好的稳定性、生物相容性和较长的体内循环时间，且仿生细胞膜可以屏蔽其发挥主动靶向作用时受到的环境干扰。

三、纳米晶药物的表征

为了掌握纳米晶产品的特性，实现对产品质量的可控性，需对纳米晶的形貌、粒径及晶型等参数进行表征和评价。

采用显微镜、扫描电镜、透射电镜等对纳米晶体进行观察，可获得纳米晶体的直观尺寸和形貌。利用软件上的标尺对图像中的颗粒尺寸进行测量，得到纳米晶的直径。根据视野中观察到的颗粒图像，可对纳米晶的形貌（球形、棒状、针状等）进行概括性的描述。

纳米晶的粒径和粒径分布可采用基于动态光散射的粒度分析仪来检测。将分散在介质中（一般是水）的纳米晶悬液置于比色皿中，通过粒度仪的分析可以得到颗粒的平均粒径、分散系数等数据。使用电位分析仪对纳米晶的表面电荷进行测量，通过电位的正负值大小可评价纳米晶的稳定性。研究表明，纳米晶体电位的绝对值越大，单个粒子之间的静电排斥力则越大，纳米悬浮液的稳定性可能越好。

纳米晶的晶型也是一个非常重要的质量参数，可采用 X 射线衍射法、红外光谱、拉曼光谱、差示扫描量热法等对药物的晶型进行分析。通过特征峰来判断制备过程中晶型是否发生改变，终产品中是否存在预期的晶体结构。

四、纳米晶药物的应用

纳米晶药物的概念提出后，经过多年的基础研究和产业化的不断发展，其应用范围已从早期的口服给药途径逐步拓展至注射给药、肺部给药等其他途径，适应证也越来越多，但目前已上市的纳米晶药物仍以口服和注射制剂为主（表 7-2）。本部分基于给药途径介绍部分已上市纳米晶药物的应用情况和纳米晶药物研究领域的最新进展。

表 7-2　部分已上市纳米晶药物

药物	商品名	活性物质	制备方法	递送	适应证	公司	批准年份
灰黄霉素片	Gris-PEG®	灰黄霉素	沉淀法	口服	抗感染	Bausch	1975
塞来昔布胶囊	Celebrex®	塞来昔布	介质研磨法	口服	镇痛	Pfizer	1998
维拉帕米胶囊	Verelan® PM	维拉帕米	介质研磨法	口服	心律失常	Schwarz	1998
西罗莫司片	Rapamune®	西罗莫司	介质研磨法	口服	免疫抑制	Wyeth	2000
盐酸右哌甲酯胶囊	Focali® XR	哌甲酯	介质研磨法	口服	多动症	Novartis	2001
盐酸右哌甲酯胶囊	Ritalin LA®	哌甲酯	介质研磨法	口服	中枢兴奋	Novartis	2002
硫酸吗啡胶囊	Avinza®	硫酸吗啡	介质研磨法	口服	阵痛	King	2002
盐酸地尔硫䓬胶囊	Herbesser®	地尔硫䓬	介质研磨法	口服	心绞痛	Mitsubishi	2002
盐酸替扎尼定胶囊	Zanaflex®	替扎尼定	介质研磨法	口服	肌肉松弛	Acorda	2002
阿瑞匹坦胶囊	Emend®	阿瑞匹坦	介质研磨法	口服	止吐	Merck	2003
非诺贝特片	Tricor®	非诺贝特	介质研磨法	口服	高脂血症	Abbott	2004
非诺贝特片	Triglide®	非诺贝特	高压均质法	口服	高脂血症	Skyepharma	2005
萘普生片	Naprelan®	萘普生	介质研磨法	口服	消炎	Wyeth	2006
茶碱片	Theodur®	茶碱	介质研磨法	口服	支气管扩张	Mitsubishi	2008
棕榈酸帕利哌酮缓释注射剂	Invega Sustenna®	帕利哌酮	高压均质法	注射	精神分裂症	Janssen	2009
棕榈酸帕利哌酮缓释注射剂	Invega Trinza®	帕利哌酮	高压均质法	注射	精神分裂症	Janssen	2015
月桂酰阿立哌唑注射液	Aristada®	阿立哌唑	高压均质法	注射	精神分裂症	Alkermes	2015
美洛昔康注射混悬液	Anjeso®	美洛昔康	介质研磨法	注射	术后镇痛	Baudax Bio	2020
卡替拉韦/利匹韦林注射混悬液	Cabenuva®	卡替拉韦、利匹韦林	介质研磨法	注射	艾滋病	ViiV	2021
棕榈酸帕利哌酮缓释注射剂	Invega Hafyera®	帕利哌酮	高压均质法	注射	精神分裂症	Janssen	2021
奈帕芬胺眼用混悬液	Ilevro®	奈帕芬胺	介质研磨法	眼用	止痛抗炎	Novartis	2012
氯替泼诺眼用混悬液	Inveltys®	氯替泼诺 1.0 %	介质研磨法	眼用	止痛抗炎	Kala	2018

（一）口服给药

口服给药被认为是最安全、最合适的给药途径。虽然胃肠道专门吸收营养物质，但它们必须溶解后才能通过胃肠道膜渗透，这对于生物药剂学分类系统中的Ⅱ类药物（低溶解度、高吸收）尤其重要，溶出度是影响其吸收速率的决定性步骤。这些药物在胃肠道中的溶解程度与配方产品的性能密切相关。对于口服药物，纳米晶具有较大的比表面积，改善了难溶性药物的溶解度，从而提高了其溶出速率和生物利用度。西罗莫司片（Rapamune®）是美国 FDA

批准的一款口服纳米晶药物，于 2000 年上市，它由西罗莫司掺入混合辅料组成，适合被直接压缩成片剂。该纳米晶片剂的口服生物利用度比西罗莫司溶液高出 21%。阿瑞匹坦胶囊（Emend®）是 Merck 公司于 2003 年开发的纳米晶药物，极大地改善了口服普通制剂难吸收的问题，人体生物利用度得到了很大的提高。非诺贝特是用于治疗高脂血症的活性成分，几乎不溶于水，传统制剂需要与食物同食被人体吸收。非诺贝特纳米结晶片剂（Tricor®）提高了药物的溶解度和黏附性，消除了进食状态对药物吸收的影响。纳米晶口服制剂在驱虫药物方面的应用也有相关报道，研究者们以泊洛沙姆 188 为稳定剂，通过喷雾干燥-高压均质结合法制备了一种阿苯达唑纳米晶驱虫药物。药物和聚合物以 1∶1 的质量比经喷雾干燥后，体系获得了最佳的再分散性和产率。该纳米晶药物具有较高的饱和溶解度和溶出速率，在小鼠和犬体内表现出了良好的生物利用度，对小鼠体内多房棘球绦虫的治疗效果是传统阿苯达唑混悬液的 1.7 倍。

虽然口服纳米晶制剂可以提高药物在体内的生物利用度，但其较快的溶出速率缩短了释放时间，不适用于治疗需要维持较久药物浓度的疾病，例如，当需要缓释超过 12 h 时，不适合口服给药。近年来，缓控释制剂策略被应用到纳米晶药物的开发中，例如，将纳米晶体包裹在聚合物或脂质体等疏水腔中，以延长药物的释放时间。在相关工作中，研究者们利用介质研磨法制备了水飞蓟宾的纳米晶悬浮液，随后将纳米晶悬浮液包封在聚电解质复合物中，再使用渗透性聚合物（Eudragit RL）和肠溶性聚合物（Eudragit S100）复合包衣材料对微球进行膜包覆。在大鼠体内的研究表明，包被后的水飞蓟宾的纳米晶药物表现出明显的缓释行为，口服生物利用度增大 3 倍，药物可以以稳定的速率持续释放 12 h。该研究结果表明，缓控释制剂策略在纳米晶药物口服给药系统中具有一定的应用前景。

（二）注射给药

注射给药具有起效快、不依赖消化系统、避免肝脏首关代谢等优点，是临床上常用的给药途径。然而，水溶性较差药物注射制剂的开发面临许多挑战，包括药物稳定性差和频繁注射引起的不良反应等。已有几种方法用来提高可注射制剂的溶解度，包括 pH 调整、成盐、助溶剂和表面活性剂的使用。然而，这些方法在溶解水平、毒性和特异性方面存在局限性。可注射的纳米晶药物由于其纳米尺寸、高载药量和低给药剂量可以改善以上问题，且减少共溶剂的使用还可以避免剂型体积的膨胀以及毒性和过敏反应的发生。

常见的注射给药途径有静脉注射、皮下注射、皮内注射和肌内注射。静脉注射是粒径较小（< 200 nm）或水溶性较高的药物最常见的给药途径。静脉注射后，纳米晶在血浆中均匀溶解，从而改善药代动力学行为和组织分布特征，避免了局部高药物浓度引起的毒性反应。对于颗粒较大、水溶性较低的药物，为避免静脉注射后被内皮系统吞噬的风险，通常采用皮下注射、皮内注射和肌内注射，这几种方式可在注射部位形成药物库，从而延长作用时间。

目前市面上有三种棕榈酸帕利哌酮缓释纳米悬浮剂，用于治疗精神分裂症，分别为 2009 年上市的 Invega Sustenna®、2015 年上市的 Invega Trinza®和 2021 年上市的 Invega Hafyera®，其活性释放时间分别为 1 个月、3 个月和 6 个月。棕榈酸帕利哌酮是由帕利哌酮和棕榈酸通过酯化反应生成的，其水溶性很低，使用高压均质法将棕榈酸帕利哌酮研磨成细小颗粒，加入聚山梨酸酯-20 作为稳定剂，制备成适合肌内注射给药的纳米晶混悬剂，改善了药物的水溶性，提高了药物在体内的吸收率和生物利用度。这三种无菌纳米悬浮剂均用于肌内注射，并使用单剂量预充注射器给药，具有不同的填充容量和强度。帕利哌酮棕榈酸酯溶解度极低，在注射部位缓慢溶解，水解为帕利哌酮并被体循环吸收。Invega Sustenna®适用于精神分裂症、分裂情感性障碍，并可作为成人情绪稳定剂或抗抑郁药的辅助药物，每月肌内注射一次。Invega Trinza®为每 3 个月肌内注射一次，要求患者必须接受 Invega Sustenna®充分治疗至少 4 个月后才能使用。同样，患者在接受 Invega Sustenna®充分治疗至少 4 个月，或接受 Invega Trinza®治疗至少一个周期后，才能使用每 6 个月肌内注射一次的 Invega Hafyera®。

美洛昔康注射混悬液（Anjeso®）是 2020 年上市的全球首个用于静脉注射的纳米晶产品，单独使用或与其他非甾体抗炎药联合使用，用于治疗中度至重度疼痛。相比于口服美洛昔康片，Anjeso®的达峰时间至少缩短为原来的 1/50，药峰浓度增大 4.6 倍，生物利用度提高约 1 倍，通过增加载药量可将止痛时间延长至 24 h。

可注射抗逆转录病毒药物被认为是一种很有前景的人类免疫缺陷病毒（human immunodeficiency virus，HIV）长效管理制剂，因为它们有可能取代目前的口服给药方式，提高患者的依从性。大多数已获批的传统可注射抗逆转录病毒药物由于与口服给药相比抗病毒效力不足，不适合配制为长效注射产品。纳米晶注射制剂具有较好的溶解性和生物利用度，能够在注射位点形成药物沉积，缓慢释放，然后缓释进入体循环，产生长期的抗逆转录病毒作用。卡替拉韦（cabotegravir）/利匹韦林（rilpivirine）注射混悬液（Cabenuva®）是美国 FDA 于 2021 年批准的治疗成人 HIV-1 感染的唯一长效方案制剂。Cabenuva®是包含了两种纳米晶的混悬液，即卡替拉韦和利匹韦林，患者在使用前需要口服卡替拉韦和利匹韦林片剂来评估药物的耐受性，Cabenuva®的注射周期是每个月一次或者每两个月一次，该纳米晶注射制剂的上市为 HIV 感染者提供了一种全新的治疗方案，提高了患者的生活质量。

（三）经皮给药

皮肤是人体最大的器官，约 1.7 m^2，约占成年人体重的 10%。皮肤提供了一个生理屏障，保护身体免受外部来源的伤害，包括紫外线辐射、过敏原、微生物和化学物质等，皮肤结构中最外层角质层是经皮给药的主要屏障。经皮给药是指药物经皮肤给药，它为口服和肠外给药提供了另一种选择途径，可以避免许多口服和注射制剂引起的问题，如首关代谢、胃肠道刺激和疼痛等，经皮给药的优点还包括避免使用针头、减少给药频率以及改善患者依从性等。通过皮肤吸收药物有两种途径，一种是经表皮吸收，另一种是通过皮肤中的毛囊或汗腺等皮肤附属器官吸收。纳米晶因其体积小、结构紧致，可以最大程度地积聚在毛囊中，形成一个封闭层使皮肤水合，增加药物的渗透性。纳米晶的经皮吸收取决于它们的物理化学性质，如尺寸、表面电荷、所用材料的性质和载药量等。

目前，还没有经皮给药的纳米晶产品获批上市，大部分工作仍处于研究阶段。例如，研究者们制备了一种在水-乙醇（1∶9）和乙醇-丙二醇（3∶7）共混物中分散的咖啡因纳米晶。与较大颗粒相比，该纳米晶具有更高的溶解度，可通过毛囊途径增加皮肤渗透性。在另一项工作中，研究者们通过“自上而下”法制备了纳米晶悬浮液，再经过冻干技术得到了壬二酸纳米晶水凝胶。与商用壬二酸乳霜（Skinoren）相比，纳米晶水凝胶显示出了更好的炎性病变治疗效果。

微针是一种新型的经皮给药技术，以多个微米级的针尖来输送药物，能以较低的痛觉突破皮肤角质层的屏障，极大地增加了药物的渗透量。利用微针技术来递送纳米晶药物是一种很有前景的经皮给药方式。研究者们于 2018 年首次发表了微针技术与纳米晶结合使用的工作。作者研制了一种具有胆钙化醇缓释作用的两层可溶性微针，第一层为含药层，第二层为无药基板。利用聚乙烯醇作为稳定剂，采用“自下而上”法制备得到的纳米晶粒径为305.3 nm。该研究表明，与单独使用纳米晶相比，微针技术介导的胆钙化醇纳米晶在24 h内极大地提高了药物的皮肤渗透量。另有研究者以泊洛沙姆188为稳定剂，利用介质研磨法制备了一种伊曲康唑纳米晶，将其纳入聚乙烯吡咯烷酮和聚乙烯醇可溶性微针阵列中，用于皮肤局部给药时，与对照组相比，该纳米晶表现出了较好的抗真菌能力。这项研究进一步证明，微针技术和纳米晶药物的结合有着广阔的应用前景。

（四）肺部给药

肺部给药被广泛认为是哮喘和慢性阻塞性肺疾病的最合适给药途径。由于肺泡区具有极强的渗透性膜和巨大的吸收表面积，局部给药时高浓度的药物可以直接输送到所需的部位，从而带来快速的临床反应，并将全身副作用的风险降至最低。纳米晶药物经雾化处理后能够实现肺部给药，其较大的比表面积可与肺部充分接触，较高的生物黏附性可以减少黏液纤毛清除效应引起的药物损失，提高了药物在局部的浓度和生物利用度。然而，考虑到粒径及雾化设备等因素的影响，纳米晶肺部给药方式并不容易实现，多数工作停留在研究阶段。

例如，研究者们制备了一种用于预防哮喘的布地奈德纳米晶药物，粒径约为50 nm。该研究比较了布地奈德纳米晶和传统吸入用布地奈德混悬液的生物利用度和疗效。两种剂型均以雾化的形式作用于人气道上皮细胞。1 h后，布地奈德纳米晶组的细胞积累量明显大于传统吸入用混悬液组，在24 h和48 h后也发现了类似的趋势，这表明布地奈德纳米晶可提高药物的生物利用度，进而改善疗效。随着先进技术和高效给药系统的发展，肺部给药途径也为治疗全身疾病提供了许多优势。格列本脲是一种用于治疗2型糖尿病的第二代磺酰脲类药物，研究人员以聚乙烯吡咯烷酮和吐温-80为稳定剂，采用沉淀法对格列本脲酰胺进行了优化，获得了粒径为216.36 nm的纳米晶，将其装载到加压计量吸入器中实现大鼠的肺部给药，并以口服格列本脲的大鼠作为对照组进行研究。作用15 min后，口服格列本脲和纳米晶吸入剂的血糖降低程度分别为5.01%和19.89%。180 min后，纳米晶吸入剂的血糖降低水平为61.78%，口服格列本脲只有23.41%。该项工作结果表明，纳米晶吸入剂在治疗2型糖尿病方面具有更大的潜力和优势。

（五）眼部给药

人眼是一种高度复杂的器官，具有特定的解剖和生理结构，这对眼部疾病的用药带来了较大的挑战。大多数眼表疾病都是用局部滴眼液治疗的，然而，传统的外用眼药配方生物利用度低（小于5%），这主要是由眼部的生理屏障及系统清除造成的。生理屏障包括泪液屏障、角膜屏障、结膜屏障以及血-眼屏障。药物颗粒在泪液持续流入和流出的过程中被迅速清除，一部分会进入到鼻泪管中，剩余的药物必须穿过角膜才能到达目标部位，这是药物分子有效穿透的巨大生理障碍。只有低分子量、中等亲脂性的药物才能穿透角膜。因此，泪膜清除和角膜穿透力差导致药物滞留时间短，无法达到有效的治疗浓度。

纳米晶的特性为克服眼部生理障碍和提高眼科药物的生物利用度提供了可能。泪膜屏障的存在可导致每次眨眼后局部眼用制剂迅速稀释，导致药物在进入角膜前大量流失。而纳米晶具有较高的比表面积，更容易黏附在生物膜上，因此，它们在穿透泪液膜的黏液层后能提供更长的滞留时间，并对角膜具有更高的穿透性。纳米晶药物延长的滞留时间和增强的角膜通透性可以将药物浓度维持在治疗窗口内，从而提高生物利用度和治疗效果。Novartis 公司研制的奈帕芬胺眼用混悬液（Ilevro®）是美国 FDA 于 2012 年批准的首个纳米晶眼用制剂，用于眼部手术引起的疼痛和炎症的治疗。2018 年，第二个纳米晶眼用制剂氯替泼诺眼用混悬液（1.0%，Inveltys®）由 Kala 公司开发成功并上市。该制剂采用的黏膜渗透粒子技术，提高了药物颗粒穿过泪膜的流动性，能够有效克服泪膜的屏障作用。氯替泼诺的黏膜渗透粒子是以泊洛沙姆 407 为稳定剂和表面修饰层，通过介质研磨法制备获得，平均粒径为 240～350 nm。其表面修饰的泊洛沙姆 407 涂层可以避免颗粒被黏蛋白吸附，从而使药物颗粒能够有效地穿透泪膜，增加了眼表组织的药物浓度，提高了药效。在一些研究中，靶向给药策略被用于眼用制剂配方，以提高药物对眼部疾病的治疗效果。乙酰唑胺具有降低眼压的作用，研究人员采用反溶剂沉淀和喷雾干燥联合法制备了三种乙酰唑胺纳米晶体：①不含任何聚合物；②含透明质酸钠；③含聚 γ-谷氨酸。三种配方均表现出长达 8 h 的持续释药效果。在三种配方中，含透明质酸钠的制剂具有较高的角膜穿透性，这是由于透明质酸能与角膜中大量存在的透明质酸受体 CD44 结合，从而促进了药物的渗透和吸收，用于降低眼睑闭合不全压力时表现出了显著的安全性、耐受性和治疗活性。

纳米晶的临床应用潜力取决于各种因素，如粒径、表面积、形态、所用辅料的类型、药物负载量、分散性程度等。因此，开发新一代的纳米晶药物仍然面临着较大的挑战，如大规模生产、尺寸、稳定性及安全性等。目前，成晶技术的改善、制备工艺效率的提高和晶体稳定性的改善等仍是纳米晶药物临床前研究的重点。此外，将纳米技术与其他先进技术进行结合（如缓控释、靶向性及环境响应性等策略）来开发疗效更加显著的产品，是未来值得密切关注的方向。

五、纳米晶药物的体内过程

纳米晶体在体内的行为最初是从体外溶解速率、药代动力学和生物分布推断出来的。纳米晶具有较高的比表面积，在体外溶解速度快。研究还发现，静脉注射纳米晶制剂与溶液制剂具有相似的药代动力学特征。因此，关于口服或非肠道给药纳米晶在体内过程的主流观点认为，纳米晶在给药部位瞬间溶解，随后的高浓度梯度有利于药物分子快速扩散越过生物屏障，实现药物的增强吸收。然而，生理环境与体外溶出条件有本质的不同。体内缺乏搅拌和体液不足可能会减缓纳米晶在体内的溶解，为完整的纳米晶与生物组织相互作用提供了机会。生物成像技术可以观察器官中的晶体物质，并可以提供直接和可视的证据来破译纳米晶的体内行为，该技术已经成为探索纳米颗粒体内过程的一种有效方法。

随着新型生物成像技术的出现，关于纳米晶在体内行为的新观点已经出现。以应用成熟的口服或注射给药途径为例，纳米晶在体内可以维持很长一段时间的完整性，而不是很快被溶解。研究人员利用透射电镜观察到，经口服给药的香豆素 6 纳米晶以完整的晶体结构存在于肠绒毛基底外侧。这表明，香豆素 6 纳米晶通过口服途径进入体内后，没有快速溶解，而是以完整的晶体形式被吸收。对于静脉给药，纳米晶在体内的行为和其粒径、溶解速率等有密切的关系。相关研究发现，单次静脉注射伊曲康唑纳米晶体 7 天后，利用透射电镜在大鼠脾脏巨噬细胞内观察到了伊曲康唑纳米晶，且伊曲康唑纳米晶在血液中的药物浓度会维持一段时间，而溶液制剂则很快被代谢。这可能是由于较大的纳米晶体在血流中溶解缓慢，被巨噬细胞吞噬并积聚在器官中，被吞噬的纳米晶溶解后将游离药物从细胞中释放出来，重新进入循环系统，从而产生持续性的血药浓度。对于肌内注射给药途径，纳米晶药物中的小粒径晶体先溶解，大粒径晶体缓慢溶解，将药物释放到体内循环系统，以提供持续的血药浓度。

利用不断发展的先进技术研究纳米晶的体内行为，进一步量化和掌握影响纳米晶生物过程的因素，对于推动纳米晶药物产品的研发起到至关重要的作用。

思考题

1. 简述纳米晶药物的优势和特点。
2. 列举纳米晶药物常用的制备方法和优缺点。
3. 简述纳米晶药物在口服和注射制剂中的应用。
4. 如何提高纳米晶药物的稳定性和靶向性？

第二节　金属药物纳米递送系统

学习目标

1. 掌握　金属药物纳米递送系统的优势和构建策略。
2. 熟悉　金属药物纳米递送系统的开发现状。
3. 了解　常见小分子金属药物的应用。

一、金属药物的发展

从“石器时代”末期开始，金属就一直是人类生活中不可或缺的一部分。古代人逐渐开发并使用铜、青铜和铁制成的物品进行日常生活。然而，人们并不确切地知道金属及其各种制剂（化合物）的药用用途是何时以及如何开始的。相关证据显示，金属在医学中的历史可以追溯到古代，在古埃及、中国、希腊、罗马或印度文化中，含有金属的药剂已经被用于疾病的治疗。例如，人们用黄金治疗皮肤溃疡、梅毒、天花和麻疹等疾病，吠陀时代的人曾提到铜和铁可用于治疗疾病。

二十世纪六十年代，顺铂的偶然发现刺激了现代药用无机化学的发展，无机化学家对金属离子的配位和氧化还原性质的深入研究促进了金属学科的兴起，人们认识到虽然金属只占人体总质量的2.5%，但它们在许多生物过程中起着关键作用，一些疾病与生理金属紊乱有关，如铁依赖性血色素沉着病或地中海贫血及铜依赖性肝豆状核变性等。因此，金属药物在医药领域具有极好的应用潜力，已被广泛用于治疗癌症（铂）、关节炎（金）、精神障碍（锂）、贫血和低血压（铁）、溃疡（铋）等疾病。

由于可以起到药效的部分金属元素存在毒性大、刺激性强、吸收性差等缺点，不能直接作为药物来使用，当把这些金属元素合成为金属配合物后，则能大幅度改善其毒副作用及人体的不适感，提高其在人体内的吸收度。此外，带正电的金属中心更容易与带负电的生物分子结合，蛋白质和核酸的成分为金属离子的结合提供了极好的配体，进一步提高了金属配合物的疗效。除了金属配合物外，金属盐、有机金属框架及金属氧化物等也被用于疾病的治疗，目前已上市的金属药物仍以金属配合物为主。

二、金属配合物药物

（一）金属配合物的性质

受金属元素及配体的种类、金属-配体相互作用等因素的影响，金属配合物具有一些独特的性质。

（1）结构多样性　由于金属配合物具有多个可被调整的变量（金属、配体和金属-配体相互作用），因此它能够为药物设计提供新的机会，并产生大量的金属药物组合，表现出与纯有机结构相比更多样化的功能和作用机制。

（2）生物活性　金属的一个重要性质是它们在水溶液中形成带正电的离子，这些离子可以与带负电的生物分子（蛋白质和核酸）结合。金属-配体相互作用的热力学和动力学性质影响着配体交换反应，金属进行这种反应的能力为金属与生物分子相互作用和配位提供了较大的优势。

（3）氧化还原活性　许多过渡金属都有发生氧化和还原反应的倾向。这些金属的氧化态在配合物的设计中是一个重要的参考因素。在生物化学氧化还原催化中，金属离子常用于激活协同底物，并参与氧化还原活性位点的电荷存储。

（4）路易斯酸特性　大多数金属离子具有较高的电子亲和性，可以显著地极化与它们配位的基团，促进水解反应的发生。

（二）铂类药物

1. 铂类药物种类

作为目前最成功的金属药物之一，铂类药物在药物设计方面表现出一系列独特的优势，包括高氧化还原态、宽配位数范围、动力学和热力学性质等，具有巨大的探索潜力（图 7-2）。在这些优势的驱动下，研究者们致力于开发副作用更小、药理效果更好的铂类新型衍生物。

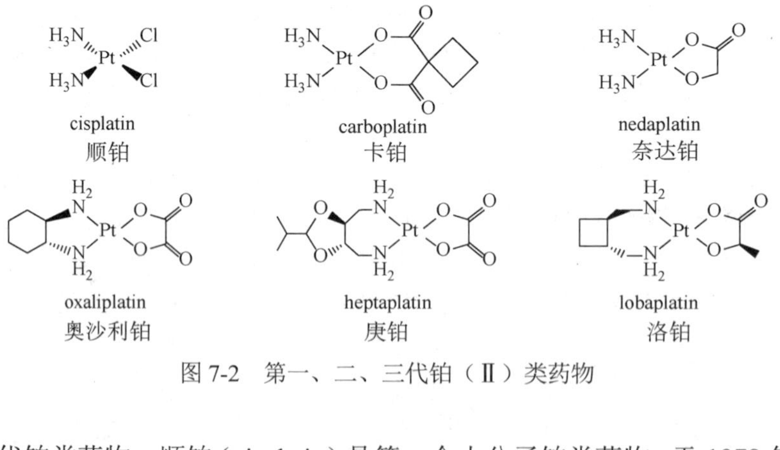

图 7-2　第一、二、三代铂（Ⅱ）类药物

（1）第一代铂类药物　顺铂（cisplatin）是第一个小分子铂类药物，于 1978 年被美国 FDA 批准上市，被认为是抗癌治疗发展的一个重要里程碑。顺铂已被广泛应用于卵巢癌、宫颈癌、头颈部肿瘤、非小细胞肺癌、睾丸癌等多种肿瘤的治疗。虽然顺铂在癌症化疗领域取得了较

好的效果，但是其缺点也日益突出。一方面，顺铂会对正常组织产生较强的毒副作用，包括神经毒性、肾毒性等，患者在使用顺铂若干次后，常表现出乏力、脱发、恶心、呕吐等不良反应；另一方面，肿瘤组织会产生内源性和获得性耐药。这些缺点限制了顺铂的临床应用，为了解决以上问题，研究者们通过改变顺铂结构中的离去基团（两个 Cl）或配体（两个 NH_3），来控制离去基团水合速率的高低和铂类配合物的毒性强弱，从而开发新的铂类药物。

（2）第二代铂类药物　卡铂（carboplatin，1989 年在美国上市）和奈达铂（nedaplatin，1995 年在日本上市）是第二代铂类药物的代表。

卡铂是在顺铂结构基础上保留了两个 NH_3，通过加入环丁烯二羧酸配体取代之前的两个 Cl 获得的顺铂类似物。由于环丁烯二羧酸是一个较差的离去基团，因此与顺铂相比，卡铂的水合速率大幅降低，具有较低的细胞毒性，从而减轻了对患者的神经毒性和耳毒性等不良反应。卡铂主要用于卵巢癌、肺癌、头颈部肿瘤的治疗。奈达铂保留了顺铂结构上的两个 NH_3，用乙醇酸取代了两个 Cl，具有良好的水溶性，是顺铂的 10 倍，且比顺铂和卡铂具有更小的肾毒性，临床主要用于非小细胞肺癌、小细胞肺癌、头颈部肿瘤及食管癌等的化疗。

由于第二代铂类药物毒性小，通常需要比顺铂高几倍的剂量进行化疗，且基于相似的作用机制，第二代铂类药物具有与顺铂相似的活性谱，在治疗许多顺铂耐药肿瘤时，与顺铂存在交叉耐药性问题，因此，第三代铂类药物被研究和开发。

（3）第三代铂类药物　奥沙利铂（oxaliplatin，1996 年在法国上市，2002 年获得 FDA 批准上市）、洛铂（lobaplatin，2005 年在中国上市）和庚铂（heptaplatin，1999 年在韩国上市）是第三代铂类药物的代表。

奥沙利铂是第一个被批准用于治疗转移性结直肠癌的铂类药物。奥沙利铂保留了卡铂的双羧酸离去基团，以 1, 2-二氨基环己烷代替了原有的双 NH_3 作为配体，使得奥沙利铂具有较高的亲脂性，更容易穿透细胞膜并在细胞内聚集。因此，与顺铂和卡铂相比，奥沙利铂对肿瘤细胞的毒性更强，通过诱导核糖体发生应激杀死细胞。而奥沙利铂诱导的 DNA 加合物会形成不同的构象，可逃避错配修复蛋白的识别，这是其在顺铂耐药细胞中保持抗肿瘤活性的关键因素。虽然奥沙利铂与顺铂不存在交叉耐药性，但在接受奥沙利铂治疗的病例中也发现了其具有神经毒性，且临床应用相对有限。

洛铂是由德国 ASAT 公司研发，经海南长安国际制药引进国内后于 2005 年 3 月在我国获准上市。洛铂的双 NH_3 配体为 1, 2-二氨甲基环丁烷（*S*，*S* 或 *R*，*R* 构型），临床上用于小细胞肺癌、卵巢癌、乳腺癌和慢性粒细胞白血病等的治疗。洛铂抗癌谱广，与顺铂无交叉耐药性，但也存在一些副作用，如剂量限制性毒性骨髓抑制、恶心、呕吐、厌食等不良反应。庚铂与顺铂无交叉耐药性，主要用于胃癌的治疗，组织毒性降低，剂量限制性毒性有骨髓抑制和肾毒性等。因此，开发毒副作用更小、应用范围更广的铂类药物迫在眉睫。

（4）四价铂配合物　第一、二、三代铂类药物都是二价铂［Pt（Ⅱ）］配合物，四价铂［Pt（Ⅳ）］是二价铂的氧化态，是新型铂类药物研究开发的热点领域。与方形平面 $5d^8$ 铂（Ⅱ）配合物相比，八面体低自旋 $5d^6$ 铂（Ⅳ）配合物中心可形成六配位的稳定结构，较其铂（Ⅱ）同系物更难进行配位取代反应，动力学惰性更高（图 7-3）。因此，铂（Ⅳ）配合物自身对癌细胞的杀伤能力较低。当在生理

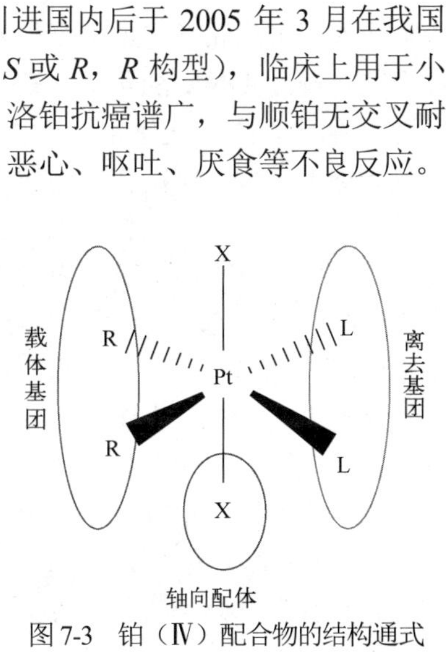

图 7-3　铂（Ⅳ）配合物的结构通式

条件下时，铂（Ⅳ）配合物可被谷胱甘肽、抗坏血酸等物质还原，失去两个轴向配体，生成铂（Ⅱ）类配合物，发挥抗癌活性，属于铂（Ⅱ）类药物的前药。

铂（Ⅳ）配合物不仅保留了传统铂（Ⅱ）药物广谱高效的生物活性，且具有独特的治疗优势：①铂（Ⅳ）配合物具有六配位的稳定结构，血液稳定性优于铂（Ⅱ）配合物，在到达肿瘤部位前毒性较小；②结构易于修饰，可引入不同的功能基团调节药物的理化性质、优化药物结构、丰富药物种类、拓展药物功能、改变药物给药方式；③铂（Ⅳ）配合物的结构特征和作用机制为克服铂（Ⅱ）类配合物耐药性提供了有效策略。

目前，进入临床研究的铂（Ⅳ）配合物主要有异丙铂（iproplatin）、奥马铂（ormaplatin）、赛特铂（satraplatin）及 LA-12 等，它们分别代表了三种结构类型的铂（Ⅳ）配合物：①两个轴向位置由羟基配位；②两个轴向位置由氯配位；③两个轴向位置由乙酸盐配位（图 7-4）。但目前这些铂（Ⅳ）前药因毒副作用大或疗效不显著并未进入上市阶段。

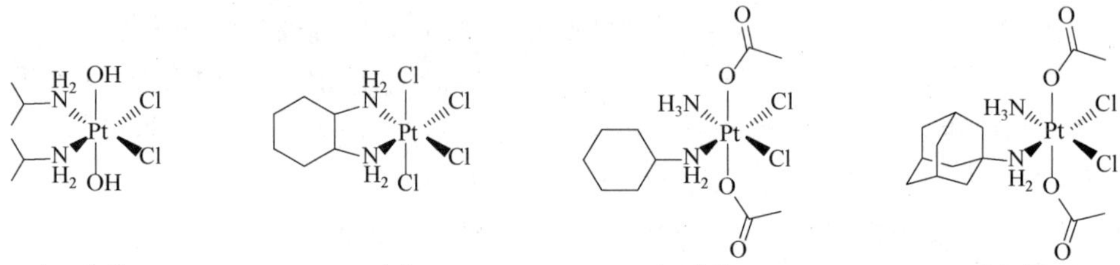

iproplatin
异丙铂

ormaplatin
奥马铂

satraplatin
赛特铂

LA-12
金刚烷胺铂衍生物

图 7-4　进入临床试验的铂（Ⅳ）前药

2. 铂类药物的作用机制

铂（Ⅱ）配合物作用机制的主流观点是铂（Ⅱ）类药物通过和 DNA 形成加合物，造成 DNA 损伤从而导致癌细胞坏死或凋亡。以顺铂为例，顺铂是方形平面配合物，具有动力学惰性，不易发生配位数扩张和配体取代反应，通常被认为是通过与 DNA 交联来达到抗癌作用的。顺铂分子可通过被动或主动转运方式被细胞摄取，在胞外较高的氯离子浓度（100 mmol/L）下可稳定存在，当顺铂分子进入细胞后，很容易在低氯浓度（2～10 mmol/L）中水解，通过脱落氯离子形成带正电的高活性水合物。该水合物容易与 DNA 上的碱基交联，形成 Pt-DNA 加合物，扰乱 DNA 的正常双螺旋结构，干扰 DNA 的复制和转录，从而引起癌细胞凋亡或坏死。然而，肿瘤细胞内高表达的巯基蛋白（如谷胱甘肽、金属硫蛋白等）会与铂（Ⅱ）配合物形成加合物，停留在细胞质中的加合物无法与 DNA 结合从而导致铂（Ⅱ）配合物失活，降低铂（Ⅱ）类药物的抗肿瘤活性。

铂（Ⅳ）配合物不能直接和 DNA 发生作用，在体内循环过程中毒性低，不具有抗肿瘤活性。当进入肿瘤细胞后，铂（Ⅳ）配合物被高表达的还原性物质（如谷胱甘肽、抗坏血酸等）还原为铂（Ⅱ）活性成分，同时释放出轴向配体。随后，铂（Ⅱ）配合物被水解后生成的水合物与 DNA 上的碱基通过配位作用形成 Pt-DNA 加合物，通过干扰 DNA 的复制和转录，诱导细胞凋亡或坏死，从而发挥抗癌作用。而释放出来的轴向配体能够发挥生物活性产生额外的细胞毒性机制，与铂（Ⅱ）配合物实现协同抗肿瘤作用（图 7-5）。另外，肿瘤细胞内高表达的谷胱甘肽等还原性物质容易将铂（Ⅳ）配合物还原成铂（Ⅱ）配合物，这一过程不仅选择性地激活了铂（Ⅳ）配合物的抗肿瘤活性，减少对正常细胞和组织的损伤，还可以通过消耗谷胱甘肽等还原性物质降低其对铂（Ⅱ）配合物活性的影响，从而提高铂（Ⅳ）配合物的抗肿瘤疗效。

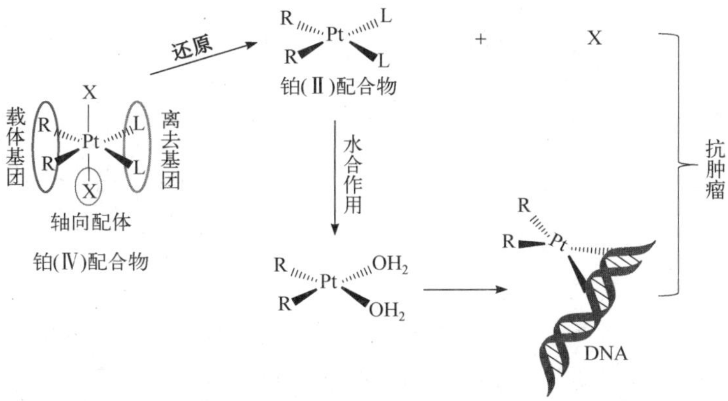

图 7-5　铂（Ⅳ）配合物的抗肿瘤机制

3. 铂类药物的耐药性

肿瘤细胞产生耐药性一直被认为是铂类药物抗癌治疗结果不一致的主要原因之一。以顺铂为例，某些类型的肿瘤细胞本质上对顺铂有耐药性，而另一些肿瘤细胞在长时间接触这种药物后会产生耐药性。细胞内活性药物积累减少、顺铂失活、生存途径替代是导致顺铂耐药的三大原因。研究表明，当顺铂通过铜转运体 1（CTR1）主动转运到细胞中时，铜转运蛋白质 α 链抗体、铜转运蛋白质 β 链抗体（ATP7A、ATP7B）和多药耐药蛋白 1、多药耐药蛋白 2（MRP-1、MRP-2，即 GS-X 泵）会参与顺铂的外排，从而导致进入肿瘤细胞的顺铂量减少。顺铂流入减少和流出增加造成的细胞积累减少是其耐药的最主要来源。此外，肿瘤细胞内高表达的巯基蛋白会使顺铂失活，并增加铂（Ⅱ）从细胞中的流出而介导耐药。另外，肿瘤细胞内 DNA 修复的启动也是细胞产生顺铂耐药的重要原因。

虽然第三代铂类药物和铂（Ⅳ）配合物可以在一定程度上克服传统铂类药物的耐药性，但其存在的毒副作用等风险使得该类抗肿瘤配合物的临床研究举步维艰。随着新型药物的不断开发，纳米技术的不断发展，采用药物联用技术或设计针对性的药物递送系统等方式，成为开发高效、低毒铂类药物的有效手段。

（三）非铂类药物

除了铂类金属药物，非铂类金属药物在医药领域也表现出一定的应用前景，如基于金（Au）、铜（Cu）和钌（Ru）等的配合物，部分产品已经上市或进入临床试验阶段。

金在医药领域中具有很广泛的应用前景，已被用于治疗各种自身免疫性疾病和类风湿关节炎等。除了金单质外，金在自然界中的氧化态以一价［金（Ⅰ）］和三价［金（Ⅲ）］为主，图 7-6 是两种不同氧化态金配合物的结构。目前，已上市的抗关节炎金制剂［金（Ⅰ）］有金硫辛酸盐（aurothiomalate）、金硫葡萄糖（aurothioglucose）和金诺芬（auranofin）。除了抗炎活性外，金制剂的细胞毒性近年来引起了关注。体外研究发现，金（Ⅰ）和金（Ⅲ）配合物对肿瘤细胞具有较强的细胞毒性，且部分金配合物对顺铂耐药的细胞株有较好的生长抑制效果。然而，金配合物在体内的溶解度和稳定性较差，特别是金（Ⅲ）配合物，易被还原成一价或者单质金，其细胞毒性会受到较大的影响，若长期使用，还可能导致重金属在重要器官中的不良积累，从而产生副作用。

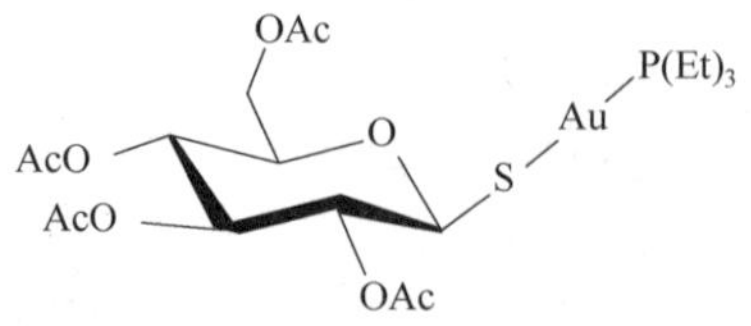

auranofin
金诺芬[金(Ⅰ)]

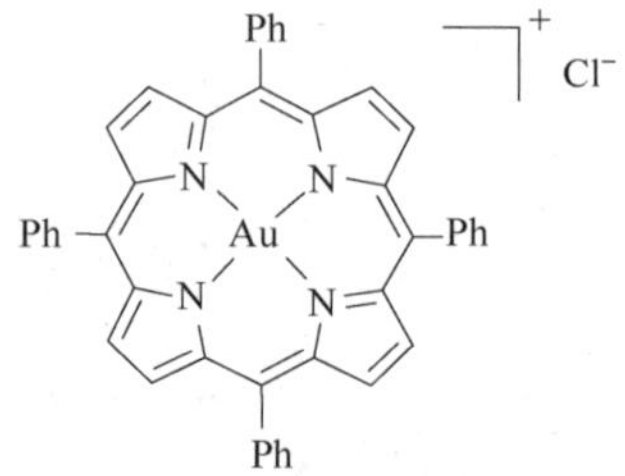

mesotetraphenylporphyringold
四苯基卟啉金[金(Ⅲ)]

图 7-6　金（Ⅰ）和金（Ⅲ）配合物代表

铜存在于所有生物体中，是氧化还原化学、生长和发育中的关键微量元素。它对参与能量代谢、呼吸和 DNA 合成的几种酶和蛋白质的功能很重要，尤其是细胞色素氧化酶、超氧化物歧化酶、抗坏血酸氧化酶和酪氨酸酶。铜-生物化合物的主要功能是参与氧化还原反应，其中含铜的生物分子与氧分子直接反应产生自由基。铜作为线粒体呼吸、铁吸收、自由基清除和弹性蛋白交联的氧化还原化学中的生物催化辅因子，在细胞生理学中发挥着关键作用。铜水平的改变与风湿性关节炎、胃肠溃疡、癫痫、糖尿病和癌症等疾病有关。铜的毒性来源于其可产生活性氧、取代其他金属离子、过氧化脂质以及直接切割 DNA 和 RNA 的能力。铜的氧化态主要有三种：铜（Ⅲ）、铜（Ⅱ）和铜（Ⅰ），其配合物多以铜（Ⅱ）价态存在。目前，研究人员合成了多种具有较强抗癌或抗菌等功能的铜配合物，其中由墨西哥科学家开发的商品名为 Casiopeina® 的铜（Ⅱ）系列配合物已经用于直肠癌、乳腺癌、肺癌、宫颈癌等的治疗，其中，最典型的代表药物是 Casiopeina Ⅲ-ia（图 7-7）。

钌类配合物具有抗肿瘤活性，近年来受到广泛的重视。与铂类药物相比，钌配合物具有以下优点：①钌配合物可形成六配位八面体结构，具有多种氧化态（包括Ⅱ、Ⅲ、Ⅳ价），配合物种类更加丰富；②钌配合物在体内可通过血液中的转铁蛋白转运，易吸收、易代谢，生物利用度和安全性更高；③对顺铂耐药的细胞株有活性；④具有丰富的光物理和光化学特性，可作为光敏剂/光热剂用于肿瘤治疗的光动力治疗/光热治疗。

目前，已有四个钌配合物进入临床试验，包括 NAMI-A、KP1019、KP1339 和 TLD1433。然而，受到如抗肿瘤效果差和溶解度差等因素的限制，还没有钌配合物被批准上市。TLD1433 是第一个进入临床试验的用于肿瘤光动力治疗的钌配合物光敏剂（图 7-8）。在临床Ⅱa 期研究中，对非肌层浸润性膀胱癌显示出较好的治疗效果。

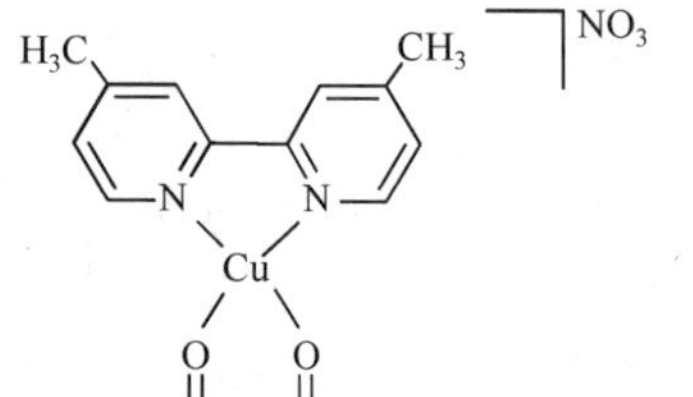

Casiopeina Ⅲ-ia

图 7-7　Casiopeina Ⅲ-ia 药物结构

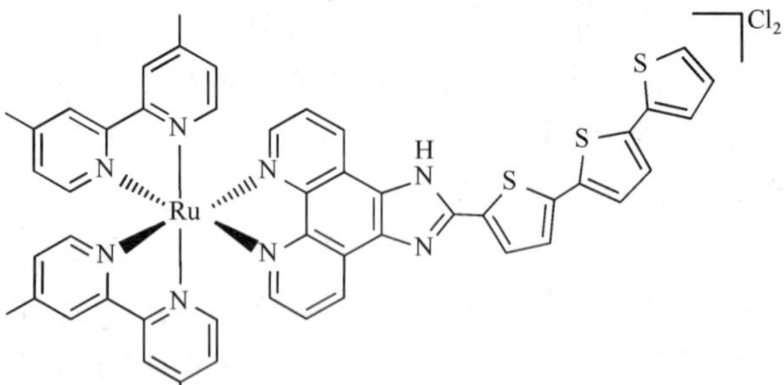

TLD1433

图 7-8　钌配合物光敏剂 TLD1433 的结构

三、金属药物纳米递送系统

目前，临床上使用的药物以非金属药物为主，在过去20年里只有一种新的金属药物（三氧化二砷）获得批准上市。金属药物，尤其是小分子金属配合物的临床转化仍然面临很多挑战，如稳定性差、溶解度低、无靶向性、存在毒副作用等风险，使其应用受到限制。这促使人们致力于研究合适的递送系统，最大程度地提高该类药物的治疗效果，同时改善药物疗效和毒性之间的平衡。纳米递送技术在小分子金属药物的应用领域显示出了一定的潜力：①提高小分子金属配合物药物的溶解性和稳定性；②降低生理屏障对小分子金属配合物的阻碍作用，延长其在体内的血液循环时间；③可通过被动/主动靶向实现精准递药，提高药物疗效，减少金属在正常组织的积累，降低毒副作用；④纳米递药系统可实现药物联用，为发展多功能化的智能响应性给药系统提供了契机；⑤可逆转肿瘤细胞对小分子金属配合物的耐药性。

（一）纳米载体递药系统的构建

1. 常用纳米载体

不同性质的纳米载体会决定药物的载药量及递送系统的生物学性能，用于小分子金属药物递送的纳米载体按照其材料属性可分为三类：无机纳米载体、有机纳米载体和生物分子纳米载体。

（1）无机纳米载体　无机纳米载体由于其先进的功能、良好的稳定性、高的药物载荷和独特的表面性质在癌症治疗中发挥着重要作用。它主要包括碳基纳米载体（纳米管和石墨烯）、氧化铁纳米载体、金纳米颗粒、介孔二氧化硅纳米载体和上转换纳米颗粒等。

以下为无机纳米载体的优点：首先，无机纳米载体通常由纳米多孔结构通过软模板形成，这种结构具有较大的表面积，从而为小分子药物提供了大量的锚点。此外，一些金属氧化物，不仅可以作为载体负载其他小分子金属配体药物，其自身也有药用价值，例如金纳米颗粒表现出优异的光学性能，可以将光转化为热，可用于光热治疗。氧化铁等无机纳米载体本身可作为医学成像显像剂，在临床治疗中有广阔的应用前景。

然而，急性和慢性毒性被认为是无机纳米载体临床应用的主要障碍，导致其上市批准率较低。因此，全面研究无机纳米载体的长期毒性是其临床转化的迫切需要。

（2）有机纳米载体　有机纳米载体具有易修饰、毒性低、生物相容性好的优点，是目前主流的纳米载体，包括聚合物、胶束、树枝状大分子、脂质体等。脂质体可装载亲水或疏水药物，构建高载药量、低含水量、化学稳定性好的纳米递送系统，且由于其优异的生物相容性和生物可降解性，是临床试验中最受欢迎的有机纳米载体，在已上市的纳米药物中脂质体作为载体的药物占据的比例最高。

（3）生物分子纳米载体　近年来，生物分子纳米递送系统已成为一种新兴的药物递送策略。包含生物大分子（蛋白质、多糖等）、细胞外囊泡（外泌体、微囊泡等细胞外囊泡）、细胞膜（红细胞、白细胞等的细胞膜）等天然生物材料。这类载体具有生物相容性高、靶向性好，不易引起免疫反应等优点，在新型药物递送系统研究领域受到了广泛的关注。

2. 载药策略

金属药物可以通过物理作用和化学作用与纳米载体结合。

（1）物理作用　包括静电作用、亲疏水作用等。金属配合物的亲疏水性是决定其与纳米载体亲和力及递送系统稳定性的关键因素。金属配合物中，带正电的金属离子理论上都是亲水的，因此配合物的亲疏水性可通过配体的性质来调控。通过物理载药策略构建的纳米递送系统，可以保留药物释放时结构的完整性，但是系统在体内循环过程中的稳定性是药物设计中需要关注的问题。

（2）化学作用　是指金属药物与纳米载体之间通过直接或间接的化学键合进行连接，通常有两种方式：①金属配合物通过含有功能基团的某种刺激响应性化学键连接到载体上；②金属配合物释放（或被取代）一个配体后，与载体中的官能团进行配位，从而实现药物和载体的连接。对于第 2 种方式，载体材料的官能基团可采用双齿、三齿或四齿螯合的配位方式与金属离子成键，增加了纳米递送系统的稳定性，避免了药物的暴释和脱靶效应。因此，合适的载药策略可促使药物稳定性和释放之间达到平衡，是获得最佳治疗效果的关键。

（二）纳米载体递药系统的应用

1. 铂类药物

铂（Ⅱ）类配合物通常以以下两种方式与纳米载体结合。

（1）物理作用　脂质体可通过物理作用装载铂类配合物，是构建铂类纳米药物最常用的载体。研究人员利用热敏脂质体将卡铂封装在亲水核心中，将 SN-38（一种 DNA 拓扑异构酶-Ⅰ抑制剂和伊立替康的活性代谢产物）结合在脂质膜上，实现了两种化疗药物的联合治疗和可控释放。

（2）配位键连接　在聚合物与铂类药物的偶联中常用到此方法，其中金属主要以单齿或双齿螯合方式与聚合物中的羟基或羧基结合。以 NC-6004 药物（一种顺铂聚合物胶束）为例，聚合物上的羧基取代顺铂分子中的氯与铂配位，可形成稳定性更强的 Pt—O 键（图 7-9）。构筑的聚合物纳米递送系统在体内循环过程中具有较好的稳定性，当到达酸性环境的病灶部位后，羧酸官能团的部分质子化会降低其与金属中心的配位能力，从而促进铂（Ⅱ）中心的释放，产生活性水解产物 *cis*-$[Pt^{II}(NH_3)_2(OH_2)_2]^{2+}$来发挥抗肿瘤作用。

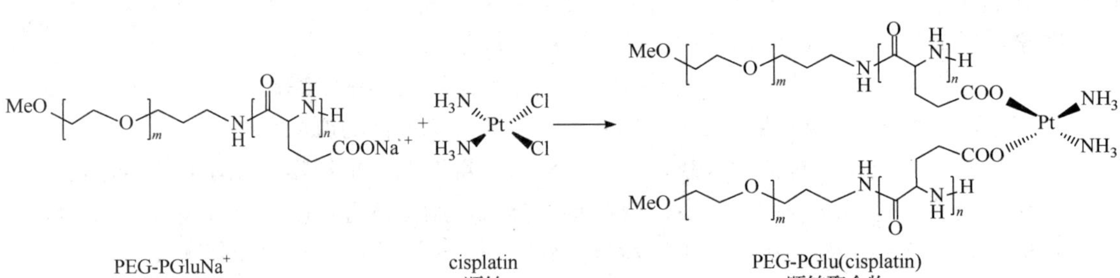

图 7-9　顺铂和聚合物的配位化学

铂（Ⅳ）配合物的轴向配体影响其物理化学参数，如亲疏水性。因此，可通过修饰铂（Ⅳ）配合物的轴向配体来设计不同的结构和载药策略，从而构建适宜的纳米递送系统。有研究报道，将铂（Ⅳ）配合物的轴向配体修饰为脂肪链，可获得疏水性更强的前药，利用一种声敏剂血红蛋白生物分子载体负载铂（Ⅳ）前药后形成纳米颗粒，该纳米递送系统在超声作用下可将铂（Ⅳ）前药还原并释放出高活性的铂（Ⅱ）配合物，从而杀伤肿瘤细胞。

此外，通过环境响应性的敏感键将铂类药物和各类载体进行连接，是实现纳米药物递送系统可控释放的主要策略。对于无机纳米载体，除了利用物理作用负载药物外，可通过表面修饰引入目的官能基团后，利用化学作用与铂类药物进行连接，构建功能性纳米递送系统。

2. 非铂类药物

与铂类配合物不同，非铂类金属配合物具有更丰富的几何构型。例如铜或金可根据其氧化态表现出多种配位环境，主要包括八面体、方锥体、四面体和线性结构，这类金属配合物可采用传统的物理或化学作用与载体结合，构筑多种类、多功能的纳米递送系统。

金配合物与无机纳米载体的结合得到了越来越多的关注。研究者通过浸渍法将卟啉金配合物（Au-1a）封装在球形介孔二氧化硅纳米颗粒中，在其表面修饰上经靶向基团 RGD 功能化的壳聚糖聚合物层，以防卟啉金从介孔中泄漏。该纳米递药系统可通过主动靶向作用到达肿瘤细胞，其表面的壳聚糖层在水解酶存在下发生降解释放出卟啉金配合物，从而实现精准高效的抗肿瘤目的。

铜配合物的递送还可以采用先将纳米载体与配体结合，再和铜离子络合的方式来实现。在相关工作中，研究人员选择树枝状大分子作为载体材料，在其枝状末端修饰金属配体，再进一步与铜离子络合构建树枝状大分子铜配合物纳米递药系统。该纳米药物可发挥铜的磁共振成像功能和抗肿瘤疗效，可用于成像指导的肿瘤治疗。

钌配合物通过化学键与载体结合可构筑刺激响应性纳米递药系统。研究人员利用钌配合物和铂配合物的疏水性，制备了含有钌（Ⅱ）/铂（Ⅳ）双金属嵌段和两个亲水性聚乙二醇（PEG）嵌段的 ABA 型三嵌段聚合物，该聚合物可自组装成纳米颗粒，实现两种金属药物的共递送。当给予肿瘤部位红光照射后，聚合物中含钌（Ⅱ）配合物的疏水片段部分降解，从而释放钌（Ⅱ）配合物。同时，在肿瘤部位的还原环境下，铂（Ⅳ）配合物被还原释放铂（Ⅱ）配合物，与钌（Ⅱ）配合物一起发挥协同抗肿瘤的作用。

许多非铂金属除了能以配合物形式发挥药用价值外，其单质纳米颗粒或氧化物纳米颗粒也可以发挥诊断或治疗作用，如银纳米颗粒、金纳米颗粒、氧化银纳米颗粒、四氧化三铁纳米颗粒等，另外还可以作为载体负载其他药构筑纳米递送系统。该策略可使纳米药物递送系统在发挥多功能效果时最大程度地减少纳米配方的复杂性，从而促进临床转化。

四、金属药物纳米递送系统的临床转化

以抗肿瘤药物为例，近年来，金属药物纳米制剂的临床试验数量呈缓慢增长趋势，约占所有纳米药物临床试验的 30%，且大多数是基于铂类小分子药物的纳米制剂，包括顺铂、奥沙利铂等。

（一）铂类纳米药物

顺铂脂质体（SPI-077）是由 Alza 公司（现为 Johnson & Johnson 公司）开发的顺铂纳米制剂，是通过 PEG 包衣后制备的一种长循环脂质体。与其他纳米载体相比，脂质体具有高效的药物负载和强大的药物保留能力，因此，铂类纳米制剂的研发多采用脂质体作为载体。然而，过高的药物稳定性也可能阻碍药物在体内的有效释放，从而限制该类制剂的进一步开发。在临床Ⅱ期研究中，SPI-077 用于治疗头颈部肿瘤、晚期非小细胞肺癌以及复发的卵巢癌，结果发现，SPI-077 虽然可靶向肿瘤部位并获得有效积累，但其释放极其缓慢，导致抗肿瘤效果远低于游离顺铂。因此，SPI-077 的开发停留在临床Ⅱ期试验阶段，最终以失败告终。

另一种顺铂脂质体（Lipoplatin™）是由 Regulon 公司开发的，Lipoplatin™ 粒径小于 130 nm，可延长药物的体循环时间，对肿瘤组织有靶向性，药物浓度是正常组织的 2～50 倍。

Lipoplatin™ 由大豆卵磷脂（SPC-3）、二棕榈酰磷脂酰甘油（DPPG）、MPEG2000-DSPE 和胆固醇构成。工艺过程为：顺铂先和 DPPG 通过静电作用形成反向胶束，再与其他成分相互作用被包载于脂质体的核心，形成"磷脂双分子层/DPPG 胶束/顺铂"复合结构。在临床试验中，与游离顺铂相比，该制剂可极大延长顺铂的体循环时间，从 20 min 延长至 6000 min。与 SPI-077（只能通过脂肪酶降解磷脂双分子层后药物才能释放出来）不同的是，阴离子脂质分子 DPPG 可协助顺铂脂质体实现跨膜运输，药物肿瘤积累量得到大幅改善，药物浓度是正常组织的 2～50 倍，在胰腺癌、头颈部鳞状细胞癌、乳腺癌和非小细胞肺癌中表现出与顺铂相同的治疗效果。同时，该制剂脱靶毒性显著降低，白细胞减少、恶心、呕吐、无力症状的发生率明显低于游离顺铂对照组，且患者预后较好。Lipoplatin™ 已经成功完成了Ⅰ、Ⅱ、Ⅲ期临床试验，可能在未来几年内获批上市。

刺激响应性顺铂脂质体（LiPlaCis）是由 LiPlasome Pharma 公司开发的，肿瘤部位过表达的磷脂酶 A2（PLA2）可使带负电荷的磷脂双分子层降解，从而实现顺铂药物的刺激响应性释放。然而，如果该刺激反应过于强烈，则可能导致药物在循环系统中发生过早释放，从而对正常组织产生毒副作用。在 LiPlaCis 的Ⅰ期临床试验中，研究人员发现纳米制剂在循环过程中即发生快速降解，表现出明显的肾毒性和急性输液反应，故其临床试验终止。尽管如此，LiPlaCis 仍提供了一个实现刺激响应性释放药物的新思路，该策略在克服类似于 SPI-077 药物稳定性问题方面具有潜在的应用价值。

顺铂聚合物胶束（NC-6004）是由 Kataoka 教授团队和 NanoCarrier 公司开发的，载体材料是聚谷氨酸 6000-聚乙二醇 12000 嵌段共聚物，顺铂通过配体交换与聚合物主链上的羧酸螯合，制备得到的纳米胶束粒径为 28 nm，顺铂载药量高达 39%，且稳定性良好。与游离顺铂相比，NC-6004 与 Lipoplatin™ 一样，在大鼠模型中可降低肾毒性和神经毒性。在ⅠB 期和Ⅱ期临床试验中，NC-6004 与吉西他滨联合用于多种晚期实体瘤的治疗时表现出较好的治疗效果，且具有较高耐受剂量。NC-6004 和吉西他滨联合治疗晚期或转移性胰腺癌的Ⅲ期临床试验已经完成。

奥沙利铂聚合物胶束（NC-4016）是 NanoCarrier 公司开发的，与 NC-6004 相同，载体材料是聚谷氨酸 6000-聚乙二醇 12000 嵌段共聚物，粒径约 40 nm，载药量为 32%，适用于多种实体瘤的治疗。临床前的动物试验研究表明，NC-4016 的生物利用度远高于游离奥沙利铂，对小鼠结肠癌、人源胰腺癌、胃癌和黑色素瘤等肿瘤均有较好的治疗效果，且没有引起明显的不良反应。NC-4016 用于治疗晚期实体瘤或淋巴瘤的临床Ⅰ期试验已经完成。

（二）非铂类纳米药物

近年来，基于非铂类金属纳米制剂的研究引起广泛关注，这些药物在疾病治疗领域有着广阔的应用前景，部分临床开发已经取得了较好的成果，典型的代表有基于金、铪、铁的金属纳米制剂。

Nanospectra 公司开发了一款用于实体瘤消融的医疗器械（Aurolase®），Aurolase®是一种基于金纳米颗粒的局部热疗方法。该疗法使用的纳米颗粒被称为金-二氧化硅纳米壳，是带有一薄层金外壳的微小二氧化硅球体，该纳米壳具有光学可调性，其与特定波长的相互作用可通过外层金的厚度来调整。在治疗过程中，纳米壳首先通过静脉注射被递送并富集至肿瘤部位，随后利用近红外激光照射纳米壳使其发热而摧毁癌细胞，该疗法可实现对肿瘤的精准打击，但不会对正常组织造成伤害，提高了患者的生活质量。由于该疗法具有开创性，FDA 最先无法确定将其作为药品还是医疗器械进行审批和监管，甚至考虑为此类新型材料设立一个新的产品归类，最终，FDA 将 AuroLase Therapy 疗法归为医疗器械进行监管。

氧化铪纳米粒（NBTXR3®）是 Nanobiotix 公司开发的一款新型放射治疗增强剂，由一种带有负电荷磷酸盐表面涂层的二氧化铪（HfO_2）纳米颗粒组成。由于该纳米颗粒具有高电子密度，因此可吸收外部设备施加的辐射并释放大量的电子，通过产生的自由基来损伤肿瘤细胞从而发挥治疗作用。NBTXR3®经由一次性瘤内注射给药后利用放射疗法激活，可直接诱导肿瘤细胞的死亡，随后激活适应性免疫应答。在Ⅱ/Ⅲ期临床试验中，NBTXR3®在晚期软组织肉瘤患者中显示出与单独放疗相似或更优的疗效，于 2019 年获得上市许可。2022 年 4 月，国家药品监督管理局药品审评中心（CDE）官网公示，NBTXR3®的 2.4 类新药获得一项临床试验默示许可，拟开发其在头颈部鳞状细胞癌治疗中的应用。

四氧化三铁纳米粒（NanoTherms®）是由 MagForce 公司开发的一款用于治疗脑瘤的磁流体产品，是基于四氧化三铁的纳米药物，于 2011 年获得上市许可。在治疗过程中，患者躺在一台产生交变磁场的机器中，这台机器能够发射聚焦磁场，作用于注射了磁流体的肿瘤部位从而加热细胞。NanoTherms®在美国开展的用于前列腺癌治疗的临床试验中也表现出一定的疗效。此外，有研究报道，这种磁流体加热技术可杀死导致热带疾病利什曼病的寄生虫，还可以清除人脑细胞中与阿尔茨海默病有关的淀粉样斑块，这些研究表明，NanoTherms®在疾病治疗领域具有广泛的应用前景。

纳米技术可改变小分子金属药物的药代动力学特征，增强其在病灶部位的靶向性，同时最大限度地减少其副作用，在提高小分子金属药物安全性和有效性方面具有较大的潜力。然而，包含金属成分的纳米医用材料在市场上所占的比例很少，应用比较广泛的仅有基于纳米银的抗菌类产品（大多为医疗器械）等，大部分仍处于研发或临床试验阶段。随着纳米技术的不断发展，相信通过更好地了解金属药物在纳米技术中的行为，纳米生物相互作用，以及在此背景下对配位化学的更合理和彻底的控制，会有越来越多的金属纳米制剂进入临床试验，最终获得批准和上市。

思考题

1. 简述铂类药物的发展历程。
2. 如何利用纳米技术改善金属药物的疗效？
3. 研究金属纳米药物体内过程的技术有哪些？

第三节　有机药物纳米递送系统

学习目标

1. 掌握　有机小分子药物纳米递送系统的构建策略。
2. 熟悉　有机小分子药物纳米递送系统的应用。
3. 了解　有机小分子药物纳米制剂的临床转化。

一、有机小分子药物

有机药物具有成本低、制备方便、储存稳定等优点，目前仍是疾病治疗的主流候选药物，尤其是有机小分子药物，在抗肿瘤、抗炎症、抗感染等药物治疗领域应用广泛。

（一）抗肿瘤药物

1. 多柔比星（doxorubicin，DOX）

多柔比星也叫羟柔红霉素等，是一种抗肿瘤抗生素，被认为是最有效的化疗药物之一。其结构中的蒽环配基有脂溶性，柔红糖胺有水溶性，并有酸性酚羟基和碱性氨基（图 7-10）。多柔比星的作用机制是通过抑制遗传物质 RNA 和 DNA 的合成来抑制肿瘤细胞的增殖，从而发挥抗肿瘤作用。多柔比星具有广谱抗肿瘤活性，可用于治疗乳腺癌、卵巢癌、急性白血病、恶性淋巴瘤、肉瘤、支气管肺癌、膀胱癌等疾病。多柔比星本身水溶性差，且没有靶向性，临床使用的盐酸多柔比星可溶于水，是一种静脉注射液。经静脉注射进入体内后，无靶向性的盐酸多柔比星会迅速分布于全身，对正常组织产生毒副作用。主要的不良反应有白细胞和血小板减少、毛发脱落、消化系统不良反应、心脏毒性及肾脏毒性等。

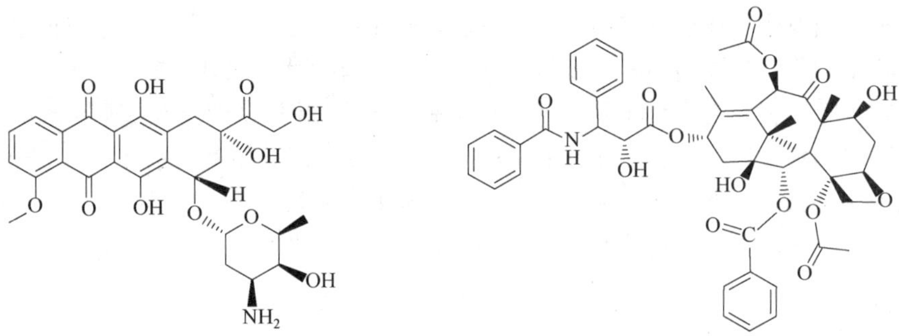

图 7-10　多柔比星和紫杉醇的结构

2. 紫杉醇（paclitaxel，PTX）

紫杉醇是短叶红豆杉中的一种复杂的次生代谢产物（图 7-10），目前可通过植物提取、全合成、半合成等方式获得。紫杉醇的作用机制是通过促进细胞微管蛋白聚合，抑制细胞中微管的正常生理解聚，从而阻止癌细胞的分裂和繁殖。主要用于卵巢癌、转移性乳腺癌、头颈部肿瘤和非小细胞肺癌等的治疗。紫杉醇具有优异的抗肿瘤效果、广泛的适应证、独特的作用机制，是目前抗肿瘤药物中的畅销产品，其开发和研究受到了广泛的关注。然而，紫杉醇水溶性差，临床使用时需要添加表面活性剂聚氧乙烯蓖麻油和乙醇来助溶，这些辅料会引发一系列的毒副作用，包括过敏反应、心脏毒性、消化道不良反应、神经毒性等，患者在使用前需要进行脱敏处理。

3. 喜树碱（camptothecin，CPT）

喜树碱是从珙桐科植物喜树中提取的一种天然产物，为吡咯喹啉细胞毒性生物碱，不溶于水，对光和热敏感，见光易变质，受热会分解（图 7-11）。喜树碱的作用机制是以拓扑异构酶Ⅰ（topoisomerase Ⅰ，Topo Ⅰ）为靶点，通过抑制DNA的复制和转录来诱导癌细胞的死亡，从而发挥抗癌作用。主要用于胃癌、膀胱癌、直肠癌、白血病、卵巢癌、乳腺癌等的治疗。因喜树碱水溶性和脂溶性都不好，需对其结构进行修饰制备衍生物来促进其临床使用，目前，喜树碱类抗肿瘤衍生物有10-羟基喜树碱（10-hydroxy camptothecin，HCPT）、拓扑替康（topotecan，TPT）和伊立替康（irinotecan，CPT-11）等（图7-11）。

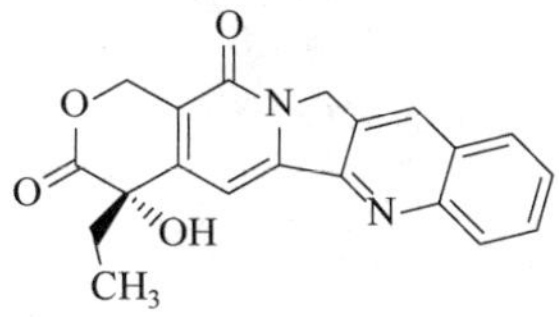

camptothecin
喜树碱

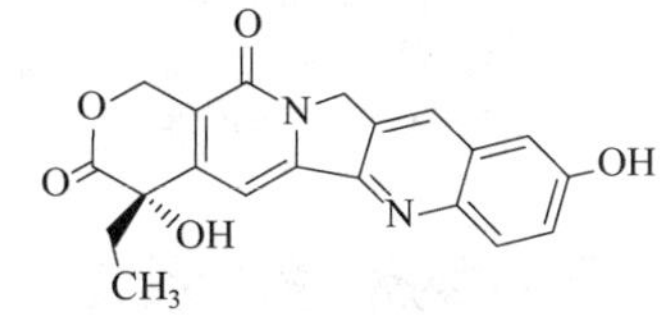

10-hydroxy camptothecin
10-羟基喜树碱

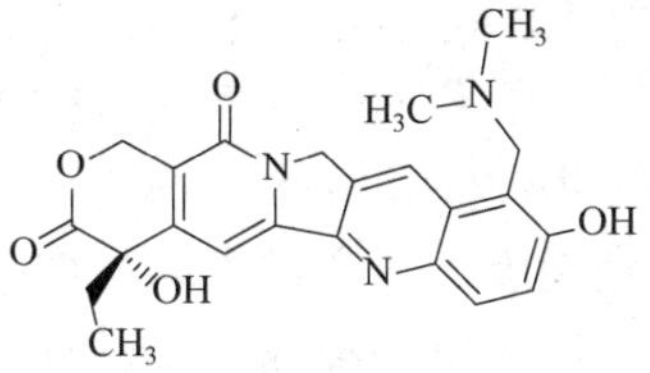

topotecan
拓扑替康

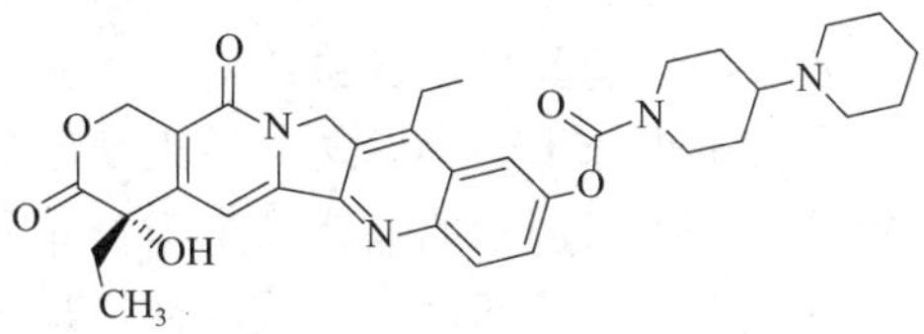

irinotecan
伊立替康

图7-11 喜树碱类抗肿瘤药物的结构

（二）非抗肿瘤药物

1. 阿司匹林（aspirin，ASP）

阿司匹林是第一个非甾体抗炎药，又称乙酰水杨酸，从发现至今已在临床上使用100多年，是应用最广泛的消炎、解热和镇痛药（图7-12）。随着研究的深入，阿司匹林一些新的功效被发现，包括抗血栓和抗血小板聚集、防治糖尿病及其并发症、防治癌症等。然而，传统阿司匹林制剂在体内会快速水解成水杨酸，长期服用会刺激胃肠道黏膜，导致胃溃疡、胃肠道出血等不良反应。

2. 吲哚美辛（indomethacin，IND）

吲哚美辛也是一种非甾体抗炎药，有显著的抗炎、解热、缓解疼痛等作用（图7-12）。吲哚美辛是最强的环氧酶抑制剂之一，抑制前列腺素的生物合成是其发挥药理作用的主要机制。临床上常用于治疗各种类型关节炎、强直性脊柱炎、癌性疼痛和发热等。然而，吲哚美辛水溶性差，口服给药后生物利用度较低，且伴有胃肠道不良反应、头痛和眩晕等副作用，部分患者甚至出现精神失常、造血系统抑制和过敏反应等，使其应用受到很大的限制。

3. 两性霉素B（amphotericin B，AMP B）

两性霉素B是一种多烯类抗真菌药物（图7-12）。作为临床上首个用于治疗深部真菌感染的抗生素，其疗效确切、抗菌谱广，对一些致命性全身真菌感染来说是唯一有效的药物。然而，因溶解性差、对机体有刺激性、伴有输注不良反应及肾脏毒性等风险，两性霉素B的临床应用受到很大限制。

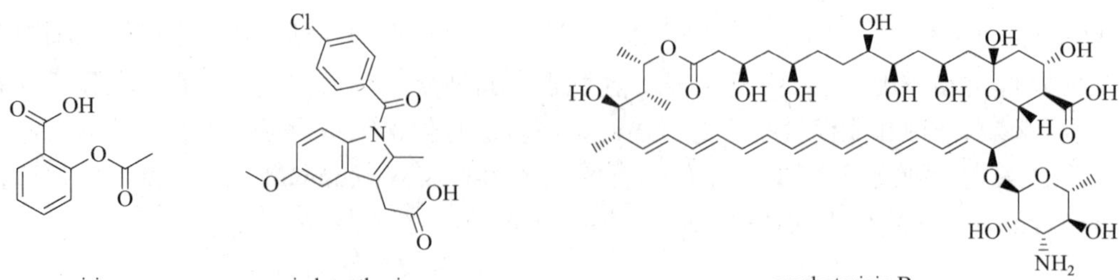

aspirin 阿司匹林　　indomethacin 吲哚美辛　　amphotericin B 两性霉素B

图 7-12　阿司匹林、吲哚美辛和两性霉素 B 的结构

二、有机小分子药物纳米递送系统

有机小分子药物在临床应用时大多存在溶解度低、体内稳定性差、血液清除快、靶向性差、易产生多药耐药及毒副作用等问题，严重影响了药物递送效率及最终的治疗效果。因此，设计新型“高效低毒”的药物递送系统对于疾病治疗具有重要意义。随着纳米技术的飞速发展，纳米制剂在有机小分子药物递送领域表现出显著的优势：①提高了药物的溶解度，增强了药物的稳定性，改善了药物的药代动力学分布和生物利用度；②通过主动和被动靶向作用可实现药物的精准递送；③通过刺激响应性设计可实现药物的可控释放；④具有多药联用及诊疗一体化等多功能性；⑤具有更好的药物安全性和有效性。本部分介绍的有机小分子药物纳米递送系统包括基于纳米载体的递药系统和基于小分子药物自组装的纳米递药系统。

（一）纳米载体递药系统

1. 载体分类

用于构建有机药物纳米递送系统的载体主要有有机载体和无机载体等。

（1）有机载体　固体脂质纳米载体、脂质体、树枝状大分子、聚合物纳米载体、胶束和病毒纳米载体是常用的有机载体。这些有机载体应用成熟，几乎没有副作用，可通过灵活的设计应用于药物递送，提高药物治疗的有效性，降低毒副作用。在有机载体中，基于脂质体和聚合物的纳米递送系统应用广泛，占据的比例较高。

（2）无机载体　金纳米颗粒、磁性纳米颗粒、量子点和介孔二氧化硅是常用的无机纳米载体。许多无机纳米颗粒除了可以作为药物载体外，其本身也具有诊断和治疗作用，可帮助纳米递送系统实现联合治疗、细胞标记、病灶定位、图像处理和检测等功能。通常情况下，调控无机纳米颗粒的组成或尺寸可获得理想的载体性能。

（3）其他载体　随着纳米技术和材料科学的不断发展，越来越多的新型生物材料被应用于药物递送系统的载体开发，包括有机无机杂化的药物载体（如脂质-聚合物杂化、介孔二氧化硅-聚合物杂化等）、基于生物大分子的药物载体（如多糖、蛋白质等）、基于仿生材料/仿生结构的药物载体（如细胞膜、外泌体等）等。

2. 纳米载体载药及其释放策略

（1）物理包载　物理包载是指通过亲疏水或氢键等作用力将药物包载到纳米载体上的方法。例如，脂质体可将药物包载到磷脂双分子层（疏水药物）或内水相（亲水药物）中。聚合物胶束可利用其疏水内核与亲脂药物的疏水相互作用和氢键力，将药物包载于胶束内核中，该方法适用于大部分疏水性药物。以物理包载药物方式制备的纳米递送系统主要通过扩散作用释放药物，其释药速率受药物与载体之间亲疏水作用和氢键力的强弱及载药量的影响较大。

（2）静电相互作用　具有羧基和氨基等官能团的纳米载体可与荷电药物通过静电作用紧密吸附，该载药方式适用于有机药物中的某些非甾体抗炎药，如吲哚美辛和布洛芬等。生物大分子药物，如核酸类和蛋白质类药物的负载也常用到静电相互作用。以静电吸附药物方式制备的纳米递送系统在进入体内后，被负载的药物可与带电离子或蛋白进行交换，随后以原药的形式被解离释放。

（3）共价键　有机药物可通过共价键与纳米载体进行结合，包括直接连接（利用药物和载体上的官能团）和间接连接（在药物和载体之间引入刺激响应性化学键）的方法，树枝状大分子、聚合物、表面修饰后的无机纳米颗粒等载体与有机药物之间可通过共价键进行结合，将药物连接在纳米载体表面或连接在疏水末端后进入材料自组装形成的纳米颗粒内核中。通过共价键连接的药物在体内循环过程中能够保持较高的稳定性，而在病灶部位当载体降解或药物与载体之间的共价键断裂后，纳米递送系统释放出具有药效的代谢物或者原药，从而实现可控释放和精准治疗的目的。

3. 纳米载体递药策略的应用

（1）提高药物生物利用度　药物通过一定的给药方式进入体内循环，随后穿过生物屏障被人体吸收后才能发挥疗效。在这个过程中，药物的溶解性、稳定性、体内循环时间及跨越生物屏障的能力等，都是影响药物生物利用度的关键因素。对于一些难溶性有机小分子药物，采用纳米载体递送策略可以有效改善其溶解性差和体内循环时间短的问题。例如，紫杉醇是一种水溶性差的广谱抗肿瘤药物，其注射液中需添加大量辅料（聚氧乙烯蓖麻油和乙醇）来提高溶解性，在临床使用时存在过敏反应等风险。白蛋白是血液中含量最高的蛋白质，可作为内源性载体用于疏水药物的递送。注射用紫杉醇（白蛋白结合型）（Abraxane®）是一种白蛋白包载紫杉醇的纳米颗粒，已被 FDA 批准用于多种癌症的治疗。与游离紫杉醇相比，Abraxane®在给药前不需要给予抗过敏预处理，输注时间缩短至 30 min，血浆峰浓度大大提高，是一种高效低毒的抗肿瘤纳米药物。此外，纳米载体递药系统通过尺寸调节和表面修饰等策略，可克服网状内皮系统对药物输送的障碍，帮助药物穿过生物屏障，从而提高药物的生物利用度。

（2）药物靶向　药物靶向可分为被动靶向和主动靶向。纳米载体递药系统自身具有被动靶向作用，通过调节粒径大小可实现在不同组织或器官的富集。此外，研究发现，纳米载体的形状、表面电荷及软硬度等也对其体内循环和细胞摄取有影响。因此，合理设计纳米载体并优化其物理化学性质是发挥被动靶向作用的关键。大多数临床上使用的基于纳米载体的抗肿瘤药物都是被动靶向性的，主要依靠调节化合物的物理化学性质来控制其药代动力学和生物分布。例如，注射用盐酸多柔比星脂质体（Doxil®）和注射用紫杉醇（白蛋白结合型）（Abraxane®）是基于被动靶向的第一代纳米药物。主动靶向是通过配体-受体或抗原-抗体的特异性结合来实现药物的靶向性输送。利用靶向基团对纳米载体进行修饰是构建主动靶向纳米递药系统的主要策略，常用的靶向基团有叶酸、糖类化合物、多肽、抗体、核酸等。例如，将精氨酸-甘氨酸-天冬氨酸（RGD）三肽和细胞穿膜肽 TAT 同时修饰到抗肿瘤药物的纳米载体上，可实现纳米递药系统对肿瘤血管-细胞膜-细胞核的连续靶向，从而显著提高药物的治疗效果。

（3）药物控释　当纳米载体和有机小分子药物结合后，可避免药物的暴释，延长药物的体内循环时间，从而达到缓慢释放药物的目的。纳米载体技术还能构建智能响应性递药系统，使得该系统到达目标病灶部位后，在内/外环境刺激下触发药物的定点精准释放，从而提高药物的递送效率和治疗效果，同时降低对正常组织的毒性风险。智能响应性模块一般是特定的敏感型化学键，刺激条件主要是外源的物理信号（如热、超声和磁场/电场等）或内源的生理信号（疾病微环境变化如酶浓度、pH、氧化还原性等）。例如，使用热敏型磷脂制备热敏脂质体来包载光敏剂，当脂质体到达肿瘤部位后给予外界光源照射，光敏剂产生的热量会破坏热敏脂质体结构，从而定点释放药物。将抗炎药物通过活性氧响应性的酮缩硫醇键连接到纳米载体上，在炎症部位高表达的活性氧作用下，递药系统中的酮缩硫醇键发生断裂，从而实现精准释放药物的目的。此外，构建靶向-智能响应性多功能纳米递药系统也是当前的研究热点。研究者们将小胶质细胞靶向分子（MG1）通过马来酰亚胺连接到聚己内酯-聚乙二醇链上，将靶向血脑屏障（BBB）多肽（D-T7）连接到酸响应性聚己内酯-聚乙二醇上，通过纳米技术包载阿司匹林后构建了酸响应性-级联靶向递药系统。经静脉注射进入血液循环到达 BBB 血管侧后，该纳米药物上的 D-T7 与转铁蛋白受体结合，实现跨血脑屏障进入血管内皮细胞。在溶酶体的酸性环境中，酸响应性聚己内酯-聚乙二醇断裂暴露出 MG1，同时帮助纳米药物“逃逸”溶酶体。随后纳米药物在 MG1 分子介导下靶向小胶质细胞，经细胞内吞后缓慢释放阿司匹林，最终实现脑部疾病的治疗。

（4）药物联用　药物联用技术是指通过结合不同的治疗方案发挥多种药物间的协同作用，从而克服单一疗法不足的给药策略。利用纳米载体材料的结构优势同时装载多种药物可实现联合治疗，并能有效抑制或逆转肿瘤细胞的耐药性。例如，化疗和光动力治疗的结合、化疗和放射治疗的结合、化疗和免疫治疗的结合等。此外，将诊断和治疗结合可构建诊疗一体化的多功能纳米递药系统。脂质体的磷脂双分子层和亲水相可包载不同的药物，用于联合治疗的药物递送系统时具有天然的优势。通过表面修饰也可在脂质体上共价链接诊断试剂，构建诊疗一体化脂质体。树枝状大分子具有三维球状结构，端基上含大量的可修饰官能团，分子内存在空腔，为药物联用提供了有利的条件。一些金属纳米材料（如金纳米粒子、氧化铁纳米颗粒、氧化铜纳米颗粒）本身具有光、热、磁等特性，当它们装载药物后，外源药物结合载体自身的诊断或治疗功能，可较容易实现诊疗一体化或联合治疗的目的。

（二）小分子自组装纳米递药系统

纳米制剂在生物医药领域受到广泛的关注和青睐，已成为疾病治疗的一种有效策略。然而，基于载体的纳米递药系统仍然存在载药量低、具有潜在的系统毒性、体内代谢行为不明确及制备过程复杂等问题，一定程度上限制了其临床应用。为了克服这些问题，无载体纳米药物的概念被提出并得到了迅速的发展。该策略是基于小分子药物的自组装行为制备纳米递药系统，其载药量高达 100%，与传统基于药物载体的纳米递药系统相比，具有明显的优势：制备方法简单灵活、载药量高、可避免载体带来的毒副作用及免疫原等风险。近年来，无载体纳米药物策略受到广泛的关注和开发，在肿瘤、炎症和感染等疾病的治疗领域表现出了巨大的应用前景。

1. 小分子自组装纳米递药系统的分类

基于小分子有机药物的无载体纳米递送系统主要是通过简单的自组装策略制备的，包括溶剂交换法、反溶剂法或纳米沉淀法。药物分子可以在非共价键的动力学控制下自组装形成纳米颗粒，如 π-π 堆积、范德瓦耳斯力、静电作用和疏水相互作用等。一般来说，具有以下结构特征的药物分子可能会通过自组装形成纳米药物：含较多的芳香结构（π-π 堆积）、含各种离子基团（静电作用）及含有大量的氧原子和氮原子（氢键）。其中，部分药物分子可自行组装成纳米颗粒，而有些药物分子必须先设计成合适的前药后才能进行自组装。

纳米颗粒的物理化学性质可能会影响其递药效率和治疗效果，对其进行表面修饰和制备条件的优化，是获得稳定的无载体纳米药物的有效方法。根据药物成分的不同，自组装类型可分为小分子纯药自组装、小分子前药自组装、小分子药物共组装。

（1）小分子纯药自组装　某些有机活性药物分子（如 π-共轭化合物、两亲性分子和氨基酸共轭物等）存在分子间氢键、π-π 堆积作用和疏水相互作用，具有自行组装成纳米颗粒的能力，如多柔比星、伊利替康和替尼泊苷等。纯药自组装体可以由相同或不同的药物分子通过分子间的相互作用制备而成。纯药分子直接自组装形成纳米颗粒的策略，不涉及化学反应，大大简化了纳米递药系统的制备流程并降低了成本，可显著缩短新药开发的时间，从而加速临床转化。然而，此类自组装纳米药物可能存在结构不稳定、易被循环系统清除等问题，在实际应用中受到了限制（图 7-13，见文末彩插）。

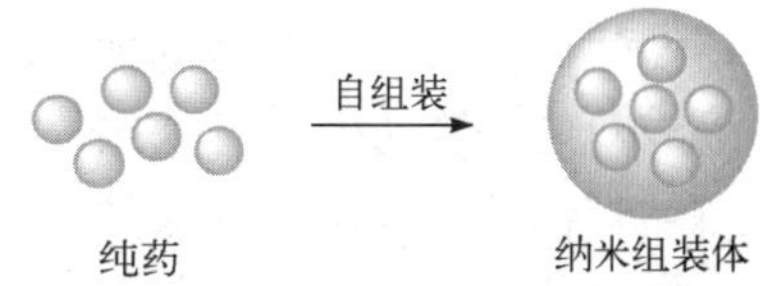

图 7-13　小分子纯药自组装示意图

（2）小分子前药自组装　前药是指具有药理活性的药物经过化学结构修饰后（与化学基团、片段或分子通过共价键连接），得到的在体外无活性或活性较小、在体内被代谢或激活后释放出活性药物而发挥治疗作用的化合物。合理设计前药是帮助疏水性药物自组装成纳米递药系统的有效策略，且修饰的化学结构往往具有生物响应性，可实现药物的精准释放。利用不同的化学结构对小分子药物进行修饰，可得到 3 种不同类型的前药[图 7-14（见文末彩插）]：①两亲性小分子前药，由亲水性链段对活性药物分子进行修饰后制成[图 7-14（a）]；②疏水性小分子前药，由疏水性链段对活性药物分子进行修饰后制成[图 7-14（b）]；③二聚体前药，由共价键连接两个活性药物分子制成，包括同源二聚体前药（两个相同的活性药物分子）[图 7-14（c）]和异源二聚体前药（两个不同的活性药物分子）[图 7-14（d）]。

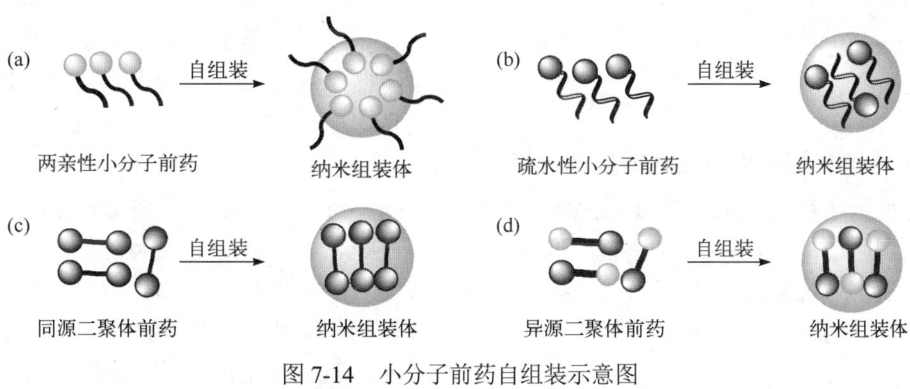

图 7-14　小分子前药自组装示意图

两亲性小分子前药中的亲水性侧链可使用聚乙二醇、多肽、叶酸等，这些亲水性片段通过调控前药分子结构中的亲疏水平衡驱动前药分子在水中的自组装行为。同时，亲水性侧链分布在自组装纳米颗粒的表面，可有效减少单核吞噬细胞系统对纳米组装体的吞噬，从而延长了其在体内的循环时间。例如，采用亲水性短链聚乙二醇对紫杉醇进行修饰，通过具有活性氧响应性的苄基硼酸酯将二者连接后制成前药分子，该前药分子可自组装形成稳定的纳米胶束。与游离药物或非响应性纳米组装体相比，响应性前药自组装纳米递药系统具有较长的体内循环时间，能够在高表达活性氧的肿瘤部位实现可控释放，达到增效减毒的目的。

疏水性小分子前药中的疏水性侧链通常为不饱和脂肪酸、脂肪醇、芳香链等。研究发现，当疏水性药物（如紫杉醇、喜树碱等）和一些特定侧链（如不饱和脂肪酸）或化学键（如二硫键、二硒键等）连接后，前药分子在水溶液中并不会产生沉淀，而是自行组装成纳米颗粒。这可能是由于侧链或化学键的引入调节了前药分子的结构，增加了药物分子间的 π-π 堆积作用，平衡了疏水-疏水相互作用，从而防止前药分子聚集沉淀，促进其自组装形成纳米分散体。例如，将喜树碱（CPT）通过二硫键和油酸（oleic acid，OA）连接，侧链油酸的引入打乱了喜树碱分子的紧密堆积，可自组装得到动力学稳定的 OA-CPT 纳米棒。

二聚体前药是基于以上两种小分子前药自组装的理论，将侧链完全替换成具有特定结构的活性药物，再通过合适的化学键（二硫键、二硒键等）将两个活性药物分子连接在一起制备而成。羧基喜树碱、环磷酰胺、紫杉醇、姜黄素等都可以通过制备成二聚体前药后自行组装成纳米颗粒。与同源二聚体前药相比，异源二聚体前药由于不同药物结构的调节，更容易发生自组装行为。二聚体前药自组装策略不仅提高了纳米递药系统的载药量，还可以通过连接不同的药物实现联合治疗，例如，不同化学药物的结合、化学药物和光敏剂的结合等。然而，异源二聚体前药中 1∶1 的药物比例限制了其联合治疗的应用范围。

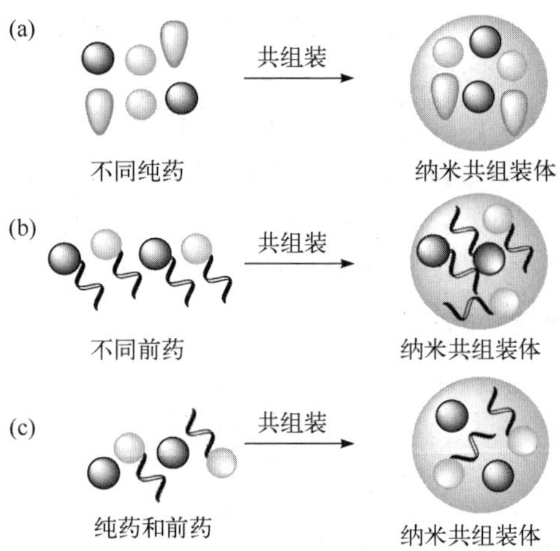

图 7-15　小分子药物共组装示意图

（3）小分子药物共组装　小分子自组装纳米递药系统可通过两种或多种药物的共组装实现疾病的联合治疗。与异源二聚体前药自组装策略的药物联用不同的是，共组装策略可利用小分子纯药和小分子前药的不同组合（例如，不同纯药共组装、不同前药共组装、纯药和前药共组装等）（图 7-15，见文末彩插），实现药物比例可控的多功能联合给药，为基于小分子自组装纳米递药系统提高药物疗效提供了一种具有良好应用前景的新型策略。

2. 小分子自组装纳米递药系统的应用

基于小分子自组装的纳米递药系统具有载药量高、毒副作用小、制备方法简单等优点，近年来受到广泛的关注，在抗肿瘤、抗菌、抗炎等方面表现出较好的应用前景。

化疗药物（熊果酸、多柔比星、环磷酰胺、喜树碱、紫杉醇等）和光敏剂（吲哚菁绿、卟啉、二氢卟吩等）都具有自组装能力，利用这些药物自组装形成的纳米递药系统表现出比游离药物更显著的抗癌效果。研究发现，当靶向配体乳糖酸（lactobionic acid，LA）、光敏剂吲哚菁绿（indocyanine green，ICG）和化疗药物熊果酸（ursolic acid，UA）的摩尔比为 1∶0.5∶2 时，混合体系可通过静电作用、疏水相互作用和 π-π 堆积作用形成粒径均一的多功能纳米共组装体（UA-LA-ICG NPs）。吲哚菁绿的近红外荧光成像示踪观察到，该纳米药物可通过乳糖酸的主动靶向作用富集于肿瘤部位，给予肿瘤部位光照后，纳米共组装体给药组表现出最佳的肿瘤抑制效果。

部分抗菌或抗炎药物也具有较好的自组装能力，例如小檗碱、吲哚美辛等。小檗碱和大

黄素之间存在 π-π 堆积作用和静电相互作用，研究人员利用反溶剂沉淀法制备了基于小檗碱和大黄素的自组装纳米递药系统。在两种活性药物的协同抑菌作用下，该纳米组装体表现出较强的抗菌效果。吲哚美辛（IND）是一种非甾体抗炎药，因存在溶解性差、生物利用度低等缺点，其临床应用受到很大的限制，利用药物分子自组装纳米递药策略可显著改善 IND 的抗炎效果。研究人员将两个 IND 分子通过酰胺键连接到 PEG 链的两端后制备成前药分子 IND-PEG-IND，IND-PEG-IND 可在水溶液中自组装形成纳米药物（IND-PEG-IND NPs）。当用于炎症治疗时，IND-PEG-IND NPs 的酰胺键可在炎症部位过表达的组织蛋白酶 B 存在下发生特异性水解并释放活性药物，与游离 IND 相比，IND-PEG-IND NPs 表现出较强的抗炎效果和较低的毒副作用。

小分子自组装纳米递药系统是纳米药物研发的重要策略，已被广泛用于多种疾病的治疗，在临床前研究中显示出明显的优势。然而这项技术还远未成熟，仍存在如制备过程复杂、侧链具有潜在毒性、联用药物种类和比例限制等问题，距离其临床转化仍有一定的距离。研究可阐明自组装机制的方法，解决规模生产中的质量控制和储存稳定性问题，是小分子自组装纳米递药系统未来研究的重点。

三、有机小分子药物纳米递送系统的临床转化

目前，在全球已上市的纳米药物中，基于有机小分子的递药系统大多数使用纳米载体载药策略来构建，这类纳米药物以发挥抗肿瘤功效为主，多使用脂质体或聚合物作为载体（表 7-3）。新型纳米制剂开发的主要策略是利用这些载体实现对已上市小分子药物的高效递送，以获得比游离药物更高的安全性和有效性。

表 7-3 部分已上市有机药物纳米制剂

药品通用名	商品名	活性物质	纳米系统	适应证	批准年份	国家/地区
盐酸多柔比星脂质体注射液	Doxil®	盐酸多柔比星	脂质体	卡波西肉瘤、卵巢癌、多发性骨髓瘤和乳腺癌	1995	美国
注射用维替泊芬脂质体	Visudyne®	维替泊芬	脂质体	湿性年龄相关性黄斑变性引起的脉络膜新生血管形成	2000	美国
紫杉醇脂质体注射液	力扑素®	紫杉醇	脂质体	乳腺癌、非小细胞肺癌和卵巢癌	2003	中国
伊利替康脂质体注射液	Onivyde®	伊利替康	脂质体	转移性胰腺癌	2015	美国
注射用柔红霉素阿糖胞苷脂质体	Vyxeos®	柔红霉素和阿糖胞苷	脂质体	急性髓性白血病	2017	美国
培门冬酶注射液	Oncaspar®	L-门冬酰胺酶	聚合物	急性淋巴细胞白血病	1994	美国
醋酸亮丙瑞林注射用混悬液	Eligard®	亮丙瑞林	聚合物	前列腺癌	2002	美国
注射用紫杉醇聚合物胶束	Apealea®	紫杉醇	胶束	卵巢癌、输卵管癌和原发性腹膜肿瘤	2018	欧盟
注射用紫杉醇（白蛋白结合型）	Abraxane®	紫杉醇	白蛋白	乳腺癌、非小细胞肺癌和胰腺癌	2005	美国
注射用两性霉素 B 脂质体	AmBisome®	两性霉素 B	脂质体	真菌感染	1990	欧盟

（一）抗肿瘤纳米药物

盐酸多柔比星脂质体注射液（Doxil®）是由美国 Sequus Pharmaceuticals 公司研制的一款 PEG 化长循环脂质体，用于治疗晚期卵巢癌、多发性骨髓瘤以及 HIV 并发的卡波西肉瘤，于 1995 年被 FDA 批准上市，1996 年获得欧洲药品管理局批准上市（商品名 Caelyx），2003 年由西安杨森引入中国市场。目前国内有三款盐酸多柔比星脂质体注射液的仿制产品：里葆多®（复旦张江）、多美素®（石药集团）以及立幸®（常州金远）。此后，多种脂质体纳米制剂，包括柔红霉素脂质体注射液（DaunoXome®）、硫酸长春新碱脂质体注射液（Marqibo®）、盐酸伊立替康脂质体注射液（Onivyde®）、盐酸多柔比星脂质体注射液（Myocet®）及米伐木肽脂质体注射液（Mepact®）也已被 FDA 或欧洲药品管理局批准上市用于肿瘤的治疗。紫杉醇脂质体注射液（力扑素®）是由中国国家药品监督管理局批准上市的第一个注射用紫杉醇脂质体制剂，用于多种癌症的治疗，也是全球首个获批的注射用紫杉醇脂质体。

基于脂质体的联合治疗和可控释纳米制剂也得到了有效的开发。注射用柔红霉素阿糖胞苷脂质体（Vyxeos®）是一种由化疗药物柔红霉素和阿糖胞苷按照固定剂量装载到脂质体中的复方药物，由 FDA 批准上市。它是首款针对特定类型急性髓性白血病的临床用药，通过两种常用化疗药物的联合使用，显著提高了治疗效果，并延长了患者的生存时间。多柔比星热敏脂质体（ThermoDox）是由 Celsion 公司开发的一种包载多柔比星的热激活脂质体，在正常体温下可保持结构稳定性。当外界热源使目标部位升温后，该部位的 ThermoDox 结构被破坏从而定点释放多柔比星，达到精准治疗的目的。然而，ThermoDox 的Ⅲ期临床试验并未获得成功，Celsion 公司对数据进行亚组分析后，重新启动了 ThermoDox 的临床试验。

培门冬酶注射液（Oncaspar®）是一种基于聚合物的纳米制剂，成分为 PEG 化的 L-门冬酰胺酶，于 1994 年被 FDA 批准用于治疗对天然 L-门冬酰胺酶过敏的急性淋巴细胞白血病。将 L-门冬酰胺酶 PEG 化不但减弱了免疫原性，同时延长了药物的体内循环时间，从而降低过敏反应的风险，减少给药频次。

醋酸亮丙瑞林注射用混悬液（Eligard®）是一种基于 PLGA 的纳米药物，由 PLGA 纳米粒子包封的亮丙瑞林组成，于 2002 年被 FDA 批准用于前列腺癌的治疗。Eligard®以药物混悬液的形式注入皮下，在人体内形成固体植入剂，随植入剂的生物降解，实现持续缓慢释放药物。Eligard®对前列腺癌具有较好的疗效，且无明显副作用。

注射用紫杉醇（白蛋白结合型）（Abraxane®）是首个获批基于内源性蛋白的仿生纳米制剂，于 2005 年被 FDA 批准上市用于肿瘤的治疗。Abraxane®的最初开发旨在提高游离紫杉醇的溶解度，降低辅料带来的不良反应。随着研究的深入，研究者们发现白蛋白可激活肿瘤血管内皮细胞上的白蛋白结合受体 GP60，当 Abraxane®通过被动靶向到达肿瘤组织后，白蛋白与 GP60 受体结合，GP60 进一步与肿瘤细胞分泌蛋白 SPARC 特异性结合，随后 Abraxane®在胞吞作用下进入肿瘤细胞发挥抗肿瘤效果。

（二）非抗肿瘤纳米药物

近年来，纳米制剂用于非肿瘤疾病治疗的研究和转化受到广泛关注，如治疗感染类疾病等，有不少基于有机小分子药物的纳米制剂产品已进入临床试验或被批准上市。

利用纳米技术改变抗真菌药物两性霉素 B 的药代动力学和体内分布特征，可以有效解决其临床使用时存在的问题。目前已上市的两性霉素 B 纳米药物包括注射用两性霉素 B 脂质体（AmBisome®）、注射用两性霉素 B 脂质复合物（Abelcet®）和注射用两性霉素 B 胆固醇硫酸酯（Amphotec®）。AmBisome®是一种注射用的两性霉素 B 脂质体，利用负电荷磷脂 DSPG 与两性霉素 B 结构中带正电荷的海藻糖胺相结合将药物稳定包载，于 1990 年在欧洲上市，1997 年在美国上市，已在全球范围内广泛使用多年。与 Abelcet®和 Amphotec®相比，脂质体制剂 AmBisome®具有更长的体内循环时间，可保持较高的血药浓度，在输注反应、肾毒性、停药率等方面都显示出更大的优势，成为临床抗真菌治疗的金标准。

注射用维替泊芬脂质体（Visudyne®）是一款包载维替泊芬的光动力治疗脂质体静脉注射液，于 2000 年被 FDA 批准上市用于治疗年龄相关性黄斑变性引起的脉络膜新生血管形成。光敏剂维替泊芬属于苯并卟啉单酸衍生物，具有很高的亲脂性，在脂质体制备过程中能有效进入磷脂双分子层中。脂质体纳米制剂增强了维替泊芬在新生血管区域的富集，当激光照射病灶部位后，活化的维替泊芬产生单线态氧和其他活性氧自由基，从而损伤局部新生血管内皮细胞，引起血管闭合。纳米技术赋予了 Visudyne®低毒高效的特点，已在全球 70 多个国家销售，2004 年进入我国市场，商品名为“维速达尔”。

纳米技术为有机小分子药物的应用开辟了新的思路，多功能智能型纳米递药系统已成为医药领域研究的重点方向。然而，纳米药物的各项功能与期望值仍有很大的差距，临床转化时仍存在诸多挑战，如靶向性、体内分布、安全性、批量化生产工艺等问题。因此，为促进纳米递药系统的临床转化，在今后的工作中需重点关注以下几个方向：①加深对各类疾病组织病理学特征的研究，获取更多、更精准的病灶微环境信息，为纳米递药系统的设计提供理论基础；②全面理解纳米材料的结构信息、体内分布蓄积机制、分子水平的体内生物相互作用，开发安全、高效、易加工成型的新型生物材料载体用于小分子药物的递送；③发展纳米技术领域的新工艺和新设备，保证大规模生产时纳米制剂产品质量的稳定性和一致性；④重视患者的筛选和目标的设定，规范科学地开展临床试验。

思考题

1. 简述纳米技术在有机小分子药物递送中的应用策略。
2. 列举五种已上市纳米药物的特点、适应证。
3. 有机小分子药物纳米递送系统的发展面临的挑战有哪些？

（郭春花　陕西省医疗器械质量检验院）

参考文献

[1] Monteiro A, Afolabi A, Bilgili E. Continuous production of drug nanoparticle suspensions via wet stirred media milling: a fresh look at the Rehbinder effect[J]. Drug Development and Industrial Pharmacy, 2013, 39 (2): 266-283.

[2] Muller R H, Becker R, Kruss B, et al. Pharmaceutical nanosuspensions for medicament administration as systems with increased saturation solubility and rate of solution: US-5858410-A[P]. 1999-1-12.

[3] Rabinow B E. Nanosuspensions in drug delivery[J]. Nature Reviews Drug Discovery, 2004, 3(9): 785-796.

[4] Yu Y, Nishikawa M, Liu M, et al. Self-assembled nanodiamond supraparticles for anticancer chemotherapy[J]. Nanoscale, 2018, 10 (19):

8969-8978.

[5] Wang Y, Li H, Wang L, et al. Mucoadhesive nanocrystal-in-microspheres with high drug loading capacity for bioavailability enhancement of silybin[J]. Colloids and Surfaces B: Biointerfaces, 2021, 198 (2): 111461.

[6] Zhai X, Lademann J, Keck C M, et al. Dermal nanocrystals from medium soluble actives-physical stability and stability affecting parameters[J]. European Journal of Pharmaceutics and Biopharmaceutics, 2014, 88 (1): 85-91.

[7] Tomić I, Miočić S, Pepić I, et al. Efficacy and safety of azelaic acid nanocrystal-loaded in situ hydrogel in the treatment of acne vulgaris[J]. Pharmaceutics, 2021, 13 (4): 567.

[8] Vora L K, Vavia P R, Larrañeta E, et al. Novel nanosuspension - based dissolving microneedle arrays for transdermal delivery of a hydrophobic drug[J]. Journal of Interdisciplinary Nanomedicine, 2018, 3 (2): 89-101.

[9] Permana A D, Paredes A J, Volpe-Zanutto F, et al. Dissolving microneedle-mediated dermal delivery of itraconazole nanocrystals for improved treatment of cutaneous candidiasis[J]. European Journal of Pharmaceutics and Biopharmaceutics, 2020, 154: 50-61.

[10] Britland S, Finter W, Chrystyn H, et al. Droplet aerodynamics, cellular uptake, and efficacy of a nebulizable corticosteroid nanosuspension are superior to a micronized dosage form[J]. Biotechnology Progress, 2012, 28 (5): 1152-1159.

[11] Hashem F M, Abd Allah F I, Abdel-Rashid R S, et al. Glibenclamide nanosuspension inhaler: development, in vitro and in vivo assessment[J]. Drug Development and Industrial Pharmacy, 2020, 46(5): 762-774.

[12] Donia M, Osman R, Awad G A S, et al. Polypeptide and glycosaminoglycan polysaccharide as stabilizing polymers in nanocrystals for a safe ocular hypotensive effect[J]. International Journal of Biological Macromolecules, 2020, 162: 1699-1710.

[13] Zhang G, Wang Y, Zhang Z, et al. FRET imaging revealed that nanocrystals enhanced drug oral absorption by dissolution rather than endocytosis: A case study of coumarin 6[J]. Journal of Controlled Release, 2021, 332: 225-232.

[14] Rabinow B, Kipp J, Papadopoulos P, et al. Itraconazole Ⅳ nanosuspension enhances efficacy through altered pharmacokinetics in the rat[J]. International Journal of Pharmaceutics, 2007, 339 (1-2): 251-260.

[15] Cressey P, Amrahli M, So P W, et al. Image-guided thermosensitive liposomes for focused ultrasound enhanced co-delivery of carboplatin and SN-38 against triple negative breast cancer in mice[J]. Biomaterials, 2021, 271: 120758.

[16] Liang G, Sadhukhan T, Banerjee S, et al. Reduction of platinum (Ⅳ) prodrug hemoglobin nanoparticles with deeply penetrating ultrasound radiation for tumor-targeted therapeutically enhanced anticancer therapy[J]. Angewandte Chemie International Edition, 2023, 62 (22): e202301074.

[17] He L, Chen T, You Y, et al. A cancer-targeted nanosystem for delivery of gold (Ⅲ) complexes: enhanced selectivity and apoptosis-inducing efficacy of a gold (Ⅲ) porphyrin complex[J]. Angewandte Chemie International Edition, 2014, 53 (46): 12532-12536.

[18] Fan Y, Zhang J, Shi M, et al. Poly (amidoamine) dendrimer-coordinated copper (Ⅱ) complexes as a theranostic nanoplatform for the radiotherapy-enhanced magnetic resonance imaging and chemotherapy of tumors and tumor metastasis[J]. Nano Letters, 2019, 19 (2): 1216-1226.

[19] Zeng X, Wang Y, Han J, et al. Fighting against drug-resistant tumors using a dual-responsive Pt (Ⅳ)/Ru (Ⅱ) bimetallic polymer[J]. Advanced Materials, 2020, 32 (43): e2004766.

[20] He X, Xie J, Zhang J, et al. Acid-responsive dual-targeted nanoparticles encapsulated aspirin rescue the immune activation and phenotype in autism spectrum disorder[J]. Advanced Science, 2022, 9 (14): e2104286.

[21] 刘雨婷，王悦全，张申武，等. 小分子自组装纳米递药系统研究进展[J]. 药学学报，2023, 58 (3): 516-529.

[22] Li G, Sun B, Li Y, et al. Small-molecule prodrug nanoassemblies: an emerging nanoplatform for anticancer drug delivery[J]. Small, 2021, 17 (52): e2101460.

[23] Dong C, Zhou Q, Xiang J, et al. Self-assembly of oxidation-responsive polyethylene glycol-paclitaxel prodrug for cancer chemotherapy[J]. Journal of Controlled Release, 2020, 321: 529-539.

[24] Zheng Y, Ying X, Su Y, et al. Kinetically-stable small-molecule prodrug nanoassemblies for cancer chemotherapy[J]. International Journal of Pharmaceutics, 2021, 597: 120369.

[25] Zhao R, Zheng G, Fan L, et al. Carrier-free nanodrug by co-assembly of chemotherapeutic agent and photosensitizer for cancer imaging and chemo-photo combination therapy[J]. Acta Biomaterialia, 2018, 70: 197-210.

[26] Tian X, Wang P, Li T, et al. Self-assembled natural phytochemicals for synergistically antibacterial application from the enlightenment of traditional Chinese medicine combination[J]. Acta Pharmaceutica Sinica B, 2020, 10 (9): 1784-1795.

[27] Lin J, Pan Z, Song L, et al. Design and in vitro evaluation of self-assembled indometacin prodrug nanoparticles for sustained/controlled release and reduced normal cell toxicity[J]. Applied Surface Science, 2017, 425: 674-681.

第八章

纳米大分子药物递送系统

随着科技的不断进步，新一代的大分子治疗药物正逐渐展现出其优势，涵盖核酸、蛋白质、多肽、活细胞等。这些新型药物为疾病治疗带来了希望，但也带来了额外的挑战，特别是在稳定性（例如蛋白质和多肽）、按需的细胞内递送（例如核酸）以及生存能力和扩张（例如活细胞）等方面。为了应对这些挑战，必须采用合适的递送系统来完善给药策略（图 8-1，

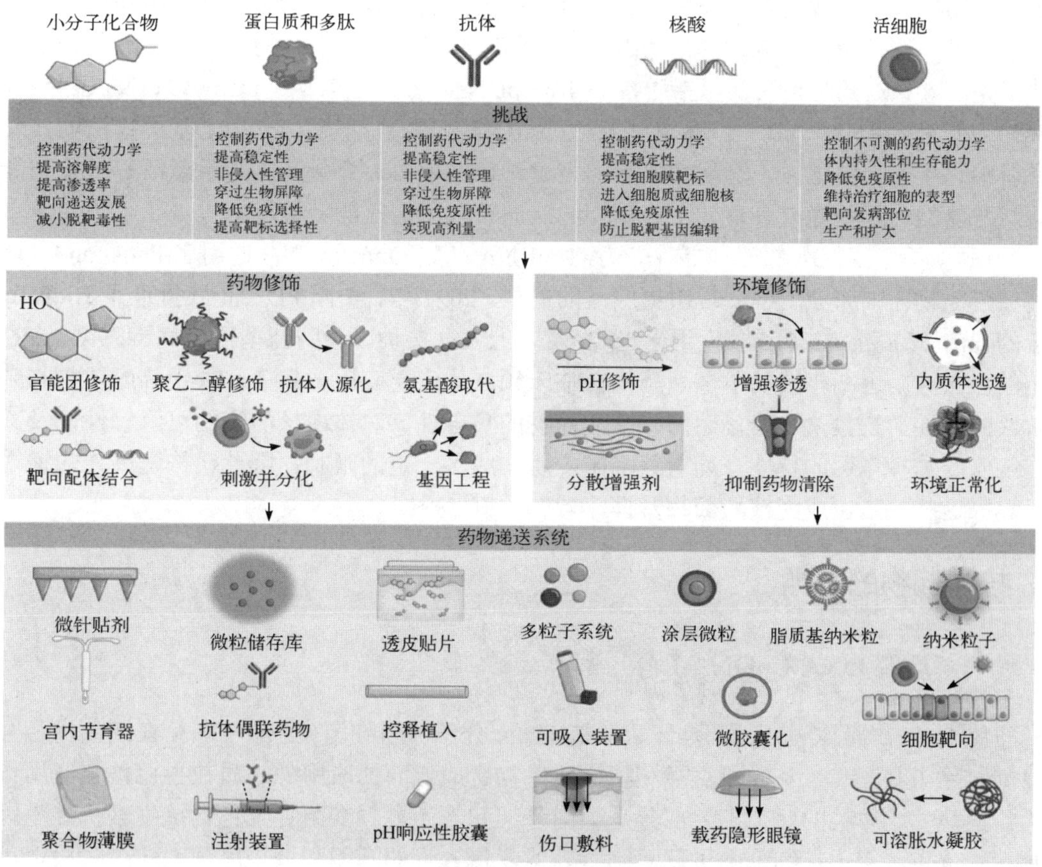

图 8-1　治疗模式和传递模式的分类

五代治疗药物[小分子化合物、蛋白质和多肽、抗体、核酸和细胞疗法（活细胞）]中的每一代都有其独特的递送挑战。这些挑战导致了递送模式的发展，以改善治疗功能；药物或其环境的修饰和药物递送系统的设计。无论治疗类别如何，药物递送系统都采用了一种或多种药物修饰或环境修饰策略

引用自 Nature Biomedical Engineering, 2021, 5(9): 951-967.

见文末彩插），以推动上述药物的临床转化和应用。本章将围绕基于纳米技术的核酸药物、蛋白质和多肽药物以及细胞及其衍生物的递送系统的发展与应用进行介绍和讨论。

第一节 核酸药物递送

学习目标

1. 掌握 核酸药物的分类及特点；核酸递送屏障；常见的核酸递送载体。
2. 熟悉 核酸在疾病治疗中的生物化学机制及其在药物中的应用。
3. 了解 核酸药物的临床治疗现状。

传统的小分子药物与抗体药物主要通过直接作用于蛋白质等靶标来发挥药效。然而，鉴于小分子药物和抗体药物在调控大量致病蛋白方面的局限性，其在某些疾病的治疗中呈现出一定的制约性。研究者们开始关注通过调节致病蛋白上游基因的表达，进而精确控制该蛋白的表达水平，这一策略通常被称为基因疗法。随着分子生物学研究的深入，核酸药物在基因疗法中扮演着核心角色，主要包括质粒DNA（pDNA）、信使RNA（mRNA）、反义寡核苷酸（ASO）、小干扰RNA（siRNA）和微RNA（miRNA）等。一般而言，用于基因疗法的核酸药物具备编码疾病相关蛋白、沉默特定基因表达、调节蛋白、介导基因转录激活等多重功能。这些特殊功能为那些尚未有有效治疗药物的疾病带来了治疗的新希望。

2018年，美国FDA批准了首个治疗性siRNA药物Onpattro™（通用名Patisiran），这标志着核酸药物在临床应用中展现出更广泛的前景。2021年，美国FDA正式批准了BioNTech/辉瑞的mRNA疫苗BNT162b2，用于16岁及以上人群接种以预防新型冠状病毒感染，mRNA疫苗的巨大成功进一步推动了核酸药物在临床领域的广泛应用。目前，处于临床前与临床研究阶段的核酸药物数量众多，然而，核酸药物的负电性、对体内核酸酶的可降解性以及其需要在细胞内发挥作用的特性，均对其临床应用构成了一定的限制。因此，构建高效的递送系统以克服这些缺陷，成为核酸药物发挥疗效的关键。

一、核酸药物的分类

（一）质粒DNA（pDNA）

质粒DNA，简称pDNA，是环状双链DNA分子，与细菌染色体DNA在细菌内相互独立复制。除了其在DNA片段克隆和蛋白质生物合成方面的应用外，质粒也已被广泛用作基因治疗的载体。质粒的两个主要部分是细菌骨架和表达盒。细菌骨架包含抗生素抗性基因和复制起始位点，用于在细菌中进行复制；表达盒包含目的基因和调控序列的转录片段，可以编码治疗性RNA或蛋白质，如果成功递送到靶细胞的细胞核，内源性细胞机制可以产生大量治疗性物质。pDNA需要进入细胞核才能发挥作用，这为构建核酸递送载体带来了进一步的挑战。一般可以通过去除细菌骨架形成微环或微载体来减小质粒大小，提高递送效率。然而，由于质粒和微型 DNA 载体在进入细胞核后不会整合到基因组中，因此这种外源基因的表达持续时间十分短暂，并且会随着时间的推移而减少，这种现象在细胞分裂时尤为突出。由于其高基因载量、低构建难度、低生产成本和强抗降解能力等特点，pDNA 仍被广泛应用于瞬时基因递送。

（二）信使 RNA（mRNA）

除了质粒 DNA（pDNA）外，mRNA 也能够实现在靶细胞中的瞬时基因表达。与 pDNA 相比，mRNA 能够在细胞质中进行翻译，而无须进入细胞核，这显著降低了其递送难度。因此，在非分裂细胞中，mRNA 比 pDNA 更容易表达。然而，mRNA 作为药物存在一个问题，即对核糖核酸酶（ribonuclease，RNase）的不稳定性。为了解决这一问题，科研人员致力于研究合成高抗降解性的 mRNA，并且已经取得了重大进展。合成的 mRNA 中包含天然 mRNA 的特征结构，如帽子结构、5'非翻译区和 3'非翻译区、编码区和多聚 A 尾，可以通过修饰这些结构来提高合成 mRNA 的稳定性。此外，外源 mRNA 还存在免疫原性，这可能会诱发机体的先天免疫反应，降低这种免疫原性的方法包括碱基结构改造（例如用尿苷取代 *N*1-甲基假尿苷）或进行 2'-O-甲基化。此外，mRNA 在基因编辑和基因组工程中也有广泛的应用。近年来，基因编辑技术逐渐成为一项广泛使用的生物技术，为各种疾病的治疗提供了另一种策略。CRISPR/Cas 系统使用可编程 DNA 核酸酶编辑基因组，通过针对某一基因组靶点，Cas9 mRNA 和单引导 RNA（single guide RNA，sgRNA）通过 sgRNA 与靶 DNA 之间的碱基配对而共传递，已被用于多种基因的基因编辑过程。

（三）反义寡核苷酸（ASO）

ASO 是一种长度约 20 bp 的单链寡核苷酸（oligodeoxynucleotides，ODNs），其功能为与靶标 mRNA 结合从而调控细胞内基因表达水平。当 ASO 通过碱基配对与 mRNA 结合时，生成的 RNA-DNA 杂交体可以被 RNase H 识别并降解，进而完成靶标 mRNA 的降解。此外，ASO 还可以阻断核糖体和切割蛋白与 RNA 的结合，进而阻断 mRNA 的翻译与前体 mRNA 的修饰，最终导致相应 mRNA 的表达下调。

（四）小干扰 RNA（siRNA）

siRNA 是一类长度为 20～27 个碱基对的双链非编码 RNA，通过 RNAi 途径（一种内源性抑制基因表达的生物过程）发挥作用，其前体为基因组中编码的长双链 RNA（double-stranded RNA，dsRNA）。这些长 dsRNA 被细胞质中 dsRNA 特异性 RNase（名为 Dicer）激活，切割成含 5'磷酸化末端和两个突出核苷酸的 3'羟基化末端的 siRNA 片段（大约 20～25 个核苷酸）。随后，RNA 诱导沉默复合物（RNA-induced silencing complex，RISC）和催化核心 Argonaute 2（AGO2）蛋白的复合物与 siRNA 结合，通过这种相互作用，siRNA 的反义链与特定靶标 mRNA 上的互补序列结合，而正义链从复合物中释放并被降解。当 siRNA 的反义链与 mRNA 序列完全互补结合时，进而诱发复合物的切割功能，导致 AGO2 内切酶将靶标 mRNA 切割成小片段，最终抑制 mRNA 翻译为功能蛋白。目前，研究人员正聚焦于设计合成能够靶向特定基因的 siRNA，进而拓展这种核酸分子在生物医学领域的应用，如开发基因靶向疗法。这些合成 siRNA 通过转染进入到细胞或器官后直接装载在 RISC-AGO2 复合物中，模拟 Dicer 的作用过程来切割目标产物，使靶标 mRNA 有效降解并抑制其翻译。

（五）微 RNA（miRNA）

真核细胞通过自身合成的 miRNA 与细胞质中的 RNAi 酶结合形成 RISC 来调节 mRNA 的翻译。当 miRNA 与 RISC 结合时，miRNA 与 mRNA 互补序列发生碱基互补配对，从而抑制 mRNA 的翻译或促进 mRNA 的降解。miRNA 的产生通常经过以下过程：①编码 miRNA 的基因在核内由 RNA 聚合酶Ⅱ激活，产生一个约 33 个核苷酸的茎环或短发夹结构，称为初级 miRNA（pri-miRNA）；②pri-miRNA 由 Drosha-DGCR8 复合物进一步加工成具有近 70 个核苷酸的前体 miRNA（pre-miRNA）；③pre-miRNA 通过输出蛋白 5 转移到细胞质中，然后被 Dicer 激活，最终形成具有 22 个核苷酸的成熟 miRNA。成熟的 miRNA 被 RISC-AGO2 识别并装载到该复合物中，最终通过其反义链与靶标 mRNA 的 3'非翻译区（3'UTR）结合（正义链被丢弃），从而使靶 mRNA 裂解，阻止其翻译。

二、核酸递送屏障

核酸药物在体内外的应用面临着一系列的细胞外和细胞内屏障，这些屏障会影响核酸药物的最终药效。因此，通常需要适当的递送系统来克服这些屏障。本部分将详细介绍递送系统所面临的一系列屏障。如图 8-2（见文末彩插）所示。

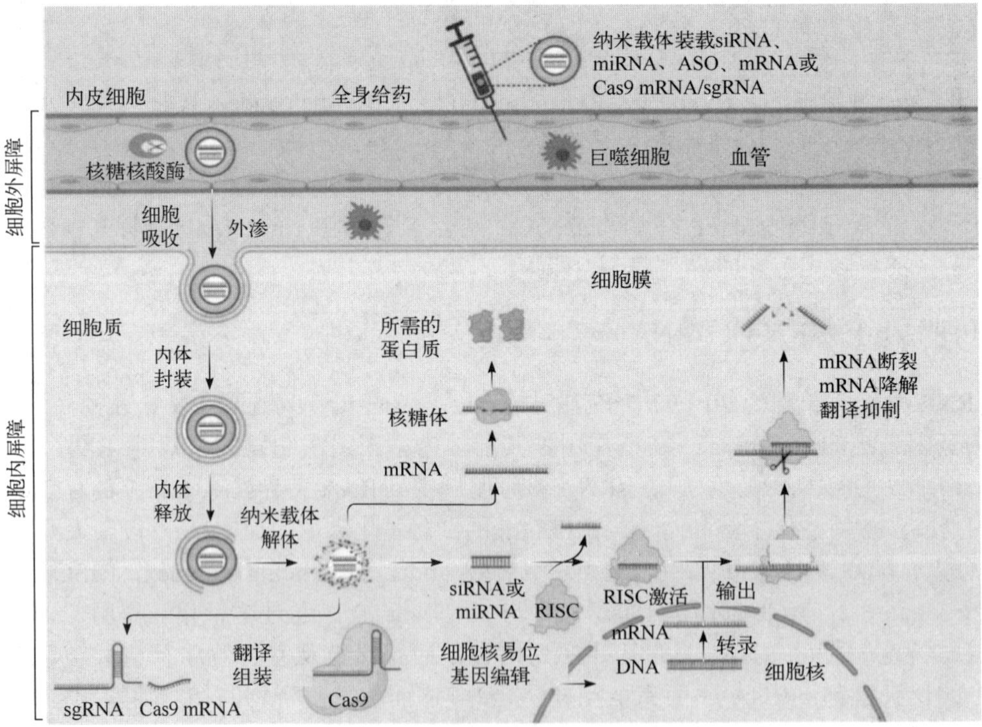

图 8-2　核酸药物递送的细胞外和细胞内屏障示意图

引用自 Chemical Reviews, 2021, 121(20): 12181-12277.

（一）细胞外屏障

核酸递送载体在不同的给药途径（静脉注射、局部应用和口服）中都需要克服多个生理屏障，例如网状内皮系统（reticuloendothelial system，RES）的清除。在较高的盐浓度下，阳离子复合物和 DNA 阴离子主链之间的静电斥力会被电解质屏蔽，导致载体的稳定性降低并发生聚集，无法准确定位到特定的组织，从而可能被 RES 清除。此外，核酸递送载体在全身递送时可能会被吞噬细胞吞噬、被核酸酶降解或引发经 Toll 样受体（Toll-like receptor，TLR）或细胞因子激活的免疫反应。在此，本部分将简要介绍这些细胞外递送障碍，包括血清诱导聚集、酶降解、免疫反应、器官靶向以及细胞毒性，并探讨规避的方法。

1. 血清诱导聚集

递送载体在体外或体内递送核酸时，血清诱导聚集是影响递送效率最重要的因素之一。血清中含有大量的蛋白质，这些蛋白质通过静电作用、疏水作用或其他方式吸附在载体表面，最终导致载体-蛋白质复合物发生聚集，从而极大地影响递送效率。递送核酸的纳米载体通常由阳离子脂质或聚合物组成，这种带正电荷的化合物会增强与血清中蛋白质、蛋白多糖和糖胺聚糖的复合作用，导致阳离子载体与其复合的核酸解离。

此外，当载体递送核酸进入血液后，它们会被 RES 识别，以白蛋白、脂蛋白和巨球蛋白为主的血浆蛋白与载体结合并激活免疫系统，将载体运送到肝脏或脾脏，最终清除载体。纳米递送载体与血清白蛋白的相互作用还可以改变其粒径和 Zeta 电位，影响其在体内的生物分布和器官特异性靶向。

有研究表明，高比例的血清（高达 50%）有望提高聚合物基因传递载体的转染效率。随着研究的不断深入，已经开发了许多对抗血清不稳定性的方法，例如在载体表面修饰聚乙二醇（PEG）、氟化物、含磷聚合物和其他亲水基团等。

2. 酶降解

裸露的 RNA 和 DNA 在体内会被血清中存在的核酸酶快速降解，为克服这一阻碍，可以对碱基呋喃糖或磷酸主链进行化学修饰。此外，采用局部注射的方式进行递送可以最大限度地减少循环时间，从而减少与血清白蛋白的接触，提高核酸的递送效率。然而，上述方法只在某些肿瘤的治疗中验证了其疗效，并未发现其普适性。研究发现，阳离子载体可以与核酸静电复合，进而避免核酸被核酸酶降解，并且通过对这些载体进行细胞特异性靶向修饰，可以将核酸递送到特定的组织。

3. 免疫反应

免疫系统是一种强大的细胞外屏障，在核酸递送载体进入生物体后会立即触发有效的非特异性防御机制。一方面，先天免疫系统的激活会导致血管内皮细胞和血小板的募集、炎症细胞因子的产生以及巨噬细胞的死亡。另一方面，外源物质进入体内会导致适应性免疫系统被激活，触发特异性免疫反应，从而清除体内循环中的载体-核酸复合物。长期以来，PEG 一直被视为具有“生物相容性”的材料，但有报道表明，PEG 会引发加速血液清除（accelerated blood clearance，ABC）效应（即药物第二次进入体内后比第一次进入体内后的清除速度更快），以及补体激活相关的假性过敏反应（complement activation-related pseudoallergy response，CARPA）。

免疫系统的激活会在体内产生许多副作用，包括 TLR 介导的炎症反应和细胞因子释放引起的毒性。此外，改变递送载体的化学成分、纳米颗粒的大小、聚集形态、形状和电荷可能会引发免疫系统的不同反应。因此，提高核酸递送载体的安全性，降低甚至避免免疫反应的发生，对于载体设计提出了新的挑战。

4. 器官靶向

遗传物质在体内分布不均匀，例如，纳米粒在进入体循环后主要分布在肝脏中，这是由于肝脏中存在 RES 的关键结构——肝窦内皮细胞，体循环中的纳米粒主要在此进行清除。此外，肝脏还负责代谢外源物质。因此，将核酸递送载体靶向到肝脏以外的器官是一个相当大的挑战。现有策略一般是通过调整脂质体的表面电荷分布，进而将核酸有效地递送到肝外器官。

虽然核酸递送载体的局部给药治疗降低了靶向器官的难度，但仍然存在操作困难的问题。例如，骨骼肌组织可进行肌内注射，但由于骨骼肌组织高度血管化，通常会被其他类型的细胞（内皮细胞、上皮细胞和外胚细胞）包围，这使得核酸难以递送到目标组织。因此骨骼肌经常以局部注射或电穿孔的方式来促进转染，但由于平滑肌层和血管太薄，无法保证注射的准确性。

器官靶向性是载体设计的另一大挑战，需要严格控制递送载体的物理和化学性质。通过改变载体的性质（如粒径和电荷）或修饰靶向配体来提高载体的靶向性。核酸递送载体还需要避免与血清中蛋白质发生非特异性相互作用，同时需要增强与细胞的特异性结合来提高靶向作用。

5. 细胞毒性

细胞毒性是核酸递送载体的一个关键性能指标。理想的核酸递送载体必须实现转染效率最大化和细胞毒性最小化，否则，较高的细胞毒性可能导致患者组织或器官损伤。然而，高效的递送载体通常表现出较高的细胞毒性。因此，多数核酸递送载体试图在提高转染效率和降低细胞毒性之间取得良好的平衡。阳离子载体与带负电荷的细胞膜和蛋白质相互作用是产生细胞毒性的主要原因，例如，阳离子聚乙烯亚胺（PEI）聚合物根据其分子量、分子长度、膜渗透性和线粒体相互作用的不同会表现出不同程度的细胞毒性。线粒体去极化会破坏细胞的氧化还原稳态，因此聚合物递送载体引发的细胞毒性机制与线粒体完整性密切相关。如果在阳离子聚合物中修饰亲水基团（如 PEG 等基团），由于它们的核渗透性较低，可以达到降低转染期间毒性的目的。

（二）细胞内屏障

递送 RNA 的载体只需要到达细胞质就能发挥其治疗功能，而递送质粒和基因编辑的遗传物质必须进入到细胞核内发挥治疗作用。递送核酸至细胞的不同位置，需克服的细胞内障碍不尽相同。

细胞摄取负载核酸的纳米载体进入细胞质会涉及许多不同的途径，如网格蛋白介导的内吞作用、小窝蛋白介导的内吞作用和巨胞饮作用。核酸递送载体必须在溶酶体形成之前从核内体中“逃逸”，否则核酸-载体复合物就会被酶降解。研究人员提出了内体“逃逸”的两种主要机制，包括质子海绵效应和非层状相变过程中融合特性引起的脂质翻转。在核内体成熟过程中，核内体环境由中性变为弱酸性（早期核内体 pH 约 6.3；晚期核内体 pH 约 5.5；溶酶体的 pH 约 4.7），使载体的阳离子部分质子化，含质子化可电离脂质或阳离子脂质的载体在酸化后可呈倒六方（HⅡ）相，并迅速与阴离子核内体膜融合，破坏阴离子囊泡膜的稳定性，从核内体中“逃逸”，将核酸释放到细胞质中，使其在细胞质中发挥作用。加入辅助脂质，如二油酰磷脂酰乙醇胺（1,2-dioleoyl-sn-glycero-3-phosphoethanolamine，DOPE），可以通过质子化后的构象变化和加快内体膜相变，来促进脂质纳米颗粒的内体融合和内体“逃逸”。

对于一些核酸药物来说，内体“逃逸”的时机也是需要考虑的重要因素。较大的 DNA 通过扩散到达细胞核的能力较差，因此远离细胞核的内体“逃逸”不利于 DNA 进入细胞核发挥治疗作用。小的寡核苷酸可以有效地在细胞质中扩散，但大于 250 bp 的 DNA 在细胞质中的扩散受到高度限制，大于 3000 bp 的质粒在细胞质中几乎静止不动。因此，在递送 DNA 时，DNA-载体复合物既需要在核内体中停留更长的时间以利于向细胞核运输，又不能让其被溶酶体系统降解。

三、核酸递送载体

为了克服上述核酸药物递送中的细胞外和细胞内屏障，研究人员开发了基于病毒载体和非病毒载体等核酸药物递送系统。

（一）病毒载体

病毒载体利用转基因病毒（如腺病毒或慢病毒）作为高效的核酸递送系统，将核酸送入细胞内。以腺相关病毒（adeno-associated virus，AAV）载体为例，AAV 载体被宿主细胞表面的糖基化受体识别后，通过网格蛋白介导的内吞作用内化载体，在胞浆中进行运输，内体“逃逸”后，AAV 载体被转运至细胞核内，载体被降解并释放核酸。病毒载体在核酸递送方面具有诸多优点，包括高效的基因转导和长时间的基因沉默或表达。然而，病毒载体也存在一些限制，如安全性问题、高昂的生产成本以及大规模制备的困难，这些都阻碍了其广泛应用。临床前研究揭示了一些潜在的风险，如将病毒基因组插入宿主基因组、免疫原性反应以及可能诱发致癌活性。截至目前，尚未有基于病毒载体递送的核酸药物获得 FDA 批准用于临床应用。因此，这些限制促使研究人员致力于开发更安全有效的非病毒基因递送载体。

（二）非病毒载体

1. 聚合物及其衍生物

聚合物和基于聚合物的纳米载体是常见的非病毒核酸递送系统。通过改变聚合物的电荷、可降解性以及分子量等特性，可以改变聚合物载体核酸递送的效率。聚乳酸-羟基乙酸共聚物[poly（lactic-co-glycolic acid），PLGA]是常用的聚合物载体之一，已经被 FDA 批准用于递送小分子药物，但尚未被批准用于核酸的递送。在中性 pH 条件下，PLGA 不带电荷，无法与核酸静电复合。因此，为了利用 PLGA 作为核酸递送载体，研究人员引入阳离子基团修饰 PLGA 纳米粒（如壳聚糖），经过修饰的聚合物载体可在小鼠体内高效递送 siRNA。

如图 8-3 所示，含有阳离子氨基基团的聚合物，例如 PEI 和多聚赖氨酸（poly-L-lysine，PLL），可以在质子化后带正电荷，与核酸分子静电复合并将其递送进入细胞。然而，未经修饰的 PEI 和 PLL 的体内耐受性很差，且 PEI 的毒性随分子量的增加而增强。因此，为提高 PEI 和 PLL 的耐受性并实现高效的体内递送效果，已有研究对其进行化学修饰。例如，PEG 修饰的 PEI 纳米颗粒可以用于将 mRNA 递送至肺部的免疫细胞，环糊精-PEI 结合物已被用于体内递送 mRNA 疫苗。此外，用 PLL 对氧化铁纳米粒进行表面修饰，可将基因递送到小鼠的中枢神经系统。

另一类阳离子聚合物是聚 β-氨基酯[poly（beta-amino ester），PBAE]，由氨基单体与二丙烯酸酯偶联而成。PBAE 含有阳离子氨基基团以及可生物降解的酯键，与 PEI 和 PLL 相比，其生物可降解性更好、细胞毒性更低。早期的研究使用迈克尔加成反应合成了数百种不同性质的 PBAE，并评估了这些纳米粒的核酸递送效果。研究人员通过研究这些 PBAE 的结构对递送效果的影响并对其进行改良设计。最初的研究表明，递送效率高的聚合物几乎都是疏水的，结构中含有一元醇或二元醇侧链基团以及线性的二仲胺。基于该设计标准的后续研究表明，递送效率高的 PBAE 结构都是由氨基醇构成的，其化学结构相似。这些研究明确了高通量化学合成后通过高通量筛选出高效的核酸递送效果的可行性，高通量筛选已被应用于其他纳米颗粒的筛选。PBAE 聚合物已被用于雾化后递送 DNA 至肺部细胞、鼻腔内递送 mRNA 以及递送 siRNA 至人源胶质母细胞瘤小鼠模型。最近，研究人员还利用基于 PBAE 的聚合物递送 mRNA，并通过雾化吸入在小鼠和仓鼠模型中治疗严重急性呼吸综合征冠状病毒 2 型（SARS-Cov-2）感染。此外，研究人员合成了脂质-聚合物杂化材料，并发现在 PBAE 中添加脂质可以改善其血清稳定性并提高递送效率。

用于核酸递送的另一类聚合物是树枝状大分子，它由从中心核心分子散发的一定数量的支化单体组成。含有阳离子基团的树枝状大分子，如聚酰胺-胺（polyamindoamine，PAMAM）和 PLL，能够与核酸形成复合物并将其递送到细胞内。研究者对基于树枝状大分子的核酸递送进行了广泛的研究，例如向中枢神经系统递送 RNA、进行肌内注射的埃博拉病毒和 H1N1 病毒的疫苗治疗、向肝内皮细胞递送 siRNA 等。此外，可以对树枝状大分子的结构进行修饰，防止核酸酶的降解并增强内体“逃逸”效果。

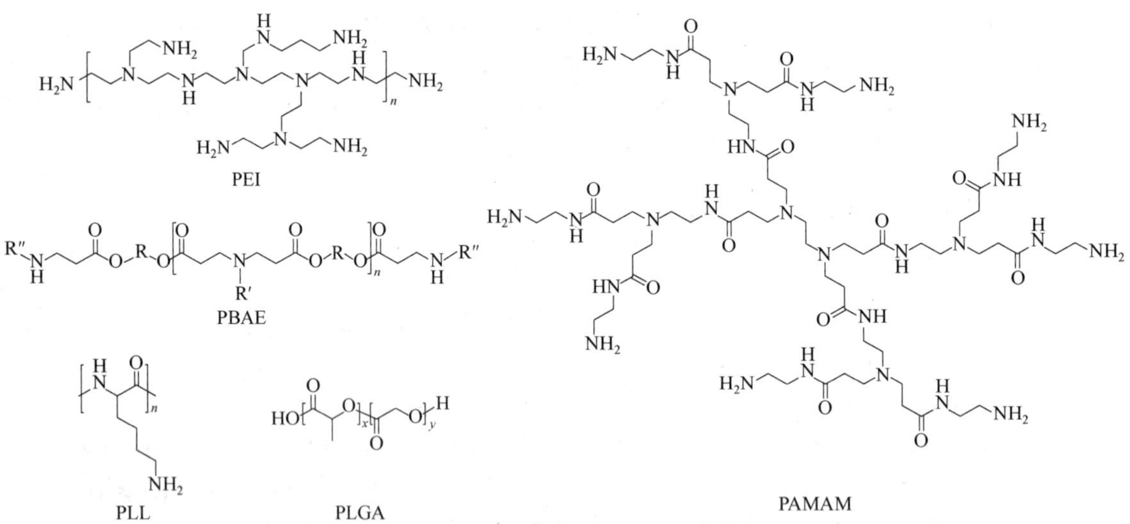

图 8-3　部分聚合物的结构

2. 脂质及其衍生物

基于脂质的纳米递送系统是使用最广泛的非病毒核酸载体之一，在体液中能够形成稳定的纳米结构，与带负电荷的内体膜融合，从而能够有效地递送核酸。脂质是一种两亲性分子，含有一个亲水的头部基团、一个疏水的尾部区域以及两者之间的连接基团。基于脂质的纳米递送系统通常含有其他脂质成分，如磷脂、胆固醇和PEG脂质，如图8-4所示。这些纳米颗粒之间的主要差异取决于它们所含的脂质成分和制备方法。基于脂质的纳米递送系统已经在临床上得到应用或正在进行临床评估，用于治疗遗传性疾病（例如囊性纤维化和丙酸血症）以及实体瘤，如Onpattro™已获得FDA批准，另外，在SARS-Cov-2疫苗批准后，脂质纳米递送系统在临床上处于基因治疗的前沿。

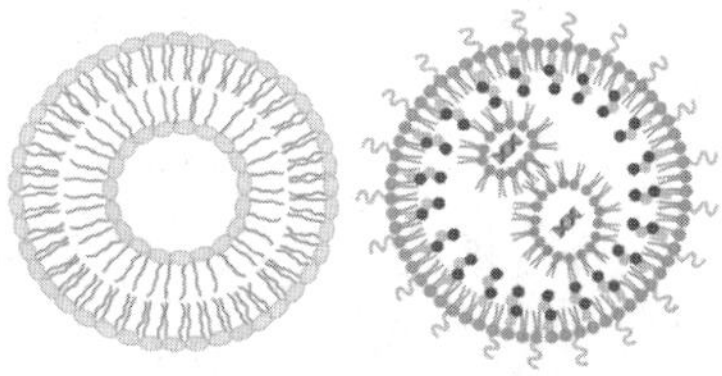

图8-4　脂质体和脂质纳米粒的结构示意图
引用自Nature Reviews Genetics, 2022, 23(5): 265-280.

（1）脂质体（liposomes）　脂质体由磷脂和稳定剂（例如胆固醇）组成，具有头部极性基团和尾部非极性基团，因而具有两性特性，能够自发形成囊泡结构。阳离子脂质，如二油酰丙基氯化三甲铵（DOTMA）、(2,3-二油酰基-丙基)-三甲基铵-氯盐（DOTAP）和两性离子脂质DOPE，通常用来制备阳离子脂质体，利用阳离子脂质与带负电荷的核酸之间的静电作用从而提高包封率。粒径较小的脂质体（≤100 nm）更有可能避免被吞噬细胞摄取。阳离子纳米颗粒表面的正电荷可能与血清白蛋白非特异性结合并引发免疫刺激，进而产生毒性。因此，PEG化阳离子脂质体已被开发作为一种替代方案。脂质体的制备方法主要包括薄膜水化法、溶剂注入法和逆相蒸发法，这些方法可以提高药物的封装率、减小颗粒尺寸并增强稳定性。尽管脂质体作为核酸递送载体具有显著优势，但其复杂的生产方法（如溶剂注入法）需要使用有机溶剂，这可能会对大规模生产产生影响。

（2）脂质纳米粒（lipid nanoparticle，LNP）　LNP（直径50～100 nm）通常包含阳离子或可电离脂质、胆固醇、磷脂和PEG脂质。FDA批准的LNP含有的以上四种基本成分结构如图8-5所示。

可电离脂质在保护核酸免受RNase降解方面发挥关键作用。此外，辅助脂质（如磷脂和胆固醇）能够提高制剂稳定性、促进膜融合。研究表明，需要大约30～40 mol%的辅助脂质才能有效地将siRNA包封在LNP中。PEG脂质由亲水性PEG聚合物与疏水性脂质结合组成，这些成分可以改善LNP的循环半衰期和稳定性，防止其被清除。低分子量的PEG脂质能够减少蛋白质的非特异性吸附，并增强其与靶向受体的特异性结合。此外，PEG脂质的含量还会影响LNP的粒径大小。例如，研究人员通过改变PEG脂质的含量（0.25～5 mol%）获得了粒径大小为27～117 nm的负载siRNA的LNP。

与脂质体不同，LNP能够在颗粒核心形成胶束结构。此外，与脂质体相比，LNP具有更好的动力学稳定性和刚性结构，大规模的商业化制备方法可以获得更均一的LNP。可电离的LNP在生理pH下近中性，在低pH的条件下，可电离脂质上的氨基质子化并带正电荷，从而与核酸中带负电荷的磷酸基团静电结合，之后调节至中性或生理pH，以便进行治疗性给药。体内注射后，可电离的LNP可以从血液中渗入到靶组织，然后吸附到细胞表面，并通过内吞作用进入细胞。带正电荷的可电离脂质有助于内体“逃逸”，并与带负电荷的内体膜相互作用，使内体不稳定并促进核酸释放。

在LNP系统中负载核酸（例如siRNA、mRNA和pDNA）的制备方法需要根据LNP中脂质的组成成分和摩尔比进行微调。此外，可以将配体（如叶酸和转铁蛋白）连接到LNP的表面上来制备靶向LNP，使其识别和结合细胞上的特定受体。

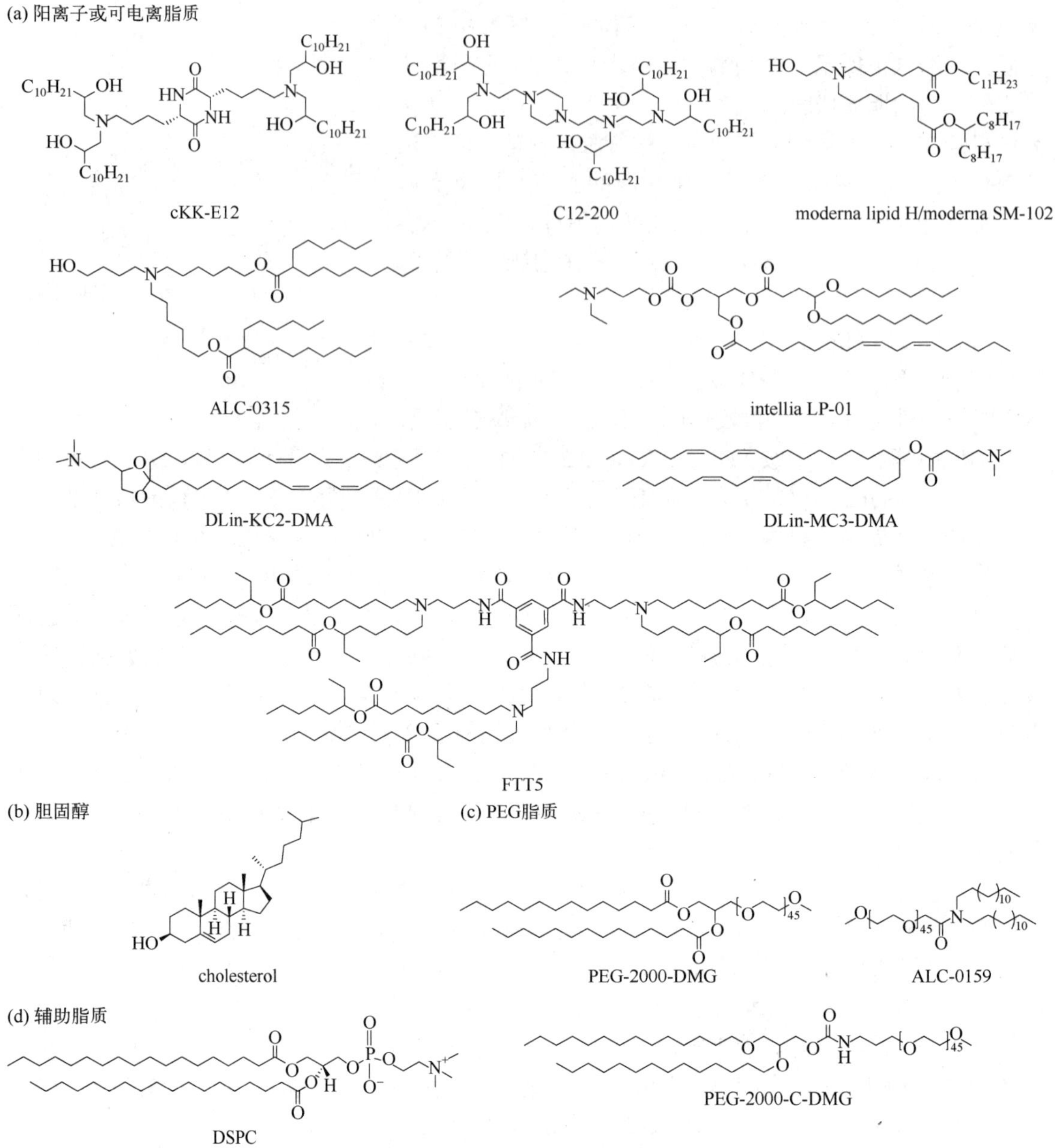

图 8-5　FDA 批准的关于 LNP 的四种基本成分结构式

制备 LNP-核酸复合物的方法包括缓冲液透析和乙醇注入。利用快速混合的方法将制备纳米颗粒和包封核酸结合到一个步骤中，提高了 LNP 的均一性，且制备工艺简单。T 型混合技术是一种可完全规模化生产的方法，制备的 LNP-核酸复合物均一性好，且包封率大于 90%。最近，研究者基于快速混合技术设计了两种微流控混合方法。流体动力学聚焦是一种连续流动技术，用于以可重复和可扩展的方式制造 LNP。最常用的交错人字形混合技术，可以改善对混合过程的控制，缩短混合时间。前面提到的所有方法都允许含有脂质成分的有机相与含有核酸的水相快速混合，提高核酸的包封率。通过控制微流控操作参数，例如流速比或总流速，可以精确地制备特定粒径大小的 LNP。

科学家们研究了基于脂质的递送系统与核酸复合后的结构，并证明脂质结构改变了 LNP 与细胞相互作用的方式。由于脂质结构影响核酸递送，并且脂质可以通过基于迈克尔加成反应、环氧化物或醇的反应进行化学合成，科学家们建立了数十到数千个化学结构上不同的脂质递送系统的数据库。其中许多脂质集中在改善小鼠肝细胞的 siRNA 递送上，通过合理的脂质结构设计，将小鼠体内肝细胞基因沉默所需的剂量从约 1.0 mg/kg 减少至 0.002 mg/kg。在非人灵长类动物中递送 LNP-siRNA 的关键脂质包括：C12-200，一种通过环氧化物和胺化学合成的化合物；cKK-E12，一种多肽类脂质化合物；DLin-KC2-DMA，一种通过合理设计筛选的可电离脂质；DLin-MC3-DMA，在 FDA 批准 siRNA 药物 Onpattro™中用于治疗转甲状腺素蛋白淀粉样变性（hATTR）。

LNP 还将 mRNA 递送到小鼠、非人灵长类动物和人类的肝脏。利用先前开发的用于 siRNA 递送的 LNP 来递送 mRNA，例如，在小鼠中，用 cKK-E12、C12-200 和 DLin-MC3-DMA 制备的 LNP 将 mRNA 输送到肝脏。已报道的新型脂质，例如 LP01、Lipid H 和 FTT5 也将 mRNA 递送到小鼠肝脏。由阳离子或可电离脂质、PEG 脂质、胆固醇和二硬脂酰基磷脂酰胆碱（DSPC）制备的 LNP 将编码碱基编辑工具 CRISPR/Cas9 的 mRNA 和靶向 PCSK9 蛋白（Kexin 样前转化酶枯草杆菌蛋白酶家族的第 9 个成员）的小向导 RNA（small guide RNA，sgRNA）共同递送到非人灵长类动物的肝脏并产生持续治疗作用。给药一次可以持续沉默 PCSK9 蛋白数月。此外，有研究表明抗体或 siRNA 介导的 PCSK9 蛋白的长期沉默对人类心血管疾病具有高效的治疗效果。

大多数临床前研究已经评估了阳离子或可电离脂质的结构如何影响核酸递送，但其他三种成分也会影响核酸递送。通过改变 LNP 中胆固醇、PEG 脂质或辅助脂质的组成和比例，可以将核酸靶向递送到不同器官中，如有研究将 siRNA 递送到小鼠和非人灵长类动物的肺和心血管内皮细胞中；通过静脉注射途径将 siRNA、sgRNA 或 mRNA 靶向递送至骨髓、肝或脾内皮细胞或通过雾化吸入方式将 mRNA 递送至肺上皮细胞。此外，通过改变 PEG 脂质的结构或其摩尔比能够改变 LNP 在小鼠体内的药代动力学、肝脏 siRNA 递送效率。

PEG 脂质中的 PEG 和脂质部分都会影响其与 LNP 和与细胞之间的相互作用方式。PEG 脂质中的脂质部分将 PEG 脂质固定到 LNP 中，而亲水性 PEG 部分与血液中的水相互作用，从而产生类似于其他 PEG 化纳米药物的屏障。虽然大多数 LNP 都是用未经修饰的胆固醇制备的，目前已经证明可以通过使用氧化的胆固醇、酯化的胆固醇或胆固醇类似物如植物甾醇来改善细胞和小鼠体内的 LNP 递送。尽管胆固醇介导的改善核酸递送的机制尚不清楚，但将修饰后的胆固醇加入 LNP 中可以改变其结构。此外，研究人员已经证明，用其他脂质代替 DSPC 可以促进 LNP 递送到脾脏或肺部。通过在 LNP 中添加另一种脂质，将 LNP 从四组分系统变为五组分系统，可以将 LNP 靶向至肺和脾脏，这一过程被称为选择性器官靶向（selective organ targeting，SORT）。LNP 还可以向小鼠的造血干细胞和祖细胞递送 mRNA，以期开发体内造血干细胞靶向疗法。

3. 无机纳米颗粒

目前已经研究了用于核酸递送和成像的无机纳米颗粒，包括金纳米颗粒（gold nanoparticles，Au NPs）、介孔二氧化硅纳米颗粒（mesoporous silica nanoparticle，MSN）和氧化铁纳米颗粒（iron oxide nanoparticles）（图 8-6）。它们可以被设计成具有特定的尺寸、结构和几何形状的递送系统。在无机纳米颗粒中，金纳米颗粒和氧化铁纳米颗粒通常被认为是无毒的纳米材料。研究表明，无机纳米颗粒可以刺激或抑制免疫反应，它们与免疫系统的相容性在很大程度上取决于其表面化学性质。纳米颗粒的粒径、溶解性和表面修饰对其生物相容性以及其在生物中的应用有影响。因此，必须在实验中测试纳米颗粒与生物的相互作用，并对纳米颗粒进行修饰，以获得与细胞的最佳生物相容性。

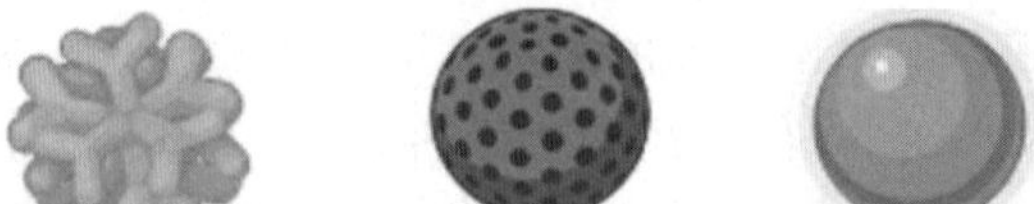

图 8-6　无机纳米颗粒示意图

引用自 Advanced Drug Delivery Reviews, 2022, 182: 114113.

（1）Au NPs　Au NPs 具有独特的光学性质，制备简单，表面可被功能化。核酸链通过硫醇基团与 Au NPs 核心（通常为 13～15 nm）共价连接。这一系统用于递送 DNA 和 siRNA，它们可以直接连接到 Au NPs 核心或经聚合物修饰的 Au NPs 核心。Au NPs 金表面可以通过交替包裹阴离子核酸和聚阳离子（如 PEI 或 PAMAM）或添加靶向配体，使纳米颗粒与细胞表面受体发生特定相互作用并结合。为使纳米颗粒有效靶向至配体，需要考虑配体的长度、密度、疏水性和亲和力，并进行优化。

（2）氧化铁纳米颗粒　氧化铁纳米颗粒（由 Fe_3O_4 或 Fe_2O_3 组成）在一定尺寸下具有超顺磁性，应用于热疗法和作为递送载体。其中磁性 Fe_3O_4 是目前唯一被 FDA 应用于临床的磁性纳米材料。超顺磁性的功能化可防止磁性纳米粒聚集并保护其表面免受氧化，还可以通过结合药物和靶向配体，从而避免 RES 并减少非特异性靶标。表面修饰的阳离子氧化铁纳米颗粒通过静电相互作用递送带负电的核酸。例如，脂类包覆的氧化铁纳米颗粒（50～100 nm）显示出良好的 siRNA 递送效果。

四、临床已上市药物及相关评价

在临床前研究中，必须根据生物医学的需求设计核酸递送载体。为了将核酸药物的应用从临床前研究转移至临床研究，核酸药物的储存条件、安全性和符合 GMP 规范等因素至关重要。基因疗法在治疗各种疾病方面取得了重大突破，一系列基于核酸递送的药物已被批准用于治疗不同类型的疾病，表 8-1 列出了临床获批的基于核酸递送的代表性药物。

表 8–1　临床已批准使用的代表性核酸药物

药物名称	获批年份	治疗适应证
	ASO	
米泊美生（mipomersen）	2013	家族性高胆固醇血症
依特立生（eteplirsen）	2016	杜氏肌营养不良
诺西那生（nusinersen）	2016	脊髓性肌萎缩
伊诺特森（inotersen）	2018	遗传性转甲状腺素蛋白淀粉样变性病
戈洛迪森（golodirsen）	2019	杜氏肌营养不良
沃兰奈生（volanesorsen）	2019	家族性乳糜微粒血症综合征

续表

药物名称	获批年份	治疗适应证
	siRNA	
帕替西兰（patisiran）	2018	遗传性转甲状腺素蛋白淀粉样变性病
吉伏司兰（givosiran）	2019	急性肝卟啉病
鲁玛司兰（lumasiran）	2020	Ⅰ型原发性高草酸尿症
英克司兰（inclisiran）	2020	高胆固醇血症或混合型血脂症
	mRNA	
BNT162b2	2020	COVID-19 疫苗
mRNA-1273	2020	COVID-19 疫苗

注：引用自 Chemical Reviews, 2021, 121(20): 12181-12277.

递送核酸药物的制剂特性需要严格筛选以满足所需的应用。例如，由于不同的生物分布特征，LNP-mRNA 制剂作为疫苗需要与作为治疗药物相比有不同的特性来达到最佳的治疗效果。疫苗需要与免疫细胞相互作用，而治疗药物则针对特定的器官。因此，LNP-mRNA 制剂应根据生物医学需求进行设计。为了将基因治疗性药物从临床前研究转化到临床，除了存储条件和安全性等因素外，《药品生产质量管理规范》（GMP）对于确保药物质量和治疗效果至关重要。下面将以 LNP-mRNA 制剂为例进行介绍。

（一）稳定性和储存

制剂的储存条件是临床转化的重要考虑因素，储存条件（水、冷冻和冻干储存）和冷冻保护剂的类型（蔗糖、海藻糖或甘露醇）的不同会影响制剂的长期稳定性。例如，在 LNP-mRNA 制剂中添加 5%蔗糖或海藻糖，储存在液氮中，可在体内维持至少 3 个月的 mRNA 递送效果。已经获批的 COVID-19 mRNA 疫苗都是在冷冻条件下加入蔗糖储存的。mRNA-1273 储存在−15～−20℃，解冻后直接注射，而 BNT162b2 储存在−60～−80℃，注射前需要解冻并用生理盐水稀释。欧洲药品管理局根据新的稳定性数据批准 BNT162b2 在−15～−25℃下储存 2 周。虽然冷链运输可以保持疫苗活性，但开发不需要冷藏或冷冻储存的 LNP-mRNA 制剂不仅可以降低生产和运输成本，而且还可以加快疫苗接种过程。因此，研究影响制剂长期储存的因素十分重要。

（二）安全性

制剂的安全性与递送载体的组成和核酸分子有关。病毒递送载体在体内递送核酸时可能会诱发免疫原性反应，产生致癌作用。在非病毒递送载体中，脂类成分可在全身或局部给药后激活机体免疫反应，例如，PEG 脂质可通过刺激补体系统诱导超敏反应。此外，抗 PEG 抗体可以产生加速血液清除效应，使得随后给药的 PEG 化纳米颗粒在全身快速清除，改变其生物利用度和生物分布，从而引起副作用。为了改善这一问题，许多天然聚合物和合成聚合物已被研究作为 PEG 的替代品，其中一些正在临床试验中进行评估。据报道，阳离子或可电离脂质可刺激促炎性细胞因子和活性氧（ROS）的分泌。脂质材料的细胞毒性也是一个安全问题，这取决于药物剂量、脂质性质和细胞类型。据报道，由于材料的细胞毒性和促炎因子的分泌，在体内应用 LNP 会诱发啮齿动物的肝和肺损伤。为了提高 LNP 的生物相容性，可以使用可生物降解的脂质。

体外转录 mRNA（in vitro transcription mRNA，IVT mRNA）诱导细胞免疫和体液免疫可能有利于疫苗接种，但也可能会影响生物体的安全性。然而，对 IVT mRNA 的免疫应答也可能抑制抗原表达，并对疫苗效果产生负面影响。此外，免疫激活对于递送某些 mRNA 是不利的，例如蛋白质替代疗法和基因组编辑。为了尽量减少 mRNA 的免疫原性，通常采用两种方法。①对特定的 IVT mRNA 核苷酸的化学修饰，比如假尿嘧啶（ψ）和 *N*1-甲基假尿嘧啶（m1ψ）可以减少外源 mRNA 翻译的先天免疫感应。②色谱纯化可以去除 IVT mRNA 制备中的双链 RNA（一种病毒基因组的类似物），降低免疫激活并提高翻译效率。COVID-19 疫苗 mRNA-1273 和 BNT162b2 中使用的 IVT mRNA 分子是通过用 m1ψ替换尿苷制备的，并对其序列进行了优化，以编码一个稳定的融合前刺突蛋白，该蛋白由两个关键的脯氨酸取代。

（三）GMP

制备线性 DNA 模板是 GMP 生产 mRNA 的第一步。首先，以 DNA 为模板，在 RNA 聚合酶和三磷酸核苷的作用下体外转录 mRNA，剩余的 DNA 模板被脱氧核糖核酸酶（DNase）除去，并通过化学或酶法封端 mRNA 分子。最后，通过微球沉淀法或色谱法纯化 mRNA，以便除去酶、游离核苷酸、截断的核酸片段和双链 RNA。纯化的 mRNA 在存储缓冲液中溶解、过滤、杀菌并冷冻后长期储存。为了提高 mRNA 的稳定性和翻译效率，研究人员探索了各种方法来优化其结构。

在过去的研究中，LNP-核酸制剂是通过薄膜水化法、逆相蒸发法和其他方法得到的，通过挤压技术进一步均匀化脂质纳米颗粒的粒径。现在，LNP-mRNA 制剂一般通过快速混合得到，该技术制备简单，包封率高，粒径分布均匀。由于 mRNA 容易降解，因此，制剂缓冲液不应被任何 RNase 污染。进一步纯化 LNP-mRNA 制剂以去除有机溶剂和残留成分，最终的 mRNA 浓度可以通过浓缩进一步提高。然后，对过滤和冷冻的 LNP-mRNA 制剂进行一系列 GMP 标准测试，包括物理参数评估（如 mRNA 包封率、粒径、电位）、药典测试（如无菌性、细菌内毒素、颗粒物、渗透压）和其他质量测试。

思考题

1. 在细胞质中发挥作用的核酸都有哪些？
2. 简述核酸药物的类型及其作用特点。
3. 简述各种核酸递送载体的优缺点。
4. 简述脂质体或 LNP 的组成及作用。
5. 简述核酸药物临床转化的注意事项。
6. 简述在临床中如何保证核酸药物的安全性。

第二节　蛋白多肽类药物递送

学习目标

1. 掌握　蛋白多肽类药物定义及优点；蛋白多肽类药物注射、口服给药途径的屏障。
2. 熟悉　蛋白多肽类常见药物；蛋白多肽类药物肺部、经皮给药途径的屏障。
3. 了解　蛋白多肽类药物目前发展趋势；蛋白多肽类药物黏膜给药途径的屏障。

近年来，蛋白质和多肽类药物的发展进展迅速，在各种疾病治疗中应用广泛。蛋白多肽类药物是指用于预防、诊断和治疗的多肽和蛋白质类物质，在生物技术药物领域十分重要，也是目前治疗各种疾病的主要手段之一。目前，FDA 已批准超过 60 种多肽用于各种适应证，而且这一趋势还在显著增长。单克隆抗体（mAbs）是蛋白多肽类药物中最主要的类型。与传统小分子药物相比，蛋白多肽类药物具有更好的安全性、靶点特异性和生物可降解性，在临床应用中受到广泛关注。

蛋白质在所有生物中扮演着至关重要的角色，并且具有治疗各种疾病的巨大潜力。那些具有治疗效果的蛋白质药物拥有许多优点，包括高效的特异性、优异的生物可降解性以及良好的生物相容性，因此备受新药研发者关注。此外，在应对细菌多重耐药性方面，蛋白质药物相较于小分子药物展现出更为卓越的疗效。目前，借助 CRISPR 等技术对蛋白质结构进行精确编辑，加速了蛋白质药物在疾病治疗领域的发展，进一步推动了制药行业的进步。

目前，蛋白多肽类药物被广泛应用于疾病的预防和治疗。其中，最为人熟知的蛋白质药物之一便是乙型肝炎疫苗，自 1982 年面市以来一直在使用。该疫苗由乙型肝炎表面抗原组成，通过激发人体免疫反应来达到预防效果。另一个常见的蛋白多肽类药物是胰岛素，用于治疗糖尿病。治疗性蛋白质和抗体还被用于治疗各种严重疾病，如艾滋病和癌症。这些例子展示了治疗性蛋白质和抗体在医学上的不同应用，并说明了它们在特定疾病的预防或治疗方面的作用。

一、蛋白多肽类药物给药屏障

蛋白质具有高分子量、强亲水性、易变性和代谢，以及穿越疏水性细胞膜的能力较弱等特点，因此在到达体内特定部位并发挥作用方面存在一定困难。目前，注射是蛋白多肽类药物主要的给药途径。蛋白多肽类药物通过注射途径给药具有作用迅速、效果显著、生物利用度高以及药代动力学和药效学行为可靠等优点。然而，蛋白多肽类药物的半衰期较短，需要定期重复注射以确保达到所需的疗效，这影响了患者的顺应性，并且注射给药方式具有侵袭性。近年来，研究人员开发了许多新型制剂来克服这些缺点。这些制剂分为两类：一类仍然通过注射途径给药，但改变了其药理和治疗特性；另一类则是通过非注射途径给药，开发新型蛋白多肽类药物递送系统。开发这些新型蛋白多肽类药物制剂，旨在提高药效的同时提高患者的顺应性和便利性。本部分将系统介绍各种蛋白多肽类药物递送系统的给药屏障。

（一）注射给药屏障

1. 蛋白多肽类药物的不稳定性

制备蛋白多肽类药物面临的关键挑战之一是克服由蛋白质聚集、脱酰胺化、异构化、水解、氧化和变性引起的不稳定性。环境因素也是导致蛋白多肽类药物不稳定的主要因素，包括温度、pH 值和周围环境的离子强度等。筛选合适的溶剂或稳定剂可以防止制剂中的蛋白多肽类药物分子发生物理或化学降解，但同样也需要考虑溶剂或稳定剂的局部毒性和潜在免疫原性。了解蛋白多肽类药物的失活机制对选择合适的辅料来提高制剂的稳定性也是非常必要的。

2. 高黏度

蛋白多肽类药物制剂存在的另一个问题是其具有较大且易变的黏度。随着单克隆抗体在临床应用中的普及，其使用剂量通常涉及几百毫克的蛋白质。根据 FDA 的规定，不允许在患者体内皮下注射大剂量的药物制剂，因此需要使用浓度非常大的蛋白多肽类制剂。然而，每毫升含有数百毫克蛋白质的溶液黏度极高，使得其难以使用，并且缺乏可注射性。高黏度的蛋白多肽溶液会增加注射器针头的阻力，延长注射所需的时间，严重影响患者的接受度和依从性。因此，需要采用具有较低黏度的制剂。常见的方法是通过添加无机盐或氨基酸来降低蛋白多肽类药物制剂的黏度。

（二）经皮给药屏障

经皮给药是一种非经肠道的给药途径，具有持续释放、无痛给药、易于终止和避免首关代谢等优点。在皮肤病治疗方面，经皮给药还具有仅在局部起到治疗作用的优势。

然而，多种因素限制了蛋白多肽类药物的经皮给药。皮肤的天然屏障功能是阻碍蛋白多肽类药物经皮给药的主要因素。皮肤的最外层是角质层，是经皮给药途径的首要屏障，也是最难逾越的屏障。角质层位于表皮，厚度为 10～20 μm，由角质细胞构成，其作用是保护皮肤免受物理和化学侵害。角质细胞不断更新替换，持续发挥皮肤保护功能，并将体内未吸收的药物排出。此外，在大多数情况下，角质细胞处于非活跃状态，不易主动运输，导致药物难以渗透。当蛋白多肽类药物通过经皮给药途径时，必须穿透角质层周围的多个脂质双分子层，这些脂质双分子层具有特殊的亲疏水结构，阻碍了药物的运输。因此，采用经皮给药系统将药物输送至真皮层需要克服上述屏障。

（三）口服给药屏障

胃肠道有能力将碳水化合物、蛋白质和其他营养物质消化成它们的构成单元，如单糖和氨基酸等，同时，它还具有防止病原体进入的功能。因此，完整肽和蛋白质的生物利用度通常不足 1%，有时甚至不足 0.1%。事实上，口服药物在被吸收之前必须克服许多生理障碍（图 8-7，见文末彩插）。

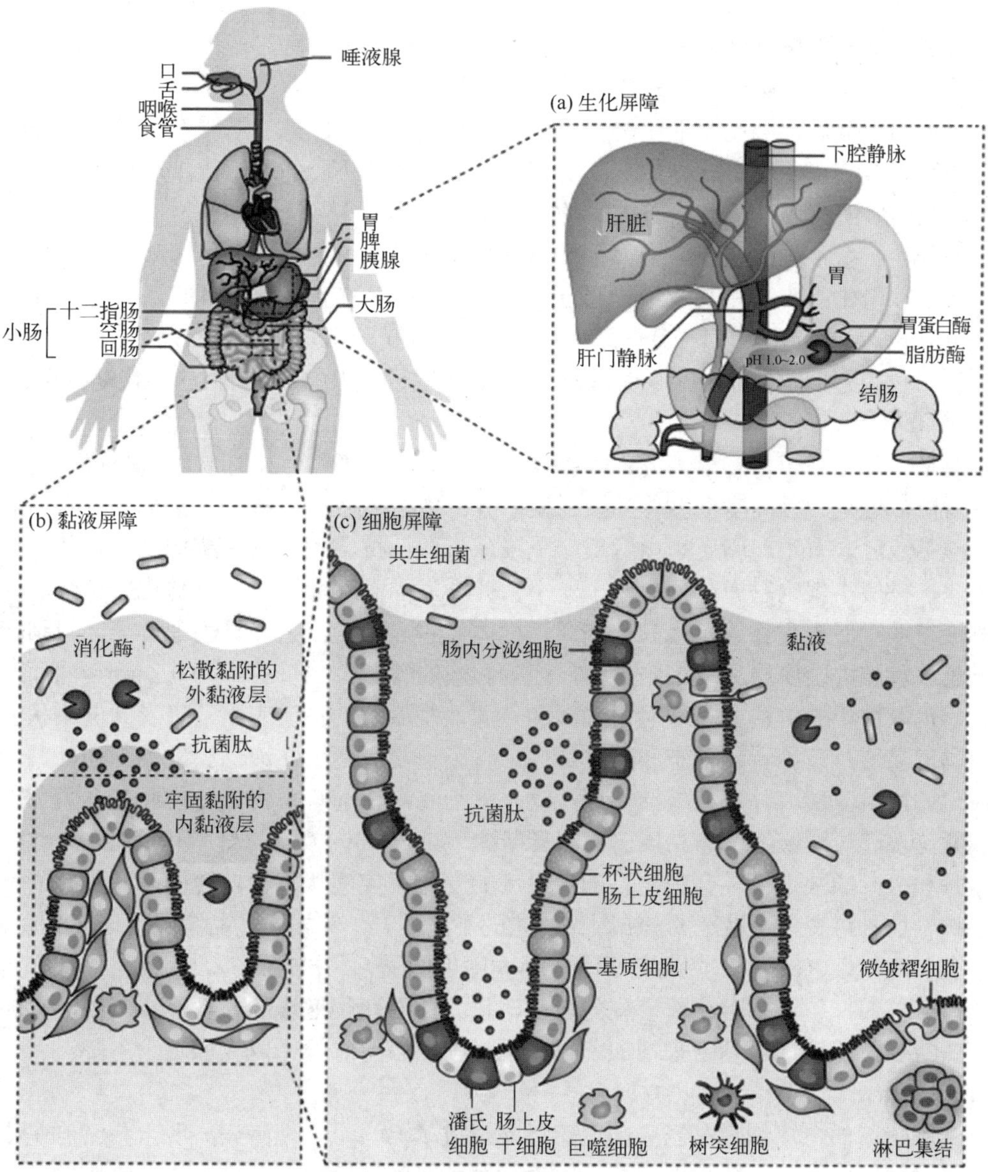

图 8-7 口服药物需要克服的生理屏障

引用自 Nature Reviews Materials, 2020, 5(2): 127-148.

1. 生化屏障

酶降解和 pH 的影响是口服肽类或蛋白质类药物的两大生化障碍。蛋白酶和其他酶能够在特定的裂解位点对蛋白质进行切割，并且在整个胃肠道中都存在蛋白酶。此外，过酸或过碱条件也容易导致蛋白多肽类药物失活。口服药物的消化首先从口腔开始，口腔中微酸性（pH 约 6.5）条件和唾液中富含的唾液淀粉酶以及溶菌酶分别启动了对碳水化合物和肽聚糖的降解。然而，药物在口腔中的停留时间最短，因此对口服递送的药物来说，口腔并不是显著的障碍。

对口服蛋白质的生物利用度来说，胃和肠道是最大的生化障碍。胃腺分泌的胃液包含盐酸、胃蛋白酶和黏液。盐酸使胃环境成为人体中酸性最强的环境（pH 1.0～2.0），胃蛋白酶在这种过酸条件下表现出良好的蛋白质降解能力。胃蛋白酶是一种广泛的内肽酶，可以水解芳香残基的肽键，如苯丙氨酸、色氨酸和酪氨酸。脂肪、油的水解也发生在胃中，并由脂肪酶催化。在胃的消化后，未完全消化的物质将在小肠中继续消化，小肠中布满了胰腺分泌的消化酶，如胰蛋白酶、糜蛋白酶、羧基肽酶和弹性蛋白酶。小肠的肠上皮细胞也会产生一些氨基肽酶、羧基肽酶、内肽酶和γ-谷氨酰基转肽酶。

小肠分为三个不同的区域：十二指肠、空肠和回肠，每个区域都有影响营养吸收的独特特征。当部分消化的食物和其他颗粒通过胃肠道运输时，在到达结肠和直肠（pH 7.0～7.5）之前，腔内 pH 从胃（pH 1.0～2.0）到十二指肠（pH 4.0～5.0）和回肠（pH 7.0～7.5）逐步增大。这种 pH 梯度以及不同的胃排空率和胃肠运动严重影响了口服药物的药代动力学。

2. 黏液屏障

黏液是一种存在于胃肠道内的水凝胶样物质，具有黏弹性，由杯状细胞分泌。其主要成分是黏蛋白，这是一种高度糖基化的蛋白质，其带电的“瓶刷”状立体结构影响着黏液层的黏弹性。黏液还含有水、脂质、电解质、免疫球蛋白、抗菌肽、蛋白酶抑制剂和其他活性蛋白。因此，黏液不仅为肠道菌群提供了一个营养丰富的微环境，还可以防止致病菌进入。

黏液有助于促进食物、食糜和粪便通过机体。它还可以作为一种物理屏障，限制药物和其他分子从管腔内向底层上皮细胞扩散，因为黏液的孔隙大小平均约为 0.2 μm。然而，黏液孔隙大小也取决于其位置、肠道对内源性和外源性刺激的动态反应以及患者的健康状态。

胃肠道黏液具有独特的动态和理化特性。胃肠道内有两层黏液：松散黏附的外黏液层和牢固黏附的内黏液层。外黏液层会持续流动，以消除潜在的有害物质。内黏液层紧邻上皮细胞的表面，含有与细胞结合的黏蛋白，以及糖被（glycocalyx）中的糖脂和糖蛋白。黏液的合成、降解和去除的快速循环会影响黏液层厚度的变化。疾病状态、环境因素和年龄的增加会进一步加剧这种可变性。黏液的 pH 因其位置的不同而异。例如，胃黏液层呈现 pH 梯度，使得管腔表面的酸性（pH 2.25）远高于上皮界面附近的酸性（pH 6.96）。因此，黏液作为选择性屏障，可以缓冲胃液并阻止胃上皮的自动消化。用于药物递送的材料需要具备能够轻松通过黏液的特性，或者通过黏附来增加药物在肠道中的停留时间，以克服这一屏障。

3. 细胞屏障

黏液屏障下的上皮细胞在肠腔和血流之间形成了另一个物理障碍。肠上皮细胞是小肠内壁的一种主要细胞类型，负责促进营养物质和水从肠腔运输到血液中。这些细胞的顶端膜上有微绒毛，极大地增加了可供扩散的表面积，并参与吸收、分泌和其他生物学功能。肠上皮也延伸为柱状宏观结构，突出到肠腔内，称为绒毛，可以进一步增加肠表面积，促进营养吸收。绒毛之间是肠隐窝，内含多功能肠上皮干细胞。

肠上皮干细胞每 2～6 天迅速更新上皮细胞，产生肠上皮细胞和其他重要的上皮细胞，如杯状细胞、肠内分泌细胞、潘氏细胞和微皱褶细胞。杯状细胞通过分泌黏蛋白来产生黏液。肠内分泌细胞可感知肠腔内容物并分泌多种调节因子，包括胰高血糖素样肽 1（GLP-1）、胃抑制多肽和生长抑素。潘氏细胞释放抗菌肽，它可以保护肠隐窝基部附近的干细胞。微皱褶细胞在小肠内位于卵泡相关上皮覆盖的派氏结中，在免疫系统中对管腔内抗原摄取和最终呈递是不可或缺的。总的来说，这些细胞形成了一个连续的、极化的单层，将肠腔与固有层分开。

上皮细胞调节离子和分子从其根尖到其基底外侧膜的运输和跨上皮通量。分子在相邻小肠细胞之间的通过也受到紧密连接蛋白复合物、黏附连接和桥粒的物理限制。这些复合物具有净负电荷，平均孔径约为 80～130 nm。因此，它们阻止了大多数离子和大分子在相邻细胞之间的运输。一部分小分子可以通过细胞屏障进行运输，称为跨细胞运输。高亲脂性分子很容易通过被动扩散穿过细胞屏障。此外，大分子（通常是带电的）能被肠上皮细胞或微皱褶细胞通过胞吞作用内化并穿到基底膜。但是通过这些途径进入细胞屏障的毒素、外来制剂和化合物又会通过主动转运机制被排出回到肠腔内。P-糖蛋白、乳腺癌耐药蛋白和多药耐药蛋白 2 是表达在肠上皮细胞顶膜上的三个外排泵，已被证明可减少药物在肠道中的吸收，从而降低药物整体的生物利用度。当药物成功穿透胃肠道黏膜后，药物会进入肝门静脉并转运到肝脏中。

（四）肺部给药屏障

由于肺部表面积大且血管分布广泛，可以实现快速的全身吸收，因此肺部吸入给药一直被用于蛋白质和多肽的递送。与其他途径一样，吸入途径是无创的，可以提高患者依从性和自行给药，此外，吸入方法可以使用现有的雾化或基于吸入器的递送装置。

1. 进入肺部的渗透能力

蛋白多肽类药物进行肺部给药的主要挑战之一是药物进入肺部的渗透能力。蛋白质多肽制剂的大小、形状、孔隙度、密度和其他物理参数将影响药物在肺部的沉积和分布，从而影响其吸收。过去的研究主要集中在确定最佳处方，以确保药物能够适当地沉积于肺部。

2. 肺泡表面活性剂及肺巨噬细胞

在蛋白质多肽制剂进入肺深部沉积后，首先会遇到肺泡表面活性剂。肺泡表面活性剂是由Ⅱ型肺泡细胞分泌的一种脂蛋白，其主要成分是二棕榈酰卵磷脂，分布于肺泡液体分子层的表面，即在液气界面之间。与角质层脂质双分子层相似，肺泡表面活性剂的独特结构会影响药物的吸收。在药物递送的过程中，必须注意不影响肺泡表面活性剂的活性，以免引起呼吸问题。此外，肺泡表面活性剂附近还有肺泡巨噬细胞，应避免影响其功能。肺巨噬细胞会在蛋白质多肽制剂进入体循环之前将其内化、分解并清除。此外，肺泡表面活性剂和肺黏液中的免疫球蛋白 G（IgG）会促进并加速巨噬细胞介导的清除。气道中还含有黏液，类似于口服递送中的黏液屏障，必须克服黏液的周转和清除。

3. 酶的降解

肺部内存在一些酶，可能会降解蛋白质多肽制剂，因此会对其递送产生限制。应对肺部的酶降解与胃肠道的酶降解类似，但需要优先考虑解决肺沉积和分布这个关键障碍。

（五）鼻腔和口腔黏膜给药屏障

鼻腔和口腔黏膜给药途径一直被用于蛋白质多肽的递送，因为与其他组织相比，黏膜相对更容易进入并且具有较高的渗透性。目前，许多已获批准或处于临床研究阶段的无创给药途径的蛋白质多肽制剂，主要利用口腔或鼻腔黏膜进行给药。

鼻腔和口腔给药途径存在着较大的递送障碍，在递送困难程度上介于经皮给药和口服给药之间。就像肠道黏膜一样，鼻黏膜和口腔黏膜表面含有阻碍药物被吸收到达细胞的物质，从而限制药物进入体循环。对于口腔和鼻腔给药，必须通过黏膜和上皮层（对于口腔给药，其厚度可达 800 μm）进行药物递送，以实现全身吸收。上皮层，特别是口腔上皮细胞中的脂质含量，是限制口腔给药最大的问题。鼻腔给药的局限性主要与可给药的表面积较小有关，这限制了给药剂量和药物的吸收，从而限制了治疗效果。其他限制口腔给药的非障碍性挑战包括味道、蛋白质多肽制剂被唾液稀释以及给药时被吞咽或口服的可能性等。其他限制吸收或普遍存在的问题包括可能刺激黏膜表面、可用于运输的表面积有限、黏膜表面存在降解酶（在鼻腔表面更为普遍）以及微生物可能与所输送蛋白质多肽制剂相互作用等。

二、蛋白多肽类药物纳米递送载体

直接将蛋白多肽类药物递送到组织或细胞中会遇到许多障碍，例如在注射给药时的血清不稳定性和由静电排斥引起的膜不透过性，在口服给药时的黏液吸附、酶降解影响，以及经皮给药时难以渗透角质层等问题。为了解决这些问题，人们设计并利用各种纳米颗粒来增强其物理和生物稳定性，促进细胞和组织的渗透，并有效地辅助细胞内蛋白质递送。纳米递送系统能够提高药物在体内的治疗效果并减少毒副作用，并且具有保护治疗药物不被降解、靶向给药、控制释放速率、提高药物通透性的优势。包括脂质、聚合物、蛋白质复合物、无机材料在内的各种纳米材料已被研究用于递送蛋白多肽类药物。在药物递送策略中，不同的方法被用来装载蛋白进行递送，例如遗传修饰、物理吸附或化学结合。此外，这些基于纳米粒子的蛋白多肽递送系统可以通过不同的配体进行修饰，以靶向到所需的亚细胞区域，例如细胞质、细胞核和线粒体。接下来，本部分将介绍不同材料组成的纳米递送系统，以及其在不同屏障中的作用。

（一）基于脂质纳米粒

脂质纳米粒是由天然、半合成或人工合成的脂质组成，例如脂肪酸、脂肪醇、磷脂、长链和中链单甘酯、甘油二酯和甘油三酯等。脂质纳米粒因其能够携带疏水和亲水化合物、控制药物释放以及高生物相容性而在药物递送领域中备受关注。根据其结构和组成，脂质纳米粒可分为固体脂质纳米粒、脂质体、纳米乳和纳米胶囊。大多数脂质辅料来源于膳食油脂或脂肪。脂质纳米粒由于具有生物可降解性、低毒性以及能够克服多重生物屏障（例如肠液、黏液层和肠上皮）等优点，被认为是一种很有前景的蛋白多肽递送载体。

1. 脂质体（liposomes）

脂质体是一种常见的纳米递送载体，其由磷脂和胆固醇组成。这些材料具有两性，使其能够定向排列形成封闭小囊泡。蛋白多肽类药物可进入脂质体的亲水层或疏水层中，然后通过内吞作用或脂质体-细胞融合进入细胞，从而实现有效的药物体内递送。一般来说，脂质体中蛋白质或肽的封装效率和释放速率很大程度上受到其与脂质体成分（如脂质、表面活性剂、高聚物如壳聚糖或无机材料如二氧化硅）相互作用的影响。这些成分与脂质体表面偶联，可增强纳米载体的稳定性，控制药物的释放时间，并促进蛋白多肽在特定部位的有序释放。

在口服给药中，脂质体因其多种优势备受关注，例如良好的生物相容性、灵活的封装特性和可调节性。可通过添加聚合物涂层和调节脂质体组成促进脂质体口服给药。例如，含胆汁盐的脂质体在胃肠道中显示出比传统脂质体更好的稳定性，避免了生理胆盐的破坏作用。此外，胆汁盐还能够抑制胃肠道酶的活性，并且与传统脂质体相比，含胆汁盐的脂质体能够改善跨肠细胞内化，这可能是增强蛋白多肽类药物口服吸收的重要机制。另外，将传统脂质体中的胆固醇替换为其他甾醇，如麦角甾醇，也是提高胃肠道中脂质体稳定性和跨膜能力的一种策略，已在疫苗递送领域得到广泛应用。

各种类型的脂质体在经皮给药中被广泛应用，柔性脂质体作为一种药物递送载体，具备高度的变形性和优良的渗透性。它可以用于包载各种不同功能的小分子和大分子药物，以增加药物的透皮量和皮肤滞留量，提高药物在局部的药效和给药顺应性。研究人员将木瓜蛋白酶包封在柔性脂质体中，以提高其在经皮递送中的稳定性和生物利用度，进而应用于增生性瘢痕的治疗。尽管脂质体系统在某些经皮治疗情况下是有效的，但传统的脂质体在角质层细胞的细胞间途径中会破裂，无法穿透表皮进入真皮，因此只能延长药物在表皮的滞留时间，促进局部治疗效果，而不利于治疗药物的全身吸收。

作为一种卓越的载体，脂质体尤其适用于肺部给药。其出色的肺部耐受性，特别是在以磷脂及肺内源性脂质（如二棕榈酰磷脂酰胆碱）为材料精心制备的情况下，更是表现得淋漓尽致。值得一提的是，脂质体是目前唯一在临床发展上取得显著成就的肺部缓释递送材料，展现了其无可比拟的优势。在递送过程中，脂质体可以通过雾化其混悬液的形式，或是巧妙地将其转化为干粉形态，轻松实现肺部给药。然而，值得注意的是，雾化过程有时可能会不慎破坏脂质体的精细结构，导致原本被精心包封的药物过早释放，从而影响了治疗效果。相比之下，将脂质体转化为干粉形式则能更为有效地规避雾化所带来的稳定性隐患，因此，这种干粉形式的脂质体在医学实践中得到了更为广泛的应用。制备脂质体干粉的过程同样是一门精湛的艺术，可以通过喷雾干燥法、喷雾冷冻干燥法、冷冻干燥法以及微粉化法等多种方式巧妙实现。研究人员曾巧妙地将血管活性肠肽（在治疗哮喘、肺动脉高压等肺部疾病中表现出色的肽类药物）封装在由三元脂质混合物精心构筑的单层脂质体内，并通过雾化脂质体混悬液的方式，将其精准送达肺部。结果表明，这种血管活性肠肽脂质体不仅能够有效实现肺部递送，还大大提高了药物在肺部的沉积和吸收效率，更显著地增强了其生物学活性，为肺部疾病的治疗开辟了新的途径。

由于具有两亲性、封装亲水性和亲脂性化合物的能力以及高生物相容性，脂质体在鼻黏膜递送蛋白多肽方面广泛应用。目前已将降钙素和胰岛素应用于鼻黏膜进行递送给药，鼻内应用包封降钙素的脂质体可显著提高降钙素的生物利用度，由于脂质体带正电荷可与带负电荷的黏膜有静电相互作用而效果更加优越。此外，带正电荷的脂质体的停留时间延长，进一步促进了降钙素的跨黏膜转运。

2. 固体脂质纳米颗粒（solid lipid nanoparticles）

固体脂质纳米颗粒因其良好的生物可降解性和生物相容性，以及适当的化学修饰和能被细胞快速吸收的特性而备受关注，被认为是一种极具潜力的蛋白多肽递送系统。与脂质体相似，固体脂质纳米颗粒是典型的胶体颗粒，平均直径在 10～1000 nm 之间。与脂质体不同的是，它们具有固体脂质核心基质，可用于装载亲脂性分子。为了增强稳定性，脂质核心基质常被表面活性剂所稳定。因此，相较于脂质体，固体脂质纳米颗粒在生物应用方面更为稳定。许多技术，例如水/油/水乳剂法和疏水离子配对技术，已被用于实现脂质纳米颗粒内蛋白质的负载。此外，通常会使用功能性肽配体来修饰脂质，以增强细胞内吸收和药物的吸收。固体脂质纳米颗粒的表面电荷是决定口服给药后其在体内行为的关键因素。阴离子电荷可减缓固体脂质纳米颗粒的分解过程，而阳离子电荷则可加速这一过程。净中性固体脂质纳米颗粒在血液循环中的吸收速度最快、吸收量最大。两性离子是由阳离子和阴离子基团组成的电中性化合物。涂层为两性离子的纳米颗粒表面具有中性和超亲水性，因此具有良好的黏液穿透能力，并且其类似于细胞膜的特性，使其更容易被活细胞吸收。

固体脂质纳米颗粒的脂质成分具有良好的生物相容性，对皮肤的刺激较小，并且能够产生闭塞效应，增强皮肤水化作用，提高药物渗透率，在经皮递送领域逐渐受到关注。研究人员开发了一种固体脂质纳米颗粒，用于包封重组人表皮生长因子（rhEGF），并用于治疗糖尿病小鼠的慢性伤口。结果显示，这种包封了 rhEGF 的固体脂质纳米颗粒表现出优异的治疗效果，能够显著加速伤口的愈合速度，减轻伤口炎症反应并降低感染风险。然而，固体脂质在长期储存过程中存在重结晶和释放的趋势，从而降低了包封效率和稳定性。为了改善这些缺陷，可将固体脂质中约 0.1%～30%的固体脂质用液体脂质取代，这将为外来分子提供更多空间，从而改善载药能力，提高稳定性和减少药物泄漏。

虽然参与制备固体脂质纳米颗粒的化合物多种多样，但它们在肺部的耐受性普遍较好，并被认为是低毒性的载体。脂质核的刚性是决定药物释放速率的一个重要参数，相较于脂质体，固体脂质纳米颗粒肺部给药时在物理方面更具优势。固体脂质纳米颗粒已被证明能够维持肺中不同药物的释放。例如，制备了装载胸腺肽的固体脂质纳米颗粒，体外试验表明其释放效果与游离固体脂质纳米颗粒相似，在大鼠肺部给药后胸腺肽持续释放超过 48 h。此外，脂质阳离子纳米载体也被广泛用于装载带负电荷的核酸大分子和肺部递送。

（二）聚合物纳米粒子

由于具有良好的生物相容性和生物可降解性，许多聚合物可作为生物材料用于制备蛋白质多肽递送的纳米制剂。聚合物纳米粒子通常由天然聚合物（如壳聚糖、明胶、海藻酸盐等）、合成聚合物（如聚乳酸、聚己内酯、环糊精等）或二者混合物构成，目前已广泛应用于蛋白多肽类大分子药物的递送。

壳聚糖是一种线性的阳离子氨基糖类聚合物，由几丁质经部分去乙酰化而来，是一种天然丰富的聚合物。由于其具备良好的特性，例如生物可降解性、低毒性、抗菌性、非免疫原性、黏液黏附特性以及促进紧密连接开放的能力，壳聚糖在生物医药领域得到广泛应用。壳聚糖因其黏附特性和渗透增强特性而常用于口服药物的纳米递送。此外，壳聚糖易于通过表面修饰实现多种功能，例如改善 pH 响应释放、增加亲水性以及提高黏附能力等。利用偶联壳聚糖和聚γ-谷氨酸（PGA）开发的 pH 响应性纳米颗粒，可以通过打开相邻细胞之间的紧密连接来促进胰岛素的细胞旁路转运。研究表明，壳聚糖/海藻酸盐纳米颗粒可将胰岛素的药效从每千克体重 50 国际单位提高到 6.8%，而在每千克体重 100 国际单位的剂量下，药效可达到 3.4%。研究发现，壳聚糖聚合物可以减小阴离子降钙素与带负电荷的肠上皮细胞之间的库仑排斥力，从而促进降钙素的口服吸收。

与天然聚合物相比，合成聚合物具有更可控的分子量和降解性能。例如，聚乳酸-羟基乙酸共聚物（PLGA）、聚己内酯（PCL）、聚乳酸（PLA）和聚丙烯酸（PAA）因其良好的生物相容性而常用于药物递送领域的研究。PLGA 由乳酸和羟基乙酸两种单体聚合而成，是一种可降解的功能性高分子有机化合物，也是最重要的合成聚合物之一。对聚合物纳米粒进行功能性配体修饰可额外提升肠道吸收能力和增强靶向性。受体靶向的纳米粒可选择性地与肠道上皮细胞受体结合，并通过靶向分子克服吸收屏障。例如，利用合成聚（酯酰胺）纳米粒装载蛋白质，可保护其免受胃肠道酶降解。为了实现纳米粒在肠上皮细胞的有效穿越，可以通过物理吸附的方式在其表面修饰转铁蛋白，这样修饰后的纳米粒可通过转铁蛋白受体介导的胞吞作用，有效地穿越肠上皮细胞。

在经皮递送领域，聚乳酸-羟基乙酸共聚物（PLGA）的应用正逐渐受到研究者的关注。许多慢性疾病需要持续释放药物，而微针系统的持续给药则能够在特定时期内保持稳定的药物浓度，并减少副作用。在微针给药中，聚合物的膨胀和降解是实现药物持续释放的主要机制。尤其是对于疏水性和生物可降解性聚合物，如 PLGA，它们是制造具有可持续药物释放功能的微针的首选材料之一。由于 PLGA 具有良好的生物相容性和可降解性，可以在体内被分解为无毒的代谢产物，其降解速率可以通过控制聚合物的分子量和结构来实现。因此，PLGA 微针具有可控的药物释放速率和持续释放时间，能够在适当的时间内实现药物的持续释放，从而提高治疗效果并减少副作用。例如，研究人员利用电流体动力雾化法将负载卵清蛋白的 PLGA 纳米颗粒涂覆在水凝胶形成的微针上，以实现蛋白多肽类药物的经皮递送。

在肺部给药方面，PLGA 表现出良好的生物相容性和快速降解性，因此是制备吸入性制剂的首选材料之一。通过喷雾或乳化过程将药物封装在 PLGA 基质中形成缓释递送基质。在纳米尺寸水平上，利用亲水性聚合物对颗粒表面进行修饰（如聚乙二醇或壳聚糖），已被证明有助于调节载体与黏液和细胞的相互作用。例如，使用乳化溶剂扩散法将胰岛素装载到 PLGA 纳米粒上，相较于吸入游离胰岛素后的 6 h，负载胰岛素的 PLGA 纳米粒在降血糖效果方面表现出更为显著的效果，并且持续时间超过 48 h。

表面修饰的 PLGA 纳米颗粒也被用于鼻黏膜给药。研究人员开发了涂布壳聚糖和乙二醇壳聚糖的 PLGA 纳米颗粒，这两种表面功能化的纳米颗粒的尺寸约为 200 nm，均带正电荷，且表面光滑。其中，乙二醇壳聚糖涂覆的纳米颗粒由于具有高黏附性而表现出最佳的吸收性能。为了进一步提高 PLGA 纳米颗粒的递送效果，采用凝集素对颗粒表面进行修饰以促进其黏附和内吞作用。在用凝集素修饰后，PLGA 纳米粒子的浓度显著增加，并且获得了更长的保留时间。

（三）无机纳米粒子

无机纳米粒子在大分子药物递送领域备受瞩目，这是因为它们具有易于调节的尺寸和可修饰的表面，因而能够有效地进入目标细胞，并且具有较小的毒性和较长的循环时间。此外，通过非共价键相互作用或共价键连接，无机纳米粒子可以稳定地装载蛋白质分子。这些无机纳米粒子通常通过细胞内吞或膜融合的机制被细胞摄取，并且装载的蛋白质随后从内体“逃逸”或直接进入细胞质或其他细胞器。

1. 二氧化硅纳米粒子（silica nanoparticles）

二氧化硅作为一种重要的材料已被广泛用作食品、口服药物和化妆品中的添加剂。基于二氧化硅纳米颗粒给药系统具有成本低廉、生物相容性良好、物理化学稳定性强以及可表面功能化等优点，因此已被用于药物的储存和递送，包括蛋白质分子和酶药物的诊断与治疗。采用溶胶-凝胶化学方法结合不同的结构导向剂可以制备出不同结构和形态的二氧化硅纳米粒子。根据形貌分类，这些纳米粒子可分为介孔二氧化硅纳米颗粒、树突状二氧化硅纳米颗粒、中空二氧化硅纳米颗粒和固体二氧化硅纳米颗粒。在口服递送方面，带负电荷的二氧化硅纳米粒可以结合肠上皮细胞表面的整合素，诱导紧密连接的打开，并增强蛋白质的肠道通透性。与之前报道的基于胞吞途径的策略不同，这些二氧化硅纳米粒作为渗透增强剂只在顶端细胞表面积累和结合，而不是穿过上皮细胞。与这些二氧化硅纳米粒共同给药后，艾塞那肽的口服生物利用度提高到小鼠皮下注射艾塞那肽的 10%。此外还可以对二氧化硅表面进行涂层或改性，以提高稳定性或促进肠道运输。经细胞穿膜肽修饰的二氧化硅纳米粒子通过小窝蛋白介导的途径时显著增强了肠道渗透能力，在 Caco-2 细胞模型中经修饰的二氧化硅纳米粒的转运效率比未修饰的高 2.4 倍。

2. 金属基纳米粒子（metal-based nanoparticles）

金属基纳米颗粒因其体积小、不易形变和种类多样等特点被认为是很有前景的递送载体。此外，其固有的物理化学性质，如光声和光热效应，使其成为癌症治疗的优良候选材料。其中，金纳米粒子已被充分研究用于蛋白质载体的构建。金纳米粒子具有高度可调的表面积，可以用各种生物分子来修饰，如 DNA/RNA、细胞穿膜肽、转铁蛋白、碳水化合物、聚合物（如壳聚糖）和脂类。用功能性生物分子修饰金纳米粒子表面可以使颗粒具有更高的结合亲和力和长期稳定性，并促进药物有效地进入细胞或器官。例如表面修饰有硫酸软骨素或苹果多糖的金纳米颗粒能够增加血浆胰岛素浓度和抗糖尿病能力。在经皮给药方面，研究人员制备了透明质酸修饰的负载死亡受体抗体的金纳米颗粒复合物，该复合物促进抗体穿过角质层到达表皮，其中带负电荷的透明质酸可显著提高其稳定性，降低体内毒性。

金属有机框架（metal-organic frameworks，MOFs）是由金属离子和有机配体通过配位化学自组装形成的多孔杂化材料。具有多孔结构的金属有机框架可以实现高载药量，并保护蛋白质不在极端环境中降解。MOFs 的结构、晶体形态、孔隙形状和大小、物理化学功能（如稳定性、疏水性和表面电荷）都可以通过单齿配体来确定。此外，MOFs 的表面修饰可以增强其生物医学特性，如提高其在生理条件下的稳定性，引入额外的生物功能，并为 MOFs 提供生物黏附性或靶向特性等。由于其可变的特性，MOFs 在催化、分离、化学传感和药物递送等许多潜在领域显示出了巨大的应用前景。例如，通过构建一种耐酸的转铁蛋白修饰的 MOFs，以克服口服胰岛素的肠上皮屏障。转铁蛋白修饰的 MOFs 可以与肠上皮细胞中广泛表达的转铁蛋白受体结合，通过受体介导的跨细胞途径提高药物的渗透能力，从而将胰岛素在大鼠中的口服生物利用度提高到 29.6%。

（四）基于蛋白质的纳米粒子

与其他纳米载体（如聚合物、脂质和无机纳米粒子）相比，基于蛋白质的纳米粒子具有更多的优点，包括生物相容性、生物功能性、生物环境中的分子识别能力，以及可降解成小分子氨基酸。更重要的是，蛋白质纳米颗粒可以通过不同位置的功能位点进行精确的遗传工程，用于特定的细胞靶向和蛋白质递送。通过多肽的多功能基团与治疗性化合物之间的不同相互作用，可以实现与各种药物的良好结合。修饰过的蛋白质纳米颗粒可以免于肺部的局部蛋白水解和肺巨噬细胞降解，以及克服经鼻腔进入大脑的血脑屏障，延长药物保留时间。制备蛋白质纳米粒子主要有两种方法，即自组装法和去溶剂化法。迄今为止，已经有多种从动物或植物中提取的蛋白质被用作制备蛋白质纳米颗粒的底物，包括胶原蛋白、明胶、白蛋白、酪蛋白、弹性蛋白、乳清蛋白、大豆蛋白、丝蛋白、醇溶蛋白、凝集素等。例如研究者发现了一种基于来自苏云金芽孢杆菌的 Cry3Aa 蛋白晶体的新型蛋白质递送平台，荧光蛋白可以通过 Cry3Aa 融合蛋白平台有效地传递到哺乳动物细胞中。

蛋白质笼，作为一种极具魅力的纳米级递送载体，如铁蛋白、病毒衣壳和热休克蛋白等，已经在蛋白质传递领域展现出巨大的应用潜力。它们是由蛋白质编织而成的精妙空间结构，如同一个个微小的容器或包裹，为其他分子提供了安全的避风港。这些蛋白质笼通常由众多蛋白质分子精密组合而成，形成空心球形或多面体的优雅形态，其直径微小至极，通常不超过 30 nm。这样的尺寸赋予了蛋白质笼穿越血管、渗透组织并轻松进入淋巴系统的超凡能力。

在基于蛋白质笼的纳米粒子中，众多蛋白质药物可以通过共价偶联或遗传融合的方式巧妙地定位于笼的表面，实现精准而高效的递送。例如，科研人员运用先进的遗传学方法，成功合成了基于人类铁蛋白 H 链蛋白（FTH1）的纳米粒，并与表皮生长因子受体（EGF-FTH1）实现了巧妙的融合。细胞研究的结果令人振奋，这种 EGF-FTH1 纳米粒能够特异性地与乳腺癌 MCF-7 细胞结合，而对正常乳腺上皮 MCF-10A 细胞则毫无影响。

（五）仿生载体

相较于合成材料，来自生物系统的仿生载体展现出了无可比拟的优势。它们在稳定性、自然靶向性、生物相容性以及克服体内生理障碍的能力方面均表现卓越。仿生药物递送系统作为一种高效的递送方式，广泛用于蛋白多肽类药物的传输。以植物细胞的纤维素壁为例，其独特的结构能够有效保护重组蛋白免受胃肠道的降解，确保药物在传递过程中的完整性和活性。

外泌体作为一种独特的脂蛋白纳米囊泡，广泛存在于各种细胞中，尤其是树突状细胞、T 细胞、B 细胞和巨噬细胞等。其天然脂质双分子层上附着的大量黏性蛋白，能够与细胞膜发生密切的相互作用。更为神奇的是，外泌体还能促进细胞或细胞间通路中蛋白质、siRNA、mRNA、microRNA 等多种功能性成分的转移，从而实现药物的高效递送。值得一提的是，外泌体因其表面富含的各种蛋白质和特定的载体配体，如热休克蛋白、跨膜蛋白、溶酶体蛋白等，能够精准地将负载的分子（如小分子药物、蛋白质、核酸等）递送至靶细胞。目前，科研人员已开发出多种基于外泌体的纳米载体，包括化学转染、电穿孔、细胞激活、转染产生外泌体的细胞以及孵化等方法，为药物递送领域带来了革命性的突破。在临床前研究中，科研人员还探索了天然牛奶来源的外泌体在药物递送方面的应用。这些外泌体能够主动靶向上皮细胞，显著促进胰岛素的肠道吸收，为口服递送蛋白质类药物开辟了新的途径。

除此之外，植物胶囊也被应用于提高 β-半乳糖苷酶在胃肠道中的稳定性，而酵母衍生的微胶囊则凭借其出色的机械和化学耐久性，成为口服蛋白质类药物的潜在载体。这些研究不仅展示了生物仿生载体在药物递送领域的广阔前景，也为未来药物研发提供了新的思路和方法。

三、临床已上市药物及评价

随着 21 世纪的到来，结构生物学、重组生物制剂和新的合成及分析技术的大幅进步，蛋白多肽类药物的开发进入了一个新的时代。一个复杂的肽类药物开发体系被逐渐建立，包括肽类药物发现、药物设计、肽合成、结构修饰和活性评价。此外，这些多肽类药物不再是简单的激素模拟物或仅仅由天然氨基酸组成。表 8-2 总结了临床已上市的多种蛋白多肽药物。例如，恩夫韦肽（enfuvirtide）是一种含有 36 个氨基酸的模拟人类免疫缺陷病毒（HIV）蛋白的仿生肽，用于联合治疗 HIV；齐考诺肽（ziconotide）是一种来自圆锥螺的神经毒性肽，于 2004 年获得批准，用于治疗严重的慢性疼痛；替度鲁肽（teduglutide）是一种利用重组 DNA 技术修饰的大肠埃希菌菌株制造的胰高血糖素样肽 2（胰高血糖素）类似物，用于治疗短肠综合征。2017 年 12 月，司美格鲁肽（semaglutide）获得了 FDA 的批准上市，这是全球第七个获得批准的 GLP-1 受体激动剂。司美格鲁肽通过对内源 GLP-1 的序列结构进行改变，并在肽链骨架上修饰脂肪酸侧链与人白蛋白结合，从而延长了其在血浆中的半衰期（图 8-8）。2019

年，FDA 正式批准口服司美格鲁肽片的上市申请，用于结合饮食和运动以改善 2 型糖尿病患者的血糖控制，司美格鲁肽成为首个口服胰高血糖素样肽类药物（图 8-9）。

表 8–2　已上市蛋白多肽药物

靶向受体	药物名称	首批时间	适应证
GLP-1 受体	艾塞那肽（exenatide）	2005	2 型糖尿病
	利拉鲁肽（liraglutide）	2009	
	利司那肽（lixisenatide）	2013	
	阿必鲁肽（albiglutide）	2014	
	度拉糖肽（dulaglutide）	2014	
	司美格鲁肽（semaglutide）	2017	
GLP-2 受体	替度鲁肽（teduglutide）	2012	短肠综合征和吸收不良
GC-C 受体	利那洛肽（linaclotide）	2012	肠易激综合征、便秘和慢性特发性便秘
降钙素受体	普兰林肽（pramlintide）	2005	1 型糖尿病和 2 型糖尿病
GnRH 受体	阿巴瑞克（abarelix）	2003	晚期前列腺癌
与 20S 蛋白酶体活性位点结合	卡非佐米（carfilzomib）	2012	多发性骨髓瘤
NOD2 蛋白	米法莫肽（mifamurtide）	2009	可切除、非转移性骨肉瘤
VIP1 受体	阿肽地尔（aviptadil）	2000	勃起功能障碍
OT 受体	阿托西班（atosiban）	2000	推迟早产
	卡贝缩宫素（carbetocin）	2001	产后出血
TRH 受体	他替瑞林（taltirelin）	2000	脊髓小脑变性症
MC 受体	布美诺肽（bremelanotide）	2019	性欲减退障碍
PTH1 受体	特立帕肽（teriparatide）	2002	骨质疏松症
鸟苷酸环化酶 C	普卡那肽（plecanatide）	2017	慢性特发性便秘
NPR-A	奈西立肽（nesiritide）	2001	急性代偿失调性充血性心力衰竭
AT_1 受体	血管紧张素Ⅱ（angiotensin Ⅱ）	2017	脓毒症和脓毒症休克
β2 受体	艾替班特（icatibant）	2008	遗传性血管性水肿的急性发作
gp41	恩夫韦肽（enfuvirtide）	2003	HIV-1 的联合治疗
GHRH 受体	替莫瑞林（tesamorelin）	2010	减少脂肪营养不良的 HIV 患者腹部多余脂肪
N 型钙通道	齐考诺肽（ziconotide）	2004	严重慢性疼痛的治疗
血小板生成素受体	罗米司亭（romiplostim）	2008	慢性免疫性血小板减少性紫癜
人促红细胞生成素受体	培尼沙肽（peginesatide）	2012	与慢性肾病相关的贫血
肺泡表面活性物质	芦西纳坦（lucinactant）	2012	呼吸窘迫综合征
钙传感受体	依特卡肽（etelcalcetide）	2016	继发性甲状旁腺功能亢进症
MC1 受体	阿法诺肽（afamelanotide）	2014	光毒性
生长抑素受体	帕瑞肽（pasireotide）	2012	库欣病
	lutetium Lu 177 dotatate	2018	生长抑素受体阳性的胃肠胰腺神经内分泌肿瘤
	edotreotide gallium Ga-68	2019	生长抑素受体阳性的神经内分泌肿瘤
黑色素皮质素-4 受体	司美诺肽（setmelanotide）	2020	肥胖症

续表

靶向受体	药物名称	首批时间	适应证
氨肽酶	Pepaxto	2021	多发性骨髓瘤
GIP 受体、GLP-1 受体	替尔泊肽（tirzepatide）	2022	2 型糖尿病
补体 C5	梓芦普兰（zilucoplan）	2023	全身型重症肌无力
3CL 蛋白酶	Paxlovid	2023	COVID-19

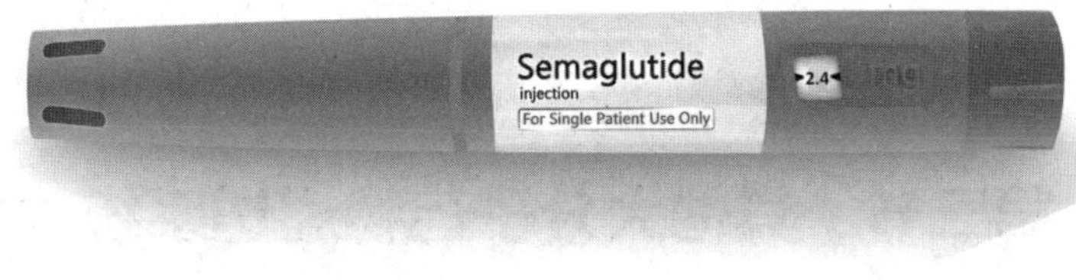

图 8-8　司美格鲁肽注射剂

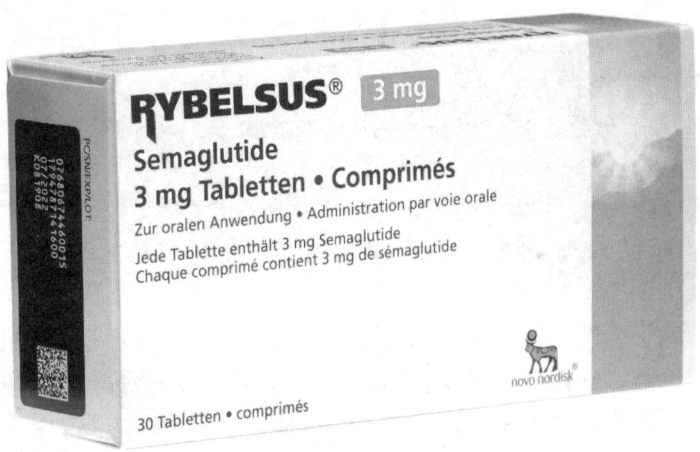

图 8-9　司美格鲁肽口服片

多肽或蛋白质，因其独特的生化特性和治疗潜力，近年来已成为一类独特的治疗药物。尽管在某些方面，蛋白质多肽优于小分子制剂，但由于氨基酸的内在限制，它们往往存在膜透过性差和体内稳定性差的问题。为了克服这些缺点，研究者对肽类药物的发现、生产和优化方面进行了广泛的研究。将传统的先导肽发现方法如合理设计、噬菌体展示等与新技术相结合，为在短时间内开发有效的、有选择性的先导肽提供了可靠的途径。单一或联合使用化学和生物重组合成方法可以大规模高效并可靠地生产合成肽。这些肽可以通过化学合成或遗传密码扩增以位点特异性的方式进一步修饰，以增强其稳定性和生理活性。

虽然治疗肽的领域始于自然激素，但发现和发展趋势已经从简单地模仿自然激素或来自自然的肽转向合理设计具有理想的生化和生理活性的肽。分子生物学、肽化学和肽递送技术的重大突破，使肽药物发现、肽生产及其治疗应用领域取得了重大进展。这些肽类药物已被广泛应用于各种疾病，如糖尿病、心血管疾病、胃肠道疾病、癌症、传染病，以及疫苗的开发。考虑到其巨大的治疗潜力、市场前景和经济价值，预计治疗性肽将被继续研究并取得长期的成功。

思考题

1. 简述蛋白多肽类药物的含义。
2. 蛋白多肽类药物发展趋势如何？
3. 蛋白多肽类药物口服给药面临的三大屏障是什么？
4. 蛋白多肽类药物经皮给药要解决的最大问题是什么？
5. 目前肽类药物研发所应用到的技术有哪些？
6. 目前肽类药物研发设计趋势是什么？

第三节　其他大分子药物递送系统

学习目标

1. 掌握　基于细胞及其衍生物的递送系统的优势及分类；基于病毒及其衍生物的递送系统的优势及分类。

2. 熟悉　基于细胞及其衍生物的递送系统的载药策略；基于细菌及其衍生物的递送系统的优势。

3. 了解　基于细胞及其衍生物的递送系统的研究现状；基于细菌及其衍生物的递送系统的研究现状；基于病毒及其衍生物的递送系统的研究现状。

近几十年来，纳米递送系统以其卓越的技术特性，被广泛应用于优化化学小分子药物与生物大分子药物的性能。它旨在在减少药物副作用的同时，显著提升其溶解性、生物利用度以及保留时间，从而增强药物的靶向性和细胞摄取效率。目前，大家所熟知的纳米递送载体包括脂质体、胶束、聚合物纳米粒、蛋白纳米粒、固体脂质纳米粒与无机纳米粒等多种类型。这些载体不仅提升了药物的递送效率，更在增强药物疗效方面取得了显著成效，尤其在抗肿瘤、抗炎与抗菌等多个领域展现出其独特的价值。然而，尽管纳米递送系统取得了令人瞩目的进展，但其仍存在不容忽视的局限性。其理化性质的难以完全控制、潜在的免疫原性问题、相对较短的半衰期，以及有限的屏障跨越能力和组织渗透性，都成为了限制其临床应用的重要因素。此外，关于高通透性滞留效应的争议，以及常用材料聚乙二醇可能引发的免疫原性反应，也给纳米递送系统的进一步发展带来了不小的挑战。

基于细胞及其衍生物的递送系统以其高生物相容性和低免疫原性脱颖而出，它们能够巧妙地穿越某些特殊的生理病理屏障，有效降低被免疫系统识别并清除的风险。同时，这些系统还能为搭载的药物提供有效的保护，确保药物在传递过程中的稳定性和活性。基于细菌及其衍生物的递送系统则以其强大的可改造性著称。研究者们可以轻松地对其进行基因改造和表面修饰，以满足不同的药物递送需求。此外，细菌本身分泌的囊泡也为部分药物的递送提供了天然且高效的途径。而基于病毒及其衍生物的递送系统则利用了病毒本身的高侵染性，使其能够轻松跨越生理病理屏障。由于病毒结构简单，研究者们可以方便地进行基因编辑和表面修饰，以满足特定的递送需求。同时，这些系统在构建时具有较低的批次间差异，使得量产变得更为容易和可靠。本节将对这些新型的递送系统进行详细的介绍，更好地了解它们的原理、优势以及潜在的应用前景。

一、基于细胞及其衍生物的递送系统

细胞及其衍生物的递送系统，是一类利用细胞本身或其相关衍生物作为载体构建的创新型药物递送平台。尽管源于不同细胞类型的递送系统在功能和特性上略有差异，但综合来看，这类递送系统展现了以下几大显著优势。首先，它们拥有极高的生物相容性和相对较低的免疫原性，这赋予了这类递送系统出色的安全性。通过降低载体被免疫系统识别并清除的风险，确保了药物能够更加有效地抵达目标部位。其次，基于细胞间的相互作用，这类递送系统能够巧妙地穿越某些特殊的生理病理屏障。例如，巨噬细胞、神经干细胞和间充质干细胞具备穿越血脑屏障的能力，因此，基于这些细胞构建的药物递送系统在阿尔茨海默病与帕金森病等中枢神经系统疾病的治疗中显示出巨大的潜力。此外，细胞及其衍生物拥有庞大的内部空间，并能够通过多种机制与搭载的药物紧密结合。这种结合方式不仅能够将药物与外部环境有效隔离，降低药物在传递过程中被机体降解和清除的可能性，还能为搭载的药物提供额外的保护，确保其能够稳定地发挥疗效。

（一）分类

基于目前的研究现状，可将该类递送系统分为基于细胞的递送系统（cell-based delivery system）与基于细胞衍生物的递送系统（cell-derived delivery system）。

1. 基于细胞的递送系统

如今研究者们开发并研究了各种各样的细胞递送系统用于药物的递送，包括红细胞、干细胞、巨噬细胞、中性粒细胞、T 细胞和自然杀伤细胞（natural killer cells，NK 细胞）等。这些递送系统一般通过如下步骤进行构建：候选细胞的分离与纯化、体外扩增、药物搭载或基因修饰和质量控制。最终，所构建的递送系统再通过适当的途径重新回到患者体内，发挥其治疗效果。值得注意的是，在载体构建过程中，搭载药物的细胞会完全或大部分保留其原有的生物特性与功能。

（1）红细胞　红细胞，作为血液中最为普遍的细胞类型，以其卓越的氧气输送能力和免疫调节功能，成为了极具潜力的细胞递送系统之一。在众多细胞类型中，哺乳动物的成熟红细胞独具特色，它们不仅缺失了细胞核和其他细胞器，而且呈现出独特的双面凹形结构。这种特性赋予了红细胞庞大的内部空间以及可延展的细胞表面，为药物搭载提供了得天独厚的条件。值得一提的是，红细胞的细胞膜与细胞骨架具备出色的塑性和强度，赋予了它们强大的韧性。在人类和小鼠的体循环中，红细胞分别能够存活 120 天和 40 天左右，这样长久的循环时间极大地改善了搭载药物在体内的药物代谢动力学和生物分布。此外，红细胞独特的单核吞噬细胞介导的清除能力以及其在病理组织中的出色渗透能力，使得它们能够被动地将药物精准递送至脾、肝以及一些特定的病理部位。更为重要的是，红细胞的提取和分离过程相对简便，这一优势进一步增强了其作为药物递送载体的实用性。综上所述，红细胞以其高生物相容性、长循环时间、大体积和高成本收益等诸多优势，成为了广泛应用于炎症、肿瘤、病毒感染等治疗领域的理想药物递送载体。

（2）干细胞　干细胞是一类具有自我更新能力并拥有分化潜力的细胞，这种特性使得其在组织修复与再生方面具有关键作用。在各种各样的干细胞中，间充质干细胞（mesenchymal stem cells，MSC）是一种被广泛运用于构建药物递送载体的细胞，因为这类细胞是多功能非造血干细胞，可以从不同的人体组织中获得，如骨髓、皮肤、血液、脂肪等。同时，与胚胎干细胞或者诱导性多功能干细胞相比，MSC 的使用并不存在伦理问题。由于较低的组织相容复合体Ⅰ、Ⅱ和共刺激因子表达，MSC 具有较低的免疫原性，这使得同源 MSC 移植引起的免疫排斥反应的情况很少。经移植的 MSC 具有免疫调节与再分化能力，能被用于治疗多种疾病。现如今，MSC 常被用于递送凋亡介导因子、载药纳米粒、肿瘤或组织特异性先导药物和裂解的病毒以治疗炎症与肿瘤。

（3）巨噬细胞　巨噬细胞是一类起源于单核细胞的白细胞系抗原呈递细胞，其广泛分布于全身的各种组织中。一旦组织受到损伤或者诱发感染，单核细胞就会招募如促炎性细胞因子和趋化因子等信号分子，进而分化形成巨噬细胞。巨噬细胞在许多生物过程中扮演不可或缺的角色，包括稳态调节、病原体反应、抗原呈递、炎症调节与组织修复。巨噬细胞由于其无免疫原性的特性从而拥有足够长的体循环时间，其强大的吞噬能力使得其具有较强的载药能力，且比起 MSC 更容易分离与载药，这些特性使得巨噬细胞能用于构建药物递送载体。值得注意的是，巨噬细胞能够在多种细胞因子的介导下迁移至肿瘤组织处，因此以巨噬细胞构建的药物递送载体在肿瘤治疗方面具有巨大的潜力。

（4）中性粒细胞　中性粒细胞是人类血液中占比最高的白细胞，在先天性免疫中起关键作用。当人体出现炎症时，血管内皮细胞被激活，上调黏附分子的表达，进而激活中性粒细胞。被激活的中性粒细胞能够穿过血管壁，进入炎症部位，释放细胞因子来招募其他的免疫细胞。与占白细胞 5%的巨噬细胞相比，中性粒细胞一般占白细胞总数的 50%～70%左右，且在体内更易获得。与通常出现在急性炎症反应末期的单核细胞、巨噬细胞与 T 细胞相比，中性粒细胞具有更快的炎症响应性与较高的炎症靶向性，是最早到达炎症部位的细胞且大量在炎症部位聚集，对正常组织的影响较小。此外，中性粒细胞在血液循环中具有 8 h 的半衰期。基于以上特征，中性粒细胞可被用于构建具有靶向性的药物递送载体，这些载体在炎症与肿瘤治疗中具有较大的潜力。

（5）T 细胞　T 细胞是一类由骨髓中的多功能干细胞分化而来的免疫细胞。在人胚胎发育早期，多功能干细胞迁移至胸腺中，在胸腺激素的刺激下进一步分化成成熟的 T 细胞。在此之后，T 细胞通过血流分布到胸腺相关的外周免疫器官，并可通过淋巴管、外周血和组织液再循环，发挥其免疫调节功能。T 细胞的再循环有利于广泛接触进入体内的抗原物质，增强免疫反应并在较长时间内保持免疫记忆。活化的 T 细胞具有巨大的治疗潜力，如快速增殖、肿瘤细胞杀伤能力和分泌能够招募其他免疫细胞的细胞因子。其中，T 细胞的肿瘤细胞杀伤能力来自其能够分泌穿孔素和颗粒酶以及在细胞表面表达死亡受体，与肿瘤细胞上的死亡受体配体结合，进而诱导肿瘤细胞凋亡。此外，T 细胞还能够分泌一系列细胞因子，如白介素-2、白介素-6、干扰素 γ 和粒细胞-巨噬细胞集落刺激因子，进而招募其他的免疫细胞如巨噬细胞与自然杀伤细胞，借此来强化抗炎与抗肿瘤效果。然而，T 细胞的抗肿瘤效果随着肿瘤的进展会慢慢减弱，因此，工程化的 T 细胞免疫疗法，包括 T 细胞受体（T-cell receptor，TCR）和嵌合抗原受体（chimeric antigen receptor，CAR）工程化的 T 细胞疗法走入了研究者们的视野。上述疗法的关键点在于，需要通过基因编辑的手段来提高 T 细胞表面的 CAR 和 TCR 的表达，进而使得 T 细胞能够特异性识别肿瘤细胞。基于此，通过多种功能性分子修饰的 T 细胞能够用于构建一类特殊的药物递送载体，其所载药物主要为能表达具有治疗效果的分子的基因片段。

（6）NK 细胞　NK 细胞，作为一类拥有显著特征的大颗粒淋巴细胞，在先天性免疫系统中发挥着举足轻重的作用。这些细胞独具一格，无须识别肿瘤特异性抗原，便能迅速而直接地对肿瘤细胞发起猛烈攻击。因此，NK 细胞在肿瘤免疫治疗领域展现出了巨大的潜力，备受瞩目。

一旦 NK 细胞被激活，它们便能够运用一系列高效机制来抑制肿瘤的生长和转移。这些机制包括释放穿孔素和颗粒酶，或是通过 Fas/Fas-L 途径直接诱导细胞凋亡，从而迅速清除肿瘤细胞。此外，NK 细胞还能通过与白介素-10、干扰素 γ 等细胞因子和趋化因子的协同作用，激活树突状细胞和巨噬细胞，形成强大的抗肿瘤联盟，进一步提升治疗效果。然而，肿瘤细胞并非毫无还手之力。它们通过减少肿瘤相关抗原的表达，以及分泌免疫抑制性细胞因子等手段，试图逃避 NK 细胞的识别与攻击，从而降低 NK 细胞的活性。面对这一挑战，研究者们不断探索新的策略来增强 NK 细胞的抗肿瘤能力。其中，经 CAR 修饰的 NK 细胞作为一种更为优化的选择，正逐渐在肿瘤免疫治疗领域崭露头角。经 CAR 修饰的 NK 细胞不仅保留了其原有的强大杀伤能力，还具备了更高的肿瘤识别精度和更强的抗肿瘤活性。它们能够更准确地锁定肿瘤细胞，发起更为迅猛的攻击，为肿瘤免疫治疗带来了新的希望。

（7）脂肪细胞　脂肪细胞是一类广泛存在于人体中的细胞，其分离与提取十分简单，并且其中的脂滴（lipid droplets）是十分优秀的疏水药物载体。因此，脂肪细胞也是一种极具潜力的药物递送载体。现有研究将脂肪细胞用于抗肿瘤与糖尿病治疗，展现出脂肪细胞作为药物递送载体的潜力。

2. 基于细胞衍生物的递送系统

胞外囊泡（extracellular vesicles，EVs）是一类由大多数细胞分泌的、具有磷脂双分子层结构的囊泡状结构，其主要功能是作为细胞间信号传递的信使，在生理与病理条件下起到关键作用。EVs 含有跨膜蛋白与膜锚定蛋白，促进其所载物质的内吞，且由于 EVs 的内源性，其表面不会形成蛋白冠（protein corona），使得 EVs 能够在体循环过程中维持其稳定性。此外，不同来源的 EVs 也存在针对不同细胞、组织和器官的靶向性。基于以上特征，EVs 也被认为是一类极具潜力的大分子递送载体。

基于其胞内起源，EVs 主要被分为三大类：凋亡小体（apoptotic bodies）、微泡（microvesicles）和外泌体（exosomes）。凋亡小体是一类由垂死细胞分泌的囊泡，其表面的磷脂酰丝氨酸作为“Eat-me”信号分子进而使其被巨噬细胞清除；微泡起源于细胞表面的向外出芽和融合过程；而外泌体起源于细胞内部的内体系统，通过该系统产生的外泌体能够与质膜融合，释放出其内容物。一般认为，EVs 的每一个亚群都是通过不同的生物合成途径产生的，因此大多数情况下，其明确的生物学起源是很难确定的。

与供体细胞的细胞膜相比，EVs 富含胆固醇、磷脂、甘油二酯、鞘磷脂和神经酰胺。不仅如此，在 EVs 中还发现有各种具有特殊生物活性的脂质，如白三烯和具有酶活性的磷脂酶 C。EVs 所载有的蛋白质主要取决于其供体细胞，其中一些蛋白质是普遍富集的蛋白质，如细胞质酶 GAPDH，细胞骨架蛋白，肌动蛋白，四跨膜蛋白 CD9、CD63 和 CD81/CD82，以及参与多泡体（multivesicular bodies，MVBs）形成的蛋白质（如 Alix 和 TSG101）。同时，一些蛋白质在 EVs 介导的细胞信号传递和细胞间交流中是必不可少的，在所有这些蛋白质中，

Hsp70、CD9 和 CD63 是最常在 EVs 中检测到的，并且在不同来源的 EVs 中高度保守。除了脂质和蛋白质，核酸也被 EVs 从一个细胞递送到另一个细胞，进而调节受体细胞的生物功能。独特的组成为基于 EVs 构建的大分子递送系统奠定了重要的分子基础。值得注意的是，EVs 所具有的特殊蛋白质和脂质使其具有肿瘤靶向性。

EVs 中含有整合素 α6β4、α6β1 和 αvβ5，它们分别与 EVs 在肺部和肝脏的聚集有关。同时，部分 EVs 还具有跨越血脑屏障的能力，如来源于 bEND.3 细胞的 EVs 在斑马鱼胚胎模型中可以递送药物使之穿过血脑屏障。与之相似的是，研究者们在斑马鱼和小鼠模型中观察到中性粒细胞来源的 EVs 能够快速跨越血脑屏障并迁移到大脑处，进而对大脑的炎性环境做出反应，靶向浸润肿瘤细胞。

（二）载药策略

细胞及其衍生物，除了具备诸多相似的生物学特性与功能，如低免疫原性、组织靶向与穿透能力等，还展现出了作为候选药物递送载体的卓越潜力。这些载体能够根据不同的载药机制，为各种类型的药物提供丰富的载药空间。例如，细胞质就像一个巨大的内部仓库，为亲水性药物提供了充足的存储空间。而细胞膜的脂质双分子层，则对疏水性药物有着天生的亲和力，宛如一个天然的吸附剂。更值得一提的是，细胞膜上的一些带电或具有特殊活性的脂质，如氨基和巯基，它们仿佛拥有魔力一般，能够通过静电相互作用等物理方式，或是共价结合等化学手段，将药物牢牢地吸附或键合在细胞表面。这使得细胞表面成为了一个理想的载药平台，尤其适用于那些需要快速释放或局部作用的药物。在基因疗法领域，细胞递送系统更是展现出了其独特的优势。具有治疗效果的基因可以被巧妙地整合到候选细胞载体的基因组中，从而诞生出功能化的细胞载体，如 CAR-T 疗法和 TCR-T 疗法中的细胞载体。这些经过基因改造的细胞，不仅能够精确地将治疗基因送达目标部位，还能在体内持续表达并发挥治疗作用，为疾病治疗开辟了新的道路。综上所述，细胞及其衍生物作为药物递送系统的载药策略选择，是基于所载药物的性质与候选载体的生物学功能而定的。它们既可以将药物存储在内部空间，也可以将药物固定在表面，甚至可以将药物整合到基因组中（图 8-10，见文末彩插）。这种多样化的载药方式，使得细胞及其衍生物成为了极具竞争力的候选药物递送载体，为未来的药物研发和治疗提供了广阔的平台。

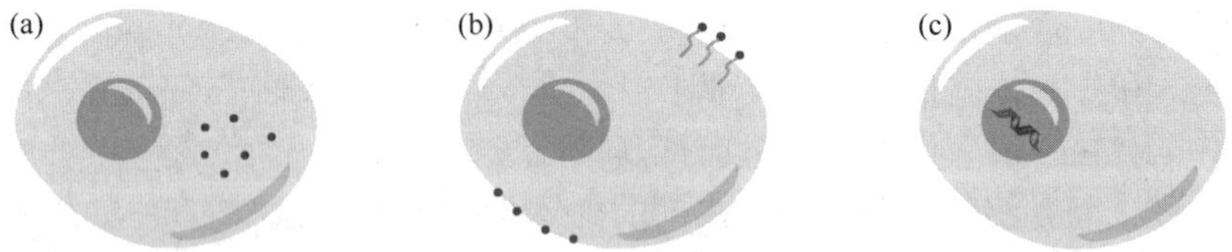

图 8-10　基于细胞及其衍生物的递送系统的载药策略

（a）药物载于载体内部空间；（b）药物载于载体表面；（c）药物整合于载体基因组

其中，标红的部分即代表所载药物/能翻译得到药物的基因片段

1. 药物载于载体内部空间

细胞质为载药提供了充足的空间，并且将药物载于细胞质中是目前最简单与最经济的方法，有利于工业化生产。对于某些具有吞噬作用的细胞（如中性粒细胞和巨噬细胞）而言，其吞噬能力为载药提供了一定程度的便利，药物可以通过这种特性直接进入细胞中。

在所有作为候选载体的细胞中，成熟的红细胞由于缺乏细胞核及细胞器，因此其内部空间被认为是理想的载药空间。药物可以通过低渗肿胀（hypotonic swelling）进入红细胞的细胞质中——低渗状态下的红细胞会在细胞膜上形成临时孔洞，允许药物通过并进入细胞中。现已经开发出一种全自动装置，可以通过低渗肿胀过程将原药地塞米松磷酸钠载入红细胞。

对于不具备吞噬作用的细胞，电穿孔法也是一种将大分子药物载入到细胞载体中的方法，有研究者通过此法将人重组白介素-2 载入到红细胞中。然而，虽然这种方法能够改善细胞载体的载药能力，但会对细胞的正常功能造成不可逆的损伤。因此，作为替代，研究者们开发了通过功能性分子（如细胞穿膜肽和靶向配体等）介导的载药方法，如通过细胞穿膜肽介导L-天冬酰胺酶载于完整的红细胞中。

2. 药物载于载体表面

除了将药物装载于细胞载体的内部空间，药物也可以以锚定于载体的质膜的形式载于细胞载体表面。在最初的研究中，药物或者载药纳米粒一般是通过共价结合的方式接在载体表面，最常见的就是将载体与待载物质通过 *N*-羟基琥珀酰亚胺酯构建稳定的酰胺键连接在一起。例如，有研究用马来酰亚胺表面修饰的载药纳米粒与表面富含硫基的 T 细胞进行共价结合构建相应的药物递送载体。

除了共价结合，药物或者载药纳米粒也可以通过非共价的弱相互作用（如静电相互作用、范德瓦耳斯力和疏水相互作用）锚定于细胞载体表面。例如，通过非共价结合构建了一种将聚乳酸纳米粒锚定在红细胞膜上的药物递送载体，该载体可以显著地延长纳米粒的体循环时间且降低了纳米粒的肝脾摄取。此外，也有在质膜上引入合适的配体与相应的药物进行受体-配体结合的载药方法。

3. 药物整合于载体基因组

随着基因编辑技术的飞速进步，将特定的基因片段精准地整合进候选细胞载体中，使其能够在细胞内转录或翻译出具有显著治疗效果的活性分子，已成为细胞及其衍生物作为药物递送载体的一种重要载药策略。有研究者巧妙地将编码羧酸酯酶的基因导入到间充质干细胞（MSC）中，并将这种经过基因改造的载体注入患者体内，用于脑干胶质瘤的基因治疗。这一创新性的尝试为脑干胶质瘤的治疗开辟了新的途径。此外，基因工程技术的突破也带来了 CAR-T 细胞和 TCR-T 细胞这两种强大的"武器"。它们经过精心设计，能够直接识别并锁定肿瘤相关抗原，进而有效地杀死肿瘤细胞。这种策略在血液瘤以及其他一些肿瘤的治疗中已展现出显著疗效，如 TCR-T 疗法与 CAR-NK 疗法。这些疗法不仅提高了治疗的精准度，还降低了对正常细胞的损伤，为肿瘤患者带来了更多的希望。

（三）研究现状

如上所述，细胞及其衍生物由于其独特的生物学特性，促使研究者开发和利用基于细胞及其衍生物的药物递送系统进行药物递送与疾病治疗，其研究现状见表 8-3 和表 8-4。

表 8–3　基于细胞的药物递送系统的应用

细胞类型	搭载药物	应用
红细胞	地塞米松磷酸钠	毛细血管扩张性共济失调综合征、囊性纤维化、炎症性肠病、慢性阻塞性肺疾病
	多柔比星	淋巴瘤

续表

<table>
<tr><th>细胞类型</th><th>搭载药物</th><th>应用</th></tr>
<tr><td rowspan="3">红细胞</td><td>L-天冬酰胺酶</td><td>淋巴细胞白血病、胰腺癌</td></tr>
<tr><td>胸苷磷酸化酶</td><td>线粒体脑肌病</td></tr>
<tr><td>凝血因子Ⅸ</td><td>血友病</td></tr>
<tr><td rowspan="11">干细胞</td><td>紫杉醇</td><td>白血病、胶质母细胞瘤</td></tr>
<tr><td>多柔比星</td><td>胶质母细胞瘤、肺癌</td></tr>
<tr><td>白介素-12</td><td>晚期头颈部肿瘤</td></tr>
<tr><td>干扰素 γ</td><td>晚期卵巢癌</td></tr>
<tr><td>肿瘤坏死因子相关凋亡诱导配体（TNF-related apoptosis-inducing ligand，TRAIL）</td><td>转移性非小细胞肺癌</td></tr>
<tr><td>左旋多巴</td><td rowspan="3">帕金森病</td></tr>
<tr><td>血管表皮生长因子</td></tr>
<tr><td>人神经营养素</td></tr>
<tr><td>睫状神经营养因子</td><td rowspan="3">阿尔茨海默病</td></tr>
<tr><td>神经生长因子</td></tr>
<tr><td>脑源性神经营养因子</td></tr>
<tr><td rowspan="5">巨噬细胞</td><td>紫杉醇</td><td>恶性脑胶质瘤</td></tr>
<tr><td>依法韦仑</td><td rowspan="3">逆转录病毒感染</td></tr>
<tr><td>利托那韦</td></tr>
<tr><td>茚地那韦</td></tr>
<tr><td>过氧化氢酶</td><td>帕金森病</td></tr>
<tr><td rowspan="3">中性粒细胞</td><td>多柔比星</td><td>脑胶质瘤</td></tr>
<tr><td>牛血清白蛋白</td><td>急性肺部损伤、肺部感染</td></tr>
<tr><td>紫杉醇脂质体</td><td>脑胶质瘤</td></tr>
<tr><td rowspan="7">T 细胞</td><td>嵌合抗原受体 CD19</td><td>淋巴细胞白血病、淋巴瘤</td></tr>
<tr><td>嵌合抗原受体 CD30</td><td>间变性大细胞淋巴瘤</td></tr>
<tr><td>嵌合抗原受体 CD269</td><td>多发性骨髓瘤</td></tr>
<tr><td>嵌合抗原受体 MSLN</td><td>胰腺癌、间皮素阳性肿瘤</td></tr>
<tr><td>嵌合抗原受体 EGFRⅧ</td><td>胶质母细胞瘤</td></tr>
<tr><td>T 细胞受体 WT1</td><td>急性骨髓性白血病、骨髓增生异常综合征</td></tr>
<tr><td>T 细胞受体 NY-ESO-1</td><td>转移性黑色素瘤、多发性骨髓瘤</td></tr>
<tr><td rowspan="3">NK 细胞</td><td>多柔比星</td><td>乳腺癌</td></tr>
<tr><td>嵌合抗原受体 EGFR</td><td>胶质母细胞瘤、乳腺癌</td></tr>
<tr><td>嵌合抗原受体 CD19</td><td>淋巴细胞白血病、B 细胞恶性肿瘤</td></tr>
</table>

注：引用自 Advanced Drug Delivery Reviews，2022, 187: 114394.

表 8-4　基于 EVs 的药物递送系统的应用

细胞类型	EVs 来源	搭载药物	应用
肿瘤细胞	乳腺癌细胞	miRNA	肺癌
	胶质母细胞瘤细胞	CRISPR/Cas9	胶质母细胞瘤
免疫细胞	巨噬细胞	SIRPα 与 CD47	巨噬细胞
	树突状细胞	PTEN-mRNA	脑胶质瘤
		MAGE 3 多肽	黑色素瘤
		MAGE 抗原	非小细胞肺癌
干细胞	间充质干细胞	TNF-α	黑色素瘤
体细胞	人胚胎肾细胞	siRNA	结肠癌
		miRNA	乳腺癌
		透明质酸酶 PH-20	乳腺癌
		抗 CD3&抗 HER2 抗体	乳腺癌
		信号调节蛋白α	结肠腺癌
		miRNA-21 海绵	胶质母细胞瘤
		siRNA	结肠癌
	鼠成纤维细胞	KLA 多肽	胶质母细胞瘤

注：引用自 Journal of Controlled Release，2022, 348: 572-589.

二、基于细菌及其衍生物的递送系统

基于细菌及其衍生物的递送系统，是一种以细菌本身或其相关衍生物为基石而构建的创新型药物递送系统。总体来说，这类递送系统凭借其独特的优势，在医药领域崭露头角：①细菌的天然结构简单且精妙，这为科研者们通过基因编辑或表面修饰等精细技术手段，量身打造出满足各种应用需求的载体提供了可能；②值得一提的是，细菌本身具备产生囊泡的能力，这一机制为药物的封装与递送提供了天然且高效的途径。因此，基于细菌及其衍生物的药物递送载体，在疾病治疗、生物成像和诊断等领域展现出了无比广阔的应用前景。

（一）细菌的表面修饰

细菌的表面特性，如电性特征、化学基团的纷繁多样、蛋白质与抗原的种类等，均对细菌的黏附、增殖及分化等生理功能起着决定性的作用，进而深刻影响着细菌间的交流及其与周围环境的复杂互动。当这些表面特性发生微妙变化时，便会触发一系列独特的生理信号，进而调控细菌在不同环境背景下的行为模式。因此，研究者们通过精心设计的手段对目标细菌进行表面修饰，旨在构建出基于这些经过改造的细菌的药物递送载体。这样的载体不仅能够规避细菌本身可能带来的潜在风险，还能通过多样化的表面修饰策略赋予递送载体特定的功能特性。随着对细菌表面性质认知的逐步深入，以及跨学科技术的融合发展，研究者们已经开发出了一系列技术来精准地修饰细菌表面。这些技术大致可归为两大类别：物化表面修饰与生物工程修饰（图 8-11）。前者主要运用物理或化学的方法对细菌表面进行改造，而后者则依赖于生物分子或生物材料的运用，以实现更为精细的调控。

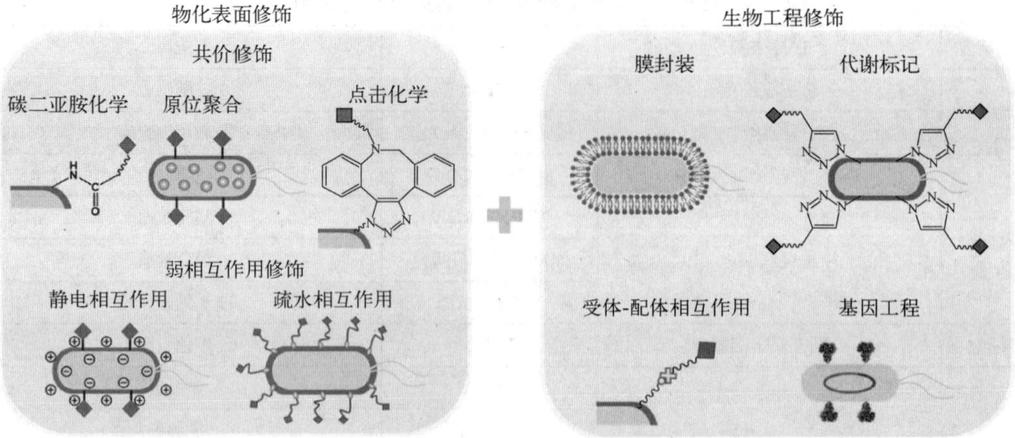

图 8-11 细菌的表面修饰策略

引用自 Advanced Drug Delivery Reviews, 2022, 188: 114443.

1. 物化表面修饰

细菌的外膜由多种物质构成，包括肽聚糖、磷壁酸、脂多糖、脂质和蛋白质等，这些成分共同赋予了细菌多样的表面特性和功能基团。菌体表面通常带有负电荷，并含有丰富的功能基团（如巯基、羟基、羧基和氨基等），这些特性使其能够通过物理化学的方法，借助多样化的合成材料实现表面修饰。

（1）共价修饰　物化表面修饰方法中，共价修饰尤为常见。这一技术通过共价键的方式，将修饰基团巧妙地接枝于细菌表面，进而实现对细菌表面性质的精细调控。在众多共价偶联反应中，氨基与羧基之间的酰胺化反应因其高效性和稳定性而备受青睐。例如，在 1-(3-二乙氨基丙基)-3-乙基碳二亚胺盐酸盐（EDC）与 *N*-羟基琥珀酰亚胺（NHS）的催化作用下，细菌膜蛋白与修饰基团的氨基和羧基能够发生共价结合，形成稳固的酰胺键，从而得到具备特定功能的修饰细菌。

作为药物递送载体，这些经过表面修饰的细菌在构建生物/非生物交联系统中展现出独特的优势。它们能够显著增强具有治疗效果的物质（如载药脂质体、胶束、聚合物和纳米粒等）在病理部位的聚集，进而提升治疗效果。在细菌的自主运动能力、厌氧靶向能力和免疫调节作用共同作用下，功能治疗剂在疾病区域的积累更为高效，从而取得更为理想的联合疗效。

除了共价修饰，原位聚合也是一种重要的物化表面修饰方法。这种方法通过将细菌与活性单体和催化剂直接混合，在细菌表面引发聚合反应。其中，氧化聚合尤为引人关注，它利用活性含氢物质在氧化剂作用下的脱氢和加成聚合反应，实现对细菌表面的有效修饰。由于细胞膜上天然存在的氨基和羟基，这种方法成为研究者们常用的修饰手段之一。

生物矿化则是另一种独特的表面修饰方式，它涉及无机晶体在细胞内基质或细菌表面的沉积过程。一些细菌具备捕获环境中金属离子并将其转化为元素金属的能力，从而实现生物矿化。这一过程不仅保留了细菌的生存能力，还为细菌表面赋予了新的功能特性。

随着跨学科融合的深入发展，基于表面修饰的生物-非生物杂交系统展现出了巨大的潜力。与哺乳动物细胞的表面修饰相比，细菌表面修饰作为一个有前景的领域，其制备方法、修饰材料及应用均呈现出迅猛发展的态势。尽管利用细菌表面固有基团进行修饰具有简便性，但考虑到细菌的非特异性和潜在的安全问题，研究者们开始积极寻找新的替代方案。生物正交反应作为一种具有高选择性和高专一性的化学反应，如炔基和叠氮化物之间的点击化学，正迅速成为细菌表面修饰领域的研究热点。

（2）弱相互作用修饰　鉴于磷壁酸和肽聚糖富含羟基的特性，多数细菌的外膜都带有负电荷，这一特性为利用静电相互作用进行表面修饰提供了切实的路径。通过静电作用，表面带有负电荷的细菌能与各种阳离子物质（如脂质体、聚电解质、多糖等）紧密结合，赋予细菌不同的功能特性。

此外，细菌膜的亲脂性质使得众多天然及合成的生物活性分子得以通过疏水相互作用进行表面修饰。在这一过程中，那些被亲脂基团修饰的生物大分子，其亲脂部分能够深深地嵌入细菌膜中，而生物大分子的其他部分则自然地暴露在细菌膜的表面，从而实现对细菌表面的巧妙修饰。两亲性聚合物，如 PEG 修饰的磷脂与胆固醇修饰的疏水烷基链，在此类修饰过程中扮演着至关重要的角色。当这些两亲性聚合物的疏水链与细菌表面接触时，它们会通过强烈的疏水相互作用，将疏水链稳固地锚定在细菌的脂质双层膜中。值得注意的是，脂肪链的长度，即其疏水性的强弱，对这种锚定作用具有显著的影响。

2. 生物工程修饰

随着合成生物学和微生物学的迅速发展，生物工程菌及其生物医学应用也在不断地发展。与物理化学修饰方法相比，生物工程技术可以减少外源性物质的引入，因此对细菌具有更好的生物相容性和生物安全性。生物工程修饰一般可分为四大类：膜封装、受体-配体相互作用、基因工程与代谢标记。

（1）膜封装（membrane encapsulation）　表面相关的免疫原性和致病性是阻碍细菌及其衍生物作为药物递送载体在临床上广泛应用的关键问题。尽管研究者们努力开发出多种减毒菌株作为替代方案，但这些减毒菌株仍然存在剂量依赖性的副作用，限制了其实际应用。鉴于天然细胞膜具有出色的生物相容性和强大的靶向性，细胞膜封装技术为细菌表面的修饰提供了新的思路。这种技术通过将细菌载体巧妙地包裹在天然细胞膜中，实现对细菌表面的有效修饰。这种修饰方法不仅保留了细菌本身的生物活性，更显著提高了细菌载体的安全性。通过降低其免疫原性，细菌载体能够避免被免疫系统识别并清除，从而确保其在体内的稳定性和持久性。更值得一提的是，基于不同来源的细胞膜，研究者可以为细菌载体赋予多种多样的功能。例如，某些细胞膜具有增强肿瘤靶向能力的特性，使得细菌载体能够更精准地到达肿瘤部位，发挥治疗作用。

（2）受体-配体相互作用　配体与受体之间的相互作用，无疑是细胞生命活动中不可或缺的一环，其重要性在医学领域已得到广泛认可。在医学诊断中，这种相互作用被巧妙地应用于亲和分离和疾病早期生物标志物的鉴定，极大地提升了诊断的准确性和效率。同时，基于这种独特的相互作用，科学家们还开发出了众多用于生命系统的生物材料，为医学治疗带来了新的希望。由于其出色的高特异性和生物相容性，配体-受体的相互作用为细菌的表面修饰提供了一条极具吸引力的途径。与传统的膜封装策略不同，后者往往包裹整个细菌，从而在一定程度上阻止了其与周围环境的相互作用。而配体-受体的相互作用则更加精准和局部化，它仅发生在特定的位置，这意味着研究者可以在不干扰细菌正常功能的前提下，对其有利的位点进行精细地修饰。通过这种相互作用，研究者可以将各种物质，包括小分子药物和生物大分子，如蛋白质、DNA 和碳水化合物，巧妙地修饰在细菌表面。其中，抗原-抗体相互作用和生物素-链霉亲和素偶联是最为常用且高效的方法。

（3）基因工程　随着基因技术的日新月异，基因工程已然成为解析与重组生物基因组的有力工具。基因编辑技术的崛起，使研究者得以整合外源基因，并根据实际需求精细调整特定工程细菌的内源基因，从而赋予细菌全新的特征和功能。研究者们通过精准地敲除毒力因子和免疫原性表面抗原（如脂多糖），成功培育出安全、低免疫原性或减毒的细菌，以满足各类治疗场景的特殊需求。此外，借助基因工程的神奇之手，各种多肽、抗原、抗体、抗生素和酶得以巧妙地植入靶细胞中，并在细菌表面优雅地表达或直接分泌至周围环境中，从而极大地丰富和强化了细菌的功能，如提升靶向能力、增强黏附性、优化分泌机制以及合成特异性代谢物，进而在疗效上实现了质的飞跃。

目前，利用基因编辑技术对细胞进行表面修饰已成为一项成熟且高效的技术。通过巧妙地将含有外源性基因的重组质粒和整合的基因组融入细菌中，细菌自身便能够转录和翻译这些外源基因，从而实现精准的表面修饰。质粒因其灵活的设计性、简便的操作、经济性和安全性，在细菌表面修饰、重组 DNA 技术、大规模蛋白质生产和药物研发等领域均得到了广泛应用。通过质粒表达系统，研究者可以将所需的异源功能蛋白质或多肽精准表达并牢牢锚定在细菌表面，这不仅能够实现那些难以跨越细胞膜的特定生物大分子在表面的优雅表达，为潜在的胞内递送提供了可能，还能在细胞表面进行高度特异性的反应和相互作用，从而实现多样化的功能。

（4）代谢标记　代谢标记通常用于探测细胞内发生的生化转化和修饰。化学类似物被设计成模仿天然生物分子的结构，并通过固有的代谢过程被细胞进一步利用来产生标记的化合物。细菌对不同代谢物的利用存在一些差异，且可以通过多种生物合成途径吸收不同的代谢物。因此，通过用不同的报告或功能模块修饰代谢物来标记细菌，是一种有效的细菌表面修饰策略，这种策略在区分或追踪细菌，揭示细菌在细胞内或体内介导的生理过程的运用中表现出色。目前，主要代谢标记的方法是基于非天然糖或 D-氨基酸代谢来对细菌进行表面修饰。

（二）研究现状

自 19 世纪末起，科学家们逐渐揭示出细菌的独特能力——它们能够巧妙地分散到肿瘤组织中，并有效抑制其生长。这一发现犹如打开了一扇新的大门，使得细菌及其衍生物成为构建各种小分子药物和毒性蛋白质递送载体的理想选择，进而在肿瘤治疗中发挥着举足轻重的作用。随着学科的交叉融合与不断进步，科学家们通过精细的表面修饰工程，进一步拓宽了细菌的应用领域。如今，这些基于细菌及其衍生物的药物递送载体，不仅在小分子药物递送方面表现出色，更在生物大分子药物递送、生物成像与诊断等领域展现出巨大的潜力。

1. 小分子药物递送

伤寒沙门菌作为癌症治疗的“明星”细菌，其研究之深入，堪称业界翘楚。这种细菌凭借其独特的缺氧环境趋向性，能够精准地分布至肿瘤部位，并释放一系列功能蛋白，直接攻击并消灭癌细胞。更令人瞩目的是，经过生物素巧妙修饰的伤寒沙门菌，成功搭载载有紫杉醇的脂质体，这一创新载体在抗肿瘤能力上相较于传统载药脂质体更胜一筹。而在抗肿瘤治疗的“舞台”上，另一位不可忽视的“演员”便是大肠埃希菌 Nissle 1917（EcN）。作为一种益生菌，EcN 不仅不分泌毒素，更无甘露糖抵抗血凝反应，为治疗提供了更高的安全性。它在实体瘤中展现出的卓越靶向性和增殖特性，使其成为了抗肿瘤药物递送的理想选择。通过巧妙的酸响应化学键技术，研究人员成功将多柔比星接枝于 EcN 表面，构建了能够实现肿瘤靶向递送与响应释放的先进载体。此外，结合载有多柔比星与四氧化三铁纳米粒的聚电解质多层微粒，EcN 更是构建了一个功能强大的靶向药物递送系统。

值得一提的是，除了细菌本身，细菌所分泌的囊泡也展现出了药物递送载体的巨大潜力。这些囊泡构建的化疗药物递送载体，不仅能够提升治疗效果，还能有效降低药物的毒性，为癌症患者带来更为温和而有效的治疗体验。近年来，这些细菌的衍生物已成功应用于搭载紫杉醇、多柔比星、吉西他滨、替加氟等多种化疗药物，为癌症治疗带来了更多可能性。尤其令人振奋的是，搭载紫杉醇的细菌衍生物载体已经顺利进入临床试验阶段，并初步展现出对实体瘤患者的安全性和临床疗效。

2. 生物大分子药物递送

裸核酸，如 siRNA 和 mRNA，由于细胞膜通透性差和细胞摄取效率低下，其实际应用一直面临着严峻挑战。为了克服这些障碍，研究者们积极探索了多种递送载体，其中，基于细菌及其衍生物构建的递送载体成为了一个备受瞩目的研究方向。这种递送载体能够巧妙地将细菌质粒 DNA 转移到哺乳动物细胞中，这一过程形象地被称为细菌感染。在肿瘤治疗的领域中，细菌感染展现出了两种独特的应用方式：一是将编码治疗性蛋白的互补 DNA（cDNA）精准递送到肿瘤细胞内部，从而主动诱导细胞凋亡；二是将编码肿瘤相关抗原的 cDNA 递送至吞噬性抗原呈递细胞，进而激活免疫系统，引发对肿瘤的特异性免疫应答。单核细胞增生性李斯特菌便是这一领域中的佼佼者，它以其独特的优势成为核酸递送的理想细菌载体，并在肿瘤治疗中得到了广泛应用。携带穿梭质粒的单核细胞增生李斯特菌，如同一位精准的快递员，能够将 DNA 疫苗安全送达，并在小鼠前列腺癌模型中展现出令人瞩目的疗效。它能够将肿瘤特异性抗原——前列腺特异性抗原精准地转染至肿瘤细胞，进而成功诱导 T 细胞特异性免疫反应，促使肿瘤逐渐消退。不仅如此，单核细胞增生李斯特菌还被巧妙地改造为递送针对黑色素瘤抗原基因-b 的 DNA 疫苗的载体，同样在乳腺癌模型中实现了肿瘤的显著消退。这一系列的成功实践，充分展示了细菌载体在核酸递送领域的巨大潜力。

与 DNA 类似，siRNA 和 shRNA 的递送同样需要细菌载体的主动介入。目前，细菌介导的 RNAi 递送技术已在小鼠肿瘤模型中实现对多种基因的高效调控，包括免疫抑制剂吲哚胺 2, 3-双加氧酶（IDO）、细胞周期关键蛋白 PLK1、STAT3、生存素以及 Sox2 等。除了沙门菌和单核细胞增生李斯特菌，工程化的大肠埃希菌 BL21 也展现出其在核酸递送方面的独特优势。这种经过精心改造的工程菌株，不仅表达了来自单核细胞增生李斯特菌的内毒素和李斯特菌溶血素 O，使其能够更轻松地穿透肿瘤细胞，还能从溶酶体中释放针对连环蛋白 B-1（CTNNB1）的 shRNA。CTNNB1 作为一种已知的原癌基因，在多种癌症中都发现了其突变或过表达的情况。通过这种工程化的 BL21 递送，CTNNB1 在结肠癌异种移植瘤和正常肠上皮中的表达水平得到了显著抑制，为肿瘤治疗开辟了新的途径。

除了核酸药物，细菌载体还展现了递送其他具有显著治疗效果的蛋白质的能力，如细胞毒蛋白和免疫调节蛋白。在肿瘤治疗的“舞台”上，赋予细菌载体抗肿瘤的能力，精准地表达细胞毒蛋白，细菌载体成为了一种高效的生物大分子递送策略。然而，为了最大限度地减少对正常组织的潜在损害，科学家们巧妙地改造了细菌，使细胞毒蛋白的表达能够在特定的肿瘤微环境下被触发。例如，工程化的鼠伤寒沙门菌就像一位敏锐的狙击手，能够在低氧环境中精确释放具有细胞毒性的溶血素，从而在小鼠乳腺癌模型中成功地“狙击”了肿瘤的生长。除了直接调控蛋白的表达，细胞毒蛋白还可以巧妙地“伪装”成肿瘤靶向嵌合蛋白，实现更为精准的递送。经过假单胞菌外毒素 A 表皮生长因子受体的修饰，鼠伤寒沙门菌如同一位身怀绝技的特工，能够在体外精准地识别并摧毁肿瘤细胞，同时在小鼠结肠癌和乳腺癌模型中展现出了令人瞩目的抑瘤能力。

此外，工程化的细菌还可以被巧妙地设计成能够表达多种细胞因子的递送载体，这些细胞因子包括但不限于白介素-2、白介素-12、白介素-18 和鞭毛蛋白等。这些细胞因子如同指挥棒，能够精确地调节针对肿瘤的免疫反应，使免疫系统对肿瘤细胞的攻击更加迅猛有力。例如，工程化的 EcN 就像一位智能的信使，能够递送免疫检查点 PD-L1 和 CTLA-4 以及免疫球蛋白 CD47 的纳米抗体。这些通过 EcN 递送的抗体在小鼠模型中犹如激活了免疫系统的“超级武器”，显著提高了肿瘤浸润 T 细胞的活性，有效刺激肿瘤消退，并显著延长了小鼠的生存期。

除了直接搭载具有治疗效果的生物大分子以外，细菌载体也能表达和递送前药转化酶。胞嘧啶脱氨酶（cytosine deaminase，CD）是一种常用的前体药物转化酶，它将氟胞嘧啶转化为化疗药物氟尿嘧啶。在一项临床试验中，一种表达 CD 的鼠伤寒沙门菌通过瘤内注射的方式与静脉注射的氟胞嘧啶合用，对三名难治性癌症患者进行治疗。经过六个周期的治疗，并未发现有关该递送系统的重大不良事件，且在其中的两名患者中观察到，随着细菌载体分布到肿瘤处，肿瘤内氟尿嘧啶的水平升高。该临床试验证明了通过前药和工程化细菌联用进行肿瘤治疗的可行性。

3. 生物成像与诊断

由细菌及其衍生物精心构建的递送载体，在造影剂传递领域已崭露头角，为疾病的早期检测与诊断带来了前所未有的分辨率与灵敏度。细菌所特有的厌氧环境趋向性、自我驱动以及敏锐的环境感知能力，能够确保造影剂在病变部位，特别是肿瘤组织中的高效浓集与精准分布。更为令人振奋的是，通过巧妙的表面修饰技术，这些药物递送载体不仅能够携带造影剂，还能同步传递抗肿瘤药物、光敏剂等，从而实现诊疗一体化的革命性突破。例如，经过上转换纳米棒巧妙修饰的厌氧双歧杆菌 UCC2003，就像是一双敏锐的“眼睛”，能够深入肿瘤组织进行精确成像，为疾病的辅助诊断提供有力支持。

与此同时，肠道微生物作为人体健康的“守护者”，与众多疾病的发生发展紧密相连。然而，由于肠道菌群的多样性和复杂性，以及体外培养的难度，人类对这些微生物的认知仍然充满未知。因此，开发能够直接检测和研究体内肠道微生物的新方法，显得尤为迫切。在这一领域，工程化细菌不仅展现了药物递送的巨大潜力，更为研究者揭示肠道菌群组成和生物活性的奥秘提供了一把独特的“钥匙”。有研究者利用 D-氨基酸的代谢标记和荧光原位杂交技术的完美结合，成功开发出一种针对小鼠肠道细菌的成像策略。这种技术的整合，如同一幅生动的画卷，清晰地展现了不同肠道细菌的生长与分裂模式，为研究者深入了解肠道微生物世界提供了全新的视角。综上所述，通过精准的表面修饰技术，研究者不仅能够改造细菌以实现高效的药物与造影剂递送，还能够为细菌表面的生物活动成像开辟一条全新的道路。

三、基于病毒及其衍生物的递送系统

病毒及其衍生物的递送系统，乃是以病毒本体或其相关衍生物为基石，精心构筑的药物传输机制。相较于传统的药物递送方式，如脂质体、聚合物胶束等，此类递送系统展现出了诸多引人注目的优势。首先，病毒以其与生俱来的高侵染性，能够轻而易举地穿透细胞壁，越过那些生理或病理的屏障，使药物得以直达病所。其次，病毒的结构简洁明了，主要由蛋白质构成的衣壳与其中包裹的核酸组成，这种结构赋予了它极高的可编辑性。通过对病毒进行精细的改造，能够满足不同应用场景的需求，展现出其广泛的适用性。

病毒在体外可以大量培养，产生出数以万计的相同拷贝，这提供了一种无法比拟的合成材料质控标准，加之批次间差异微乎其微，使得这种递送系统的量产变得轻而易举。尽管病毒及其衍生物所构建的递送系统具有诸多显著优势，但亦存在不容忽视的问题，主要聚焦于病毒潜在的高毒性突变以及免疫原性。具体而言，哺乳动物病毒存在风险，它们可能通过突变或重组，从原本的低毒性状态转变为高毒性状态，或者将部分甚至完整的病毒序列整合到宿主基因组中。这样的转变可能引发一系列难以预测的安全隐患，对生物体造成潜在威胁。为了应对这一挑战，研究者们尝试使用植物病毒和噬菌体等不会在哺乳动物细胞内感染或复制的病毒作为替代方案。然而，这些替代方案亦非完美无缺。植物病毒和噬菌体在哺乳动物体内会被视为外来抗原，从而触发免疫系统的反应。这种免疫反应可能带来一系列副作用，影响递送系统的治疗效果。

（一）分类

根据病毒载体是否携带原病毒的基因组，通常将其归为两大类：病毒纳米粒（viral nanoparticles）与类病毒颗粒（virus-like particles）。其中，那些保留了病毒基因组的载体被赋予了一个特殊的称谓——病毒纳米粒，而未保留病毒基因组的载体则被称为类病毒颗粒。基于病毒及其衍生物的纳米载体，已成为药物递送领域的一颗“璀璨明星”，被广泛应用于递送各种物质，包括小分子药物、蛋白质药物、前药转化酶光敏剂，甚至是这些物质的巧妙组合。更令人振奋的是，这些载体还可以通过靶向配体（如多肽、抗体和核酸适配体等）的修饰，从而极大地提高载体的靶向性与治疗效果，同时又能有效地减少全身毒性，为药物治疗的安全性和有效性提供了有力保障。

（二）研究现状

1. 小分子药物递送

病毒载体在小分子药物递送领域的应用，其历史可追溯至噬菌体作为载体，搭载小分子抗肿瘤药物的开创性实践。在早期的研究探索中，科学家们巧妙地通过基因工程对噬菌体fUSE5进行修饰，使其表达葡萄球菌A蛋白的免疫球蛋白G（IgG）结合域，这一创新之举诞生了fUSE5-ZZ噬菌体载体。这一载体进一步通过DFK肽（一种对组织蛋白酶B具有高度敏感性的肽段）与潮霉素或多柔比星等药物相连，实现了药物的搭载，并能在目标细胞中实现精准而可控的释放。值得一提的是，这种经过工程化改造的噬菌体载体所表达的蛋白与某些抗体之间展现出了卓越的亲和力。与游离药物相比，这种载体极大地增强了药物的细胞毒性。类似的，工程化的噬菌体M13能通过接枝在蛋白质外壳表面的DFK肽与多柔比星相连，构建了多柔比星递送载体，也实现了靶向给药，同时增强了多柔比星的疗效。此外，还有利用π-π堆叠将多柔比星载于马铃薯X病毒表面，进而构建载有多柔比星的病毒载体。此外，还有利用甘露糖或乳糖进行表面修饰的烟草花叶病毒与顺铂配位，进而构建载有顺铂的药物递送载体。

2. 生物大分子药物递送

烟草花叶病毒拥有的独特刚性棒状结构，其尺寸精确至300 nm × 18 nm，具备在穿越血管时呈现边缘化趋势的非凡特性。这一特性使得它在治疗血管疾病方面展现出巨大的潜力，成为医学界探索的热点。因此，烟草花叶病毒常被巧妙地用于构建蛋白质类药物的递送载体，如链激酶和组织凝血酶原激活剂等关键药物。这种创新的递送系统不仅能够有效地促进血栓溶解，显著改善血管通畅性，同时还能显著降低出血风险，为血管疾病的治疗提供了新的可能性和希望。

马铃薯 X 病毒所形成的柔性纳米纤维，其独特的性质使其更易于在肿瘤组织中聚集，因此被巧妙地用来构建一种创新的载有 TRAIL 的递送载体。据精密推算，每个微小的病毒颗粒竟能容纳大约 500 个 TRAIL 分子，这样的容量令人惊叹。TRAIL，这种强大的生物分子，能够精准地与肿瘤细胞上过量表达的相应受体相结合，从而诱导细胞凋亡，有效遏制肿瘤的生长。与游离状态的 TRAIL 相比，这种多价性的递送系统在无胸腺的小鼠模型中展现出了更为卓越的疗效，为肿瘤治疗领域带来了革命性的突破。

腺病毒，作为一种非致病性的细小病毒，如今在医学领域扮演着举足轻重的角色，尤其在中枢神经系统药物递送方面展现出了卓越的应用潜力，其天然的基因组巧妙地由两个基因构成——Rep 和 Cap，仿佛是大自然的精巧设计。Rep 基因能够翻译产生四种各具特色的蛋白质，它们以其分子量命名，分别是 Rep78、Rep68、Rep52 和 Rep40，这些蛋白质在病毒的生命周期中扮演着不可或缺的角色。而 Cap 基因则编码三种结构蛋白——VP1、VP2 和 VP3，它们是构建病毒衣壳的关键成分，为病毒提供了坚固的外壳。除此之外，腺病毒还拥有两种辅助蛋白，即组装激活蛋白和膜相关辅助蛋白，它们各自在衣壳的组装和分泌过程中发挥着不可或缺的作用。通过一系列先进的技术手段对腺病毒进行改造，科学家们成功得到了重组腺病毒。这种改造后的病毒能够将基因药物巧妙地载入衣壳之中，并且无法在患者体内复制，从而确保了治疗的安全性和有效性。基于腺病毒构建的基因递送系统，因其卓越的性能和广泛的应用前景，已经在临床上取得了显著的成果。目前，用于治疗莱伯先天性黑蒙症（2 型）和脊髓性肌萎缩的基于腺病毒的基因疗法已经得到了美国 FDA 的批准，这无疑为众多患者带来了福音。此外，针对溶酶体贮积症、色素性视网膜炎、帕金森病和亨廷顿病等顽固性疾病，基于腺病毒的基因递送系统也已进入临床早期研究阶段。

3. 生物成像与诊断

病毒及其衍生物所构建的递送载体，在现代生物成像技术中发挥着举足轻重的作用，已广泛应用于荧光成像、MRI、PET 以及 CT 等领域。这类载体独具特色，其循环和保留时间短暂，相较于人工合成的纳米粒，更易在生物体内被自然消除，从而降低了潜在的副作用风险。更重要的是，它们为疾病的早期诊断、个性化治疗以及准确预后提供了强有力的工具。得益于病毒载体的高度可编辑性，搭载造影剂的病毒载体经过改造，可以展现出更为精准和高效的靶向能力。科学家们巧妙地在病毒衣壳上添加适配体、肽片段或抗体，使其能够精准地识别并锚定特定的细胞和组织。这种技术革新为医学界打开了一扇新的大门，使得治疗更加精准、高效。例如，载有近红外荧光染料的类病毒颗粒，能够在活体动物体内实现高清晰度的临床前成像，为疾病的早期发现和诊断提供了有力的支持。而豇豆花叶病毒微粒，则因其独特的性质，被广泛应用于基于眼内双光子激光扫描显微镜的肿瘤新生血管成像，为肿瘤的治疗和预后评估提供了重要的信息。

MRI 是最经常使用的无创诊断技术。临床 MRI 需要使用超高的磁场强度（≥7.0T），以达到更高的信噪比和更大的空间和时间分辨率。MRI 的信噪比是通过造影剂选择性地缩短待成像区域的 T_1 或 T_2 弛豫时间来改善的。因此，载有这种造影剂的病毒载体可以通过将这些造影剂集中于目标部位来提高成像质量。同时，由于载体容易被机体清除，造影剂的毒性也会随之降低。例如，载有钆-四氮杂环十二烷（gadolinium-tetraazacyclododecane，Gd-DOTA）和三价锰离子螯合剂的噬菌体 P22，能够缩短 T_1 弛豫时间。类似的，载有 Gd-DOTA 的烟草花叶病毒经血管黏附分子 1 修饰后可以在亚微摩尔剂量下对动脉粥样硬化斑块进行检测和成像。

思考题

1. 基于病毒及其衍生物的药物递送系统分别具有哪些优劣势？
2. 基于病毒及其衍生物的药物递送系统一般如何分类？请简述其具体分类。
3. 基于病毒及其衍生物的药物递送系统在生物医学领域有何应用？
4. 基于细胞及其衍生物的药物递送系统具有哪些优势？
5. 如何将药物载入到细胞及其衍生物中？
6. 请简述红细胞作为药物递送系统的优势。
7. 基于细菌及其衍生物的药物递送系统具有哪些优势？
8. 基于细菌及其衍生物的药物递送系统一般如何分类？

（姜雷　中国药科大学）

参考文献

[1] Andries O, Mc Cafferty S, De Smedt S C, et al. *N*1-methylpseudouridine-incorporated mRNA outperforms pseudouridine-incorporated mRNA by providing enhanced protein expression and reduced immunogenicity in mammalian cell lines and mice[J]. Journal of Controlled Release, 2015, 217: 337-344.

[2] Cheng Q, Wei T, Farbiak L, et al. Selective organ targeting (SORT) nanoparticles for tissue-specific mRNA delivery and CRISPR-Cas gene editing[J]. Nature Nanotechnology, 2020, 15(4): 313-320.

[3] Gupta A, Andresen J L, Manan R S, et al. Nucleic acid delivery for therapeutic applications[J]. Advanced Drug Delivery Reviews, 2021, 178: 113834.

[4] Hadianamrei R, Zhao X. Current state of the art in peptide-based gene delivery[J]. Journal of Controlled Release, 2022, 343: 600-619.

[5] Hou X, Zaks T, Langer R, et al. Lipid nanoparticles for mRNA delivery[J]. Nature Reviews Materials, 2021, 6(12): 1078-1094.

[6] Kara G, Calin G A, Ozpolat B. RNAi-based therapeutics and tumor targeted delivery in cancer[J]. Advanced Drug Delivery Reviews, 2022, 182: 114113.

[7] Kornmueller K, Amri E-Z, Scheideler M, et al. Delivery of miRNAs to the adipose organ for metabolic health[J]. Advanced Drug Delivery Reviews, 2022, 181: 114110.

[8] Kubczak M, Michlewska S, Bryszewska M, et al. Nanoparticles for local delivery of siRNA in lung therapy[J]. Advanced Drug Delivery Reviews, 2021, 179: 114038.

[9] Kumar R, Santa Chalarca C F, Bockman M R, et al. Polymeric delivery of therapeutic nucleic acids[J]. Chemical Reviews, 2021, 121(18): 11527-11652.

[10] Paunovska K, Loughrey D, Dahlman J E. Drug delivery systems for RNA therapeutics[J]. Nature Reviews Genetics, 2022, 23(5): 265-280.

[11] Setten R L, Rossi J J, Han S-p. The current state and future directions of RNAi-based therapeutics[J]. Nature Reviews Drug Discovery, 2019, 18(6): 421-446.

[12] Suk J S, Xu Q, Kim N, et al. PEGylation as a strategy for improving nanoparticle-based drug and gene delivery[J]. Advanced Drug Delivery Reviews, 2016, 99(part A): 28-51.

[13] Yan Y, Liu X-Y, Lu A, et al. Non-viral vectors for RNA delivery[J]. Journal of Controlled Release, 2022, 342: 241-279.

[14] Yin H, Kauffman K J, Anderson D G. Delivery technologies for genome editing[J]. Nature Reviews Drug Discovery, 2017, 16(6): 387-399.

[15] Zhang Y, Sun C, Wang C, et al. Lipids and lipid derivatives for RNA delivery[J]. Chemical Reviews, 2021, 121(20): 12181-12277.
[16] Zhang Y-N, Poon W, Tavares A J, et al. Nanoparticle-liver interactions: Cellular uptake and hepatobiliary elimination[J]. Journal of Controlled Release, 2016, 240: 332-348.
[17] Zhuang Y, Cui W. Biomaterial-based delivery of nucleic acids for tissue regeneration[J]. Advanced Drug Delivery Reviews, 2021, 176: 113885.
[18] Chandela A, Ueno Y. Systemic delivery of small interfering RNA therapeutics: Obstacles and advances[J]. Reviews in Agricultural Science, 2019, 7: 10-28.
[19] Kranz L M, Diken M, Haas H, et al. Systemic RNA delivery to dendritic cells exploits antiviral defence for cancer immunotherapy[J]. Nature, 2016, 534(7607): 396-401.
[20] Tan L, Zheng T, Li M, et al. Optimization of an mRNA vaccine assisted with cyclodextrin-polyethyleneimine conjugates[J]. Drug Delivery and Translational Research, 2020, 10(3): 678-689.
[21] Dobrowolski C, Paunovska K, Hatit M Z, et al. Therapeutic RNA delivery for COVID and other diseases[J]. Advanced Healthcare Materials, 2021, 10(15): e2002022.
[22] Luther D C, Huang R, Jeon T, et al. Delivery of drugs, proteins, and nucleic acids using inorganic nanoparticles[J]. Advanced Drug Delivery Reviews, 2020, 156: 188-213.
[23] Mitchell M J, Billingsley M M, Haley R M, et al. Engineering precision nanoparticles for drug delivery[J]. Nature Reviews Drug Discovery, 2021, 20(2): 101-124.
[24] Kim J, Eygeris Y, Gupta M, et al. Self-assembled mRNA vaccines[J]. Advanced Drug Delivery Reviews, 2021, 170: 83-112.
[25] Zhao P, Hou X, Yan J, et al. Long-term storage of lipid-like nanoparticles for mRNA delivery[J]. Bioactive Materials, 2020, 5(2): 358-363.
[26] 吴正红, 周建平. 工业药剂学[M]. 北京：化学工业出版社, 2021.
[27] 方亮. 药剂学[M]. 8 版. 北京：人民卫生出版社, 2016.
[28] Anselmo A C, Gokarn Y, Mitragotri S. Non-invasive delivery strategies for biologics[J]. Nature Reviews Drug Discovery, 2019, 18(1): 19-40.
[29] Drucker D J. Advances in oral peptide therapeutics[J]. Nature Reviews Drug Discovery, 2020, 19(4): 277-289.
[30] Brown T D, Whitehead K A, Mitragotri S. Materials for oral delivery of proteins and peptides[J]. Nature Reviews Materials, 2020, 5(2): 127-148.
[31] Zhu Q, Chen Z, Paul P K, et al. Oral delivery of proteins and peptides:Challenges, status quo and future perspectives[J]. Acta Pharmaceutica Sinica B, 2021, 11(8): 2416-2448.
[32] Loira-Pastoriza C, Todoroff J, Vanbever R. Delivery strategies for sustained drug release in the lungs[J]. Advanced Drug Delivery Reviews, 2014, 75: 81-91.
[33] Witting M, Obst K, Friess W, et al. Recent advances in topical delivery of proteins and peptides mediated by soft matter nanocarriers[J]. Biotechnology Advances, 2015, 33(6): 1355-1369.
[34] Yang Y, Zhou R, Wang Y, et al. Recent advances in oral and transdermal protein delivery systems[J]. Angewandte Chemie, 2023, 62(10): e202214795.
[35] Qin X, Yu C, Wei J, et al. Rational design of nanocarriers for intracellular protein delivery[J]. Advanced Materials, 2019, 31(46): e1902791.
[36] Qu F, Geng R, Liu Y, et al. Advanced nanocarrier-and microneedle-based transdermal drug delivery strategies for skin diseases treatment[J]. Theranostics, 2022, 12(7): 3372-3406.
[37] Angkawinitwong U, Courtenay A J, Rodgers A M, et al. A novel transdermal protein delivery strategy via electrohydrodynamic coating of PLGA microparticles onto microneedles[J]. ACS Applied Materials & Interfaces, 2020, 12(11): 12478-12488.
[38] Naves L, Dhand C, Almeida L, et al. Poly (lactic-co-glycolic) acid drug delivery systems through transdermal pathway: an overview[J]. Progress in Biomaterials, 2017, 6(1-2): 1-11.
[39] Yuan L, Pan M, Shi K, et al. Nanocarriers for promoting skin delivery of therapeutic agents[J]. Applied Materials Today, 2022, 27: 101438.
[40] Han F, Luo D, Qu W, et al. Nanoliposomes codelivering bioactive peptides produce enhanced anti-aging effect in human skin[J]. Journal of Drug Delivery Science and Technology, 2020, 57: 101693.
[41] Garcês A, Amaral M, Lobo J S, et al. Formulations based on solid lipid nanoparticles (SLN) and nanostructured lipid carriers (NLC) for cutaneous use: A review[J]. European Journal of Pharmaceutical Sciences, 2018, 112: 159-167.
[42] Chen Y-Y, Lu Y-H, Ma C-H, et al. A novel elastic liposome for skin delivery of papain and its application on hypertrophic scar[J]. Biomedicine & Pharmacotherapy, 2017, 87: 82-91.
[43] Hajos F, Stark B, Hensler S, et al. Inhalable liposomal formulation for vasoactive intestinal peptide[J]. International Journal of Pharmaceutics, 2008, 357(1-2): 286-294.
[44] Wang L, Wang N, Zhang W, et al. Therapeutic peptides: current applications and future directions[J]. Signal Transduction and Targeted Therapy, 2022, 7(1): 48.

[45] Moroz E, Matoori S, Leroux J-C. Oral delivery of macromolecular drugs: where we are after almost 100 years of attempts[J]. Advanced Drug Delivery Reviews, 2016, 101: 108-121.
[46] Vargason A M, Anselmo A C, Mitragotri S. The evolution of commercial drug delivery technologies[J]. Nature Biomedical Engineering, 2021, 5(9): 951-967.
[47] Gouveia M G, Wesseler J P, Ramaekers J, et al. Polymersome-based protein drug delivery-quo vadis?[J]. Chemical Society Reviews, 2023, 52(2): 728-778.
[48] Yang L, Yang Y, Chen Y, et al. Cell-based drug delivery systems and their in vivo fate[J]. Advanced Drug Delivery Reviews, 2022, 187: 114394.
[49] Chen Z, Hu Q, Gu Z. Leveraging engineering of cells for drug delivery[J]. Accounts of Chemical Research, 2018, 51(3): 668-677.
[50] Vader P, Mol E A, Pasterkamp G, et al. Extracellular vesicles for drug delivery[J]. Advanced Drug Delivery Reviews, 2016, 106(Part A): 148-156.
[51] Chen H, Sun T, Jiang C. Extracellular vesicle-based macromolecule delivery systems in cancer immunotherapy[J]. Journal of Controlled Release, 2022, 348: 572-589.
[52] Villa C H, Anselmo A C, Mitragotri S, et al. Red blood cells: Supercarriers for drugs, biologicals, and nanoparticles and inspiration for advanced delivery systems[J]. Advanced Drug Delivery Reviews, 2016, 106(Part A): 88-103.
[53] Kimbrel E A, Lanza R. Next-generation stem cells—ushering in a new era of cell-based therapies[J]. Nature Reviews Drug Discovery, 2020, 19(7): 463-479.
[54] Combes F, Meyer E, Sanders N N. Immune cells as tumor drug delivery vehicles[J]. Journal of Controlled Release, 2020, 327: 70-87.
[55] Herrmann I K, Wood M J A, Fuhrmann G. Extracellular vesicles as a next-generation drug delivery platform[J]. Nature Nanotechnology, 2021, 16(7): 748-759.
[56] Cao Z, Liu J. Bacteria and bacterial derivatives as drug carriers for cancer therapy[J]. Journal of Controlled Release, 2020, 326: 396-407.
[57] Shen H, Aggarwal N, Wun K S, et al. Engineered microbial systems for advanced drug delivery[J]. Advanced Drug Delivery Reviews, 2022, 187: 114364.
[58] Wu F, Liu J. Decorated bacteria and the application in drug delivery[J]. Advanced Drug Delivery Reviews, 2022, 188: 114443.
[59] Felfoul O, Mohammadi M, Taherkhani S, et al. Magneto-aerotactic bacteria deliver drug-containing nanoliposomes to tumour hypoxic regions[J]. Nature Nanotechnology, 2016, 11(11): 941-947.
[60] Fan J-X, Li Z-H, Liu X-H, et al. Bacteria-mediated tumor therapy utilizing photothermally-controlled TNF-α expression via oral administration[J]. Nano Letters, 2018, 18(4): 2373-2380.
[61] Welling M M, Duszenko N, van Willigen D M, et al. Interventional nuclear medicine:“click” chemistry as an in vivo targeting strategy for imaging microspheres and bacteria[J]. Biomaterials Science, 2021, 9(5): 1683-1690.
[62] Feng P, Cao Z, Wang X, et al. On-demand bacterial reactivation by restraining within a triggerable nanocoating[J]. Advanced Materials, 2020, 32(34): e2002406.
[63] Sayed S M, Xu K-F, Jia H-R, et al. Naphthalimide-based multifunctional AIEgens: Selective, fast, and wash-free fluorescence tracking and identification of Gram-positive bacteria[J]. Analytica Chimica Acta, 2021, 1146: 41-52.
[64] Liu Y, Lu Y, Ning B, et al. Intravenous delivery of living listeria monocytogenes elicits gasdmermin-dependent tumor pyroptosis and motivates anti-tumor immune response[J]. ACS Nano, 2022, 16(3): 4102-4115.
[65] Quispe-Tintaya W, Chandra D, Jahangir A, et al. Nontoxic radioactive Listeria at is a highly effective therapy against metastatic pancreatic cancer[J]. Proceedings of the National Academy of Sciences, 2013, 110(21): 8668-8673.
[66] Lim D, Song M. Development of bacteria as diagnostics and therapeutics by genetic engineering[J]. Journal of Microbiology, 2019, 57(8): 637-643.
[67] Hou S, Mahadevegowda S H, Lu D, et al. Metabolic labeling mediated targeting and thermal killing of gram-positive bacteria by self-reporting janus magnetic nanoparticles[J]. Small, 2021, 17(2): e2006357.
[68] Shukla S, Hu H, Cai H, et al. Plant viruses and bacteriophage-based reagents for diagnosis and therapy[J]. Annual Review of Virology, 2020, 7(1): 559-587.
[69] Zhu D, Schieferecke A J, Lopez P A, et al. Adeno-associated virus vector for central nervous system gene therapy[J]. Trends in Molecular Medicine, 2021, 27(6): 524-537.
[70] van Kan-Davelaar H, van Hest J, Cornelissen J, et al. Using viruses as nanomedicines[J]. British Journal of Pharmacology, 2014, 171(17): 4001-4009.
[71] Ogden P J, Kelsic E D, Sinai S, et al. Comprehensive AAV capsid fitness landscape reveals a viral gene and enables machine-guided design[J]. Science, 2019, 366(6469): 1139-1143.

第九章

纳米技术在中药中的应用

第一节 中药纳米化优势

学习目标

1. 掌握 传统中药原药及活性成分的纳米化优势。
2. 熟悉 当前传统中药在临床应用中面临的局限性。
3. 了解 纳米中药的起源与发展。

中药是我国优良传统文化和古代科学的传承，为中华民族的生存和发展做出了不可磨灭的贡献。随着人类保健意识的不断增强，以中药为主的天然药物在世界各国备受关注。习近平总书记指出，中医药学是中华文明的瑰宝，要深入发掘中医药宝库中的精华，推进产学研一体化，推进中医药产业化、现代化，让中医药走向世界。2023 年颁布的《中医药振兴发展重大工程实施方案》也明确指出，中医药是我国重要的卫生、经济、科技、文化和生态资源，传承创新发展中医药是新时代中国特色社会主义事业的重要内容，是中华民族伟大复兴的大事。

传统中药（traditional Chinese medicine，TCM）具有资源丰富、价格低廉和毒副作用少等明显的优势，具有广泛的临床医学应用基础。中药种类繁多，主要来源于天然药及其加工品，包括植物药、动物药、矿物药及部分化学、生物制品类药物，被广泛用于各种疾病的预防与治疗，在亚洲乃至世界许多国家的现代医疗保健中发挥着至关重要的作用。中药原药及其活性成分虽然在多种疾病中具有良好的应用前景，但由于其给药方式单一、溶解度低、稳定性差、靶向作用弱、生物半衰期短、容易代谢和消除速度快等因素，限制了其临床应用。

随着纳米技术的不断发展以及在药物领域的深入渗透，将该技术与传统中药相结合，研究发展纳米药物及纳米剂型已经具有理论基础原理和实践应用的可行性。1998 年，我国华中科技大学的徐辉碧、杨祥良和谢长生三位教授率先将纳米技术引入中药研发过程中，发现将中药牛黄加工到纳米级的水平后，可提高药物靶向性及治疗效果。随后，以上三位学者首次提出“纳米中药”这一概念，纳米中药是指应用纳米技术制造的、直径小于 100 nm 的中药有效成分、原药及其复方制剂。将纳米技术与中药发展相结合，通过改变药物尺度、微观结构、比表面积等，最大限度引发“纳米效应”，药物理化性质及生物效应随之改变，成为传统中药走向现代化发展的必经之路。

目前，中药纳米化主要包括中药原药的纳米粉碎和中药活性成分的纳米装载两个方面。在我国，中药纳米制剂的研究和应用取得了一些令人瞩目的成绩，已有注射用紫杉醇脂质体、长春新碱脂质体、熊果酸纳米脂质体、益肝灵纳米口服液等多个采用纳米技术研发的药物进入临床应用。纳米技术能够克服中药靶向性弱、渗透性低、易代谢、消除快、生物利用度低、有毒副作用等缺点，是一种理想的中药优化策略。中药纳米化的主要优势总结如下。

一、增加药物溶解度，节约中药资源

众所周知，药物在体内的起效时间、药效强度、持续时间除了与药物本身的化学结构有关之外，还与药物的物理状态密切相关。在纳米技术被应用到中药领域以前，有些中药在水中溶解度比较低，无法制成适宜的剂型用于临床，只好通过加大剂量来达到药物疗效，但加大剂量又可能会带来相应的副作用，同时也是药物资源的浪费。纳米中药的量子尺寸效应和表面效应将导致其物理化学性质、生物活性及药理性质发生根本变化，从而赋予传统中药全新的药效，拓展中药的治疗范围。

（一）中药原药的纳米粉碎

采用纳米技术将传统中药原药粉碎为纳米级别，药物比表面积将会变大，并且暴露于介质中的表面积增大，使得药物在介质中的溶解度提高，更易被人体吸收。三七具有散瘀止血、消肿定痛的功效，三七总皂苷为三七提取的有效活性成分。通过纳米技术制备的三七总皂苷超微粉在 37℃磷酸盐缓冲溶液中 3 min 时完全溶解，而原粉则在 4 min 时完全溶解，前者比后者溶解速度更快，更易被人体吸收。采用高剪切-高压均质联用技术制备的棉酚纳米混悬剂相对于原料药来说，不仅大大增加了棉酚的水溶性和体外释药速率，而且增强了药物与消化道的吸附作用，延长了药物的作用时间，进一步提高了棉酚的生物利用度。

另外，目前的中药原药主要来源于植物，由于植物细胞壁较为完整，只有很少一部分有效成分能穿透细胞壁被人体吸收利用。通过对中药原药进行纳米化，如利用冲击、碰撞、剪切、研磨、分散等手段将中药原药加工成粒径尺寸为纳米级别的微粉，细胞破碎率可达 95%，有助于原料药中的活性成分暴露出来，提高了药物溶解度。例如，黄连原料通过不同方法可得到粒径不同的常规粉末、微米粉末和纳米粉末，其粒子尺寸分别是 83.52 μm、3.23 μm、480.2 nm。体外溶出度实验显示，溶出 4 h 纳米粉末和微米粉末比常规粉末的活性成分小檗碱溶出量提高 43.2%和 29.8%。显然，随着中药原药粒径尺寸的减小，药物活性成分的溶出度明显提高，容易被人体吸收。

（二）中药活性成分的纳米装载

除了将中药原药粉碎成纳米粒子外，使用纳米载体直接负载中药活性成分也可以克服其溶解度低的缺点。姜黄素最早是从中药姜黄中提取分离出的多酚类化合物，具有抗炎、抗氧化、抗肿瘤活性，但其水溶性较差直接导致生物利用度低下。首先采用开环聚合法制备出聚己内酯-聚乙二醇-聚己内酯（PCL-PEG-PCL）三嵌段共聚物，后通过乳液挥发法得到负载姜黄素的 PCL-PEG-PCL 纳米粒子，该纳米粒子具有球形规则结构和良好的分散性，提高了疏水性药物姜黄素的水溶性和溶解度。

总之，通过纳米技术对中药原药进行破碎纳米化处理，或者对中药活性成分进行纳米载体的装载，均能有效提高难溶性药物的溶解度。与之前通过加大中药材剂量从而达到药效不同，中药纳米化极大地保留了中药的生理活性成分和有效成分，在减少使用剂量的同时释放更多的有效成分，降低了细胞毒性并提高了细胞对药物的吸收，从而达到治疗效果，实现了对药材真正的有效利用。节省大量的中药资源，对濒危和紧缺中药资源的修复与再生、环境和生态的平衡具有重要的意义。

二、纳米技术变革传统中药

（一）靶向定位给药，提高生物利用度

中药原药及其活性成分在新药研发领域中取得了较好的成果，备受医学界重视，但药物靶向性差、特异性低使得其在机体内的生物利用度不高，限制了其临床推广和应用。通过纳米技术实现中药原药的纳米粉碎及中药活性成分的纳米装载，实现中药靶向定位给药可以提高药物的生物利用度、降低其不良反应和增强其疗效。将中药制备成纳米粒子后，由于其粒径尺寸变小，表面形态相应发生改变，一般可由单核-巨噬细胞系统摄取后被动到达肝、脾等组织而实现被动靶向作用，有利于肝脏、脾脏等疾病的治疗。此外，将具有抗癌功效的中药纳米化有助于发挥其对肿瘤组织的被动靶向作用，增强肿瘤细胞对药物的摄取，提高药物的肿瘤靶向性和生物利用度，使化疗更加安全有效。

除上述利用纳米效应可实现中药的被动靶向之外，中药纳米化还可通过对纳米载体表面修饰特异性配体，利用主动靶向策略来增强中药的靶向作用，将药物运送至特定的靶部位发挥药效，提高生物利用度。如经转铁蛋白修饰的姜黄素脂质体对前列腺癌细胞的抑制作用显著高于游离姜黄素，且与非靶向姜黄素脂质体相比，转铁蛋白的修饰明显提高了前列腺癌细胞对脂质体的摄取效率，能够提高肿瘤靶向性，增强抗肿瘤活性。

（二）克服生理屏障，增强渗透能力

人体存在着多种生理屏障，包括皮肤、黏膜以及血脑屏障等，这些生理屏障在对人体起保护作用的同时会影响药物进入病灶发挥作用，致使用药后无法达到预期的治疗效果，并且部分中药药物本就存在着水溶性低、稳定性差以及半衰期短等不足，进入体内后很难发挥疗效。相较于其他的中药给药方式，纳米粉碎或者纳米载体可通过跨细胞途径、细胞旁途径以及载体介导等途径增强生物膜转运的能力，可以起到增强药物渗透的作用，增加中药药物的吸收率，提高其生物利用度，改善疗效。

人体皮肤由表皮、真皮以及皮下组织构成，其中表皮是控制药物经皮转运的主要物理屏障。传统的中药膏剂、贴剂受生理屏障以及中药本身特性的影响，导致药性吸收差、药物透皮量小。在药物应用方面，因纳米药物载体几何形状为纳米级，在经皮给药的过程中存在着较大的比表面积，可以与皮肤表面进行相互作用，从而增强药物的皮肤渗透性，减少所需药物剂量的同时提高药物的生物利用度，降低药物毒性。通过制备一种纳米脂质载体凝胶剂，增大了中药异补骨脂素的饱和溶解度，促进药物的经皮吸收，增加了药物透皮率和皮肤滞留

量，充分提高药物的生物利用度。

此外，通过构建纳米递送系统可以促进药物克服肠黏膜屏障，增强药物的肠道吸收。目前已存在多种中药药物纳米递送系统，如脂质体与细胞膜具有良好的生物相容性，可经胞饮和吞噬作用与黏膜细胞发生融合后进入胃肠道黏膜，从而提高药物的生物利用度；芍药甘草汤中白芍和甘草自组装所形成的纳米粒可以增加君药白芍在回肠部位的吸收，从而增强其镇痛抗炎的疗效（表 9-1）。

表 9-1　白芍配伍前后肠灌流样品中 3 种成分的吸收参数（$\bar{x}\pm s$，n=6）

成分	组别	空肠 K_a /×$10^{-4}s^{-1}$	空肠 P_{app} /×10^{-5}(cm·s^{-1})	回肠 K_a /×$10^{-4}s^{-1}$	回肠 P_{app} /×10^{-5}(cm·s^{-1})
芍药内酯苷	单煎液	5.71±2.23	6.67±2.71	1.58±0.50③	1.63±0.50③
	合煎液	6.60±1.82	8.50±2.28	8.49±2.43①②	10.33±2.52①②③
	单煎合液	5.94±1.25	6.98±1.60	5.81±1.54①	7.04±1.76①
芍药苷	单煎液	5.51±1.47	6.02±1.75	1.58±0.43③	1.78±0.41③
	合煎液	6.28±1.58	8.22±1.76①②	8.31±2.15①②	10.76±2.64①②
	单煎合液	5.58±0.90	6.08±0.66	5.72±1.30①	6.81±1.67①
苯甲酰芍药苷	单煎液	6.42±1.94	7.56±2.29	2.92±1.09③	3.13±0.62③
	合煎液	6.68±2.13	8.48±2.57	9.31±1.46①②③	12.11±1.80①②③
	单煎合液	5.95±1.69	6.60±1.68	6.63±1.33①	9.44±2.46①③

①与单煎液组相比 P<0.05。

②与单煎合液组相比 P<0.05。

③与空肠相比 P<0.05。

注：引用自中国中药杂志，2021, 46(9): 2190-2196.

血脑屏障被认为是中枢神经系统疾病治疗的主要障碍，其在保护大脑免受有害物质侵害的同时也导致某些中药难以渗透入脑发挥治疗作用。毛细血管内皮细胞的紧密连接是构成血脑屏障的主要结构，纳米载体可通过打开其紧密连接使得中药通过血脑屏障发挥作用，并且纳米载体还可对药物进行装载，增大内皮细胞膜脂质流动性，使药物渗透血脑屏障的能力增强。载白藜芦醇的介孔二氧化硅纳米颗粒，可与低密度脂蛋白受体的配体肽结合后增强其跨血脑屏障的转胞吞作用，提高白藜芦醇有效成分的生物利用度。因此，纳米技术在中药领域的应用，有望帮助其突破皮肤屏障、肠黏膜屏障及血脑屏障等多种生理屏障，大大改善中药原药及其活性成分的渗透能力。

（三）缓、控释给药，降低毒副作用

中药普通制剂具有生物半衰期短、血药浓度波动范围大、安全性低等特点，限制了其进一步临床应用。传统中药制剂虽然在体内容易运输扩散，但水溶性高、渗透性低的药物由于水解程度高，难以控制，给药后药物会突然释放，可能会产生不良反应。采用纳米技术结合新材料、新药物载体制备的中药缓、控释制剂有利于延长药物作用时间，减少给药次数，使血药浓度平稳，最大限度减小或避免峰谷现象，降低药物毒副作用，提高中药疗效和患者依从性。

缓释给药系统又称缓释制剂，是指用药后能在较长时间内持续释放药物以达到延长药效目的的制剂。在规定的释放介质中，按要求缓慢地非恒速释放，与相应的普通制剂相比，给药次

数和频率有所减少。将传统中药活性成分装载到脂质体、囊泡、胶束等纳米粒子中，可以提高药物在体内的稳定性，延长药物在体内的循环时间，药物释放速率和时间也随之改变。雷公藤甲素具有良好的抗风湿、抗炎、免疫抑制及抗肿瘤活性，然而有研究显示口服雷公藤甲素在体内会存在一个高毒性区域，消化系统和泌尿生殖系统的不良反应率分别为 35.8%和 22.8%，严重限制了其临床应用。采用经皮给药途径将纳米乳凝胶作为雷公藤甲素的传递载体，不仅提高了药物的溶解度，使其容易通过皮肤，提高其活性，而且纳米乳凝胶可以长时间地维持药物的稳定释放，从而保持有效的药物浓度，以实现更好的更长时间的治疗，同时降低其毒副作用。

控释给药系统又称控释制剂，指药物能在设定时间内自动以设定速度释放药物，在规定介质中，按要求恒速或接近恒速地维持在有效浓度范围内的制剂。利用纳米技术将传统中药递送到靶部位后，实现药物在特定部位的可控释放是又一大难题。通过制备纳米中药载体，利用特殊载体材料或者动态化学键可在外部激光照射、磁响应以及内部微环境 pH、酶、GSH 等刺激下实现药物的可控释放，提高药物在靶组织及靶细胞的治疗效果。如单宁酸（TA）为植物中的一种多酚化学成分，将其与三价铁离子螯合后包覆介孔二氧化硅纳米粒装载抗肿瘤药物多柔比星，如图 9-1 所示，由于多酚与金属离子配位化学键在酸性条件下不稳定，在弱酸性条件下可实现药物的可控释放，可显著增强治疗效果。

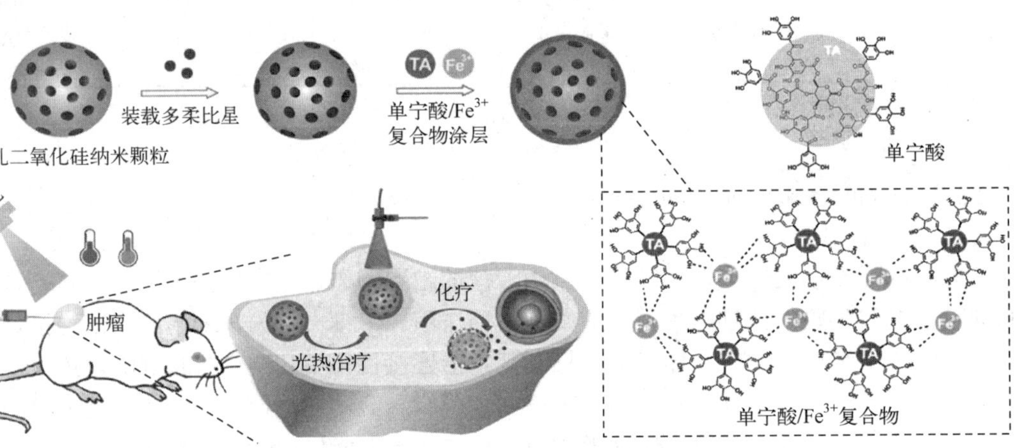

图 9-1　多柔比星/介孔二氧化硅-单宁酸复合物的制备及作用机制示意图

引用自 Colloids and Surfaces A: Physicochemical and Engineering Aspects, 2021, 618(1): 126475.

（四）改善药物剂型，新型给药途径

目前中药剂型主要有汤剂、丸剂、散剂、片剂和颗粒剂等，绝大部分剂型需要口服给药，往往存在起效慢、生物利用度低、活性低等缺点，而中药纳米化可以通过改善药物的剂型，使给药途径更加多样化。制备的纳米药物可进一步加工成注射剂、贴剂、喷雾剂和凝胶剂等多种剂型，除了传统的口服给药外，还可以有静脉注射、肺部吸入、鼻腔、眼部以及透皮吸收等多种给药途径。

首先，利用纳米技术及药物载体可将中药制备为新型系统给药剂型，可以提高药物在体内的循环时间和治疗效果。例如，白藜芦醇苷（虎杖苷），是一种来源于植物虎杖的活性多酚物质，具有抗血小板凝聚、保护肝脏、抑制纤维化、抑制癌变及细胞组织变异的作用。通过高分子聚合物将白藜芦醇苷制备为静脉注射剂型，可提高其在体内抑制肝纤维化治疗效果。

除了丰富中药的系统给药途径之外，通过纳米技术还可以开发一系列针对皮肤、鼻腔及眼部等局部给药系统。纳米脂质载体由固体和液体脂质组成，在生理温度和室温下形成一个无定形的固体基质，具有理想的药物装载能力，可以实现经皮给药。许多中药活性成分已被装载到脂质体中以增强治疗效果，如雷公藤甲素在脂质体中具有显著的穿透率，几乎是雷公藤甲素纳米乳液的 11 倍，提高了生物利用度。同时，通过脂质体可以克服雷公藤甲素的肝毒性、肾毒性和短半衰期，降低其发生不良反应的可能性（图 9-2）。利用分子对接及分子动力学模拟，虚拟筛选出槲皮素及姜黄素作为模型药物，制备了基于脂质类的纳米乳眼部传递系统和基于聚合物类的纳米胶束眼部传递系统，结果表明两种纳米制剂均能不同程度地提高药物的眼部生物利用度，并具有一定的缓释作用，其中以纳米胶束改善药物眼部吸收的作用更显著，并且纳米胶束载药量大、稳定性好和刺激性小。辛夷具有抗炎、抗过敏及调节 Th 平衡等作用，采用纳米技术成功制备了辛夷挥发油纳米脂质体滴鼻剂，其纳米尺度效应可显著提升辛夷挥发油的药物疗效，并且可以显著减轻辛夷挥发油对黏膜的刺激性，无明显毒副作用，安全性较好。

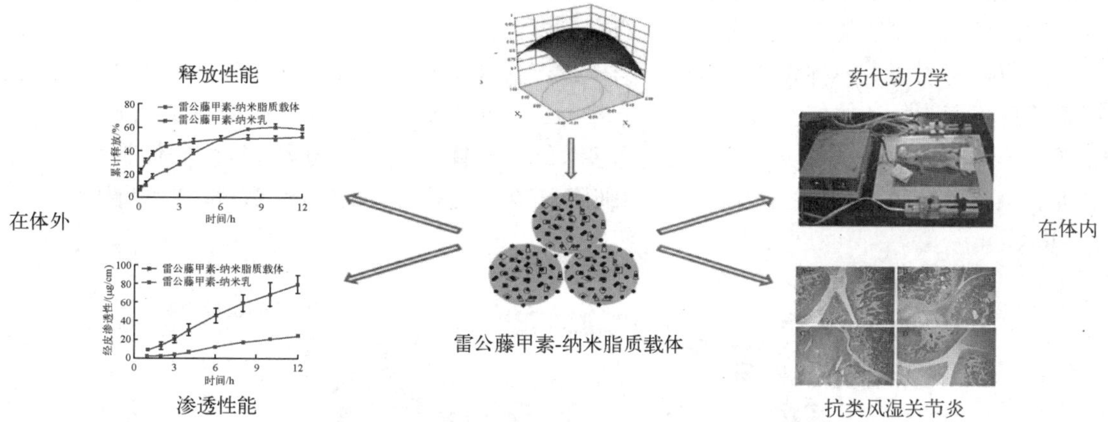

图 9-2　雷公藤甲素纳米脂质体体内外作用示意图

引用自 International Journal of Pharmaceutics, 2019, 554(1): 235-244.

三、药物科学配伍，提高药理活性

将化学药物和天然药物联用负载于纳米材料中，一方面可以显著提高疗效，呈现出良好协同作用，另一方面可减少给药剂量，减轻不良反应的发生风险，具有较高的安全性。目前，许多纳米载体已被用于共同传递不同的药物成分，包括聚合物基纳米载体、介孔二氧化硅、树枝状大分子和脂基纳米载体等。

（一）中药不同活性成分共递送

多种中药活性成分可利用纳米技术装载于同一个药物载体中，通过联合使用达到减毒增效的作用。将齐墩果酸、熊果酸和人参皂苷 Rg3 同时装载在纳米结构脂质载体中，增加了药物在肿瘤部位的积累，延长了在循环中的持续时间，实现了更强的抗肿瘤作用。吴茱萸碱和小檗碱对各种类型的肿瘤细胞具有协同抗肿瘤作用，但是由于溶解性差和毒副作用其应用受到一定限制。通过纳米技术构建了一种新型的温度和 pH 响应的双药物递送平台，共同递送吴茱萸碱和小檗碱，提高了药物的疗效和生物相容性，在较低的 pH 值和较高温度的肿瘤微环境下药物释放量均增加，同时全身毒性均低于单独药物、游离药物组合，并在抑制小鼠肿瘤的生长中表现出良好的协同治疗效果。

此外，通过化学超分子相互作用，还可以将中药活性成分组装成无载体的纳米药物。在静电和疏水相互作用的驱动下将黄芩苷和小檗碱自组装成纳米颗粒，该纳米颗粒对细菌表现出更强的亲和力，同时展现出良好的生物相容性。肉桂酸也可以通过氢键和 π-π 共轭作用与黄芩苷自组装成纳米颗粒，所获得的纳米结构对耐多药金黄色葡萄球菌有更好的抑制作用，并具有更强的生物膜去除能力。

（二）中药与化疗药物共递送

利用纳米技术，同样可以将中药活性成分与化疗小分子药物联合使用，共同递送以提高治疗效果，减少化疗药物毒副作用。将紫杉醇与柚皮苷共封装在混合聚合物胶束中，可以增加药物在肿瘤部位的蓄积，提高抗乳腺癌活性。将黄芩素和多柔比星共同装载到透明质酸修饰的纳米脂质载体中，实现了这两种药物的靶向共递送，对人乳腺癌细胞具有良好的增殖抑制作用，降低了单独使用多柔比星造成的全身毒性。

肿瘤多药耐药是一种独特的广谱耐药现象，其分子机制非常复杂，常规药物治疗很难调控多药耐药细胞复杂的信号通路，往往疗效不佳。槲皮素具有逆转 P-糖蛋白（P-gp）介导的多药耐药性的潜力，制备一种可共同递送多柔比星和槲皮素的生物素修饰脂质体制剂，可通过抑制 P-gp 的表达和活性显著逆转肿瘤细胞对多柔比星的多药耐药性，增强了抗肿瘤活性（图 9-3）。

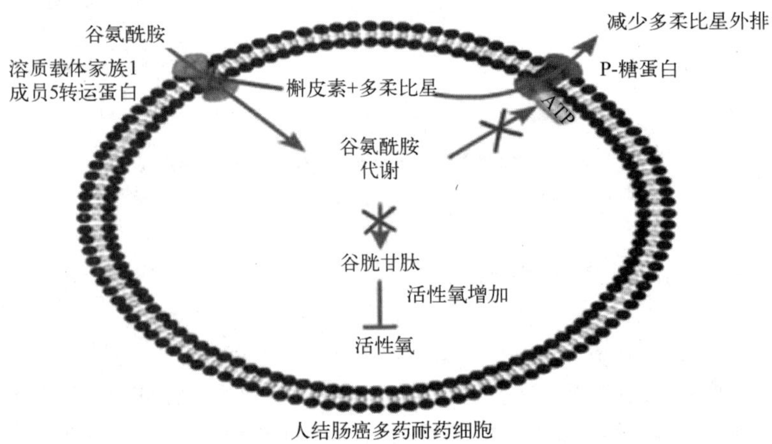

图 9-3　槲皮素逆转多柔比星肿瘤耐药机制示意图
引用自 European Journal of Pharmacology, 2020, 881(15): 173185.

思考题

1. 简述纳米中药的定义。
2. 简述中药纳米化优势有哪些。
3. 简述中药缓、控释制剂的定义和制备方法。

第二节　中药纳米化策略

学习目标

1. 掌握　中药原药及活性成分的纳米化策略。
2. 熟悉　中药纳米化策略在临床实践、基础研究中的应用。
3. 了解　纳米中药常用制备方法及原理。

纳米中药的制备是中药纳米化研究的最基础且最重要的部分，考虑到中药来源的多样性和成分的复杂性，不同纳米中药的制备需采用不同的纳米制备方法，主要包含中药原药纳米化和活性成分载药系统纳米化两方面。

将中药原药粉末用物理化学制备方法（如机械粉碎法、喷雾干燥法、高压均质法等）加工到纳米级时，其理化性质和活性会发生巨大改变，如溶出度和细胞摄取率会明显增加。此外，结合丰富多样的纳米载体（如有机纳米载体、无机纳米载体、杂化纳米载体和自组装系统等），还可以克服中药活性成分给药模式单一、稳定性差、体循环时间短、靶向作用弱、生物利用度低等缺点。本节对中药原药纳米化和活性成分载药系统纳米化的制备技术分别进行介绍。

一、中药原药纳米化策略

中药具有独特药效，但其原药成分较为复杂，且具有给药形式较为单一、药物利用度较低等特点。在对原药的试验中，已证实对其进行纳米化的处理后，再对其进行药效学研究，药物会出现某些新的药效学特性。药物在生物体内的起效时间、作用强度和持续时间除了与药物本身的化学结构有关外，还与药物的物理状态密切相关，而改变药物的单元尺寸是改变其物理状态的有效方法，中药纳米化后会使药物的物理和生物特性发生变化，药物利用度及药效均有明显改善。对不同特性的药物进行纳米化应选取适合的制备策略，例如坚硬的矿物质中药需要进行粉碎，以及挥发性的药物在制备加工过程中要注意避免温度过高。以下主要介绍介质研磨法、喷雾干燥法、机械粉碎法以及高压均质法四种制备方法（表 9-2）。

表 9-2　中药原药纳米化策略

中药/中药成分	制备方法	粒径	性质变化
延胡索乙素	介质研磨法	200 nm	增加药物的体外溶出
生地黄	喷雾干燥法	2.8 μm	降低吸湿性
长柄菊	球磨法	45 nm	提高抗菌活性
姜黄素	球磨法	28.44 μm	增加溶出度
葛根总黄酮	高压均质法	158 nm	提高药物纯度

（一）介质研磨法

介质研磨法是将研磨介质、水、药物及相应的稳定剂放入专门的介质研磨机中，研磨杆高速剪切运动，使药物粒子之间、药物与研磨介质之间、药物粒子与研磨室内壁之间产生猛烈碰撞和剪切力，从而粉碎得到纳米级药物。研磨介质一般为玻璃粒子、氧化锆珠或高交联度聚苯乙烯树脂。

例如，使用螺口玻璃瓶、磁力搅拌器通过介质研磨法制备延胡索乙素纳米混悬剂，通过正交实验法对其制备工艺中的研磨介质体积、研磨转速以及研磨时间进行优化，得到最优的制备工艺参数，最终可形成均匀的延胡索乙素纳米混悬剂。此外，雄黄、灯盏花素、姜黄素、银杏内酯等均可使用介质研磨法制备成纳米制剂，该方法装置简单、成本低、原料用量少、易操作，尤其适用于分离制备困难且获得量较少的活性化合物，并且因为这种方法制备过程可控制温度，因此适用于热不稳定性中药。

（二）喷雾干燥法

喷雾干燥法是通过喷雾方法使液体微粒化的方法。喷头的形状及喷射的压力与所成微粒的粒径及粒度分布有很大关系，喷雾类型及液体性质等对喷雾所成微粒形态都会产生影响，喷出的雾滴快速干燥后就可得到固体的药物微粒。喷雾干燥法一般所使用的材料为水溶性聚合物，可增强中药成分的溶解性。

此外，为保证药物在制备时的稳定，使之易于服用和溶解，在药剂中常常加入赋形剂，以便更精密地调节和控制粒径分布，提高药物的回收率且保持药效。纳米喷雾干燥工艺的影响参数有进风口温度、喷头大小、气体流速、喷雾干燥效率以及药液浓度。

采用纳米喷雾干燥工艺制备生地黄低聚糖微粉，经正交实验得到最佳制备工艺条件为：进风口温度为110℃、喷雾干燥效率为50%、药液质量分数为1.0%，最终得到了载药量为30%、收率为89%、吸湿性良好的生地黄低聚糖微粉，微粉形态稳定（表9-3）。

表9-3　纳米、传统喷雾干燥生地黄低聚糖微粉和喷雾干燥前生地黄低聚糖性质对比

药物	平均粒径/μm	ρ_b/（g·cm^{-3}）	ρ_{tap}/（g·cm^{-3}）	C/%	48 h吸湿率/%	含水量/%	载药量/%	收率/%
纳米喷雾干燥微粉	2.78	0.137	0.217	42	5.49	3.15	30	89.01
传统喷雾干燥微粉	2.87	0.301	0.486	36	6.21	3.27	20	79.30
喷雾干燥前生地黄低聚糖	21.34	—	—	—	18.93	3.83	—	—

注：引用自中草药, 2016, 47(1): 65-71.

（三）机械粉碎法

机械粉碎法是利用机械力将块状固体物质粉碎成规定细度的操作过程，它是固体药物微细化处理的主要方法，目前机械粉碎的手段主要包括球磨法和气流粉碎法。

球磨法的原理是磨球在重力、离心力、科氏力、摩擦力的作用下与罐体内壁及其他磨球相互碰撞、挤压、摩擦，从而使物料逐渐破碎或混合；气流粉碎法对于质地坚硬的物料有较好的适用性，经气流粉碎机粉碎后得到的粉体粒径分布范围较窄，且在整个粉碎的过程中会

产生冷却效应，物料在粉碎时产生的热量与冷却的温度相互抵消，因此，该设备粉碎温度较低，是低熔点和热敏性中药材制备超微粉的首选。

采用球磨技术，通过调整工艺参数（如球磨比/粒径和球磨时间）从阴干的三叶草叶片中制备了纳米颗粒。通过控制球磨过程可以控制纳米颗粒的大小，随着球磨时间和球磨比的增加，纳米颗粒的粒径从 114 nm 减小到 45 nm，从而提高了药物的抗菌活性，这说明纳米颗粒大小对抗菌活性有明显的影响。

（四）高压均质法

高压均质法是在高压均质机里，溶液在高压条件下快速运行，物料会同时受到高速剪切、高频振荡、对流撞击等机械作用和相应的热效应，从而使液态物质或以液体为载体的固体颗粒得到超微细化。其细化作用主要是利用物料间的相互作用，所以物料的发热小，物料的性能基本保持不变，且能定量输送物料，保证了纳米材料的制备效率。

超微细化得到的纳米粒子粒径越小，在体内与酶接触反应的比表面积越大，药物吸收更显著，且分布更均匀，稳定性也更高。但此方法制备纳米药物耗能大，维护工作量大，且不适用于黏度高的物料，对物料的选择具有一定的局限性。采用高压均质法制备得到葛根总黄酮纳米混悬液，使有效成分得到选择性纯化与分离。葛根总黄酮纳米混悬液能显著降低 2 型糖尿病小鼠空腹血糖和餐前、餐后随机血糖，也可以有效控制糖化血红蛋白水平、尿糖、尿酮体等糖尿病指标，效果明显优于葛根总黄酮原料药（表 9-4）。

表 9-4　葛根总黄酮纳米混悬液（NS-PF）对糖尿病小鼠的急性降糖作用（$\bar{x} \pm s$）

组别	剂量/$(g \cdot kg^{-1})$	血糖/$(mmol \cdot L^{-1})$	
		给药前	给药后 4 h
模型	0	17.13±1.38	15.77±1.14
二甲双胍	0.08	17.29±1.33	8.33±1.09②
葛根总黄酮	0.25	16.91±1.96	12.16±0.85①
葛根总黄酮纳米混悬液	0.25	17.06±1.72	8.42±1.19②

①表示 $P<0.05$。

②表示 $P<0.01$。

注：引用自时珍国医国药, 2014, 25(11): 2664-2666.

二、中药活性成分纳米化策略

随着天然药物化学分离手段的不断优化，众多活性成分已成功从中药中分离出来。如今，中药活性成分的药效学活性及药理学性质也逐渐被揭示，但由于其分子量较小、化学结构不稳定等特点，进入体内后半衰期较短、被快速清除、靶向性差，因此难以发挥其生物效应。随着纳米技术和纳米载体的不断发展，利用有机材料、无机材料及杂化材料实现中药活性成分纳米化，有望改善上述药物单体面临的困难（表 9-5）。

表 9-5　中药活性成分纳米化策略

分类	活性成分	纳米制剂	主要目的
有机材料递送系统	姜黄素	脂质体	延长药物半衰期，提高口服生物利用度
	槲皮素	固体脂质纳米颗粒	提高药物对肠黏膜的亲和力和通透性
	乌头类生物碱	纳米结构脂质载体	提高药物包封率和载药量
	葛根素	微乳液	提高药物稳定性和生物利用度
	黄连总生物碱、干姜油	自微乳给药系统	提高溶解度和稳定性
	槲皮素	聚乳酸-羟基乙酸共聚物纳米颗粒	增强抗氧化活性效果以及体内利尿活性
	雷公藤甲素	两亲性聚合物包裹雷公藤甲素纳米粒	提高抗肿瘤疗效，降低全身毒性
	紫杉醇	聚合物胶束	靶向药物，提高水溶性
无机材料递送系统	百里酚、丁香酚、香芹酚等精油活性成分	介孔二氧化硅纳米颗粒	明显提高抗真菌活性，减缓蒸发速度，实现长期控释
	黄伞多糖	金纳米颗粒	延长肿瘤中滞留时间，提高生物利用度
	川芎嗪	磁性纳米颗粒	提高生物利用度，延长半衰期，穿过血脑屏障
	藤黄酸	磁性纳米颗粒	具有靶向性和缓释特性
	其他	黑磷纳米片	提高载药能力和生物偶联性，提高光热转化能力
有机-无机杂化递送系统	姜黄素	载硒纳米粒聚乳酸-羟基乙酸共聚物（PLGA）纳米球	降低β淀粉样蛋白在脑内沉淀和聚集，减少毒性
	姜黄素	表面用量子点修饰的姜黄素纳米颗粒（QDs-NPs-Cur）	提高生物相容性和生物可降解性，实现诊断和治疗原发性渗出性淋巴瘤
	和厚朴酚	介孔二氧化硅包覆的聚吡咯杂化纳米粒	提高载药能力，促进药物释放
	紫杉醇+姜黄素	聚乙二醇（PEG）化脂质双层包覆介孔二氧化硅纳米粒	提高药物溶出度，实现缓释，增强对癌细胞的毒性作用
	槲皮素	壳聚糖结合的二氧化钛纳米管	控制和调节局部药物浓度
	槲皮素	多功能超支化聚合物磁性纳米粒	提高主动靶向性
	姜黄素	姜黄素-透明质酸轭合物共价偶联金纳米粒	提高生物相容性，实现细胞内靶向递送
无载体自组装递送系统	黄芩苷+小檗碱	静电作用	延长生物半衰期，增强抗菌作用
	小檗碱+马兜铃酸	π-π 共轭和静电作用	降低体内毒性，增强抗菌作用
	大黄酸	π-π 共轭和氢键作用	增强稳定性、缓释性和抗炎作用
	钐离子+表没食子儿茶素-3-没食子酸酯	金属多酚配位	增强缓释性能，减轻细胞毒性，有效缓解神经炎症
	铜离子+表没食子儿茶素-3-没食子酸酯	金属多酚配位	增强缓释性、抗炎和抗菌作用

（一）有机材料递送系统

利用物理包埋或化学键合等方法将中药活性成分载入基于有机材料纳米颗粒的给药系

统，可以很大程度上规避中药成分在给药方面的不足。常见的有机纳米材料递送系统可分为脂质纳米递送系统和聚合物纳米递送系统两大类。

1. 脂质纳米递送系统

脂质纳米递送系统分为脂质体、固体脂质纳米颗粒、纳米结构脂质载体、微乳液及自微乳给药系统等。

脂质体是脂类分子（类脂）的自组装体，是一种由一个或多个脂双层中间包覆微水相的结构，可以使得水溶性药物装在水相中，在亲脂外层中装载亲脂性药物。将脂质体作为中药活性成分的递送载体可改善疏水活性成分的溶解度和稳定性，延长药物在体内滞留时间，并且通过外部修饰得到酸敏感或热敏感脂质体可用于肿瘤靶向治疗。姜黄素具有良好的抗炎、抗菌和抗肿瘤活性。将姜黄素包裹在脂质体的双磷脂层中制备姜黄素脂质体，发现其口服达峰时间远远小于姜黄素混悬液，半衰期明显大于混悬液，说明姜黄素脂质体口服吸收和入血速度快，在体内消除慢，明显提高了姜黄素的生物利用度。

固体脂质纳米颗粒（SLNs）是以室温下固态的天然或合成的类脂如卵磷脂等为载体，将药物包裹或夹嵌于类脂核中制成的固体胶粒给药系统，具有良好的生物相容性和可大规模生产的优点。利用乳化低温凝固法制备负载槲皮素的固体脂质纳米颗粒，得到平均尺寸为（155.3±22.1）nm 的球形结构。与游离槲皮素相比，脂质纳米粒增加了肠膜的通透性，提高了与肠膜的亲和力，可以在肠道中被有效摄取，绕过肝脏的首关代谢，生物利用度提高了 5 倍以上。

从整体上来看，固体脂质纳米颗粒仍存在载药效率低等问题，需要加以改善。为了克服固体脂质纳米颗粒的局限性，第二代脂质载体——纳米结构脂质载体（NLCs）应运而生。NLCs 由固体脂质和液体脂质组成，在生理温度和室温下形成包裹药物的非晶态固体基质，可明显增加药物载药量，提高包封效率，最大限度地减少包封过程中活性物质的流出。乌头属于毛茛科药用植物，将从乌头中分离的短效生物碱 lappacontine（LA）和 ranaconitine（RAN）制备成 SLNs 和 NLCs 并进行对比，发现 SLNs 的 LA 和 RAN 分散度分别为（94.6±5.2）%和（71.8±1.9）%，而 NLCs 的 LA 和 RAN 分散度分别为（98.5±4.1）%和（79.3±2.7）%，可以更好发挥药效，并且 NLCs 载体释放的 LA 和 RAN 的累积量大于 SLNs 释放的量，实现了更大的药物包封，同时也增强了对皮肤的渗透效果。

微乳液（MEs）是一种由油、水、两性分子组成的透明或半透明分散体系，具有增强药物稳定性和渗透性、提高药物吸收和生物利用度、实现疏水药物的缓释等优点，已被用于口服、静脉注射、透皮给药等多种途径。桦皮散具有抗氧化、抗炎、解毒清热的功效，对桦皮散提取液进行微乳化处理，得到了粒径小、稳定性好、具有优良透皮特性和祛痘功效的桦皮散微乳液，体外透皮实验表明桦皮脂酸 24 h 累积透过量为（68.60±1.21）$\mu g \cdot cm^{-2}$，渗透速率为（2.89±0.05）$\mu g \cdot cm^{-2} \cdot h^{-1}$，远大于未经微乳化处理的桦皮散提取原液。葛根素临床上可治疗高血压、心律失常等疾病，但水溶性差、半衰期短，口服后会被迅速排出。以大豆油、大豆卵磷脂和乳酸乙酯作为油相、表面活性剂和辅助表面活性剂制备出口服葛根素微乳，口服葛根素微乳液比口服葛根素悬浮液有着更好的生物利用度和稳定性。

自微乳给药系统（SMEDD）是表面活性剂和油两种成分组成的混合体系，适宜环境下在水中会自发形成与微乳液系统中观察到的液滴大小范围大致相同的液滴，由于自微乳液尺寸小，表面积大，极大地提高了吸收、增溶、释放速率及生物利用度。黄连与干姜中的活性成分均具有抗炎、抗氧化等作用，制备黄连-干姜有效组分自微乳给药系统可提高黄连总生物碱和干姜油的溶解度以及姜酚类成分的稳定性，更好地改善药物的溶出度和释放速率。

2. 聚合物纳米递送系统

与脂质纳米递送系统相比，聚合物纳米递送系统具有生物可降解性、易修饰性以及环境刺激响应性等多种独特的性质，越来越多地被应用于临床。聚合物纳米粒和聚合物胶束是最常见且大小可控、负载能力强的给药载体。用于制备聚合物纳米粒的天然聚合物包括海藻酸钠、壳聚糖等，合成聚合物包括聚乳酸（PLA）、聚乳酸-羟基乙酸共聚物（PLGA）、聚乙二醇（PEG）、聚氰基丙烯酸丁酯（PBCA）等。

通过单乳液-溶剂蒸发法制备的 PLGA 聚合物-槲皮素纳米颗粒能够维持槲皮素持续释放，其抗氧化活性效果显著增强，体内利尿活性也明显增强。例如，将异氰酸酯和2-羟乙基二硫化物聚合，再加入亲水性聚乙二醇作为末端嵌段开发出新的聚合物药物载体用于雷公藤甲素的递送，利用肿瘤中不同的谷胱甘肽水平实现肿瘤微环境响应性药物释放。与雷公藤甲素相比，聚合物纳米粒提高了药物抗肿瘤疗效，降低了体内全身毒性，能诱导更高水平的肝癌细胞凋亡（图 9-4）。

聚合物胶束大多是两亲性的嵌段共聚物在水溶液中自组装形成的胶体递药系统，可以很好地解决水不溶性药物的溶解度问题。在水溶液中，亲水性的“头部”位于表面，疏水性“尾部”位于内核，可以为药物提供空间保护。例如，将 pH 敏感的共聚物 mPEG-pDEA-PCL 和 mPEG-pDEA 作为基本材料制成三嵌段和二嵌段的聚合物胶束作为纳米药物载体，包裹抗肿瘤药物紫杉醇，靶向输送至黑色素瘤，解决了紫杉醇药物水溶性差的问题。

除了聚合物纳米粒和聚合物胶束外，聚合物纳米递送系统还包括形似树枝，表面致密堆砌而内部有空隙且结构规整的树枝状大分子、聚合物纳米胶囊、聚合物纳米水凝胶等多种递送载体，这些递送载体不仅解决了中药活性成分常见的问题，同时也将中药与现代医学技术连接起来，在治疗疾病方面发挥协同作用。

（二）无机材料递送系统

无机纳米材料具有制备简单、结构稳定、表面易于修饰、生物相容性好等优良特性，同时具有特殊的光、电、磁、声等物理化学性能，已被广泛用于药物递送、传感、成像和其他生物医学领域。无机纳米材料主要包括介孔二氧化硅纳米颗粒、金纳米颗粒、磁性纳米颗粒等，在药物递送方面表现出独特的优势。

1. 介孔二氧化硅纳米颗粒

介孔二氧化硅纳米颗粒具有较高的比表面积，孔径均一可调，对大量中药活性成分具有良好的吸附性能，且稳定性好，表面易进行功能化修饰，具有生物可降解性，已被广泛用于构建多功能药物递送载体。植物中的挥发性成分精油具有抗菌活性，但由于其高疏水性和挥发性易在发挥药效前失去活性，将百里酚、丁香酚、香芹酚等精油活性成分吸附在介孔二氧化硅材料上，该纳米载药系统抗真菌活性明显增强，封装后减缓了蒸发速度，表现出长期的控释效果，极大地促进了挥发性精油的应用。

2. 金纳米颗粒

金纳米颗粒是一种新型的无机纳米材料，具有稳定性高、易于合成、生物相容性好等优势，可通过调控比例合成不同形貌的金纳米材料，如金纳米棒、金纳米笼等，同时，金纳米颗粒强的表面等离子体共振吸收和优异的光热转换能力使其在医学成像、光热治疗等方面表

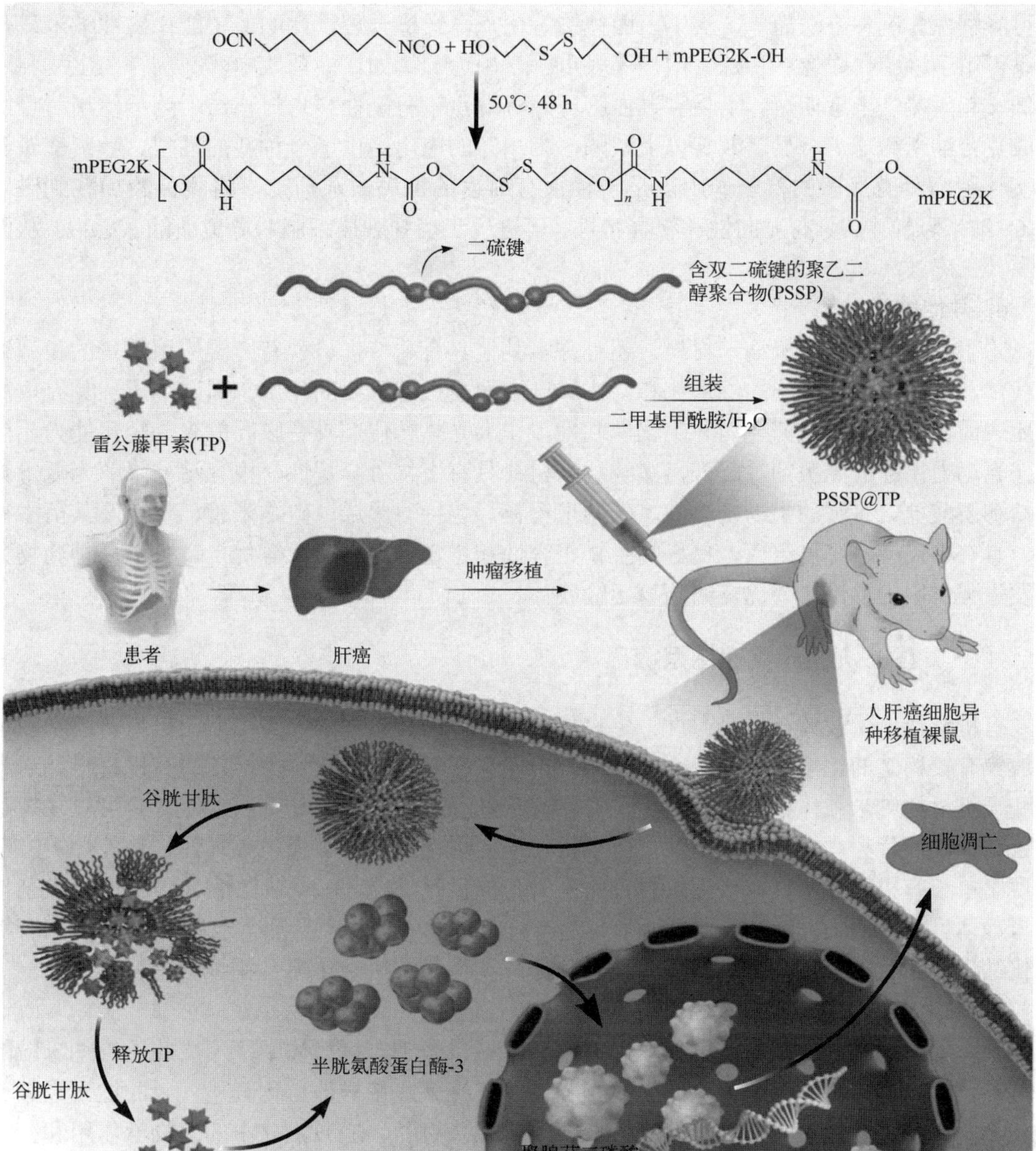

图 9-4　聚合物纳米载体负载雷公藤甲素的制备以及作用机制示意图
引用自 Chinese Chemical Letters, 2020, 31(12): 3178-3182.

现出极大的应用潜力，逐渐成为抗肿瘤及光热成像的研究热点。例如，黄伞多糖是黄伞的主要活性成分，具有一定的抗癌作用，杨中伟等将黄伞与金纳米颗粒结合形成多糖基纳米复合材料，延长了其在免疫器官或肿瘤中的滞留时间，从而提高了黄伞多糖的生物利用度，与游离药物相比，黄伞多糖金纳米颗粒载药系统对免疫系统的激活作用也更强，抗肿瘤效果更好。

3. 磁性纳米颗粒

磁性纳米颗粒除了具有小尺寸效应、表面效应、量子隧道效应等性质外，还具有独特的磁响应性和靶向性，可用作磁共振成像造影剂。同时，磁性纳米颗粒具有生物相容性好、生物可降解性、制备方法简单、易于表面修饰等优点，经过合理设计的多功能化磁性纳米载药体系可用于诊断、成像、示踪、治疗等多重医学用途。例如，中药或中药制剂存在生物利用度低、起效慢、半衰期短、不易穿过血脑屏障等缺点，将磁性纳米材料与中药单体川芎嗪组合成复合纳米微球，可显著改善以上缺陷，为川芎的应用提供了一种新的剂型。藤黄酸对多种实体肿瘤具有显著的抗癌作用，是一种很有前途的抗癌候选药物，将藤黄酸加载到磁性 Fe_3O_4 纳米颗粒中，具有靶向性和缓释特性，可进一步增强肿瘤细胞对藤黄酸的敏感性，从而提高其抗癌效率。

4. 其他纳米材料

除了上述介绍的无机纳米材料，还有许多其他具有独特优势、有广阔应用前景的新型纳米载体，在中药活性成分的纳米化和药物递送方面发挥着重要的作用。黑磷纳米片具有很高的比表面积，有强的载药能力和生物偶联性，作为光热转化剂具有较高的光热转化能力，可用作光动力治疗的光敏剂。此外，黑磷纳米材料具有生物可降解性，很容易被降解为无毒膦酸盐和磷酸盐，有强的生物安全性。碳纳米材料，包括石墨烯、碳纳米管、碳点及其衍生物等，具有小尺寸、光稳定性、良好的生物相容性和稳定的理化特性等优点，可与多种药物分子发生强作用力，可作为优良的药物运输载体。

（三）有机-无机杂化递送系统

有机材料纳米载体在可获得性、生物相容性等方面有较大的优势，而无机材料纳米载体一般具有较稳定的化学结构和特殊的光学、电学和磁学等物理化学性能。将有机材料纳米载体和无机材料纳米载体结合起来，设计成有机-无机杂化纳米载体进行药物递送，可以发挥两者各自特性和优势，在光学透明性、可调折射率、耐高温、耐磨损、柔韧性、功能性等方面表现出单纯有机高分子材料或无机材料所不具备的优越性能。按照结构组成，有机-无机杂化纳米载体可分为四类，包括载无机纳米粒的有机杂化纳米载体、无机纳米粒修饰/包覆的有机杂化纳米载体、结合有机材料的无机纳米载体、无机与有机杂化配合物类纳米载体。

1. 载无机纳米粒的有机杂化纳米载体

该类型的纳米载体是将无机材料形成的纳米粒包载于有机载体中，形成载无机纳米粒的有机杂化纳米载体。该系统可提高生物相容性，连接某些特异性生物分子，以此达到高效递送药物的目的。姜黄素（Cur）纳米制剂在阿尔茨海默病（AD）治疗中的生物学作用和药物传递特性可以通过改变聚乳酸-羟基乙酸共聚物（PLGA）的表面和包裹纳米硒（Se NPs）来实现。制备的 Cur-Se-PLGA 纳米球给药系统可降低 AD 模型小鼠脑内 β 淀粉样蛋白的载量，并能显著改善模型小鼠的记忆障碍。

2. 无机纳米粒修饰/包覆的有机杂化纳米载体

该种纳米载体系将无机纳米粒通过化学键结合修饰或包覆于有机载体表面形成杂化纳米载体。而无机纳米粒修饰/包覆的有机杂化纳米载体又可进一步分为量子点（QDs）修饰的有机杂化纳米载体和介孔二氧化硅纳米粒修饰的有机杂化纳米载体两种。

在 QDs 修饰的有机杂化纳米载体中，QDs 可作为一种多功能纳米粒，实现成像和治疗双重功能。由于病毒感染，姜黄素（Cur）可通过抑制在 PEL 细胞中过表达的 JAK/STAT 通路而显示出促凋亡作用。采用单乳法制备姜黄素纳米粒并且表面用姜黄素纳米颗粒修饰得到 QDs-NPs-Cur，发现纳米粒显著改善了姜黄素的促癌细胞凋亡效应，并且利用双功能追踪纳米粒传递姜黄素可以实现诊断和治疗原发性渗出性淋巴瘤。

在介孔二氧化硅（MSN）纳米粒修饰的有机杂化纳米载体中，由于具有较高的孔隙率和比表面积，不仅拥有较高的载药量，还可以实现药物的控释。采用水溶液法首先制备聚吡咯纳米粒，然后在其表面包裹 MSN 壳层，再吸附和厚朴酚（HK）即制得 MSN 包覆的载 HK 纳米粒（PPy@MSN-HK），粒径大小均一，显著提高了聚吡咯纳米粒的载药能力和药物释放率，并且具有良好的光热效应，有望为肿瘤治疗提供新的给药策略。

3. 结合有机材料的无机纳米载体

该类载体系将有机材料与无机纳米载体相结合，有利于整合诊断和治疗，或多种模式联合治疗（如化疗、基因治疗、光热治疗）。根据无机物的种类可进一步分为结合有机材料的介孔二氧化硅纳米粒、介孔二氧化钛纳米载体、磁性纳米粒和金纳米粒共四种。

介孔二氧化硅纳米粒制备简单，既能负载水溶性药物也能负载水难溶性药物，采用 Box-Behnken 设计对聚乙二醇化脂质双层包裹紫杉醇和姜黄素后包覆介孔二氧化硅纳米粒的工艺进行系统优化和表征，发现复合纳米粒为球形粒子，分散均匀，并且与紫杉醇混悬剂相比，溶出度明显提高，并表现出缓释性能和对乳腺癌细胞明确且持续增强的细胞毒作用。

二氧化钛（TiO_2）与其他无机纳米载体相比，具有毒性低、理化性质稳定、价格便宜等优势。采用阳极氧化法制备 TiO_2 纳米管后负载不同厚度的壳聚糖，使其填充在管间空间和孔洞中。通过控制壳聚糖的厚度控制和调节局部药物浓度，以治疗术后感染和炎症，并以更好的骨整合实现钛种植体的快速愈合。

磁性纳米粒具有超顺磁性、磁响应性等独特性质，多用于靶向药物递送，可用于提高对肿瘤细胞的治疗效率，减少对正常细胞和组织的副作用。采用氧化铁共沉淀法制备磁性纳米粒子，然后用聚柠檬酸（PCA）树枝状大分子涂层制备磁性纳米颗粒，通过聚乙二醇（PEG）羟基和叶酸（FA）羧基之间的简单偶联反应进一步将叶酸引入载体表面（Fe_3O_4@PCA-PEG-FA），以实现肿瘤细胞靶向性。该纳米粒具有超顺磁性，尺寸在 10～49 nm。包载槲皮素后变成 Fe_3O_4@PCA-PEG-FA-Q，在 250 h 内可以释放高达 83%的药物。这种多功能纳米载体是开发集药物靶向、传感和治疗于一体的药物输送载体的重大突破。

金纳米粒（AuNPs）具有结构多样性，可通过非共价相互作用或共价偶联作用包载药物。姜黄素（Cur）较差的水溶性和不稳定性导致其生物利用度低，表现出较低的体内抗癌活性。将 Cur 与透明质酸（HA）偶联，得到水溶性偶联物（HA-Cur），再通过还原氯金酸制备得金纳米粒子 AuNPs，该纳米粒子具有高度生物相容性且细胞摄取显著升高，并且与游离 Cur 相比表现出更强的癌细胞毒性。

4. 无机与有机杂化配合物类纳米载体

金属有机骨架（MOFs）是由金属离子和有机配体构成的一类独特的杂化多孔材料。目前制备基于 MOFs 的响应性药物载体的方法包括将刺激响应性组合物封装到 MOF 中或用敏感分子进行合成后的表面修饰。以铁、铝或锆为金属节点，4,4'-二硫代双苯甲酸（4,4'-DTBA）为有机配体，合成了一种新型的内在氧化还原响应 MOFs 载体 MOF-M（DTBA）(M=铁、铝或锆），其具有合适的尺寸和作为药物载体的性能。将姜黄素加入 MOF-锆（DTBA）中即可获得姜黄素@MOF-锆（DTBA）纳米粒，与游离姜黄素相比，该纳米粒在体外具有更快的释放和促进细胞死亡的作用，抗肿瘤效果更加明显（图 9-5，见文末彩插）。这种基于 MOFs 构建的纳米载体策略可能为 MOF 在药物递送、分子成像或治疗方面的应用开辟新的可能性。

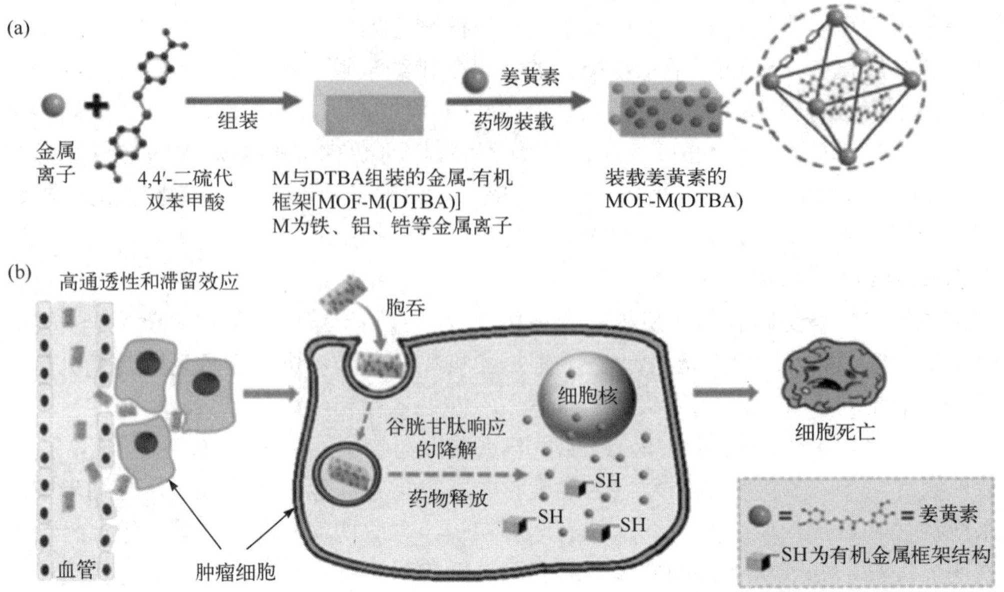

图 9-5 （a）姜黄素@MOF-M（DTBA）制备；（b）姜黄素@MOF-M（DTBA）抗肿瘤细胞机制示意图

引用自 ACS Applied Materials & Interfaces, 2018, 10 (19): 16698-16706.

（四）无载体自组装递送系统

无载体自组装递送系统是指一些中药分子由于具有结构多样性，在无须添加载体材料的情况下可以通过自组装实现药物的高度稳定递送。无载体纳米药物主要通过 π-π 堆积、疏水作用、静电作用等非共价作用力自组装形成，不仅保留有纳米制剂的传统优势，而且组成成分简单、易于制备，具有较高的载药性能，最高可达 100%。

黄芩苷中的羧基与小檗碱中的季铵离子之间的静电相互作用可驱动黄芩苷和小檗碱自组装形成纳米颗粒，增强了抗菌作用，并且延长了小檗碱的生物半衰期。小檗碱和马兜铃酸在 π-π 共轭和静电作用下可以自组装成纳米颗粒，显著降低了马兜铃酸的毒性，同时对耐甲氧西林金黄色葡萄球菌显示出了良好的抗致病作用。大黄酸可通过分子间的 π-π 堆积和氢键作用直接自组装成 3D 纤维水凝胶，大黄酸既是药效分子，又是递送载体，具有良好的稳定性、缓释性和抗炎功能（图 9-6）。

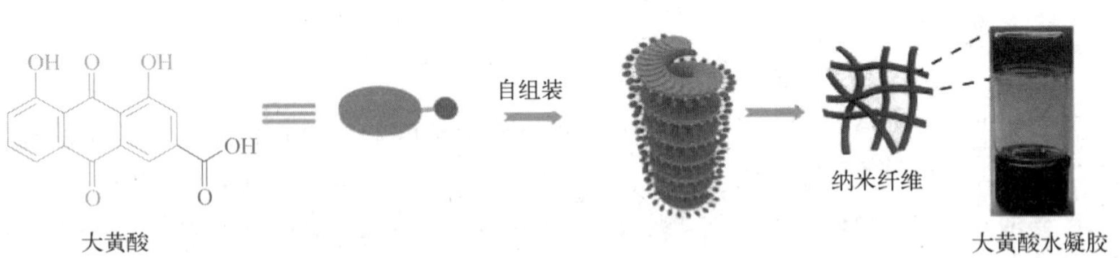

图 9-6 大黄酸水凝胶自组装示意图

引用自 Nature Communications, 2019, 10（1）: 1604.

除了天然药物分子之间的自组装，中药的多酚类活性成分还可以和金属离子通过配位作用自组装成金属-多酚纳米颗粒，协同发挥作用。表没食子儿茶素-3-没食子酸酯（EGCG）是茶多酚的主要活性成分之一，以稀土金属离子钐（Sm）和 EGCG 为原料，设计合成了 Sm-EGCG 纳米复合物，该复合物具有抑制黑色素瘤细胞增殖和迁移的作用，而且有着较高的安全性。将 EGCG 和具有促血管生成能力的 Cu^{2+}制备形成了金属多酚胶囊（Cu-EGCG），可用于外周动脉疾病的治疗。单宁酸（TA）也是一种从植物来源中提取的天然多酚，拥有大量的酚羟基，通过制备 FeⅢ-TA、FeⅧ-TA、RuⅢ-TA 等金属-TA 网络，发现它们在近红外区域具有良好的光热转换效率，为肿瘤多模式治疗诊断提供了一个良好的平台。

思考题

1. 简述中药原药的纳米化策略。
2. 简述中药活性成分的纳米化策略。
3. 简述中药原药纳米化策略中机械粉碎法的定义及主要手段。
4. 简述无机纳米材料的分类。

第三节　中药纳米化应用

学习目标

1. 掌握　中药纳米化策略在疾病治疗中的应用。
2. 熟悉　中药纳米化构建策略及意义。
3. 了解　中药纳米化策略常用制备手段。

将纳米载体材料及其制备技术应用到中药原药及活性成分中，可以有效缓解当前中药面临的水溶性差、靶向性低、生物利用度低等主要问题，明显提高药物的治疗效果，降低毒副作用，减少中药资源的浪费。目前，中药纳米化策略已经被广泛应用到抗肿瘤、抗菌、抗炎、抗氧化及组织再生等众多方面。

一、纳米中药抗肿瘤治疗

肿瘤的罹患常与多种因素有关，在我国肺癌、乳腺癌、胃癌、肝癌等肿瘤发病率较高，且大多具有起病急、病情进展快、预后较差等特点，成为威胁人类生命健康的主要“杀手”。现阶段，对于肿瘤患者的治疗主要包括手术治疗、化疗、放疗、免疫治疗、靶向疗法等，大多数患者在接受治疗后，个体反应较差，容易产生较多的不良反应，增加患者负担，影响生活质量。中药纳米化制剂可通过纳米载体材料平台的递送，在不产生毒副作用的情况下，通过主动/被动靶向到达肿瘤部位，在肿瘤微环境的刺激下定点释放中药，使药物更容易被肿瘤细胞吸收发挥药效，提高药物的体内循环时间和生物利用度，进而提高中药的抗肿瘤治疗效果。因纳米中药可以高效地作用于肿瘤部位，且不会对正常生理组织产生不良影响，为中药的肿瘤治疗提供了更优策略，有望改善患者主观感受与生存质量，提高患者依从性。

（一）基于有机材料的抗肿瘤纳米中药

目前，有机纳米材料递送中药活性成分已较为常见，其中包括一种或多种药物单体、与混合物合成纳米药物等多种递送体系。常见的有机纳米材料包括脂质体、高分子聚合物、胶束、囊泡等。

有机纳米载体可以实现对中药单体药物的肿瘤靶向递送。例如，人参皂苷 Rh_2 具有抗癌、免疫调节等多种药理活性，但其口服生物活性较差，水溶性及渗透性较低，限制了在临床上的应用。因肿瘤组织具有独特的酸性以及高谷胱甘肽微环境，利用尿刊酸以及硫辛酸通过酯键与具有肿瘤靶向作用的普鲁兰多糖侧枝进行连接，获得可靶向肿瘤组织且具有 pH 敏感性及还原反应响应性的共聚物（LA-URPA），将 Rh_2 包封于其中形成 Rh_2 纳米颗粒，其到达靶向部位感应到肿瘤部位微环境刺激后，原位释放大量 Rh_2 中药活性成分，直接对肿瘤产生细胞毒性作用，充分发挥药效，生物利用度增加，实现了对中药单体的高效递送（图 9-7，见文末彩插）。

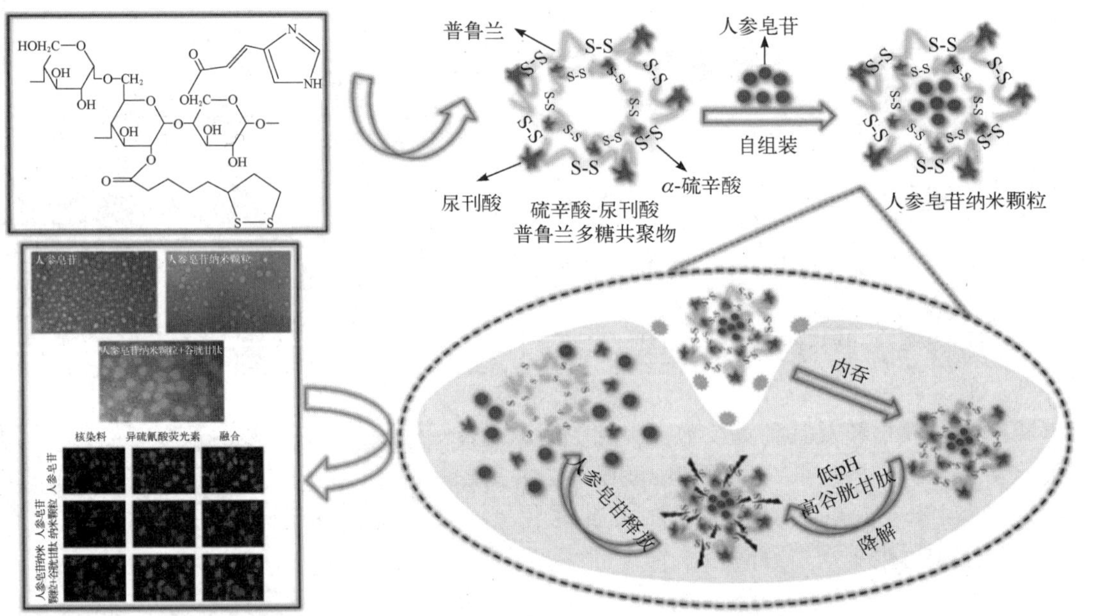

图 9-7　pH/还原双响应的人参皂苷纳米颗粒对 HepG2 细胞毒性示意图
引用自 Journal of Agricultural and Food Chemistry, 2020, 68（32）: 8545-8556.

同样，纳米载体还可以实现对中药单体药物的共递送，姜黄素与金雀异黄素两种中药活性成分均具有较强的抗肿瘤活性，但由于二者都存在光敏、热敏、易氧化且水溶性较低等特点，很大程度上限制了药物的生物医学应用。为改善其生物利用度，可将药物包载于纳米脂质载体中进行共递送，增加药物稳定性的同时，提高其抗前列腺肿瘤活性。纳米复合物到达肠道内，在多种消化酶作用下释放药物，经由肠上皮细胞大量吸收，生物利用度显著提升，且两种药物共包载后载药率明显增加。同样，为解决结肠癌化疗过程中所产生的毒性问题，通过合成多聚阿魏酸作为药物载体，装载化疗药物紫杉醇协同治疗结肠癌。天然阿魏酸为桂皮酸的衍生物之一，具有良好的药理活性，常用于治疗心血管疾病、癌症等，主要具有清除自由基作用，将阿魏酸自组装聚合后，协同化疗药物用于肿瘤治疗，减轻化疗药物不良反应的同时，叠加阿魏酸的抗癌作用，药物联用后产生协同抗肿瘤作用，提高治疗效率。

除了对药物单体的递送外，中药还可与多种有机活性成分直接合成纳米制剂，作用于肿瘤组织发挥药理作用。肉桂决明子精油（CEO）通过离子交联法与壳聚糖（CS）形成纳米粒子，通过 EPR 效应被动靶向到肿瘤部位，壳聚糖可与肿瘤表面受体特异性结合，实现主动靶向，增强药物抗癌作用及效率，同时，为传统挥发性中药成分应用于临床提供了新思路。

（二）基于无机材料的抗肿瘤纳米中药

无机纳米材料如介孔氧化硅、氧化石墨烯、黑磷、金纳米粒子等，由于具有独特的电学、力学、光学和热学性质，在肿瘤治疗方面备受关注，如活性成分递送、磁热治疗、光热治疗和放射治疗等。

（1）药物递送　无机纳米材料可以作为中药载体，将药物包裹在纳米颗粒中，形成纳米中药。这种纳米中药可以通过靶向肿瘤组织，提高药物在肿瘤部位的积累，减少对正常组织的毒副作用。例如，改变无机纳米材料的形状、大小和表面性质，可以使其在体内选择性地积累于肿瘤组织，从而提高药物的疗效。

（2）磁响应治疗　具有磁性的无机纳米材料，如超顺磁性铁氧体纳米颗粒，可以通过外加磁场引导其在体内的定位和聚集，从而实现对肿瘤的磁导航和靶向治疗。这种磁性纳米材料可以用于磁导航介导的肿瘤治疗，如磁性导向放疗、磁热疗法等。例如，将几乎不溶于水的姜黄素装载于磁性 α-Fe_2O_3/Fe_3O_4 纳米管空腔中，并在其表面包覆一层水溶性脂质体，形成一种具有良好生物相容性的磁性纳米复合物，在外加磁场的作用下，实现对乳腺癌细胞的精准靶向治疗，减少药物副作用。

（3）光热治疗　光热治疗（PTT）是一种在近红外光照射下局部治疗癌症的方式，由于其具有无创、组织穿透性强等特点，引起了广泛关注。PTT 一般采用光热转换剂，如金纳米棒、碳纳米管、石墨烯等作为媒介，在近红外光的照射下，将近红外光转化为热能（42℃以上），使肿瘤部位局部升温杀死癌细胞，以实现对肿瘤的消融甚至根除。金纳米棒是一种粒径从几纳米到上百纳米的棒状金纳米颗粒，其具有较强的光热转化能力，广泛应用于医学、材料学等领域。将中药与光热材料相结合，可以在递送药物的同时增强光热治疗作用，提高抗肿瘤效率。中药雷公藤甲素是一种环氧二萜内酯化合物，难溶于水，具有抗炎、免疫抑制以及抗癌等作用，还可作为热休克抑制剂（热休克蛋白为癌症细胞自身保护机制在光热治疗下所产生的，以降低光热所带来的损害）协同发挥抗肿瘤作用。将雷公藤甲素包封于层状多孔二氧化硅的孔隙中，以金纳米棒为核心，最外层覆以多聚物外壳，形成一种还原反应响应性的光热治疗纳米粒子。在肿瘤组织内，这种纳米粒子释放出大量雷公藤甲素，发挥抗癌作用，且抑制肿瘤热休克蛋白的形成，在近红外光照射下，金纳米棒转化升温，最大化光热治疗效率，发挥高效的抗肿瘤作用。

（三）基于杂化材料的抗肿瘤纳米中药

杂化纳米材料在肿瘤治疗中发挥着重要作用。杂化纳米材料是一种由不同类型的纳米材料组成的复合材料，具有多种优越的性质，可以在肿瘤治疗中实现多种功能，如中药传递、光热治疗、光动力治疗、放射性治疗、诊断和治疗监测等。以下是杂化纳米材料在肿瘤治疗中的几种作用。

（1）药物传递　杂化纳米材料可以用作药物传递平台，通过调整其物理化学性质和表面修饰，将药物包裹在纳米粒子内，并通过靶向效应将药物精确送达到肿瘤组织。这可以提高药物的生物利用度，减少药物的副作用，并增强药物对肿瘤的治疗效果。例如，乳腺癌是发生骨转移最多的恶性肿瘤，骨细胞常在癌细胞以及破骨细胞骨吸收的影响下，发生癌症的转移，为了实现对乳腺癌骨转移的早期发现与治疗，构建一种可 pH 响应释放白花丹素（PL）的骨靶向纳米系统，以掺杂有钆元素（Gd）的上转换纳米粒子为核，外层包覆介孔二氧化硅实现对大量 PL 的装载，唑来膦酸（ZA）固定于外层，发挥药理作用的同时起到一定的骨靶向作用，在酰胺键的作用下结合聚丙烯酸（PAA）形成 pH 敏感外层，致使在骨吸收的酸性环境下释放上转换纳米粒子，发挥治疗作用（图 9-8，见文末彩插）。上转换纳米粒子是一种较为新兴的纳米材料，能够将近红外光转化为可见光，发挥较好的成像与治疗作用，对癌细胞骨转移进行早期监测。在 ZA 与 PL 的联合作用下，骨细胞中破骨分化因子 RANKL 表达水平降低，破骨细胞相关基因表达水平均明显下调，减轻了由癌症引起的骨侵蚀，显著抑制了癌症的发展以及由癌症诱导的破骨细胞生成，且纳米系统的 pH 敏感性减少了直接系统给药所引起的细胞毒性和耐药等副作用。

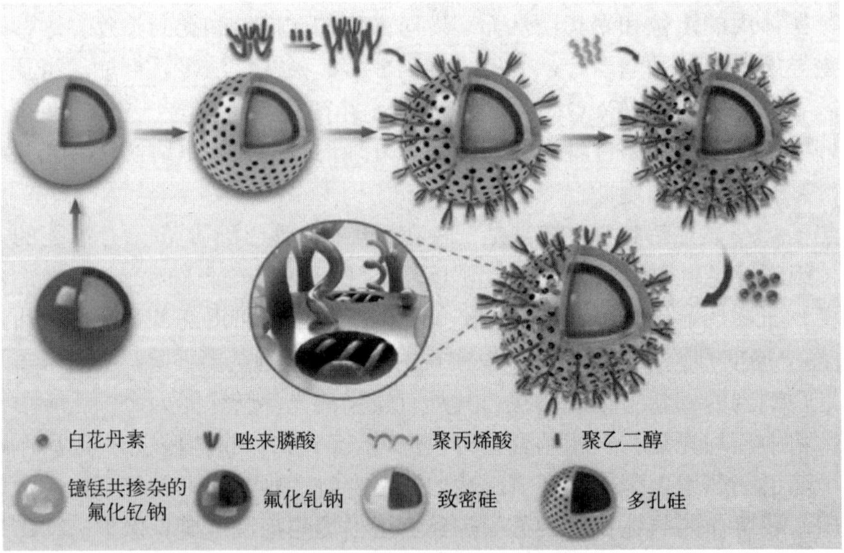

图 9-8　载药上转换纳米粒子复合物制备流程示意图

引用自 ACS Nano Journal, 2017, 11 (7): 7259-7273.

（2）光热治疗　杂化纳米材料具有光热转换性质，即在激光照射下可以产生热能，从而实现光热治疗。通过将光敏性物质包裹在纳米粒子内，可以在肿瘤组织内产生局部高温，从而引发肿瘤细胞的凋亡或破坏，达到治疗目的。例如，目前有一种新型的两阶段双药协同的肿瘤治疗策略，在激光照射下，高热与药物协同快速高效地杀死肿瘤细胞，移除激光后药物仍可在体内发挥长效的抗肿瘤作用。棉子酚与表没食子儿茶素-3-没食子酸酯（EGCG）两种药物可直接与 Fe（Ⅲ）离子配位形成无限配位聚合物（ICPs），其中混合 IR780 光热剂，在

808 nm 近红外激光照射下发挥光热转化作用，外层由透明质酸（HA）包裹靶向肿瘤组织，发挥抗肿瘤作用。棉子酚与 EGCG 分别靶向作用于线粒体与细胞核，干预肿瘤细胞凋亡，起到协同抗肿瘤作用，在光热与化疗的多阶段治疗下，肿瘤抑制率高达 98.7%，且显著降低了肿瘤复发率。

（3）光动力治疗　除光热治疗外，还存在光动力治疗（PDT）与中药协同治疗体系，PDT 是指在特定波长的激光照射下，使聚集在肿瘤病灶组织的光敏药物活化，引发光化学反应产生活性氧，例如单线态氧，从而氧化并消融肿瘤细胞，诱导细胞死亡。PDT 可以达到精确高效的治疗效果，且该疗法的副作用很小。二氢卟吩（Ce6）属第二代光敏剂，其单线态氧的量子产率高、毒性低且近红外光发射性能较好，广泛应用于 PDT 与荧光成像。将化疗药物南蛇藤醇与光敏剂 Ce6 通过静电作用力相结合，以四氧化三铁（Fe_3O_4）纳米粒子与二氧化锰（MnO_2）为体系核心，同步实现对肿瘤的治疗与成像。药物注入体内后，因瘤体的高通透性和滞留效应，纳米粒子可以高效地集中于瘤体部位，外层的 MnO_2 层可调节缺氧环境，增强光动力治疗效果，快速降解后，释放出大量南蛇藤醇与 Ce6，在近红外光的照射下，达到化疗与光动力治疗双重治疗效果。

（4）诊断和治疗监测　杂化纳米材料可以用作肿瘤的诊断和治疗监测工具。通过将具有诊断性质的成分引入纳米粒子内，可以实现对肿瘤的早期诊断和显像。同时，通过在纳米粒子内引入治疗性质的成分，可以监测治疗的效果和进程，从而指导后续治疗。例如，一种具有三重治疗功能的核-壳磁性纳米系统，以 Fe_3O_4 磁性纳米粒为核，可增强肿瘤部位核磁对比度，更好地区分肿瘤与周围正常组织图像，有利于监测治疗进程，在外部交变磁场的作用下可以产生磁流体高热（MFH），同时控制装载的姜黄素（Cur）快速释放，发挥多重抗肿瘤作用。外层包覆双亲性多聚物（PLA-PEG），内部疏水性的聚乳酸（PLA）与氧化铁偶联，外层亲水性 PEG 在水中呈现良好的分散性，提高了整体纳米体系的稳定性，保证了其磁化能力。在动物肉瘤模型中瘤内原位注射 Fe_3O_4@PLA-PEG，瘤体核磁信号显著增强，且在外加交变磁场下，MFH 与 Cur 同时发挥抗瘤作用，肉瘤体积明显变小。

（四）无载体自组装抗肿瘤纳米中药

中药纳米化给药并非一定需要载体递送，药物单体在化学超分子相互作用力下可自组装形成纳米中药。

（1）单药纳米化　通过使用沉淀法，将雷公藤甲素自组装纳米化，在其表面通过酰胺键结合壳聚糖进一步提高纳米药物的稳定性与溶解性，形成粒径为 165.8 nm 的球状纳米粒子，利用其纳米级特征可逆转肿瘤组的多药耐药性。同时，雷公藤甲素纳米粒还可以调节 ERK/GNK 信号通路，诱导耐药细胞凋亡，起到双重药理作用，达到更好的抗肿瘤效果。

（2）多药联合纳米化　多个药物单体同样可以实现无载体纳米化给药。将两种具有抗肿瘤活性的药物，槲皮素和土木香内酯按一定比例通过乙醇注入法组装形成胶束结构，用于治疗免疫疗法耐药的微卫星稳定型结直肠癌，延长药物在血液中的循环时间以及增加在肿瘤中的累积量。在药物共递送过程中起到协同作用，可诱导细胞免疫原性死亡，引起细胞毒性，同时调节肿瘤微环境中的免疫抑制，重新激活抗肿瘤免疫，达到多重的抗肿瘤作用（图 9-9）。

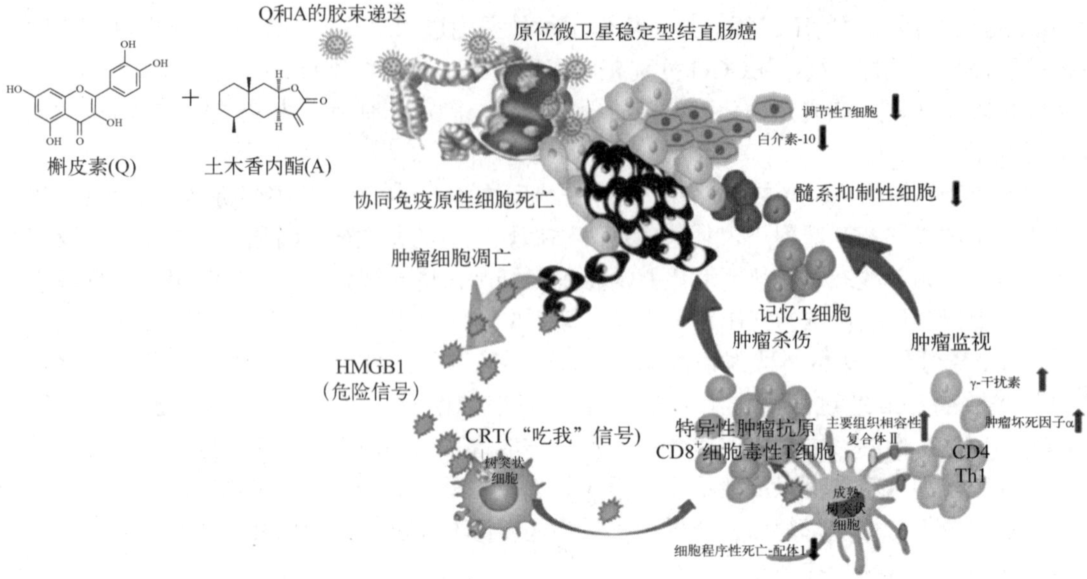

图 9-9　槲皮素与土木香内酯胶束抗肿瘤机制示意图
引用自 ACS Nano Journal, 2019, 13（11）: 12511-12524.

二、纳米中药抗菌治疗

细菌感染所引起的脑膜炎、肺炎、胃肠道炎症，或是伤口因感染久不愈合，反复发炎给人们日常生活带来了困扰与不便。抗生素治疗是应对细菌感染最常见的手段，随着细菌耐药性的增加，抗生素也在迭代更新，从单药治疗到多药联用，从传统抗生素到新型抗生素。新型抗生素可以从天然产物中获得，如土壤、海洋或是植物、昆虫和脊椎动物等。我国有着丰富的中草药资源，开发、应用抗菌中药，对解决细菌耐药性、开发治疗感染性疾病的新药等具有重要意义。相比于中药原药，中药纳米化能克服药物的一些固有缺陷，提高抗菌活性，可以产生更好的治疗效果。

纳米中药抗菌治疗是将纳米技术应用于中药领域，利用纳米材料与中草药的结合，实现对细菌的抗菌作用。纳米技术具有独特的物理、化学和生物学特性，可以通过控制和调整纳米材料的尺寸、形态和表面性质，使其具有优异的抗菌活性，从而提高中草药的抗菌疗效。纳米中药抗菌治疗在多个方面具有优势。首先，纳米颗粒具有较大的比表面积，能够增加中草药与细菌之间的接触面积，从而增强抗菌效果。其次，纳米颗粒可以通过穿透细菌细胞壁，直接作用于细菌内部，破坏其细胞结构和生物功能，从而实现有效的杀菌作用。此外，纳米颗粒还可以通过调节免疫系统、减轻炎症反应等方式，增强机体自身的免疫抗菌能力。

（一）基于有机材料的抗菌纳米中药

有机材料的抗菌纳米中药是一种结合了有机化合物和纳米技术的新型药物形式，具有抗菌、杀菌或抑制细菌生长的特性。这种药物可以应用于医药、食品、化妆品等领域，用于预防和治疗细菌感染病症。将纳米处理后的活性成分与适当的药剂载体进行混合和包覆，制备成抗菌纳米中药。药剂载体可以是合成的聚合物、天然高分子或者其他适合药物传递的脂质体、胶束、囊泡等，用于增加中药活性成分的溶解度、增强稳定性和传递效果。

例如，黄酮类化合物又称为类黄酮，具有广谱的抗菌、抗病毒功效，但因其较低的水溶性和生物利用度通常需要递送载体发挥药物疗效。由类黄酮与超分子的壳聚糖/聚乙烯醇水凝胶形成的共组装体可通过链-链非共价相互作用向超分子水凝胶发生手性转移，制备流程如图 9-10（见文末彩插）所示。共组装和手性转移的协同作用不仅提高了水凝胶的机械强度和吸水能力，同时负载在上面的类黄酮具有优越的溶解度和最佳的治疗效果，结果表明黄酮功能化处理后的水凝胶抗菌效果是对照组的 18.8 倍，在慢性皮肤创面修复方面具有很大的潜力。

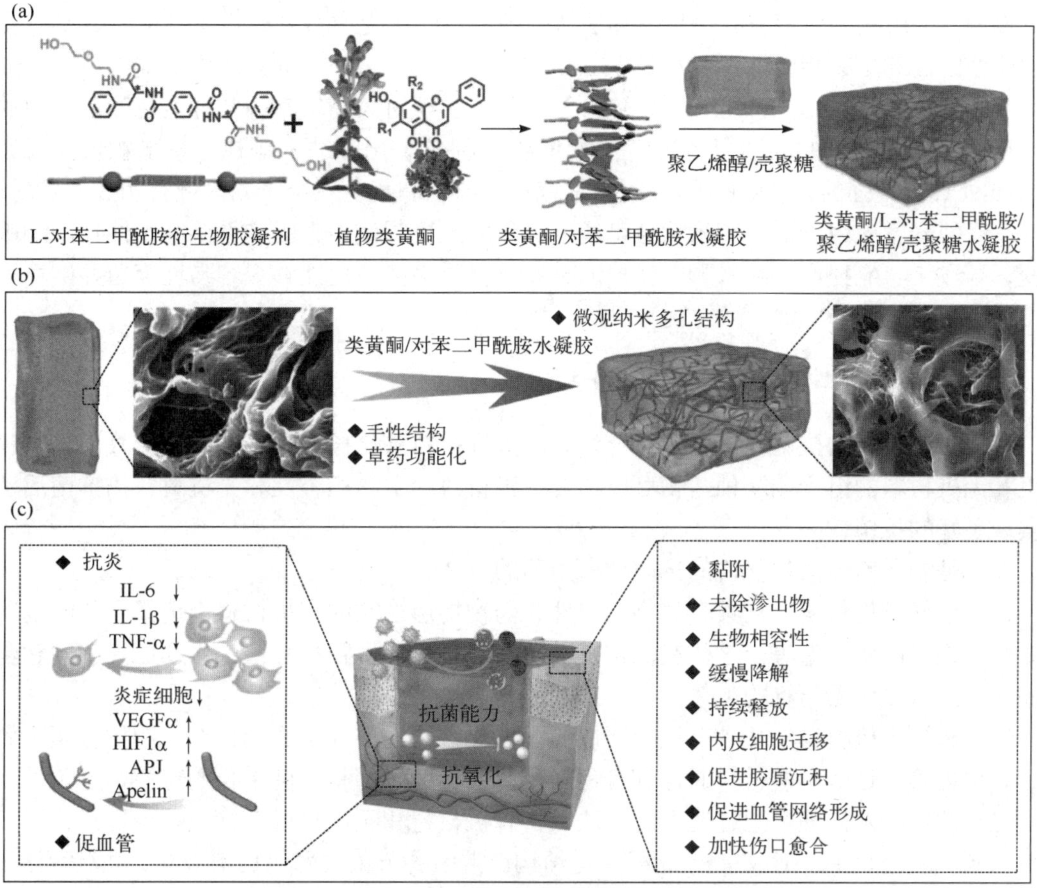

图 9-10　类黄酮功能化水凝胶敷料制备（a）、（b）及抗菌机制（c）示意图

引用自 Advanced Functional Materials, 2022, 32(34): 2204291.

将有着成骨活性的蛇床子素纳米颗粒嵌入海绵状三维结构的聚醚醚酮表面，与多巴胺共孵育生成形态均一的聚多巴胺-蛇床子素纳米颗粒，随后表面涂上一层具有抗菌功能的丝素-小檗碱涂层。丝素上大量的羧基可共价吸附小檗碱实现其持续快速释放。蛇床子素和小檗碱在上调成骨相关基因促成骨的同时对周围的悬浮细菌也有杀灭作用，可防止细菌黏附，预防种植体感染。

（二）基于无机材料的抗菌纳米中药

基于无机材料的抗菌纳米中药是一种利用无机化合物和纳米技术制备药物的形式，具有抗菌、杀菌或抑制细菌生长的特性。从无机化合物中选择具有抗菌活性的材料，例如金属、氧化物、硫化物等。这些无机材料通常具有良好的物理化学性质，如高稳定性、高生物相容性和高抗菌活性。随后，使用适当的纳米技术，例如溶剂热法、共沉淀法、沉淀法等，将选择的无机材料处理成纳米级别的颗粒或结构。通过纳米技术处理，可以调控药物的粒径、形态和表面性质，从而增强药物的抗菌活性和生物利用度。对纳米材料的表面进行修饰，例如引入功能性基团、包覆药物载体等，从而改善药物的稳定性、溶解度和生物活性。表面修饰可以通过化学修饰、物理吸附、共价结合等方式实现。将经过纳米技术处理和表面修饰的无机材料与适当的药剂载体进行混合和包覆，制备成抗菌纳米中药。

例如，采用绿色而简便的一步水热法从药用姜黄叶中提取得到碳点（CDs），其具有良好的理化稳定性和生物相容性，在波长 350 nm 的激发下可在 429 nm 处产生明亮的荧光，在较低浓度和孵育时间（0.25 mg/mL，孵育 8 h）下即可实现对大肠埃希菌和金黄色葡萄球菌的杀菌作用。利用水热法也可以从穿心莲叶提取物中制备氧化钐纳米颗粒，纳米颗粒在 200～300 nm 处具有较强的紫外-可见吸收峰，在蓝色、绿色和黄色三个不同区域有明显的发射峰，具有良好的光学应用价值，纳米颗粒可通过氧化应激机制使得大肠埃希菌细胞伸长，细胞膜衰变，导致 DNA 损伤。纳米颗粒释放的金属氧化物阳离子也能够很容易地穿透并破坏大肠埃希菌细菌系统的 DNA，产生抗菌效果。

（三）基于杂化材料的抗菌纳米中药

基于杂化材料的抗菌纳米中药是一种利用多种材料杂化技术制备药物的形式，其中包含有机和无机材料的组合。这种药物可以结合有机材料的生物相容性和无机材料的抗菌活性，以实现更好的抗菌效果。

以下是制备基于杂化材料的抗菌纳米中药的方法。

（1）选择有机材料　从具有生物相容性和药物传递性能的有机材料中选择合适的基质，例如聚合物、脂质、糖等。这些有机材料通常具有良好的生物相容性、生物可降解性和药物传递性能，可以作为药物的载体。

（2）选择无机材料　从具有抗菌活性的无机化合物中选择合适的材料，例如金属、氧化物、硫化物等。这些无机材料通常具有良好的抗菌活性和抑制细菌生长的特性。

（3）杂化技术处理　通过适当的方法，将有机材料和无机材料进行杂化处理，将无机材料引入到有机材料中，形成有机-无机杂化结构。常用的杂化技术包括溶液法、共沉淀法、热处理法等，可以调控杂化材料的组成、形态和结构。

（4）表面修饰　对杂化材料的表面进行修饰，例如引入功能性基团、包覆药物载体等，从而改善药物的稳定性、溶解度和生物活性。表面修饰可以通过化学修饰、物理吸附、共价结合等方式实现。

（5）制备抗菌纳米中药　将经过杂化处理和表面修饰的杂化材料与适当的药剂载体进行混合和包覆，制备成抗菌纳米中药。药剂载体可以是合成的聚合物、天然高分子或者其他适合药物传递的材料，用于增加药物的溶解度、增强稳定性和传递效果。

例如，芦荟大黄素（AE）是从芦荟叶中提取的一种天然蒽醌衍生物，具有抗菌、抗炎、抗病毒等药理作用，将 AE 和碳纳米颗粒共埋在聚甲基丙烯酸 *N*, *N*-二甲氨基乙酯聚合物为基质的杂化水凝胶中用作伤口敷料以对抗皮肤感染，嵌入水凝胶中的碳颗粒在近红外光 808 nm 处照射下会促进活性氧的生成并产生热量杀灭细菌，并且在关闭近红外光源后会持续释放 AE 杀死剩余的活细胞，具有长期抗菌作用。

（四）无载体自组装抗菌纳米中药

无载体自组装抗菌纳米中药是一种利用自组装技术将中草药或中药成分自主组装形成的纳米颗粒，以实现抗菌作用的纳米医药技术。无载体自组装抗菌纳米中药主要包括两个部分：中草药或中药成分以及自组装技术。中草药或中药成分可以是从传统中草药中提取的有效抗菌活性成分，例如黄连、金银花、蒲公英等。自组装技术则是利用超分子化学原理通过非共价弱相互作用力（如静电作用、亲疏水作用、π-π 作用、主客体作用等）将中药活性成分直接制备为纳米药物。

无载体自组装抗菌纳米中药具有以下优势：纳米颗粒的自组装形成，可以使中草药或中药成分在抗菌过程中充分发挥作用，提高抗菌效果；通过控制纳米颗粒的性质，可以实现药物的针对性释放，减少药物在体内的不必要分布，提高药物的局部疗效；自组装载体通常不需要添加额外的药物递送载体，避免了生物医用材料在体内的分解代谢和毒副作用。

小檗碱和类黄酮苷之间受到静电和疏水相互作用，首先形成一个一维的复杂单元，随后自组装成两种三维自组装模式：纳米颗粒（NPs）和纳米纤维（NFs）。不同的自组装形态会导致不同的生物活性，其中 NPs 的抑菌活性明显增强，而 NFs 的作用明显弱于小檗碱。NPs 作为一种无载体体系，明显提高了载药含量，实现了高度稳定的给药，也优化了小檗碱单体的抗菌效果。

如图 9-11（见文末彩插）所示，小檗碱衍生物（BD）和鼠李糖脂（RHL）可通过静电相

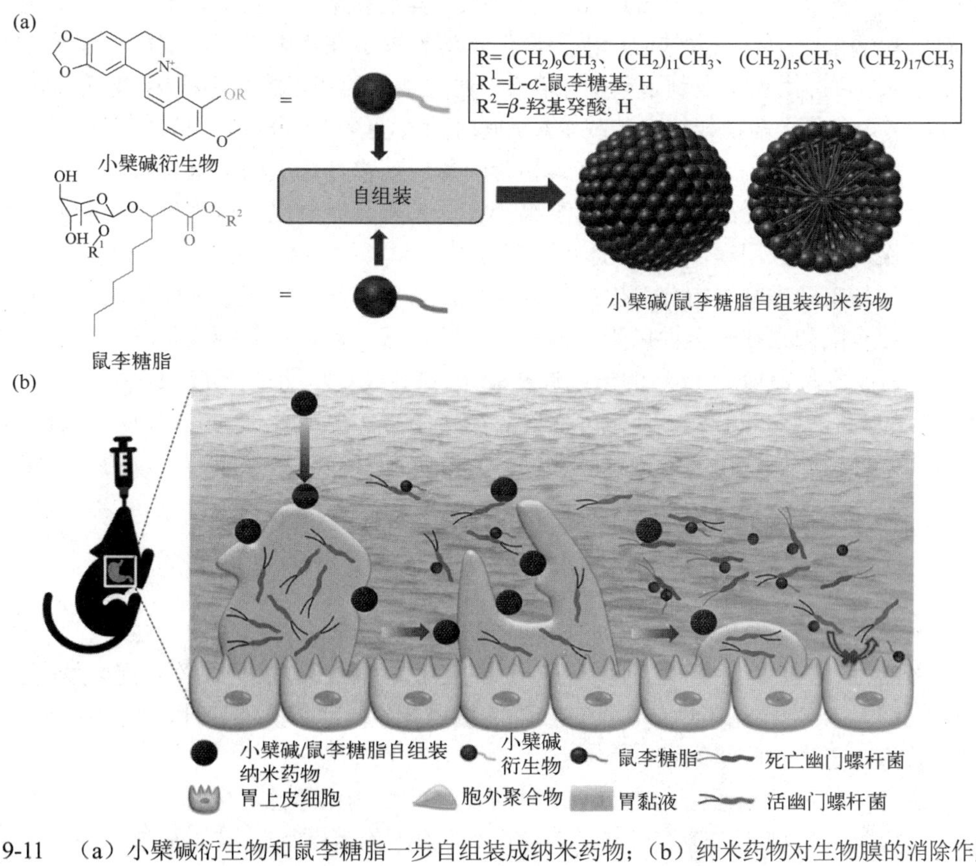

图 9-11　（a）小檗碱衍生物和鼠李糖脂一步自组装成纳米药物；（b）纳米药物对生物膜的消除作用

引用自 Journal of Controlled Release, 2020, 328(23): 575-586.

互作用和次级疏水相互作用驱动生成多功能自组装纳米药物，鼠李糖脂可屏蔽小檗碱衍生物表面正电荷，从而减少纳米药物与黏蛋白相互作用，成功穿透黏液层。随后药物破坏幽门螺杆菌的生物膜并杀死浮游细菌，抑制残留黏附，对于预防由生物膜重新形成引起的持续性感染具有重要意义。

三、纳米中药抗氧化治疗

在中国传统中草药中，许多植物提取物及其活性成分具有抗氧化活性，如皂苷类、黄酮类、酚类、生物碱和多糖等物质，均表现出良好的清除自由基作用。目前有大量的研究证明，中药的抗氧化作用在治疗心脑血管疾病、神经退行性疾病以及癌症等方面表现出独特的优势，其活性成分通过提高机体清除氧自由基的能力，以增强身体免疫系统的防御能力，从而预防许多由自由基引起的及老化相关疾病。随着纳米技术的发展，基于纳米化中药的抗氧剂较传统药物有更优的生物相容性和更高的疗效，且毒副作用低，对疾病的抗氧化研究具有重大意义。

（一）基于有机材料的抗氧化纳米中药

有机材料在纳米中药领域中具有广泛应用，特别是在抗氧化纳米中药的研究中，有机材料如聚合物、脂质体、纳米乳液等可以作为一种载体或保护剂，增强中药的稳定性、生物利用度和药效，同时减少其毒副作用。

迷迭香酸（RA）是一种天然的多酚营养物质，具有抗氧化、抗炎、抗癌等许多生物学特性，在肾脏疾病治疗中有很大的应用潜力，但水溶性差、在胃中降解速度快、容易被清除等缺点降低了其生物利用度，限制了其临床转化。通过使用四代聚酰胺-胺型树枝状大分子（G4-PAMAM）作为大分子药物载体来装载 RA，同时用 L-丝氨酸（Ser）作为靶标物质对其进行修饰建立一种肾靶向系统，以实现可持续和靶向释放药物。合成的纳米材料表现出极低的细胞毒性，能更好地在病灶部位富集，比游离的迷迭香酸具有更优的抗氧化应激能力，为纳米技术在肾脏疾病中的应用提供了新的科学依据。

虎杖苷是从中药虎杖根中分离出的有效成分，具有广泛的抗炎和抗氧化能力，但其水溶性较差、疗效有限和存在安全性风险等问题仍有待克服，可以将其制成基于活性氧（ROS）和 pH 双敏感嵌段聚合物 PEG-P 的聚乙烯基胶束（PD-MC），该纳米胶束在提高虎杖苷的生物相容性方面具有巨大的潜力。体内外研究表明 PD-MC 可显著抑制炎症反应和氧化应激，并在纤维化微环境中表现出高效的肝脏靶向药物释放和 ROS 清除能力，表明了其作为一种有效的肝纤维化治疗药物的巨大潜力。

（二）基于无机材料的抗氧化纳米中药

金属纳米颗粒是常见的无机材料，银纳米颗粒（Ag NPs）具有特殊的热学、光学特性及催化和抗菌活性，在生物医学和工业中有广泛的应用，利用还原法合成竹叶提取物衍生的 Ag NPs，其形貌稳定，生物相容性佳，具有较强的抗氧化、抗菌和抗癌活性，且绿色环保，制备成本低，有望用于生物医学领域。

超顺磁性氧化铁纳米颗粒（SPIONs）具有良好的生物相容性和生物可降解性，在生物医学和纳米医学领域得到了广泛的研究。人参作为我国传统中草药，其主要活性成分人参皂苷（CK）具有抗氧化、抗炎、抗癌、神经保护等药理活性，被选为天然药物化合物及纳米颗粒研究的候选药物。利用 SPIONs 与人参皂苷直接偶联的方法，合成的纳米颗粒（SPION-CK）体积小、稳定性好、生物利用度高，具有较高的自由基清除活性，在 250 μg/mL 条件下 SPION-CK 的 1,1-二苯基-2-三硝基苯肼（DPPH）抑制活性为 72%，显著高于游离的人参皂苷组，表明无机材料超顺磁性氧化铁纳米颗粒作为天然药物化合物有效载体的巨大潜力。

（三）基于杂化材料的抗氧化纳米中药

基于杂化材料的抗氧化纳米中药是一种将传统中草药与现代纳米技术相结合的新型药物形式。通过将中草药或其有效成分与合适的纳米材料相结合，可以提高中草药的药效、生物利用度和稳定性，从而增强其抗氧化活性。

抗氧化纳米中药在抗氧化应用方面具有潜在的临床应用前景。抗氧化活性强的中草药或其有效成分可以帮助中和体内的自由基，减轻氧化应激引起的细胞损伤，从而具有抗炎、抗氧化、抗肿瘤等多种药理作用。而通过纳米技术将这些中草药或其有效成分包封在纳米材料中，可以改善其生物利用度和药效，从而提高其抗氧化效果。此外，基于杂化材料的抗氧化纳米中药还可以通过控制纳米材料的物理化学性质，如粒径、形状、表面性质等，来调控药物的释放速度和方式，从而实现药物的持续释放和长效作用，提高治疗效果。

植物衍生的天然多酚是广泛存在于植物中的次生代谢物，发挥着防御病原体的作用，已被证明具有抗菌、抗炎和抗氧化特性。羟基磷灰石纳米颗粒（HAp NPs）是一种可用于医疗领域的无机纳米材料，特别是用于骨再生。研究表明，将黄芩苷及其苷元衍生物黄芩素等天然多酚结合在羟基磷灰石纳米颗粒表面形成的杂化纳米颗粒不仅不会改变羟基磷灰石颗粒的尺寸，而且还保留了多酚的抗氧化性能，同时改善了其在水溶液中溶解度较差等问题，为改善天然生物活性分子在纳米生物材料中的整合提供了有用的指导。

（四）无载体自组装抗氧化纳米中药

无载体自组装抗氧化纳米中药是一种将中草药或其有效成分自发地组装成纳米尺度的自组装体，从而形成无需外部载体的纳米药物形式。这种纳米中药具有高度的稳定性和生物相容性，并且可以在体内实现控制释放，从而发挥抗氧化作用。一种常用的方法是通过溶剂沉淀、共溶剂结晶、自组装等技术，将中草药或其有效成分溶解在合适的溶剂中，并通过控制温度、浓度、pH 值等条件，使其自发地组装成纳米尺度的结构。这些自组装体可以是纳米颗粒、纳米片、纳米胶束等。

单宁酸是一种植物衍生的天然多酚，存在丰富的酚羟基，具有较强的抗氧化和抗菌能力，已被 FDA 批准作为一种安全添加剂，广泛应用于食品和医疗行业。如图 9-12（见文末彩插）所示，通过氢键和静电自组装的方法将单宁酸和壳聚糖分散在 MXene 溶液中，可形成一种新型的生物聚合物基复合保存膜，具有优越的抗氧化和抗菌性能，可有效延长水果的保质期。该研究合成的新型复合膜作为一种具有多种保护功能的活性包装材料具有重要的发展前景，同时也为天然药物向自组装纳米材料的转化提供了一个创新的范例。

类胡萝卜素是常见的植物有效成分，具有高抗氧化能力、抗癌、免疫调节和抗炎特性，以及对紫外线的保护作用。黄酮类化合物是亲水化合物，经常以糖苷的形式出现，被称为多功能抗氧剂，通过将疏水类胡萝卜素与大豆黄酮等亲水黄酮共价偶联，形成新的两亲性结构，以研究其对阳离子自由基 ABTS+的抗氧化能力和最终产物的自组装能力，结合后的类黄酮-

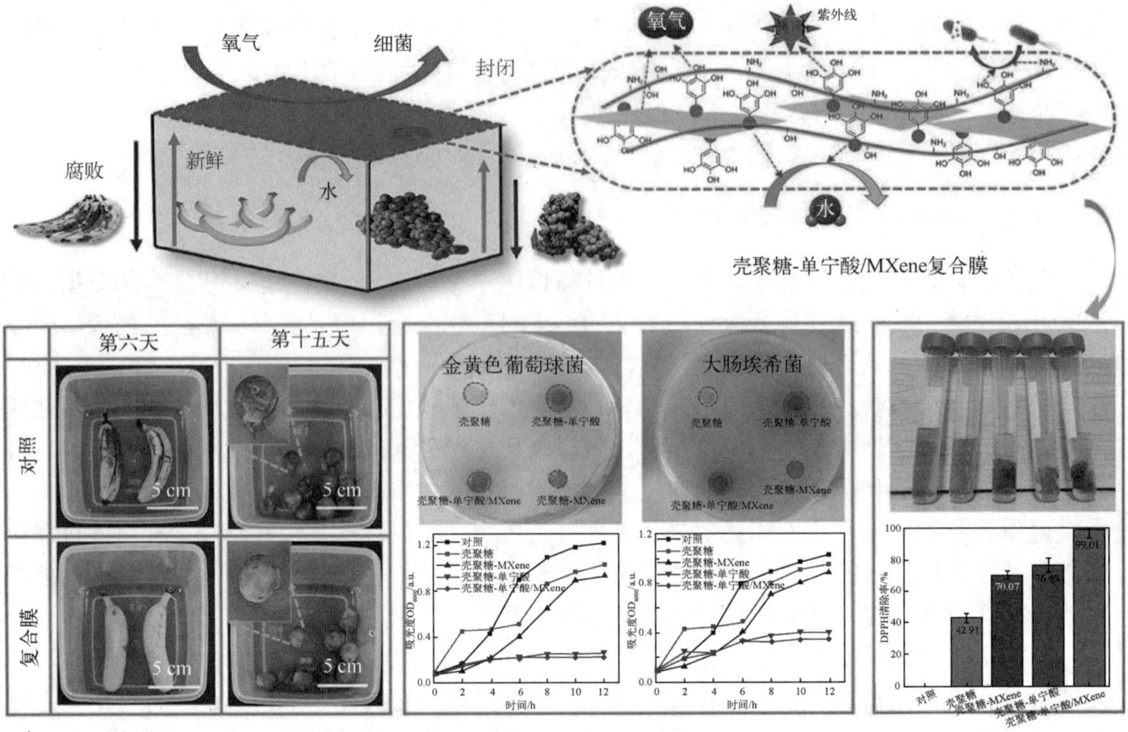

图 9-12　壳聚糖-单宁酸/MXene 复合薄膜的保鲜及抗菌抗氧化活性示意图

引用自 Food Chemistry, 2023, 410(11): 135405.

类胡萝卜素具有更好的溶解性和稳定性，同时显著提高了其抗氧化活性，对低密度脂蛋白氧化的保护作用产生了协同作用，在动脉粥样硬化的治疗中起着重要作用。

四、纳米中药抗炎治疗

炎症是具有血管系统的活体组织对各种损伤因子的刺激所发生的以防御反应为主的基本病理过程，是损伤、抗损伤和修复的动态过程。炎症参与多种疾病的发生和发展，例如感染、肿瘤、神经系统疾病、心血管病、代谢综合征和变态反应等。目前临床上使用的合成化学类抗炎药物主要包括两种：一种是甾体抗炎药，比如糖皮质激素类药物，长期使用会引发机体的骨质疏松等一系列副作用；另一种则是非甾体抗炎药，比如阿司匹林等药物，由于其作用机制是通过抑制前列腺素的合成而发挥作用，因此具有明显的胃肠道副作用。截至目前，传统中药的抗炎活性已经被广泛报道，如柴胡、雷公藤、甘草等治疗炎症效果较好且多数在治疗剂量下毒性较低。若能够进一步将中药纳米化，改善中药的剂型，则可以把这些中药的药效发挥到极致，下面分别从基于有机材料、无机材料、杂化材料以及无载体自组装纳米中药抗炎四种情形展开介绍。

（一）基于有机材料的抗炎纳米中药

有机材料在制备抗炎纳米中药中起到了重要的作用。有机材料可以作为药物的载体，通过与药物相互作用，实现药物稳定性和溶解度的调控。有机材料还可以通过自组装、修饰等方法，调控药物的释放速率和途径，从而实现对抗炎药物的控制释放，增强其疗效。

溃疡性结肠炎（UC）是一种常见的结肠炎症性疾病，特点是肠上皮屏障受损和炎症稳态失衡。因此，临床治疗 UC 的首要目标是促进结肠愈合和减轻炎症。目前，UC 的一线治疗药物主要集中在抗炎药、免疫调节药和生物制品。然而，在临床应用中已经报告了这些药物的各种不良反应，如肾毒性、神经毒性和机会性感染等。大黄酸（RH）与双靶向（肠上皮细胞和巨噬细胞）口服纳米给药系统相结合可促进结肠黏膜损伤修复和控制炎症反应，可有效治疗 UC。具体为采用两种碳水化合物——果胶酸钙（CP）和透明质酸（HA）修饰乳铁蛋白（LF）纳米颗粒（NPs）来包裹 RH 制成 CP/HA/RH-NPs，使药物更加稳定，保护其免受胃肠道环境的破坏，更多释放到结肠病变部位。同时 NPs 可通过 LF 和 HA 配体特异性靶向结肠从而提高摄取速率，进一步抑制 TLR4/MyD88/NF-κB 信号通路，显著减轻炎症反应，促进结肠黏膜损伤修复，改善治疗效果和减少不良反应。

（二）基于无机材料的抗炎纳米中药

基于无机材料的抗炎纳米中药是一种将中草药或其有效成分通过与无机材料结合形成纳米尺度的复合物，从而增强其抗炎效果的药物形式。这种纳米中药可以通过合成、修饰、载体法等方法制备而成，具有高度的生物相容性和生物利用度，并且可以在体内实现控制释放。

无机材料在制备抗炎纳米中药中具有许多优势。无机材料通常具有较高的稳定性、生物相容性和生物稳定性，可以作为优良的药物载体。无机材料还具有丰富的表面性质和结构多样性，可以通过改变其结构、形貌、尺寸等参数，对药物的包封和释放行为进行调控，从而实现对抗炎药物的控制释放和提高其疗效。

葛根素（PU）和姜黄素（Cur）是中药中常用的成分，已被证明具有强大的抗炎、抗氧化和神经保护作用，但它们在体内半衰期较短，水溶性较差，生物利用度较低。因此，若能开发一种能够提高其生物利用度的递送系统，将大大增强中药成分在治疗人类疾病方面的潜力。为了提高 Cur 或 PU 的生物利用度，人们采取了许多方法，包括辅助治疗、脂质体偶联和纳米修复等。研究发现 20 mg/kg 剂量的 PU、Cur 及其混合物对脂多糖诱导的大鼠炎症模型治疗效果较差，而通过合成对应的金纳米颗粒 PU-AuNP、Cur-AuNP 或 PU-Cur-AuNP 可以有效地抑制脂多糖和内毒素诱导的大鼠炎症和细胞毒性，且无明显不良反应，可能和该纳米颗粒具有高度的血液相容性、细胞摄取率从而提高其生物利用度有关。

（三）基于杂化材料的抗炎纳米中药

基于杂化材料的抗炎纳米中药是一种将不同类型的材料进行组合形成复合材料，并通过纳米尺度的结构，将中草药或其有效成分与杂化材料结合，从而实现增强抗炎效果的药物形式。

基于杂化材料的抗炎纳米中药在抗炎应用方面具有多重优势。首先，杂化材料可以提供多层次的结构和多功能性质，可以同时发挥不同类型材料的优势，如药物包封、控制释放、增加生物利用度等，从而提高抗炎效果。其次，纳米尺度的结构可以增加药物与生物组织的接触面积，提高药物的治疗效果。此外，基于杂化材料的抗炎纳米中药还可以通过调控其结构和功能，实现对药物的精准释放和多重作用机制，从而增强抗炎效果和降低药物的副作用。

溃疡性结肠炎（UC）是一种特发性慢性炎症性疾病，在西方人口中的年流行率高达 0.5%。

目前临床常用的治疗方法不能充分控制 UC 症状，需要设计潜在的替代方案通过靶向治疗有效改善 UC。大黄素（EMO）是一种天然的蒽醌类化合物，广泛存在于大黄等植物中，已显示出抗炎、抗氧化、免疫抑制和抗菌等活性，适用于 UC 疾病的病因学。聚（DL-丙交酯-乙交酯）（PLGA）是一种可商业化的生物材料，具有良好的生物相容性、可降解性和缓释性能。但是 PLGA 纳米粒也有其内在的限制，容易在上消化道（GIT）有过早的药物泄漏，这会影响结肠定位给药的效率并增加全身毒性的风险。而具有肠道特性的 pH 敏感聚合物（Eudragit®）通常用于防止药物从胃和近端肠道突释，恰好可以弥补 PLGA 的这个缺点。此外，蒙脱石（MMT）是一种层状铝硅酸盐无机黏土矿物，被 FDA 列为 GRAS（一般认为安全）赋形剂和止泻剂已有 40 多年的历史，具有很大的内表面积，具有生物黏附、解毒和止血作用。

于是，把具有缓释、pH 依赖性和生物黏附性的材料进行组合，有助于将 EMO 靶向输送用于 UC 治疗，即采用多功能生物医用材料，将 EMO 负载到结肠靶向给药系统中，研究黏膜重建对其增强的抗结肠炎作用。首先采用一步组装法制备 EMO 负载的 PLGA/Eudragit®S100/MMT 纳米粒子（EMO/PSM NPs），发现 EMO/PSM 纳米粒可以在病变结肠内特异性释放 EMO，并有效地增强 EMO 的抗结肠炎作用，机制与改善肠道屏障有关。

（四）无载体自组装抗炎纳米中药

目前纳米递送系统用于单一中药活性分子递送的研究较多，对中药复方的报道较少，主要原因在于众多中药复方成分的理化性质差异较大，纳米载体难以满足复方药物的共载。越来越多的研究证明中药活性分子之间可通过自组装形成纳米粒，目前已有一系列基于中药活性分子自组装的纳米制剂的研究成果出现，通过这种自组装技术可克服中药提取成分在应用上的局限性。自组装纳米药物制备步骤简单，并具有高载药量，而且可在没有任何载体的情况下实现药物的高度稳定递送。

目前常见的具有自组装特性的中药天然小分子主要包括三萜、类固醇、糖苷、多肽类和蒽醌类等。大黄酸作为一种典型的蒽醌化合物，具有良好的组装特性，可以通过 π-π 堆积、氢键等非共价相互作用力自组装成水凝胶。这种水凝胶呈三维结构，可防止大黄酸过早降解，具有优异的稳定性、持续释放药物的能力，相比游离药物，大黄酸超分子水凝胶更容易进入细胞，达到很好的积聚效果，从本质上提升了治疗效果，减少了不良反应。这些特点使大黄酸水凝胶成为一种有前途的抗神经炎症治疗剂。

五、纳米中药组织再生治疗

组织受损或器官功能衰竭是临床医学面临的一大问题，采取外科修复、组织器官移植、人工假体植入、机械装置等治疗手段，可以使患者不同程度地重建、恢复或补偿丧失的功能，但同时也存在与人体相容性差、无法重建人体高级功能、组织器官供体有限、易产生免疫排斥等问题。其中，骨组织重建再生是组织再生领域的重要分支，通过成骨细胞介导的骨生成和破骨细胞介导的骨吸收，骨组织不断进行重塑，维持结构的完整性与稳定性。然而，有些由外伤、肿瘤、骨质疏松、骨坏死等引起的骨缺损往往不能自行愈合，需要人为干预。纳米中药技术的发展为组织再生与修复提供了新的解决办法，基于有机、无机材料以及有机无机杂化材料构建纳米递药系统，然后将天然活性中药成分负载其中，可以改变损伤组织微环境，促进细胞增殖分化，从而发挥出良好的治疗作用。

（一）基于有机材料的组织再生纳米中药

脂质体是良好的纳米药物递送载体之一，具有疏水区和亲水区的球形脂质双层囊泡结构。姜黄素是从姜黄根茎中提取出来的一种天然多酚化合物，具有良好的创伤愈合能力，但由于水溶性差、生物利用度低等，应用受到限制。而脂质体作为药物递送系统能够封装姜黄素，提高其水溶性，通过将姜黄素包裹在丙二醇纳米脂质体中制备了姜黄素纳米脂质体（Cur-PgL），发现其具有良好的缓释性能和稳定性，在脂质体的帮助下姜黄素进入皮肤层的渗透作用增强，局部生物利用度显著提高，有效改善了烧伤大鼠的创面愈合能力。

基于合成聚合物包括聚乙醇酸（PGA）、聚乳酸（PLA）、聚乳酸-羟基乙酸共聚物（PLGA）和聚甲基丙烯酸甲酯（PMMA）等材料，也可制备出具有不同组成和结构功能的纳米颗粒，成为优良的递送载体。通过利用 PLGA 和聚己内酯（PCL）构建核壳结构纤维支架并进一步用鱼胶原蛋白修饰，后在其中装载具有成骨活性的黄芩苷（BA），实验证实鱼胶原蛋白修饰后的 PCL-BA 支架解决了 PLGA 纤维支架易收缩和 PCL 难润湿的问题，表现出良好的力学性能和连续缓慢释放 BA 的能力，通过调节炎症反应和破骨细胞活性，可促进新生血管和骨组织形成。壳聚糖、海藻酸钠、明胶和葡聚糖等都是天然来源的聚合物，具有生物相容性、可降解性，而且没有毒性，可被制为微球、微胶囊、薄膜、水凝胶和纳米颗粒，已广泛应用于有机递药系统的载体材料中。人参皂苷 Rg1 是人参中重要的化合物之一，对神经元细胞具有神经保护作用。借助机械乳化技术制备出海藻酸-壳聚糖微球，然后进一步将人参皂苷 Rg1 载入微球中，发现它不仅能够促进人骨髓基质细胞（hBMSC）分化为神经干细胞、神经元细胞和胶质细胞，同时也能抑制缺氧再氧诱导的 hBMSC 凋亡，为中枢神经系统损伤提供了新的治疗思路。

（二）基于无机材料的组织再生纳米中药

无机纳米材料是指金、铁、二氧化硅等无机材料通过物理或化学方法合成具有多种结构形态的纳米粒，包括介孔二氧化硅纳米粒、金纳米粒、磁性纳米粒（Fe_3O_4）、二氧化钛纳米粒等，现已被广泛应用于纳米递药系统。

介孔纳米材料具有开放的孔道、较大的比表面积、良好的生物相容性，而且通过表面修饰靶向多肽可以赋予其靶向能力，阻止药物提前释放，这为解决中药成分半衰期短、生物利用度低等问题提供了新的途径。黄芩素是从黄芩中提取出来的天然活性成分，在预防和治疗骨折和骨质疏松症在内的骨重塑疾病方面具有巨大的潜力，但由于生物利用度较低其临床应用受到限制。基于此，构建了装载黄芩素（BCL）的介孔二氧化硅和四氧化三铁复合靶向纳米颗粒，在外部磁场引导下，药物被精确地转运到骨折部位，克服了骨折部位低浓度 BCL 的缺陷，而且通过靶向的 NW 肽的修饰，BCL 在与谷胱甘肽相互作用后可以从纳米颗粒中持续释放，有效诱导巨噬细胞向 M2 表型极化，促进成骨细胞分化（图 9-13，见文末彩插）。

与其他无机纳米载体相比，二氧化钛纳米材料具有良好的力学性能、化学稳定性和生物相容性，被广泛用于内生植入物材料，为骨科领域的研究提供了新的平台。山柰酚是一种类黄酮，具有促进骨髓基质细胞成骨分化的能力，通过吸附法或共沉淀法可在二氧化钛上装载山柰酚，并发现固定在二氧化钛上的山柰酚在体内可以持续释放，促进了大鼠骨髓间充质干细胞增殖和成骨分化基因的表达增加，展现出优异的成骨活性。

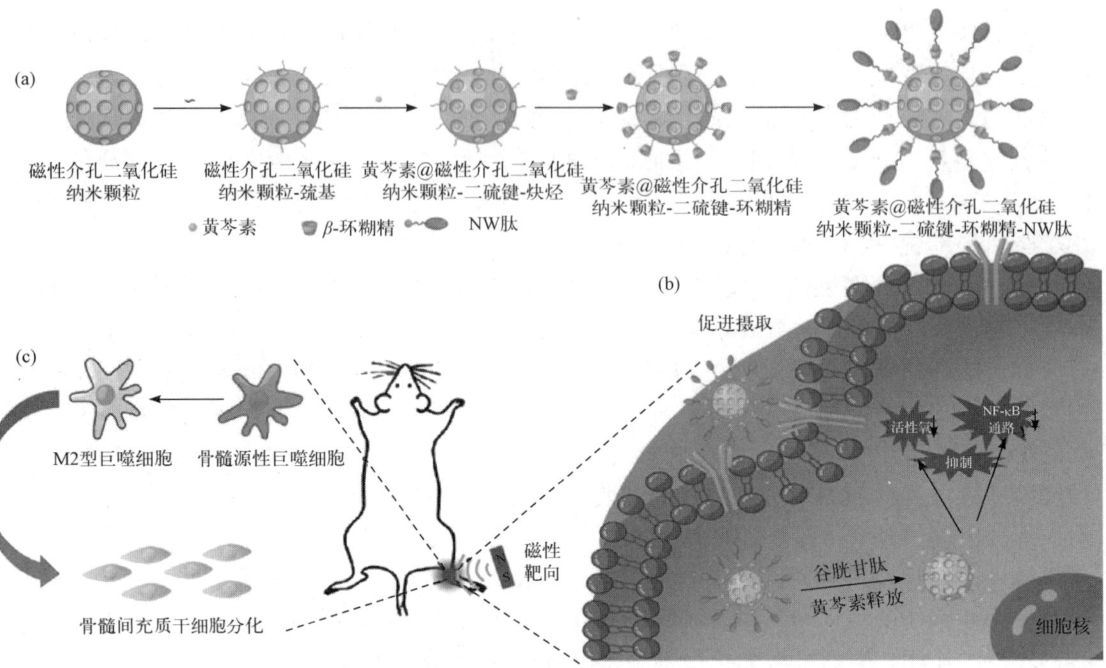

图 9-13　黄芩素纳米颗粒制备（a）和作用机制（b）、（c）示意图

引用自 ACS Applied Materials & Interfaces, 2021, 13（48）: 56944-56960.

（三）基于杂化材料的组织再生纳米中药

杂化纳米载体基于有机和无机纳米材料制备而成，不仅具备有机材料的生物相容性、生物可降解性，还具有无机材料良好的力学和光电性能，集两者的优势于一身，能够更好地应用于药物递送系统，为组织再生领域提供了新的研究思路。

通过整合生物相容性壳聚糖水凝胶、海藻酸钠和负载淫羊藿素的介孔二氧化硅纳米颗粒（$mSiO_2$ NPs），构建了一种新型可注射的水凝胶缓释系统（GOAS）。在有机水凝胶多孔结构与无机 $mSiO_2$ NPs 协同调控下，淫羊藿素可以缓慢释放。同时，该复合水凝胶在体外诱导软骨干细胞增殖和分化、体内促进软骨再生方面表现出优越的性能，为骨组织再生提供了安全有效的平台。类似地，甲基丙烯酸酰化明胶（GelMA）是一种可以控制药物释放的水凝胶生物材料，二氧化钛纳米棒薄膜具有良好的稳定性和骨导电性。柚皮素通过装载在含有 GelMA 的二氧化钛纳米棒薄膜中，达到了控释的效果，有效地促进了骨髓间充质干细胞的黏附、增殖和晚期分化和矿化。

（四）无载体自组装组织再生纳米中药

自组装是中药纳米化进程中必不可少的一部分，由于中药具有多种活性成分，往往能通过多种非共价作用力发生自组装，发挥协同治疗作用。现发现没食子酸（GA）水溶液和白藜芦醇（Res）通过氢键和 π-π 相互作用在 5 min 内就可自发形成纤维水凝胶。体内试验表明，该水凝胶可以调节炎症因子（IL-6、IL-1β 和 TNF-α）的表达，在全皮肤缺损模型中展现出较高的抗菌作用和良好的伤口愈合能力。此外，天然来源的多酚类药物具有大量的酚羟基，除了具有金属离子螯合能力外，还具有优异的生物活性，在骨再生领域具有诱导成骨和血管再生的潜力。另外，金属离子的耦合也能增强组织再生的能力。通过金属和酚羟基之间的配位作用，将铁离子和儿茶素自组装成金属多酚纳米颗粒（图 9-14，见文末彩插），在溶酶体的低 pH 下纳米颗粒解组装后儿茶素被释放，重塑骨免疫调节微环境，促成骨分化，极大地增强了骨的修复能力。

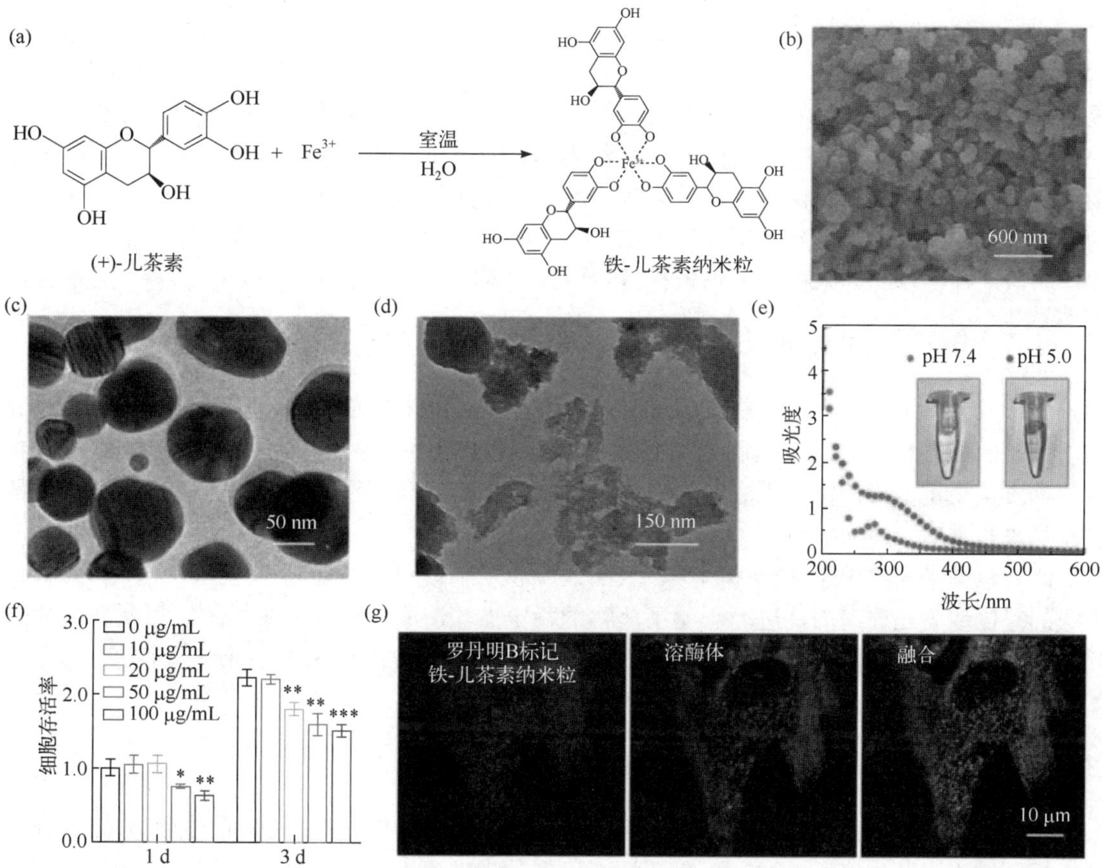

图 9-14　铁-儿茶素纳米粒表征和细胞相容性

（a）铁-儿茶素纳米粒自组装示意图；（b）扫描电镜图片；（c）透射电镜图片；（d）铁-儿茶素纳米粒在 pH 5.0 条件下解组装图片；（e）紫外可见光谱；（f）人脂肪间充质干细胞存活率；（g）铁-儿茶素纳米粒细胞摄取

引用自 Nano Research, 2021, 15（2）: 1153-1161.

中药自组装行为除了发生在同种或多种活性成分之间外，当被人体吸收后，还可以与体内成分发生自组装行为。早在 20 世纪，人们就已发现体内的胆汁酸能够和食物消化产生的脂肪酸自组装成混合胶束。淫羊藿中包含多种黄酮类成分，对骨质疏松有良好的预防和治疗作用。有研究发现虽然羊脂油自身无成骨活性，但是可以增强淫羊藿苷抗骨质疏松的能力，其原因可能是黄酮苷在体内发生自组装形成了稳定的胶束结构，从而改善了药物的生物利用度。

六、中药纳米化的研究现状

将纳米技术应用于中药及天然药物的研究中，可以改善目前中药原药及活性成分面临的溶解度低、靶向性差及生物利用度低等一系列问题，对提高我国中药产业在国际市场的竞争力，形成现代化中药发展模式具有非常重要的意义。目前，我国中药纳米化发展处于初期，仍然存在诸多问题需要解决，包括纳米中药的安全性、稳定性、质量可控性等。

（一）纳米中药的安全性

纳米中药的安全性与其临床应用的可能性息息相关。一方面，将中药原药粉碎成纳米粉末后，其物理性质和化学性质均发生了明显的变化，这些变化直接影响药物在体内的吸收、分布、代谢和排泄情况，最终影响药物在体内的安全性。另一方面，将纳米载体材料应用到中药纳米化策略中，联合中药活性成分制备成纳米中药后，纳米材料本身的安全性有待进一步考察。例如，无机材料在体内难以降解，长期存在体内的毒性问题，而且，由于纳米材料的特殊性能，纳米中药可穿透皮肤等生理屏障，进入人体细胞，容易造成人体毒副反应。因此，如何选择合适的纳米技术及纳米材料，保证纳米中药的安全性是需要解决的一大难题。

（二）纳米中药的稳定性

中药成分尚不明确，且机制复杂，对传统中药进行纳米化策略后，可能提高药物治疗效果，也有可能适得其反，产生新的毒副作用。由于纳米化后的中药有效成分和药效难以确定，给药物质量稳定、可控留下隐患。如何采用纳米化策略提高药物治疗效果、降低毒副作用是需要解决的难点。

此外，纳米药物由于其粒径超小、表面效应和量子效应显著提高，因此纳米中药具有高能级的氧化或者还原潜力，进而影响了药物的稳定性，造成储存和保质难题。虽然目前的研究能够制备相对稳定的纳米中药，但仍然存在长期使用过程中粒子团聚、沉淀等现象。因此，如何利用纳米技术获得稳定的纳米中药至关重要。

（三）纳米中药的质量可控性

中药具有来源广泛、成分复杂的特点，不同粒径的纳米中药产生不同的生物效应。因此，严格控制纳米中药生产工艺中的可重复性，确保纳米中药不同批次具有稳定的纳米尺度非常重要。然而，由于缺乏统一明确的生产质量标准，导致纳米中药的质量难以保证。如何制订合理的质量评价标准，保证纳米中药生产工艺和质量的重复性、可控性是有待解决的重要问题。

思考题

1. 举例说明中药纳米化策略在抗肿瘤治疗中的应用。
2. 简述制备基于杂化材料的抗菌纳米中药的方法步骤。
3. 简述无载体自组装抗菌纳米中药的优势。

4. 简述当前中药纳米化研究现状，存在哪些问题和挑战。

（张晓　山西医科大学）

参考文献

[1] Zhao Z, Li Y, Zhou L, et al. Prevention and treatment of COVID-19 using Traditional Chinese Medicine: a review[J]. Phytomedicine, 2021, 85(6): 153308.

[2] 杨祥良, 徐辉碧, 吴继洲, 等. 基于纳米技术的中药基础问题研究[J]. 华中科技大学学报, 2000, 28(12): 104-105.

[3] 王崑仑, 赵修华, 祖元刚, 等. 三七总皂苷原粉和超微粉的理化性质比较研究[J]. 植物研究, 2011, 31 (4): 508-512.

[4] 丁志平, 孙毅坤, 乔延江. 不同粒径黄连粉体中小檗碱体外溶出研究[J]. 北京中医药大学学报, 2004, 27(3): 60-62.

[5] Maeda H, Fang J, Inutsuka T, et al. Vascular permeability enhancement in solid tumor: various factors, mechanisms involved and its implications[J]. International Immunopharmacology, 2003, 3 (3): 319-328.

[6] 季珂, 韩华, 韩冰, 等. 转铁蛋白修饰的姜黄素脂质体的制备及体外抗肿瘤活性[J]. 中草药, 2022, 53 (18): 5649-5656.

[7] 庞建云. 中药难溶性有效成分异补骨脂素纳米结构脂质载体凝胶透皮给药系统的构建与评价[D]. 成都中医药大学, 2018.

[8] 沈成英, 朱君君, 戴博, 等. 芍药甘草汤自组装纳米粒的形成及其对白芍主要成分释放和吸收的影响[J]. 中国中药杂志, 2021, 46 (9): 2190-2196.

[9] Yang M, Gu Y, Yang D, et al. Development of triptolide-nanoemulsion gels for percutaneous administration: physicochemical, transport, pharmacokinetic and pharmacodynamic characteristics[J]. Journal of Nanobiotechnology, 2017, 15 (1): 88.

[10] Shi Q, Wu K, Huang X, et al. Tannic acid/Fe^{3+}complex coated mesoporous silica nanoparticles for controlled drug release and combined chemo-photothermal therapy[J]. Colloids and Surfaces A: Physicochemical and Engineering Aspects, 2021, 618 (1): 126475.

[11] Gu Y, Tang X, Yang M, et al. Transdermal drug delivery of triptolide-loaded nanostructured lipid carriers: preparation, pharmacokinetic, and evaluation for rheumatoid arthritis[J]. International Journal of Pharmaceutics, 2019, 554(1): 235-244.

[12] 李金景. 基于分子模拟的中药多组分眼部纳米递药系统的研究[D]. 天津中医药大学, 2021.

[13] Feng Y, Li N X, Yin H L, et al. Thermo- and pH-responsive, lipid-coated, mesoporous silica nanoparticle-based dual drug delivery system to improve the antitumor effect of hydrophobic drugs[J]. Molecular Pharmaceutics, 2019, 16 (1): 422-436.

[14] Zhou Y, Zhang J, Wang K, et al. Quercetin overcomes colon cancer cells resistance to chemotherapy by inhibiting solute carrier family 1, member 5 transporter[J]. European Journal of Pharmacology, 2020, 881(16): 173185.

[15] 连王权, 沈成英, 申宝德, 等. 微型化介质研磨法制备延胡索乙素纳米混悬剂[J]. 沈阳药科大学学报, 2020, 37 (3): 202-209.

[16] 周扬, 刘力, 徐德生, 等. 纳米喷雾干燥技术用于生地黄低聚糖微粉的制备工艺研究[J]. 中草药, 2016, 47 (1): 65-71.

[17] 傅前霞, 周群, 王治平, 等. 葛根总黄酮纳米混悬液的制备及其降血糖作用研究[J]. 时珍国医国药, 2014, 25 (11): 2664-2666.

[18] He M, Yu L, Yang Y, et al. Delivery of triptolide with reduction-sensitive polymer nanoparticles for liver cancer therapy on patient-derived xenografts models[J]. Chinese Chemical Letters, 2020, 31 (12): 3178-3182.

[19] 朱文静, 张良珂. 载和厚朴酚介孔二氧化硅包覆聚吡咯纳米粒的制备研究[J]. 中草药, 2018, 49 (9): 2057-2062.

[20] Lei B, Wang M, Jiang Z, et al. Constructing redox-responsive metal-organic framework nanocarriers for anticancer drug delivery[J]. ACS Applied Materials & Interfaces, 2018, 10 (19): 16698-16706.

[21] Zheng J, Fan R, Wu H, et al. Directed self-assembly of herbal small molecules into sustained release hydrogels for treating neural inflammation[J]. Nature Communications, 2019, 10 (1):1604.

[22] Xu Y, Li X, Gong W, et al. Construction of ginsenoside nanoparticles with ph/reduction dual response for enhancement of their cytotoxicity toward HepG2 cells[J]. Journal of Agricultural and Food Chemistry, 2020, 68 (32): 8545-8556.

[23] Qiao H, Cui Z, Yang S, et al. Targeting osteocytes to attenuate early breast cancer bone metastasis by theranostic upconversion nanoparticles with responsive plumbagin release[J]. ACS Nano, 2017, 11 (7): 7259-7273.

[24] Zhang J, Shen L, Li X, et al. Nanoformulated codelivery of quercetin and alantolactone promotes an antitumor response through synergistic immunogenic cell death for microsatellite-stable colorectal cancer[J]. ACS Nano, 2019, 13 (11): 12511-12524.

[25] Sun M, Peng S, Zhao C, et al. Herb-functionalized chronic wound dressings for enhancing biological functions: multiple flavonoids coordination driven strategy[J]. Advanced Functional Materials, 2022, 32(34), 2204291.

[26] Shen Y, Zou Y, Chen X, et al. Antibacterial self-assembled nanodrugs composed of berberine derivatives and rhamnolipids against Helicobacter pylori[J]. Journal of Controlled Release, 2020, 328(12): 575-586.

[27] Liu W, Kang S, Zhang Q, et al. Self-assembly fabrication of chitosan-tannic acid/MXene composite film with excellent antibacterial and antioxidant properties for fruit preservation[J]. Food Chemistry, 2023, 410(13): 135405.

[28] Zhou W, Lin Z, Xiong Y, et al. Dual-targeted nanoplatform regulating the bone immune microenvironment enhances fracture healing[J]. ACS Applied Materials & Interfaces, 2021, 13 (48): 56944-56960.
[29] Kong Y, Liu F, Ma B, et al. Intracellular pH-responsive iron-catechin nanoparticles with osteogenic/anti-adipogenic and immunomodulatory effects for efficient bone repair[J]. Nano Research, 2021, 15 (2): 1153-1161.

第十章

纳米药物的给药策略

第一节　纳米药物的静脉给药策略

学习目标

1. 掌握　纳米药物静脉给药的关键设计考虑因素。
2. 熟悉　纳米药物静脉给药的特点及优势。
3. 了解　纳米药物静脉给药的安全性评估方法。

纳米药物静脉给药策略是现代药物递送系统研究的重要组成部分，通过构建纳米尺度的载体系统，系统性地解决了药物理化性质和体内递送的关键问题。纳米药物通过静脉注射进入血液循环后，可以克服传统药物面临的多重生理屏障，其独特的尺寸和表面特性使其能够延长循环时间，减少肾脏清除和网状内皮系统的吸收。通过合理的表面修饰，纳米载体可以主动或被动地靶向特定组织或器官，提高治疗效果并减少副作用。然而，开发安全有效的纳米药物静脉给药系统仍面临诸多挑战。需要考虑的因素包括纳米材料的生物相容性、体内稳定性、药物装载效率以及释放动力学等。此外，纳米药物与血液成分的相互作用、免疫原性以及长期安全性也是研究的重点。近年来，多功能纳米载体和刺激响应性给药系统的发展为静脉给药策略开辟了新的前景。结合先进的表征技术和体内成像方法，纳米药物的静脉给药正朝着更精准、个性化的方向发展。

一、静脉给药面临的生理屏障

静脉给药作为一种直接将药物输送至血液循环系统的方法，面临着多重复杂的生理屏障，这些屏障共同影响药物的分布、靶向性和最终疗效。血液循环系统本身构成了初始屏障。血浆蛋白（如白蛋白、α1-酸性糖蛋白）与药物结合可降低其自由浓度；血液中的酶（如酯酶、肽酶）可能降解某些药物；血细胞（红细胞、白细胞、血小板）与药物的相互作用可能改变其分布特性。这些因素共同影响药物的有效浓度和药代动力学特性。

网状内皮系统（RES）主要由肝脏、脾脏和骨髓中的巨噬细胞组成，通过表面受体识别并吞噬异物。RES 能够迅速清除某些药物和纳米载体，导致它们在肝脏和脾脏等器官中蓄积，可能引起这些器官的毒性反应，同时减少到达目标器官的药物。血管内皮屏障，尤其是血脑屏障，通过内皮细胞间的紧密连接（如闭合蛋白、密封蛋白）限制了大分子药物和纳米粒子从血管渗出到组织的能力。不同组织血管内皮的结构差异（如肝窦内皮的孔洞结构）又导致药物分布不均。

在细胞水平上，细胞膜的脂质双层结构和选择性通透性严格控制物质进出，阻止大多数亲水性物质自由通过。膜转运蛋白（如 P-糖蛋白）可能主动参与药物的转运过程，影响细胞内药物浓度。一旦进入细胞，药物还需克服细胞内多重屏障。不同细胞器（如溶酶体、线粒体）被膜结构隔开，形成独立微环境，可能将药物隔离在非目标位置。细胞内不同区域的 pH 梯度（如溶酶体的酸性环境）可能导致药物失活或被降解。

免疫系统作为机体的防御机制，可能将某些药物识别为异物。抗体的产生可导致药物快速清除或形成免疫复合物，补体系统的激活可能引发炎症反应。这些免疫反应不仅加速药物清除，还可能引起过敏等不良反应。体内不同部位的 pH 值差异（如胃酸环境）可显著影响药物的电离状态、溶解度和膜通透性，进而影响其吸收和分布。某些病理状态（如肿瘤）可能改变局部 pH 值，影响药物在特定部位的活性或释放。

二、纳米药物在静脉给药中的优势

纳米药物在静脉给药中展现出的多方面优势使其成为现代药物递送系统中一个极具前景的研究领域。这些优势不仅改善了药物的治疗效果，还为解决传统给药方式面临的诸多挑战提供了创新性解决方案。首先，纳米尺寸的药物载体能够更有效地穿透生物膜和细胞屏障，大大提高了药物的生物利用度。这一特性对于难溶性药物尤其重要，可以显著改善其在血液中的溶解度和稳定性。将难溶性药物包裹或结合到纳米载体中，可以克服传统配方中的溶解度限制，使得一些原本难以应用的高效药物成为可能。其次，纳米载体可以有效保护药物免受酶解和化学降解，显著延长药物在体内的半衰期。这种保护作用不仅减少了给药频率，也有助于维持稳定的血药浓度，从而提高治疗效果并改善患者的依从性。对于一些易降解的生物大分子药物，如蛋白质和核酸，这种保护作用尤为重要，使得它们能够在体内环境中保持活性直到到达作用靶点。纳米药物系统的另一个显著优势是其靶向递送能力。通过合理的表面修饰（图 10-1），纳米药物可以主动或被动地靶向特定组织或器官。主动靶向通常涉及在纳米载体表面附加特定的配体，如抗体、肽或小分子，这些配体能够与目标细胞表面的受体特异性结合。被动靶向则利用肿瘤组织的高通透性和滞留效应（EPR 效应）。这种精准递送不仅大大提高了药物的治疗指数，还显著减少了对正常组织的毒性作用，为癌症等疾病的治疗提供了新的可能性。此外，纳米药物系统能够实现药物的控释效果。通过纳米载体的结构和组成的设计和调控，可以按照预设的速率释放药物，避免血药浓度的剧烈波动。这种特性对于需要长期治疗的慢性疾病特别有益，可以维持稳定的治疗浓度，减少给药频率，提高患者的生活质量。此外，纳米药物还有助于克服多重药物耐药性。脂质体和聚合物胶束等纳米载体，能够绕过肿瘤细胞的药物外排机制，增加细胞内药物浓度，从而克服耐药性。这为治疗一些难治性疾病，尤其是耐药性肿瘤，提供了新的治疗策略。最后，纳米药物系统的多功能性也是其重要优势之一。单一纳米载体可以同时装载多种药物，实现联合给药，或者集成诊断和治疗功能，实现“诊疗一体化”。这种多功能性不仅简化了治疗过程，还为个性化医疗提供了新的工具。纳米药物在静脉给药中的这些优势为提高治疗效果、减少副作用、改善患者依从性和实现精准医疗提供了重要机会。随着纳米技术和生物医学的不断发展，纳米药物将在未来的药物治疗中发挥越来越重要的作用。

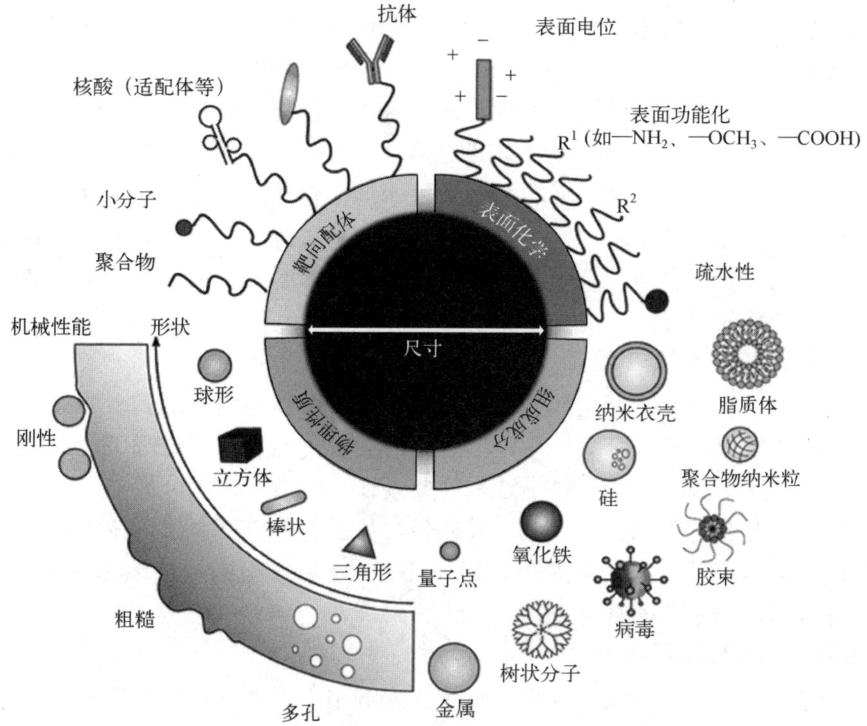

图 10-1　纳米粒子形貌调控、表面修饰策略

引用自 Chemical Society Reviews, 2011, 40(1): 233-245.

三、静脉给药纳米系统跨越血管内皮细胞屏障的策略

静脉给药纳米系统跨越血管内皮细胞屏障是药物递送过程中的关键挑战之一。血管内皮细胞构成了血液和组织之间的屏障，控制着物质的交换。为了提高纳米药物的治疗效果，研究者们开发了多种策略来促进纳米系统跨越这一屏障。

1. 利用高通透性和滞留效应（EPR 效应）

EPR 效应基于肿瘤血管的特殊结构和生理特性。正常血管内皮细胞紧密连接，而肿瘤血管由于快速生长而存在缺陷，导致血管壁有较大的孔隙（可达 200～800 nm）。同时，肿瘤组织淋巴回流系统不完善。这两个特点导致纳米粒子（通常 40～200 nm）可以通过这些孔隙进入肿瘤组织并滞留。利用 EPR 效应可实现纳米药物的被动靶向，主要适用于实体瘤治疗。肿瘤血管的特殊结构（如血管通透性增加、淋巴回流受阻）使得纳米粒子可以优先积累在肿瘤部位。Doxil（PEG 化脂质体多柔比星）就是利用 EPR 效应的典型例子，其粒径（约 100 nm）适合通过肿瘤血管的间隙，在肿瘤组织中积累，从而提高了药物在肿瘤部位的浓度。临床研究显示，Doxil 在治疗卡波西肉瘤和卵巢癌等多种实体瘤中表现出优异的效果。

2. 血管内皮细胞的跨膜转运

利用血管内皮细胞的跨膜转运能力将血液中的纳米药物运输到病灶部位的设想自提出以

来一直被视为克服纳米药物血管障碍的有效途径之一。这种跨越血管内皮的转运主要包括：①受体介导的转运途径；②吸附性的转运途径。对于受体介导的转运途径，已经观察到当金纳米微球偶联有黑皮质素1型受体激动剂时可以在配体-受体结合时进入细胞，而其拮抗剂偶联的金纳米微球保留在细胞表面。此外，例如西妥昔单抗、跨膜肽-甲氨蝶呤-人转铁蛋白复合物等也可以作为配体引发受体介导的转运。对于吸附性的转运途径，由于细胞表面带有负电荷，因此通常考虑借助带有正电荷的纳米药物来增加跨膜运输，例如阳离子多肽形成的胶束等。此外，对于跨膜转运的策略，首先需要确保药物不会在胞内发生降解或排出。另有研究表明，相同的粒子如果具有不同的尺寸，其跨膜运输效率也会受到影响，例如相比 20 nm、100 nm 的金纳米微球，50 nm 尺度下的金纳米微球具有更好的转运效率，这可能与细胞的转运限制和清除有关。过小的纳米颗粒更容易受到清除，而偏大的则可能因为细胞转运困难而效率低下。同时也有研究表明，纳米药物的形状也会对转运有一定影响，例如纳米棒可能比纳米球有更高的转运效率等。

3. 表面修饰以增强跨膜转运

通过在纳米粒子表面修饰特定配体（如转铁蛋白），可以与内皮细胞表面的受体特异性结合，触发细胞内吞过程，增强跨膜转运。形成的内涵体可能直接穿过细胞，在细胞内释放内容物或被降解。为避免降解，纳米粒子通常需要设计“逃逸”机制。例如，修饰有转铁蛋白的脂质纳米粒子，用于递送 siRNA 药物。转铁蛋白可以与脑毛细血管内皮细胞上的转铁蛋白受体结合，促进纳米粒子通过血脑屏障。这种策略在小鼠模型中成功地将 siRNA 递送到大脑，抑制了与亨廷顿病相关的基因表达。

4. 利用内皮细胞转运蛋白

利用内皮细胞转运蛋白的策略依赖于血管内皮细胞上天然存在的转运系统。某些小分子或蛋白质（如低密度脂蛋白、葡萄糖等）在细胞表面有对应受体（低密度脂蛋白受体、葡萄糖转运蛋白等），参与物质的跨膜转运。纳米粒子表面修饰的配体与这些受体结合后，可触发受体介导的内吞或转胞作用，使纳米粒子穿过细胞屏障，这种机制适用于跨越血脑屏障。例如，研究者开发了一种修饰有低密度脂蛋白受体相关蛋白质（LRP）配体的纳米粒子。这种纳米粒子能够与血脑屏障上的 LRP 受体结合，通过受体介导的转胞作用跨越血脑屏障。在动物模型中，这种策略成功地将抗癌药物递送到脑肿瘤部位。

5. 细胞穿膜肽（CPPs）修饰

细胞穿膜肽修饰策略利用了这类短肽（如 TAT 肽、穿膜肽）穿透细胞膜的能力。CPPs 通常带正电荷，可能通过直接穿透或触发多种内吞途径促进纳米粒子跨膜。它们还可能促进纳米粒子从内涵体“逃逸”。CPPs 的高效率使其成为强大的跨膜工具，但也可能增加非特异性摄取的风险。将 TAT 肽修饰在装载多柔比星的脂质体表面，显著提高了纳米粒子穿过血脑屏障的能力。在胶质瘤动物模型中，这种策略显著增强了多柔比星的抗肿瘤效果，同时减少了全身毒性。

6. 物理刺激辅助跨膜

物理刺激辅助跨膜策略通过外部刺激暂时改变血管内皮细胞的通透性。以聚焦超声为例，超声波在组织中传播时产生的机械效应可以扩大内皮细胞间隙、增加细胞膜通透性，并刺激细胞内吞作用。这些效应通常是可逆的，几小时内可恢复正常。超声还可能触发纳米粒子的药物释放，实现时空可控给药。利用聚焦超声（FUS）联合微泡技术可以暂时开启血脑屏障。研究者将这一技术与装载拉帕替尼的脂质体纳米粒子结合，成功地将药物递送到脑肿瘤部位。临床前研究显示，这种方法显著提高了药物在肿瘤组织中的浓度，增强了抗肿瘤效果。

7. 生物膜包裹纳米粒子

生物膜包裹纳米粒子策略利用源自天然细胞的膜（如红细胞膜、血小板膜）赋予纳米粒子类似天然细胞的表面特性，延长其在体内的循环时间并增强组织穿透能力。这些表面成分可以减少免疫系统的清除，与特定组织或细胞类型相互作用，并增强纳米粒子的稳定性和生物相容性。在某些病理条件下，这种仿生纳米粒子可能更容易与内皮细胞相互作用并穿过血管屏障。基于此，研究者开发了一种血小板膜包裹的纳米粒子系统，用于递送化疗药物，不仅能够长时间循环，还能够靶向受损血管和肿瘤组织。在乳腺癌动物模型中，显著提高了药物在肿瘤部位的积累，增强了治疗效果。

8. 利用内皮细胞的跨细胞间隙通道

利用内皮细胞的跨细胞间隙通道策略针对某些生理或病理条件下内皮细胞间隙扩大的现象。炎症等条件可导致细胞间隙增大，某些疾病可能上调降解细胞外基质的酶。在类风湿关节炎的炎症微环境中，炎症关节周围的血管会出现增生和扩张。当纳米粒子经过炎症部位的血管时，会从增大的血管间隙中渗漏，并通过炎症细胞介导而蓄积在炎症关节，这一机制被称为 ELVIS 效应（extravasation through leaky vasculature and subsequent inflammatory cell-mediated sequestration，炎症部位增加的血管通透性和炎性细胞摄取作用），是纳米粒子被动靶向至炎症部位的方式之一。研究表明，纳米粒子的尺寸和表面性质与炎症被动靶向效率密切相关。尺寸在 20～200 nm 之间的纳米粒子通过 ELVIS 效应靶向至炎症部位的效率较高。响应性纳米粒子可以在这些条件下特异性释放药物。纳米粒子的设计需要精确控制，以便通过扩大的间隙，同时避免在正常血管中渗漏。生物可降解的 PLGA 聚合物纳米粒子，尺寸约 100～200 nm，包封抗炎药物如甲氨蝶呤或布洛芬，并经 PEG 化修饰以延长血液循环时间。静脉注射后，这些纳米粒子能够长时间循环，增加到达病变部位的机会，通过扩大的血管间隙渗入滑膜组织，并在炎症部位滞留且缓慢释放药物。这种方法可以维持局部有效药物浓度，减少全身给药的副作用，并延长药物在炎症部位的滞留时间，从而增强治疗效果。

9. 仿生设计

仿生设计策略模仿自然界中能够高效跨越生物屏障的实体，如病毒、细菌或某些蛋白质。这些天然实体已经进化出高效的跨膜机制，包括特异性受体结合、膜融合和细胞穿透等。通过模仿这些结构或功能，可以设计出更高效的纳米递送系统，结合自然选择的优势和人工设计的灵活性。研究者设计了一种模仿狂犬病病毒糖蛋白结构的纳米粒子，这种纳米粒子能够有效地跨越血脑屏障，递送神经保护药物。在患有帕金森病的动物模型中，这种策略显著提高了药物在大脑中的浓度，改善了治疗效果。

以上纳米药物设计策略展示了纳米技术在克服血管内皮细胞屏障方面的巨大潜力。然而，需要注意的是，每种策略都有其特定的适用范围和潜在限制。研究者们正在不断优化这些策略，并探索新的方法，以期开发出更安全、更有效的纳米药物递送系统。随着这一领域的不断发展，有望看到更多创新性的纳米药物进入临床应用，为患者带来更好的治疗选择。

四、静脉给药纳米系统突破肿瘤组织/细胞膜屏障的策略

通过静脉给药，在跨越血管内皮屏障后，还需要促进药物对病灶处的组织和细胞膜屏障的跨越才能实现药物利用的最大化。主要策略包括尺寸调控、表面电荷调节、基质降解、细胞穿膜肽修饰、肿瘤微环境调节和超声辅助渗透等。这些方法通过优化纳米粒子的物理化学性质、响应肿瘤微环境、增强细胞摄取和改善组织渗透来实现目标。研究者通常结合多种策略，开发智能响应性纳米系统，如可变尺寸粒子、电荷可转换粒子和可激活的细胞穿膜肽修饰等，这些创新策略为提高纳米药物的递送效率和治疗效果提供了新的途径。

1. 尺寸调控

纳米粒子的尺寸直接影响其组织渗透能力和细胞摄取效率。研究者开发了可变尺寸的纳米粒子系统，如 pH 响应性聚合物纳米粒子，这种粒子在血液循环中保持较大尺寸（约 100 nm），有利于利用 EPR 效应，而在肿瘤微环境的酸性条件下，解离成更小的颗粒（约 10 nm），增强组织渗透能力。体内试验表明，这种可变尺寸系统在肿瘤组织中分布更均匀，对实体瘤的抑制效果更显著。

2. 表面电荷调节

纳米粒子的表面电荷影响其与细胞膜的相互作用。可转换电荷的纳米粒子是一个典型例子，如由带负电的 PEG-多肽-脂质和可水解阳离子脂质组成的系统。这种粒子在血液中带负电，延长循环时间，在肿瘤微环境中转变为正电，促进细胞摄取。这种电荷可转换的纳米粒子表现出更好的肿瘤积累和细胞摄取效果。

3. 基质降解

肿瘤细胞外基质（ECM）是阻碍纳米粒子渗透的主要屏障。基质金属蛋白酶（MMP）响应性纳米粒子是一个典型例子。这种纳米粒子表面修饰 MMP 底物肽序列，在肿瘤部位被过表达的 MMP 切割，释放小分子药物或更小的纳米粒子，增强组织渗透，这种系统在肿瘤组织中分布更均匀，对深层肿瘤细胞的杀伤效果更好。

4. 细胞穿膜肽（CPP）修饰

CPP 是一类能高效穿透细胞膜的短肽序列。可激活的 CPP 修饰纳米粒子是一个创新设计，如 pH 响应性的“休眠-激活”CPP 修饰系统。在生理 pH 下，CPP 被 PEG 链遮蔽；在肿瘤微环境酸性条件下，PEG 链脱落，暴露 CPP，促进细胞摄取。这种智能 CPP 修饰策略不仅提高了纳米粒子的肿瘤靶向性，还显著增强了细胞摄取效率。

5. 肿瘤微环境调节

通过改变肿瘤微环境可以增强纳米粒子的渗透和分布。血管正常化策略是一个典型例子，如使用低剂量抗血管生成药物（如贝伐珠单抗）暂时“正常化”肿瘤血管，改善血流灌注和减少组织间质压力。在这个时间窗口给予纳米药物，可显著提高其在肿瘤组织中的分布，这种程序化给药策略可显著提高纳米药物的治疗效果。

6. 超声辅助渗透

超声辅助渗透利用超声波和微泡的空化效应暂时增加血管和细胞膜的通透性。超声响应性纳米气泡是一个典型例子。这种载药气泡在超声作用下破裂，不仅释放药物，还产生微射流和冲击波，暂时增加血管和细胞膜通透性。动物实验证实，结合超声的纳米气泡系统显著提高了药物在肿瘤组织中的积累和分布。

随着对肿瘤生物学和材料科学理解的深入，这些策略还在不断优化和创新。新兴的技术，如基于人工智能的纳米粒子设计、生物启发的智能纳米系统等，有望进一步提高纳米药物的组织渗透和细胞摄取效率，为癌症等难治性疾病的治疗带来新的希望。

思考题

1. 如何优化纳米药物的设计以提高其在体内的靶向性和生物利用度？请结合纳米药物的表面修饰和载药系统的选择进行讨论。

2. 如何设计一种纳米载体，使其能够提高药物在肿瘤组织中的积累，同时减少对正常组织的毒性？

3. 在纳米药物的设计中，药物与载体之间的相互作用如何影响药物的稳定性、释放动力学和生物活性？

第二节　纳米药物的口服给药策略

学习目标

1. 掌握　口服给药的生理屏障、纳米药物的优势、设计策略。
2. 熟悉　纳米药物在提高药物生物利用度方面的原理和应用。
3. 了解　纳米药物口服给药的安全性评估、生产技术等。

口服给药是药物递送最便捷的途径，但许多药物难以通过消化道吸收或被胃肠道降解，导致生物利用度低下。纳米药物技术的发展为解决这一难题提供了新思路。研究者们开发了多种纳米载体系统，如脂质体、聚合物纳米粒、固体脂质纳米粒等，通过包封或结合药物分子来保护其免受胃肠道环境的破坏，同时提高其在肠道的吸收。此外，纳米载体可以通过表面修饰来增强黏膜渗透性，或实现靶向递送。近年来，智能响应性纳米载体的研究也取得进展，可根据胃肠道的 pH 变化或酶活性实现精准释放。这些策略显著提高了多种难溶性药物、肽类药物和生物大分子的口服生物利用度。尽管仍面临一些挑战，如大规模生产和长期安全性评估，但纳米药物的口服给药策略在改善患者依从性和治疗效果方面展现出巨大潜力，有望推动个性化精准治疗的发展。

一、消化道的生理结构及面临的药物屏障

口服给药面临的各种生理屏障是药物开发中的重要挑战。首先，胃肠道的 pH 值从胃部的极酸性环境到小肠和大肠的接近中性环境，这种剧烈的 pH 梯度可能导致药物结构改变或失活。与此同时，消化系统中的各种酶，如胃蛋白酶、胰蛋白酶等，可能降解药物分子，特别是蛋白质和多肽类药物。黏液屏障作为一道物理屏障，覆盖整个胃肠道表面，阻碍药物分

子或纳米载体接近肠上皮细胞。

上皮细胞屏障是另一个重要障碍，其紧密连接限制了药物的旁细胞转运，而细胞膜的疏水性则阻碍了亲水性药物的跨膜转运。肠道菌群和免疫系统也对药物吸收产生影响，前者可能改变药物结构或与之竞争吸收，后者可能将某些药物或载体识别为外来物质并清除。首过效应是一个显著的生理屏障，经肠道吸收的药物需经肝脏代谢，可能大大降低其生物利用度。

胃肠道的动力学，包括胃排空速度和肠道蠕动，影响药物在消化道中的停留时间和吸收程度。转运蛋白系统，如P-糖蛋白和多药耐药相关蛋白，可能将某些药物泵出细胞，降低吸收效率。最后，对于某些大分子或脂溶性药物，淋巴系统吸收途径也构成了一道屏障，由于淋巴液流动缓慢，可能延迟药物到达系统循环的时间。

理解这些复杂的生理屏障对于开发有效的口服给药系统至关重要。研究者需要综合考虑这些因素，设计能够克服多重屏障的递送策略，如开发多功能纳米载体、利用生物黏附材料、设计 pH 敏感或酶响应性释放系统等。同时，也需要考虑个体差异和疾病状态对这些屏障的影响，以实现更精准的药物递送，增强治疗效果。

二、纳米药物提高口服给药效果的优势

纳米技术在口服给药领域的应用源于传统口服制剂面临的诸多挑战，如低溶解度、低生物利用度、胃肠道环境的破坏等。近年来，研究者开发了多种纳米载体系统，如脂质体、聚合物纳米粒、固体脂质纳米粒等，以解决这些问题。这些纳米系统通过增加药物溶解度、保护药物免受胃肠环境破坏、增强黏膜穿透、实现靶向递送和控释等机制，显著增强了口服给药效果。例如，难溶性抗癌药物紫杉醇的纳米制剂可将其生物利用度提高 3～4 倍；胰岛素纳米粒可将其口服效果提升至皮下注射效果的 30%～40%。这些进展不仅提高了现有口服药物的疗效，还使一些原本只能注射给药的药物实现了口服化，大大改善了患者依从性。具体优势如下。

1. 提高药物溶解度和生物利用度

纳米技术可以显著增加难溶性药物的溶解度。例如，将疏水性抗癌药物紫杉醇制成纳米晶体，其溶解度可提高 100 倍以上，紫杉醇纳米晶体的口服生物利用度为原药的 3～4 倍。抗真菌药伊曲康唑，其纳米悬浮液制剂使得口服生物利用度从 55%提高到约 90%。

2. 保护药物免受胃肠道环境破坏

纳米载体可以保护敏感性药物，如多肽和蛋白质，免受胃酸和消化酶的降解。例如，胰岛素装载在 pH 敏感的聚合物纳米粒中，在体外试验中可将其在模拟胃液中的稳定性从几分钟延长到 4 h 以上，在动物实验中，这种纳米制剂的口服给药效果可达到皮下注射效果的 30%～40%。

3. 增强黏膜穿透和细胞摄取

表面修饰的纳米粒子可以增强与肠道黏膜的相互作用和穿透能力。一项研究使用几丁质修饰的 PLGA 纳米粒子递送胰岛素，发现其在大鼠模型中的相对生物利用度比未修饰的纳米粒子高出 1.5 倍，达到 15.9%。

4. 实现靶向递送和控释

纳米载体可以实现药物的靶向递送和控制释放。例如，针对炎症性肠病的布地奈德纳米粒子制剂，通过 pH 敏感和结肠特异性酶响应的双重靶向机制，在结肠炎小鼠模型中表现出

比商用制剂高 2～3 倍的治疗效果，同时全身副作用显著降低。

5. 克服 P-糖蛋白介导的外排

功能化纳米载体可以抑制 P-糖蛋白的功能，促进药物吸收。例如，将抗癌药物多西他赛包封在 PLGA-PEG 纳米粒子中，可将其在 Caco-2 细胞模型中的表观渗透系数提高约 3 倍，主要是通过抑制 P-gp 介导的外排实现的。

6. 提高首过效应低药物的生物利用度

纳米技术可以减少首过效应对药物的影响。将高首过效应药物普萘洛尔制成脂质纳米粒，其口服生物利用度从原本的 26%至少提高到 60%，主要是通过淋巴吸收途径绕过了肝脏首过效应。

7. 改善患者依从性

纳米技术可以实现某些注射给药药物的口服化。例如，口服紫杉醇纳米乳剂在临床试验中显示出与静脉注射相当的疗效，而且患者满意度和依从性显著提高，超过 80%的患者更倾向于选择口服给药。

这些优势使得纳米药物在提高口服给药效果方面展现出巨大潜力。随着技术的不断进步和更多临床数据的积累，纳米药物有望在口服给药领域带来革命性的突破，为患者提供更有效、更便捷的治疗选择。

三、口服给药纳米系统增强黏膜层渗透的策略

突破黏膜屏障对于口服给药具有关键作用，能显著提高药物的生物利用度，扩大可口服给药的药物范围，包括使一些原本只能注射的生物大分子药物实现口服。这一突破不仅能改善患者依从性，还能实现药物的靶向递送和控释，提高治疗效果，同时降低医疗成本。近年来，随着纳米技术的发展，研究者们开发了多种创新策略来克服肠道黏膜屏障。这些策略包括黏液渗透、黏膜黏附、细胞穿膜肽修饰、紧密连接调节、酶抑制、M 细胞靶向和智能响应等方法。例如，部分口服胰岛素纳米制剂的相对生物利用度已达到 15%，接近临床应用水平。这些研究不仅推动了口服给药系统的创新，也为开发新型口服制剂提供了重要思路。尽管仍面临一些挑战，如大规模生产和长期安全性评估，但这些策略在提高患者依从性和治疗效果方面展现出巨大潜力，有望推动个性化精准治疗的发展（图 10-2）。

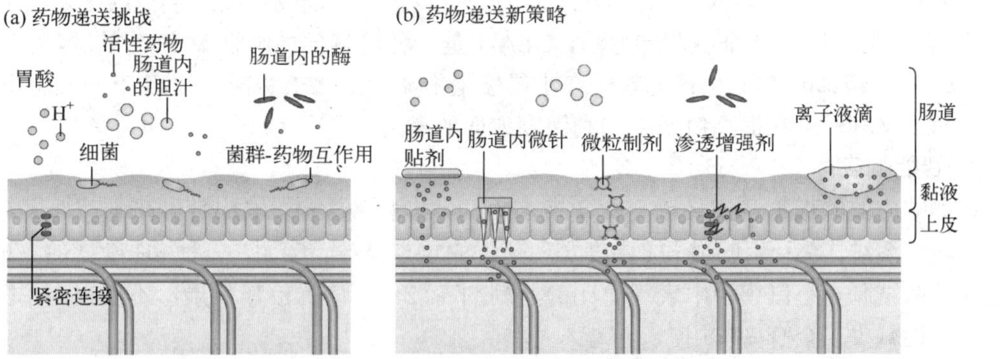

图 10-2 通过口服途径限制生物吸收的递送障碍和微环境挑战以及克服方法

引用自 Nature Reviews Drug Discovery, 2019, 18(1): 19-40.

1. 黏液渗透

黏液渗透策略主要是让纳米粒子快速穿过黏液层到达上皮细胞，主要包括 PEG 修饰和表面电荷调控两种方法。PEG 修饰可以显著提高纳米粒子的穿透能力，例如 PEG 修饰的 PLGA 纳米粒子在猪小肠黏液中的扩散速度比未修饰的快 3～4 倍。而适度的正电荷也有利于纳米粒子穿透黏液层，如带正电荷的壳聚糖纳米粒子，其在 Caco-2 细胞单层的表观渗透系数比中性粒子高出约 2 倍。

2. 黏膜黏附

黏膜黏附策略通过增加纳米粒子在肠道黏膜的停留时间来增强药物吸收。常用的方法包括几丁质修饰和硫醇化。几丁质具有良好的黏膜黏附性，几丁质修饰的胰岛素纳米粒子在大鼠模型中的相对生物利用度达到 15.9%，比未修饰的高出 1.5 倍。硫醇化则可以使纳米粒子与黏液糖蛋白形成二硫键，例如硫醇化明胶纳米粒子在结肠组织中的滞留时间比未修饰的延长了 3 倍，药物吸收增加了约 40%。

3. 细胞穿膜肽修饰

细胞穿膜肽（CPPs）修饰策略利用 CPPs 促进纳米粒子的跨细胞转运。其中，TAT 肽修饰是一种常用方法。TAT 肽来源于 HIV 病毒，具有良好的细胞渗透能力。研究数据显示，TAT 修饰的胰岛素纳米粒子在体外 Caco-2 细胞模型中的表观渗透系数提高了 2.5～3 倍，显著增强了药物的吸收。

4. 紧密连接调节

紧密连接调节策略通过暂时开放细胞间紧密连接来增加药物的旁细胞转运。壳聚糖修饰是这一策略的典型代表，它可以暂时开放紧密连接。研究表明，壳聚糖修饰的胰岛素纳米粒子在大鼠模型中的相对生物利用度达到 14.9%，比未修饰的高出约 1.8 倍，证明了这种策略的有效性。

5. 酶抑制

酶抑制策略通过抑制肠道酶活性来保护药物，特别是对于容易被降解的多肽和蛋白质类药物。常用的方法是蛋白酶抑制剂共递送，如胰蛋白酶抑制剂。研究显示，将胰蛋白酶抑制剂与胰岛素共包封在纳米粒子中，可将口服生物利用度从 2.8%提高到 11.3%，显著提高了药物的吸收效率。

6. M 细胞靶向

M 细胞靶向策略利用 M 细胞高转运能力的特点来增强药物吸收。荆豆凝集素-1（UEA-1）修饰是一种常用的 M 细胞靶向方法，UEA-1 是一种可特异性结合 M 细胞的凝集素。研究表明，UEA-1 修饰的 PLGA 纳米粒子在小鼠模型中显示出比未修饰粒子高 2～3 倍的肠道吸收，证明了这种策略在提高口服生物利用度方面的潜力。

7. 智能响应

智能响应策略根据肠道环境变化实现药物的精准释放。pH 响应性纳米粒子是一种典型的智能响应系统，它利用肠道 pH 梯度实现药物的定点释放。例如，一种 pH 敏感的布地奈德纳米粒子在结肠炎小鼠模型中表现出比商业制剂高 2～3 倍的治疗效果，不仅提高了药物的靶向性，还减少了全身副作用。

口服给药纳米系统增强黏膜层渗透的策略是克服口服给药生物利用度低的关键。尽管在大规模生产和长期安全性评估方面仍面临挑战，但这些策略在提高患者依从性、实现靶向递送和控释、推动个性化医疗发展等方面展现出巨大潜力。随着研究的深入和技术的优化，口服给药纳米系统有望在提高治疗效果、改善患者生活质量方面取得更大突破，为医疗健康领域的发展做出重要贡献。

思考题

1. 如何优化纳米药物的制备工艺以提高其在胃肠道中的稳定性？请结合纳米粒子的制备方法和表面修饰进行讨论。

2. 在开发口服纳米药物时，如何利用纳米粒子的大小和表面修饰来优化其在胃肠道中的靶向性和黏膜穿透能力？

3. 在纳米药物的规模化生产过程中，哪些关键因素需要重点关注？请结合生产工艺和质量控制进行分析。

第三节 纳米药物的经皮给药策略

学习目标

1. 掌握 纳米药物经皮给药的基本原理、主要纳米载体系统类型。
2. 熟悉 皮肤结构对药物渗透的影响、纳米材料在经皮给药中的应用。
3. 了解 纳米药物经皮给药的安全性评估、应用现状、发展趋势。

经皮给药是一种通过皮肤递送药物的非侵入性给药方式，具有避免首过效应、维持稳定血药浓度和提高患者依从性等优点。然而，皮肤的天然屏障功能限制了许多药物的有效吸收。为克服这一挑战，纳米药物的经皮给药策略应运而生，成为提高药物经皮渗透性和生物利用度的创新方法。利用纳米技术突破皮肤屏障，实现药物的有效穿透和吸收，方法包括使用纳米载体系统（如脂质体、固体脂质纳米粒、聚合物纳米粒等）、纳米乳剂、纳米贴片和微针技术。纳米载体系统可包裹药物并增强其渗透性；纳米乳剂通过减小粒径提高药物的溶解度和渗透性；纳米贴片结合纳米材料实现药物的缓释和控释；微针技术则利用微纳米尺度的微针阵列在皮肤表面形成微小通道。此外，将纳米粒子与渗透促进剂结合使用，可进一步提高药物的经皮吸收效率。这些策略不仅能提高药物的经皮吸收，还可以实现靶向给药和智能控释，为慢性病治疗和局部用药提供了新的可能性，代表了药物递送领域的一个重要发展方向。

一、皮肤的生理结构和经皮给药面临的生理屏障

皮肤作为人体最大的器官，不仅具有保护、调节体温等功能，还是一个复杂的屏障系统，这对经皮给药构成了巨大挑战。经皮给药所面临的主要皮肤屏障包括物理屏障、化学屏障和生物屏障。

物理屏障主要由皮肤的最外层——角质层构成。角质层由扁平的角质细胞和细胞间脂质组成，形成“砖-泥”结构。这种紧密的结构限制了大多数药物分子的穿透。角质层的厚度、致密度以及含水量都会影响药物的渗透能力。化学屏障涉及皮肤的 pH 值和代谢活性。皮肤表面通常呈弱酸性（pH 4.5～6.5），这种酸性环境可能会影响某些药物的稳定性和离子化状态，从而影响其渗透能力。此外，皮肤中存在的各种酶可能会降解一些药物，减少其有效吸收。生物屏障主要指皮肤的免疫系统。朗格汉斯细胞和其他免疫细胞分布在表皮和真皮中，可能会识别并清除外来物质，包括一些纳米药物载体。除了这些屏障，皮肤的附属结构如毛囊、汗腺等也会影响药物的渗透路径和吸收效率。药物分子的大小、电荷、脂溶性等理化性质也是决定其能否有效穿透皮肤屏障的关键因素。

为了克服这些屏障，研究者们开发了各种策略，如使用化学渗透促进剂、物理方法（如离子导入、微针技术）以及纳米技术。纳米药物系统的设计旨在通过调控粒径、表面性质等参数，提高药物的皮肤渗透性，同时保护药物免受降解，实现缓释或控释效果。

理解这些皮肤屏障的特性及其对药物渗透的影响，对于开发有效的经皮给药系统至关重要。只有充分考虑这些因素，才能设计出能够有效克服皮肤屏障、提高生物利用度的纳米药物经皮给药策略。

二、纳米技术提高经皮给药效果的优势

通过精确控制纳米药物载体的尺寸和表面性质，纳米技术能显著增强药物的皮肤渗透性，提高生物利用度。纳米载体系统可以保护敏感性药物，提高其稳定性，同时实现药物的缓释和控释，维持稳定的血药浓度。对于难溶性药物，纳米技术可以大幅提高其溶解度，进而增强经皮吸收。此外，纳米系统还能实现对特定皮肤结构的靶向给药，减少药物对皮肤的刺激性，并允许多种活性成分的协同给药。智能响应性纳米系统的开发更为经皮给药带来了精准治疗的可能。这些优势使得纳米技术成为增强经皮给药效果、开发新型药物递送系统的重要手段。

1. 增强药物渗透性

纳米技术可显著提高药物的经皮渗透性。例如，将薯蓣皂素包裹在脂质体中可显著增强其经皮吸收，不仅可以保护药物免受皮肤酶的降解，还能通过与皮肤脂质的相互作用增强渗透。另一项研究利用纳米乳剂递送布洛芬，发现其渗透深度和吸收量均优于常规制剂，这主要归因于纳米乳剂的小粒径和大表面积。

2. 实现靶向给药

纳米技术能够实现药物的靶向递送，增强治疗效果并减少副作用。研究者开发了一种靶向毛囊的纳米粒子系统来递送雄激素受体拮抗剂，用于治疗雄激素性脱发，利用毛囊作为药物渗透的通道，显著提高了药物在目标部位的浓度，同时减少了全身吸收。

3. 提高药物稳定性

纳米载体可以保护不稳定的药物分子免受降解。例如，维生素 C 易氧化，但将其包裹在纳米脂质载体中可显著提高其稳定性。利用这种策略开发了延缓衰老面霜，不仅延长了维生素 C 的保存期，还增强了其经皮吸收和抗氧化效果。

4. 实现控释和缓释

纳米技术可以实现药物的控释和缓释，维持稳定的血药浓度。例如，含有酮洛芬的聚合

物纳米纤维贴剂，可在 24 h 内持续释放药物，维持稳定的局部药物浓度，显著改善了疼痛管理效果。

5. 增强难溶性药物的溶解度

纳米技术可以提高难溶性药物的溶解度，从而增加其生物利用度。将难溶性抗真菌药物特比萘芬制备成纳米悬浮液，不仅显著提高了其水溶性，还增强了其对真菌的抑制作用，在治疗皮肤真菌感染时表现出优于传统制剂的效果。

6. 减少刺激性

纳米制剂可以减少药物对皮肤的刺激。例如，将维 A 酸包裹在纳米脂质载体中，可以减少其对皮肤的刺激性，同时保持其抗痤疮效果。这种策略不仅提高了患者的依从性，还允许使用更高浓度的活性成分而不增加副作用。

三、经皮给药纳米系统克服皮肤组织屏障的策略

纳米药物通过其小尺寸和高表面积的特点，在克服皮肤组织屏障方面显示出独特优势。皮肤屏障由角质层、表皮层和真皮层组成，为了有效地将药物输送到皮肤深层或全身循环，纳米药物采取了多种策略，包括利用微针、离子电穿孔和超声波等物理方法暂时性地打开皮肤屏障，应用表面活性剂和脂质体等化学促渗剂增加皮肤的渗透性，开发脂质纳米粒和聚合物纳米粒等载体，通过优化粒径和表面电荷提高渗透和靶向能力，选择生物相容性材料，避免皮肤过敏或炎症，在纳米药物表面修饰特定配体或抗体，提高与皮肤细胞的特异性结合。这些综合策略显著提升了纳米药物克服皮肤屏障的能力，为皮肤疾病治疗和系统性药物递送提供了新方案（图 10-3）。

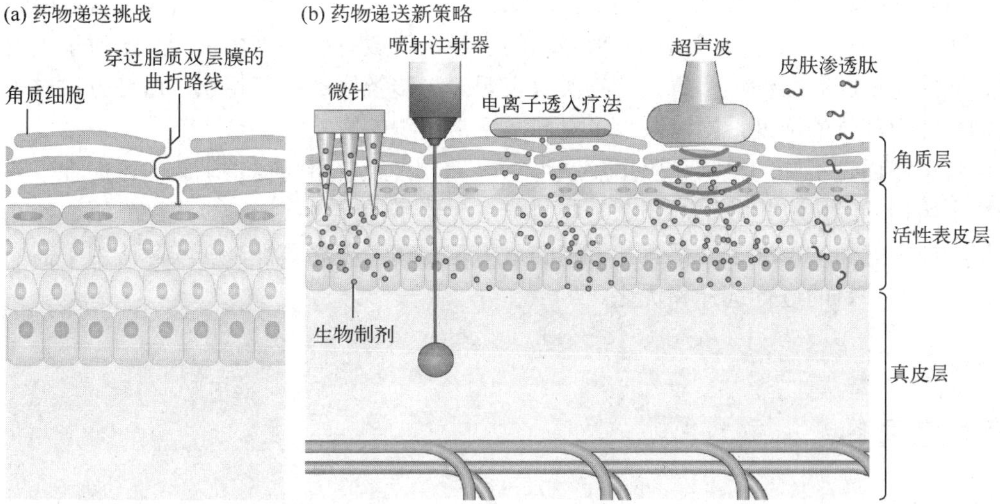

图 10-3 经皮给药的角质层和脂质双分子层屏障及克服障碍的策略
引用自 Nature Reviews Drug Discovery, 2019, 18(1): 19-40.

1. 纳米载体系统

纳米载体如脂质体、固体脂质纳米粒等，可以包裹药物并与皮肤脂质相互作用，促进药物渗透。含他克莫司的脂质体制剂用于治疗特应性皮炎，不仅提高了药物的皮肤渗透性，还

减少了全身吸收，从而降低了副作用。临床研究表明，与传统软膏相比，脂质体制剂显著增强了治疗效果。

2. 纳米乳剂

纳米乳剂通过减小粒径增加比表面积，提高药物的溶解度和渗透性。研究人员开发了含有姜黄素的纳米乳剂用于抗炎治疗。由于姜黄素的低水溶性，传统制剂难以有效递送。纳米乳剂不仅提高了姜黄素的溶解度，还显著增强了其经皮吸收和抗炎效果。体内试验显示，与普通乳剂相比，纳米乳剂具有更强的抗炎活性。

3. 微针技术

利用微纳米尺度的微针阵列在皮肤表面形成微小通道，促进药物渗透。含有胰岛素的可溶性微针贴片用于糖尿病治疗，可以无痛穿透角质层，将胰岛素直接递送到真皮层。临床试验表明，与皮下注射相比，微针贴片提供了相似的血糖控制效果，但大大提高了患者的舒适度和依从性。

4. 纳米粒子与渗透促进剂结合

将纳米粒子与化学渗透促进剂结合，协同增强药物的经皮吸收。研究人员将维生素 C 包裹在几丁聚糖纳米粒子中，并使用薄荷醇作为渗透促进剂。这种组合不仅保护了维生素 C 免受氧化，还显著增强了其经皮吸收。体外渗透试验显示，与单独使用纳米粒子或渗透促进剂相比，这种组合策略可以将维生素 C 的渗透量提高 2～3 倍。

5. 超声辅助纳米药物递送

利用超声波暂时增加皮肤通透性，促进纳米药物的渗透。研究者将低频超声与含利多卡因的聚合物纳米粒结合用于局部麻醉。实验结果表明，超声辅助可以显著提高利多卡因的经皮吸收速率和深度。与传统贴剂相比，这种方法实现了更快的起效和更长的作用时间。

6. 磁性纳米粒子导向给药

利用外部磁场引导带有磁性的纳米药物颗粒穿透皮肤并在目标部位富集。含有磁性氧化铁纳米粒的局部化疗系统，可通过外部磁场的引导，将载有抗肿瘤药物的纳米粒子更有效地穿透皮肤并在皮肤肿瘤部位富集。动物实验表明，与传统局部给药相比，这种方法显著增大了药物在肿瘤部位的浓度，同时减少了对周围正常组织的影响。

这些策略通过不同的机制克服了皮肤组织屏障，为经皮给药提供了新的可能性。它们不仅提高了药物的经皮吸收效率，还在某些情况下改善了治疗效果，减少了副作用，提高了患者的依从性。然而，每种策略都有其特定的适用范围和潜在局限性，在实际应用中需要根据具体药物和治疗目的进行选择和优化。

思考题

1. 比较评估不同类型的纳米载体（如脂质体、聚合物纳米粒、固体脂质纳米粒等）在经皮给药中的优缺点。哪种类型的纳米载体最适合用于特定类型药物的经皮递送？为什么？

2. 在经皮给药系统中，如何评估和最小化纳米药物载体的潜在毒性和副作用，特别是在长期使用的情况下？

3. 纳米药物在经皮给药中面临的主要挑战以及如何解决这些挑战？

第四节　纳米药物的鼻腔给药策略

学习目标

1. 掌握　鼻腔给药特点、纳米药物优势。
2. 熟悉　鼻腔屏障与挑战、纳米药物设计策略。
3. 了解　纳米药物鼻腔给药的临床应用与前景和相关研究进展。

鼻腔给药通过丰富的血供快速吸收药物，避免胃肠道酶解和首过效应，提高生物利用度，其非侵入性使患者依从性高，尤其适合长期用药及老年患者。此外，鼻腔与脑直接相连，药物可通过嗅觉途径直接进入中枢神经系统，减少血脑屏障阻碍，是治疗中枢神经系统疾病的潜在有效途径。然而，鼻腔黏液屏障、酶解作用及自我清洁机制等挑战限制了药物吸收。纳米药物通过提高药物稳定性、增强黏附性、跨越黏液屏障及实现靶向递送，显著改善鼻腔给药效果。总体而言，纳米药物的鼻腔给药策略在提高药物生物利用度、实现快速起效和中枢神经系统递药等方面表现突出，成为药物递送研究的热点。

一、鼻黏膜的生理结构和鼻腔给药面临的生理屏障

鼻黏膜是覆盖在鼻腔内部的一层薄组织，主要由上皮细胞层、黏液层、基膜和固有层组成。上皮细胞层包括纤毛柱状上皮细胞、杯状细胞和基底细胞，其中纤毛柱状上皮细胞表面有纤毛，推动鼻腔内的黏液；杯状细胞分泌黏液，帮助捕捉并清除吸入的颗粒和病原体。黏液层覆盖在上皮细胞层上，由杯状细胞和黏液腺分泌的黏液构成，起到润滑和防护作用。基膜位于上皮细胞层下方，提供结构支撑，并将上皮层与下方的组织连接起来。固有层包含丰富的血管、神经、淋巴组织和免疫细胞，参与鼻腔的免疫防御和营养供给。

鼻腔给药面临多个生理屏障。首先，鼻腔内的黏液层捕捉并清除外来颗粒，使药物难以到达黏膜表面，影响药物吸收。其次，鼻黏膜表面的纤毛不断摆动，将黏液和捕捉到的颗粒向喉咙方向推动，减少药物在鼻腔内的滞留时间，影响药物的吸收效率。此外，鼻腔黏膜中含有多种代谢酶，如蛋白酶和脂肪酶，药物在吸收前可能被酶解失活。尽管鼻腔与脑之间有直接通道，但药物通过鼻腔进入中枢神经系统仍需穿过血脑屏障，许多药物难以有效穿透这一屏障。最后，鼻腔固有层中丰富的免疫细胞和淋巴组织可以识别并清除外来物质，包括药物纳米颗粒，限制药物的吸收和分布。尽管存在这些挑战，通过纳米药物的设计与应用，可以部分克服这些障碍，提高药物的生物利用度和治疗效果。

二、纳米技术在鼻腔给药中的优势

鼻腔给药是一种非侵入性给药方式，具有起效快、方便、避免胃肠道刺激等优点。然而，鼻腔黏膜存在着丰富的血管网和黏液层，对药物的吸收透过具有较强的阻碍作用，是影响鼻

腔给药效果的主要因素之一。纳米技术通过改变药物的理化性质，可以有效克服鼻黏膜屏障，提高药物的鼻腔吸收，进而提升鼻腔给药的优势。

1. 提高药物的渗透性

纳米技术通过设计和制备纳米粒子载体，可以有效提高药物在鼻腔黏膜上的渗透性。通常情况下，纳米粒子的小尺寸和表面特性能够利用鼻腔黏膜的生物亲和性，促进药物快速穿透黏膜层。例如，纳米载体能够通过扩散和转运机制，绕过黏膜上的障碍，提高药物的吸收速率和总体生物利用度。

2. 增强药物的黏膜黏附性

纳米技术通过表面修饰和载体材料选择，增强药物在鼻腔黏膜上的黏附性，使药物能够更长时间地停留在黏膜表面，增加与黏膜细胞的接触时间并提高药物的吸收效率。例如，使用带有黏附剂的纳米粒子能够有效提高药物在鼻腔黏膜上的停留时间和局部浓度，从而增强治疗效果。

3. 促进药物跨细胞吸收

纳米载体的设计可以促进药物在鼻腔黏膜细胞之间的快速跨越，实现更高效的吸收。这种跨细胞吸收通常涉及纳米粒子在细胞膜上的相互作用，利用细胞内的吞噬作用或其他转运机制，避免药物在黏膜表面被清除或降解。例如，纳米粒子载体能够与黏膜细胞表面的受体结合，促进药物的内吞和运输，提高药物在组织内的浓度并增强作用效果。

4. 打开紧密连接

纳米技术可以通过调节黏膜细胞之间的紧密连接，增加药物在鼻腔黏膜层的透过性。这种策略能够使得细胞之间的通透性增加，加快药物的穿透速率和总体吸收效率。例如，某些纳米载体能够影响黏膜细胞的连接蛋白，使其间隙扩大，从而促进药物更有效地通过鼻腔黏膜。

因此，纳米技术通过优化载体的设计和特性，如粒径、表面修饰和材料选择，有效提高了药物在鼻腔给药中的渗透性、黏附性、跨细胞吸收能力和紧密连接的开放性。这些技术不仅改善了药物的吸收效率和生物利用度，还为治疗复杂疾病提供了新的机会和选择。

三、鼻腔给药纳米系统增强黏膜贴附和渗透的策略

为增强黏膜贴附和渗透，已发展出多种纳米药物设计策略，包括黏附性材料修饰延长停留时间、表面电荷调节增强相互作用、渗透促进剂改善吸收、刺激响应性设计实现智能释药、靶向设计提高特异性。这些策略可单独或组合使用，已在提高药物生物利用度和靶向递送方面取得进展。

1. 黏附性材料修饰

黏附性材料修饰是提高鼻腔给药纳米系统效率的关键策略之一。这些材料通常具有亲水性基团和能够与黏液糖蛋白形成氢键、静电相互作用或疏水相互作用的结构，从而增加纳米载体与鼻腔黏膜的接触时间，增强药物吸收。常用的黏附性材料包括壳聚糖、羧甲基纤维素、海藻酸和聚丙烯酸等。这些材料可通过化学偶联、物理吸附或层层自组装等方法引入纳米系统。研究人员还开发了多功能设计，将不同黏附性材料组合，或与其他功能性材料（如渗透促进剂）共同修饰，以获得协同效果。为了深入了解黏附机制，科学家们使用原子力显微镜（AFM）或表面等离子体共振（SPR）等技术研究纳米载体与黏膜的相互作用强度和动力学。

以壳聚糖修饰的 PLGA 纳米粒为例，研究表明通过调节壳聚糖的分子量和接枝密度，可以将纳米粒在鼻腔黏膜上的滞留时间从 2 h 延长至 6 h 以上，显著提高了药物的生物利用度。

2. 表面电荷调节

表面电荷调节是另一种有效增强鼻腔给药纳米系统性能的策略。由于鼻腔黏膜表面带负电，带正电荷的纳米载体可通过静电相互作用增强黏附。同时，正电荷还可促进细胞内吞，提高细胞摄取效率。常用的材料包括阳离子脂质、聚乙烯亚胺（PEI）、聚赖氨酸和 DOTAP 等阳离子聚合物或脂质。该策略的关键在于优化电荷密度，通过调节阳离子成分的比例来平衡黏附性和细胞毒性。通常纳米载体的 Zeta 电位在+20 mV 以上可显著增强黏附性。一些新型的设计包括电荷反转策略，即设计初始带正电荷，进入细胞后因 pH 变化而电荷反转的纳米系统，可降低细胞毒性。例如，PEI 修饰的 siRNA 纳米复合物，通过优化 PEI 的分子量和 N/P 比，在 Zeta 电位为+25 mV 时，纳米复合物在鼻腔黏膜上的滞留时间最长，siRNA 的细胞摄取效率提高了 5 倍，同时保持了可接受的细胞毒性水平。

3. 渗透促进剂的应用

渗透促进剂在鼻腔给药纳米系统中扮演着重要角色，它们可以暂时破坏细胞间紧密连接，增加细胞间隙通透性，或者促进细胞膜流动性，从而促进药物的跨膜运输。根据作用机制，渗透促进剂可分为表面活性剂（如辛酸钠）、螯合剂（如 EDTA）、脂质（如油酸）等。这些促进剂可以直接溶于纳米载体中，或通过化学修饰固定在纳米载体表面。为了延长作用时间并降低局部刺激，研究人员开发了能够缓慢释放渗透促进剂的纳米系统。安全性是应用渗透促进剂的关键考虑因素，通常使用体外细胞模型和离体鼻腔组织评估促进剂的细胞毒性和黏膜刺激性。例如含有辛酸钠的聚合物纳米胶囊，通过优化辛酸钠的含量和释放速率，该纳米胶囊可将模型药物的表观渗透系数（Papp）提高 3 倍，同时保持良好的安全性。这种方法不仅显著提高了药物的鼻腔吸收，还最大限度地减少了潜在的副作用。

4. 刺激响应性设计

刺激响应性设计是一种智能化的纳米药物递送策略，利用鼻腔环境的特殊性（如 pH、温度、酶等），设计能够在特定条件下发生结构或性质变化的纳米系统，实现智能释药和增强渗透。除 pH 响应外，还包括温度响应、酶响应、氧化还原响应等多种类型。常用的 pH 响应性材料包括聚丙烯酸、聚组氨酸等，而温度响应性材料如聚 *N*-异丙基丙烯酰胺（PNIPAM）也被广泛研究。为了提高给药的精确性和效率，研究人员还设计了对多种刺激同时响应的纳米系统。这些智能纳米系统的结构变化通常通过动态光散射、透射电镜等方法进行表征。例如，pH 和温度双重响应的水凝胶纳米粒，由 PNIPAM 和聚甲基丙烯酸（PMAA）共聚而成。在鼻腔特定的 pH 和温度条件下，这种纳米粒会发生收缩和膨胀，从而释放药物并暴露出具有渗透促进作用的疏水基团。体外研究显示，这种双重响应性纳米粒可将模型蛋白质药物的跨膜转运效率提高 4 倍，展示了刺激响应性设计在提高鼻腔给药效率方面的巨大潜力。

5. 靶向设计

靶向设计是提高鼻腔给药纳米系统特异性和效率的先进策略。通过在纳米载体表面修饰特定的配体，可以实现对鼻腔上皮细胞或特定受体的靶向，增强细胞摄取和跨细胞转运。除了常用的叶酸受体外，转铁蛋白受体、糖基化受体等也是重要的选择靶点。配体可以是全长蛋白、多肽或适配体等，研究者通过优化配体密度和空间排布来提高靶向效果。为了进一步提高特异性和效率，多配体修饰策略被广泛研究，即在同一纳米载体上修饰多种配体，实现协同靶向效果。为了评估纳米载体的体内分布和靶向效果，研究人员常使用荧光标记或放射性同位素标记进行示踪。一个典型的例子是双靶向纳米脂质载体，同时修饰了叶酸和转铁蛋白。通过正交试验优化两种配体的修饰比例，这种双靶向纳米载体使鼻腔上皮细胞的摄取效率比单一配体修饰提高了 2.5 倍，并显著增强了向大脑的递送效果。这种靶向设计不仅提高了药物递送的效率，还增加了治疗的特异性，为开发更精准的鼻腔给药系统开辟了新的途径。

四、鼻腔给药纳米系统实现脑靶向输送的策略

鼻腔给药纳米系统为实现药物的脑靶向输送提供了一种独特而有效的途径。这种方法利用了鼻腔与中枢神经系统之间的直接通路，可以绕过血脑屏障，提高药物向大脑的递送效率。为了增强纳米系统的脑靶向性能，研究者们开发了多种创新策略（图 10-4）。首先，通过表面修饰特定的靶向配体（如转铁蛋白、神经生长因子等），可以增强纳米载体与鼻腔嗅神经的相互作用，促进沿嗅神经通路的转运。其次，利用刺激响应性材料设计智能纳米系统，可在鼻腔特定环境下触发药物释放或增强渗透。此外，联合使用渗透促进剂可以暂时打开细胞间紧密连接，促进纳米载体的跨细胞转运。一些研究还探索了磁性纳米粒子在外部磁场引导下的定向输送。通过优化纳米载体的粒径、表面性质和递送途径，可以进一步提高脑靶向效率。这些策略的组合应用为治疗神经系统疾病提供了新的可能性，但仍需要深入研究其长期安全性和临床有效性。

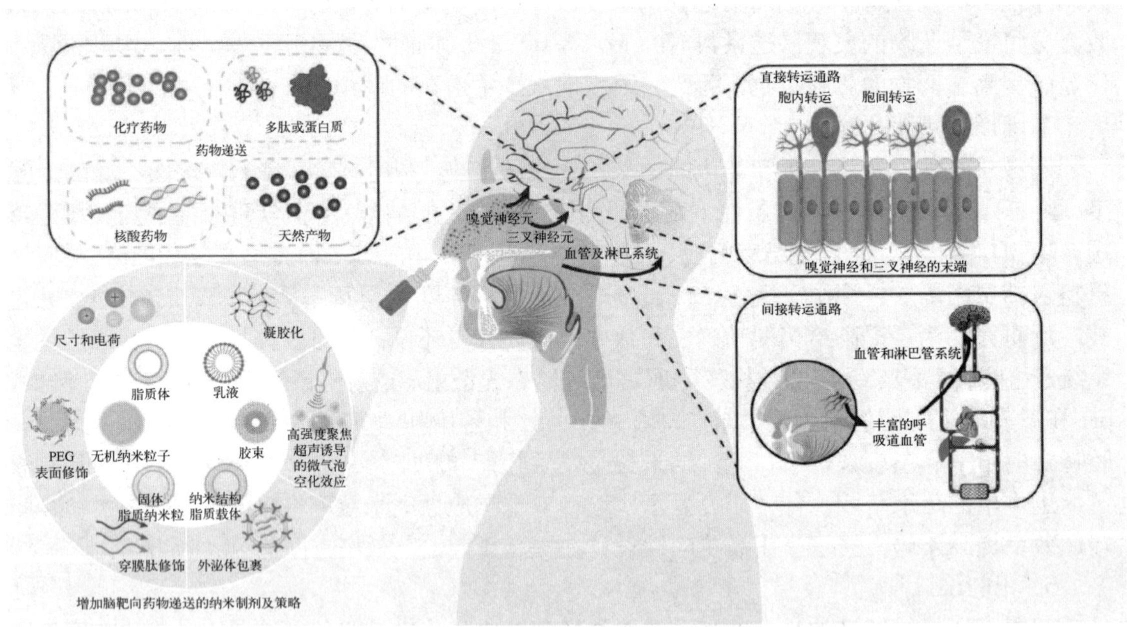

图 10-4　鼻腔-脑递送的纳米粒子及其递送途径

引用自 Nano Research, 2023, 16(12): 13077-13099.

1. 表面修饰靶向配体

表面修饰靶向配体是实现鼻腔给药纳米系统脑靶向输送的关键策略之一，其核心原理是

利用特定分子与细胞表面受体的高亲和力，提高纳米载体的靶向性和细胞摄取效率。在设计过程中，首先需要选择在目标细胞（如嗅神经细胞或大脑内皮细胞）上高表达的受体，如转铁蛋白受体或神经生长因子受体。然后，优化配体的选择，可以是全长蛋白、多肽片段或小分子，需考虑其大小、亲和力、稳定性和免疫原性。配体的修饰密度需要精确控制，以平衡靶向效果和空间位阻。同时，确保配体以正确的空间取向暴露在纳米载体表面至关重要，这可以通过选择特定的偶联位点或使用定向偶联技术来实现。此外，在靶向配体和纳米载体之间引入聚乙二醇链可以增加配体的灵活性，减少空间位阻，同时提高纳米载体的稳定性和循环时间。通过这些精细的设计和优化，表面修饰靶向配体的策略可以显著提高纳米系统的脑靶向输送效率。

2. 刺激响应性设计

刺激响应性设计是构建能够对特定环境刺激产生预期反应的智能纳米系统，从而实现精准的脑靶向输送。这种设计首先需要精确识别鼻腔和神经通路中的特定刺激，如 pH 变化、温度差异或特定酶的存在。基于这些刺激，选择或设计对应的敏感材料，例如 pH 敏感的聚丙烯酸或聚组氨酸，它们在 pH 变化时会发生构象或电荷变化，或者温度敏感的聚 *N*-异丙基丙烯酰胺，在特定温度下会发生相变。纳米系统的结构设计需要在刺激下发生可逆或不可逆的变化，如 pH 敏感的聚合物胶束在酸性环境下解离释放药物。为了提高系统的特异性和控制精度，可以结合多种响应机制，如 pH 和温度双重响应。此外，通过调节材料组成和结构，可以控制响应的动力学特性，实现最佳的药物释放模式。这种智能响应性设计使得纳米系统能够在特定的生理环境中精准释放药物，大大提高了脑靶向输送的效率和特异性。

3. 渗透促进剂的应用

渗透促进剂的应用是提高鼻腔给药纳米系统脑靶向输送效率的重要策略，其原理基于暂时改变细胞膜或细胞间连接的通透性，从而促进药物或纳米载体的吸收。在设计过程中，首先需要根据目标部位选择适当的作用机制，如破坏细胞间紧密连接、增加细胞膜流动性或开放离子通道。促进剂的筛选至关重要，需要在高效性和低毒性之间取得平衡，常用的包括表面活性剂、螯合剂、脂肪酸及其衍生物。促进剂的浓度需要精确优化，以在提高渗透性的同时最小化对黏膜的刺激和损伤。在配方设计中，促进剂可以直接溶于制剂中，或通过化学修饰固定在纳米载体表面，后者可以减少促进剂的全身吸收，降低潜在毒性。为了延长作用时间并降低局部刺激，可以设计能够缓慢释放促进剂的系统。此外，结合使用不同机制的促进剂，或将促进剂与其他策略（如刺激响应性设计）结合，可以获得更好的渗透效果。通过这些精细的设计和应用，渗透促进剂能够显著提高纳米系统穿过生物屏障的能力，从而增强脑靶向输送效果。

4. 磁性引导技术

磁性引导技术是一种鼻腔给药纳米系统脑靶向输送策略，利用外部磁场操控磁性纳米载体，实现定向输送和富集。这种技术的核心在于磁性材料的选择和设计，通常选择具有适当磁性和良好生物相容性的材料，如氧化铁纳米粒子（Fe_3O_4、γ-Fe_2O_3），需要考虑材料的饱和磁化强度、矫顽力和颗粒大小。磁性核的制备需要控制其尺寸和分布，通常要求纳米级的颗粒以确保稳定性和有效的磁响应。为提高稳定性和生物相容性，同时提供药物负载能力，需要用生物相容性材料（如聚合物、脂质）对磁性核进行表面包覆。外部磁场的设计同样关键，需要设计适当强度和梯度的磁场，以实现有效的引导而不对组织造成损伤，并考虑磁场的空间分布和时间动态。通过调节磁场参数和给药方式，可以优化靶向的精度和效率。此外，将磁性引导与其他策略（如靶向配体修饰）结合，可以进一步提高脑靶向效果。这种创新的物理引导方法为精准控制纳米载体在体内的分布和富集提供了新的可能性，有望显著提高脑靶向输送的效率。

5. 细胞穿膜肽修饰

细胞穿膜肽（CPPs）修饰是利用特定肽段具有的跨膜能力，促进纳米载体的细胞摄取和跨细胞转运。在设计过程中，首先需要根据目标细胞类型和所需的跨膜效率选择适当的 CPP，常用的包括 HIV-1 TAT 蛋白衍生肽、穿膜肽（penetratin）和八聚精氨酸等。为了提高跨膜效率和稳定性，同时降低毒性，可以通过氨基酸替换或修饰来优化 CPP 序列。CPP 与纳米载体的偶联策略也需要仔细设计，可以采用共价连接或非共价吸附，同时需要考虑偶联位点对 CPP 活性的影响。CPP 在纳米载体表面的修饰密度需要优化，以平衡跨膜效率和系统稳定性。为了提高细胞内药物释放效率，可以设计在细胞内环境（如低 pH）下释放 CPP-药物复合物的机制。此外，将 CPP 修饰与其他靶向策略（如配体修饰）结合，可以实现多层次的靶向递送。通过这种细胞穿膜肽修饰策略，纳米载体能够更有效地穿透细胞膜和生物屏障，显著提高脑靶向输送的效率和特异性。

思考题

1. 鼻腔给药相比其他给药途径（如口服、静脉注射）在纳米药物递送方面有哪些独特优势和挑战？请分析这些因素如何影响纳米药物的设计和开发策略。

2. 比较评估不同类型的纳米载体系统（如脂质体、聚合物纳米粒、固体脂质纳米粒等）在鼻腔给药中的应用潜力。

3. 如何设计纳米药物载体以增强其在鼻腔内的黏附性，从而延长药物在鼻黏膜上的停留时间并增强吸收效果？

第五节　纳米药物的吸入给药策略

学习目标

1. 掌握　纳米药物在肺部的沉积和清除机制；影响递送效率的因素。
2. 熟悉　吸入给药设备的类型、选择原则、安全性评估方法。
3. 了解　纳米药物吸入给药的应用前景和发展趋势。

纳米药物的吸入给药是通过呼吸道将纳米级的药物颗粒直接输送到肺部及全身循环中。这种给药方式利用了肺部特有的大表面积和丰富的血管供应，可以提高药物的生物利用度，减少全身副作用，并实现靶向治疗。吸入给药系统主要包括干粉吸入剂、雾化吸入剂和定量吸入气雾剂等。纳米药物在这些系统中的应用，可以改善药物的分散性、稳定性和肺部沉积效率。然而，设计有效的纳米药物吸入给药策略需要考虑多个因素，如粒子大小、形状、表面性质以及患者的呼吸模式等。此外，还需要克服肺部的生理屏障，如黏液清除机制和巨噬细胞吞噬等。随着材料科学和药物递送技术的进步，纳米药物的吸入给药策略正在为呼吸系统疾病、全身性疾病甚至某些癌症的治疗提供新的可能性，成为个性化医疗和精准治疗的重要研究方向。

一、呼吸道的生理结构和吸入给药面临的屏障

呼吸道解剖结构是药物吸入给药面临的首要物理屏障。从鼻腔到肺泡的复杂分支系统形成了一个迂回曲折的通道，这对药物颗粒的运输造成了挑战。较大的颗粒容易在上呼吸道沉积，无法到达深部肺泡。为克服这一障碍，纳米药物的设计需要精确控制粒径大小，通常在1～5 μm 范围内，以确保能够深入肺部。同时，还需考虑颗粒的空气动力学性质，如密度和形状，以优化其在气流中的行为。

呼吸道表面的黏液层是另一个重要的生理屏障。这层黏液虽然是呼吸系统的天然保护机制，但也阻碍了药物与上皮细胞的直接接触。黏液层的黏弹性和厚度会影响药物的扩散和吸收。为了提高药物穿透黏液层的能力，研究者们开发了各种策略，如使用黏液穿透性纳米载体、PEG 化修饰以及设计具有黏附性的颗粒等。这些方法可以帮助药物更有效地穿过黏液屏障，到达目标部位。

纤毛清除机制是呼吸道的自清洁系统，但它同时也是药物递送的一大障碍。呼吸道上皮细胞表面的纤毛不断摆动，将黏液和其中捕获的颗粒向上输送至咽喉。这种机制可能会在药物发挥作用之前就将其清除出呼吸系统。为了应对这一挑战，研究人员正在探索缓释制剂和黏附性增强剂，以延长药物在呼吸道的滞留时间。另一种策略是设计能够快速穿透黏液层并被细胞摄取的纳米颗粒，从而避免被纤毛清除。

肺表面活性物质虽然对维持肺泡功能至关重要，但它可能与某些纳米药物相互作用，影响药物的分布和吸收。这种相互作用可能导致药物聚集或变性，降低其治疗效果。因此，在设计纳米药物时，需要考虑其与肺表面活性物质的相容性。一些研究正在探索利用这种相互作用来改善药物递送，例如开发能够与肺表面活性物质协同作用的纳米载体。

巨噬细胞吞噬是肺部免疫系统的一部分，但对纳米药物递送构成了重大挑战。肺泡巨噬细胞会迅速识别并吞噬进入肺泡的外来颗粒，包括纳米药物。这种免疫清除机制可能显著降低药物的有效性。为了克服这一障碍，研究者们正在开发各种策略，如设计“隐形”纳米粒子以逃避巨噬细胞识别，或利用巨噬细胞的吞噬作用来靶向递送药物到特定部位。

上皮细胞屏障是药物进入血液循环必须跨越的最后一道防线。即使药物成功到达肺泡，仍然需要穿过紧密连接的上皮细胞层。这个屏障对大分子药物和某些纳米颗粒尤其具有挑战性。为了增加药物的跨膜转运，研究者们正在探索各种方法，如使用细胞穿膜肽、开发可逆地开启细胞间紧密连接的制剂，以及设计能被细胞主动摄取的纳米载体。

肺部的 pH 环境和酶促降解是影响药物稳定性的两个关键因素。肺部的 pH 环境可能与某些药物的最佳稳定性条件不符，而存在于肺部的各种酶可能会降解药物，特别是蛋白质和核酸类药物。这就要求在设计纳米药物时考虑 pH 敏感性和酶解保护策略。例如，可以使用 pH 响应性材料制备纳米载体，在特定 pH 环境下释放药物，或者设计具有保护性外壳的纳米

粒子，防止酶促降解。

最后，肺部的血流动力学特征既是优势也是挑战。丰富的血液供应有利于药物的全身吸收，但也可能导致药物快速清除，减少局部作用时间。此外，某些呼吸系统疾病可能改变肺部的血流状态，进一步增加药物递送的复杂性。因此，在设计吸入给药策略时，需要平衡局部作用和全身吸收的需求，可能需要开发具有靶向性和缓释性的纳米制剂。

二、纳米技术在吸入给药中的优势

纳米技术在吸入给药中展现出多方面的优势（图 10-5，见文末彩插），为呼吸系统疾病治疗和全身性药物递送提供了新的可能性。通过精确控制药物颗粒大小和性质，纳米技术显著提高了肺部沉积效率和生物利用度，实现了药物的控释缓释、靶向递送和多药联合给药。纳米载体可以保护易降解药物，克服生物屏障，并减少局部刺激。在疫苗开发和免疫调节领域，纳米技术也展现出独特优势。

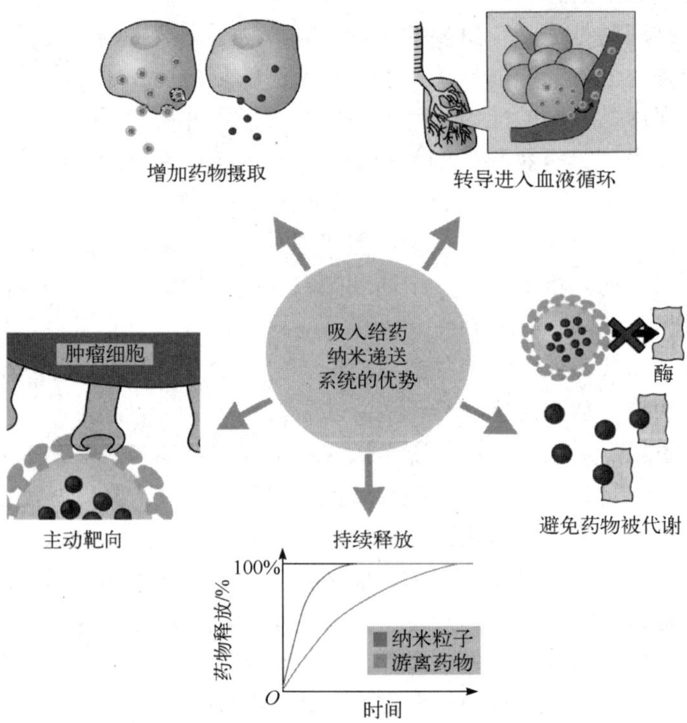

图 10-5　纳米药物在吸入给药中的作用与优势

引用自 AAPS PharmSciTech, 2023, 24(4): 98.

纳米技术在提高肺部沉积效率方面发挥着关键作用，通过精确控制药物颗粒的大小、形状和密度，可以优化其空气动力学性质。理想的空气动力学直径通常在 1～5 μm 范围内，这使得颗粒能够随气流深入肺部，避免在上呼吸道沉积或被呼出。纳米技术还允许设计具有特定多孔结构的颗粒，这些颗粒虽然体积较大，但密度较低，能够更好地随气流运动。此外，纳米技术可以调控颗粒的表面性质，如电荷和亲水性，以减少颗粒聚集，保持良好的分散性。一些研究还探索了可响应呼吸模式变化的“智能”纳米颗粒，其能在吸气气流中展开以增加沉积，而在呼气时收缩以减少被排出的可能性。

纳米技术通过多种机制显著提高了药物的生物利用度。首先，纳米尺度的颗粒具有极大的比表面积，这大大提高了药物的溶解速率和溶解度，特别是对于难溶性药物。其次，某些纳米载体（如脂质体或聚合物纳米粒）可以通过增加药物在肺部的滞留时间来提高生物利用度。这些载体可以缓慢释放药物，维持稳定的局部浓度，减少全身清除率。另外，纳米技术还可以设计 pH 响应性或酶响应性的载体，在特定的肺部微环境中释放药物，进一步优化药物的释放模式和吸收过程。一些纳米制剂还能够暂时打开细胞间紧密连接，增加药物的旁细胞转运，尤其对大分子药物的吸收有显著效果。

在跨越生物屏障方面，纳米技术提供了多种创新策略。首先，对于黏液层这一主要屏障，研究者开发了具有黏液穿透能力的纳米粒子。这些粒子通常通过 PEG 化修饰或设计特定的表面性质来减少与黏液的相互作用，从而快速穿过黏液层。其次，针对上皮细胞屏障，某些纳米载体能够促进细胞内吞或转胞作用。例如，共轭有细胞穿膜肽的纳米粒子可以增强细胞摄取。此外，一些纳米载体能够开启细胞间的紧密连接，促进旁细胞转运。对于巨噬细胞吞噬这一障碍，研究者开发了“隐形”纳米粒子，通过表面修饰（如 CD47 模拟肽）来逃避免疫系统的识别。还有一些纳米载体能够抵抗酶促降解，保护易降解的药物分子。最后，某些纳米技术还能够调节上皮细胞的基因表达，暂时增加细胞的通透性，从而促进药物吸收。

三、吸入给药纳米系统增强肺部沉积的策略

1. 粒径优化

粒径优化策略的设计原理基于气溶胶粒子在呼吸道中的沉积机制。1～5 μm 的空气动力学直径被认为是理想的，因为这个范围的粒子可以通过惯性碰撞和重力沉降到达深部肺泡。更小的粒子（$<1\mu m$）可能会被呼出，而更大的粒子（$>5\mu m$）则可能在上呼吸道沉积。大孔低密度颗粒（LPDP）技术巧妙地利用了这一原理，通过创造几何尺寸大但密度低的颗粒，实现了理想的空气动力学性质。这种设计不仅确保了良好的肺部沉积，还能避免巨噬细胞的快速清除，延长药物在肺部的滞留时间。

2. 形状工程

形状工程策略的设计原理是基于非球形粒子在气流中的独特行为。不同于传统的球形粒子，非球形粒子（如棒状、圆盘状）在气流中会产生复杂的旋转和翻滚运动，这可能影响其在呼吸道中的轨迹和沉积位置。此外，某些形状的粒子可能与肺部组织有更大的接触面积，延长滞留时间。PRINT 技术的应用使得精确控制粒子形状成为可能，允许研究者系统地探索形状对肺部沉积的影响，并为特定的给药需求设计最优形状。

3. 表面修饰

表面修饰策略的设计原理是利用了粒子表面性质对其在呼吸道中行为的影响。通过改变粒子表面的亲水性/疏水性平衡，可以调控粒子与呼吸道黏液和细胞膜的相互作用。混合型颗粒系统的设计巧妙地结合了亲水和疏水材料，在保持良好分散性的同时，增强了与肺表面的相互作用。这种设计不仅可以提高肺部沉积效率，还可能增加药物的吸收。靶向修饰策略的设计原理是利用肺部特定细胞或组织表面的独特受体或标志物。通过在纳米粒子表面修饰相应的配体，可以增加粒子与目标部位的特异性结合。叶酸受体靶向的

PLGA 纳米粒子就是一个很好的例子，它不仅延长了粒子在肺部的整体滞留时间，还能特异性地靶向过表达叶酸受体的肺癌细胞。这种策略可以显著提高治疗效果，同时减少对正常组织的影响。

4. 气溶胶动力学优化

气溶胶动力学优化策略的设计原理是通过精确控制粒子的空气动力学性质，优化其在复杂的呼吸道气流中的行为。PulmoSphere 技术就是基于这一原理，通过喷雾干燥法制备具有特定多孔结构的微球。这种结构不仅使粒子具有理想的空气动力学直径，还能在吸入器中快速分散，形成均匀的气溶胶。这种设计大大提高了深部肺沉积效率，为难溶性药物的肺部递送提供了有效解决方案。

5. 可变形粒子设计

可变形粒子设计策略的原理是创造能够响应肺部环境变化的“智能”粒子。这种粒子在干燥状态下保持较大尺寸，有利于气溶胶的形成和输送；而在到达湿润的肺部环境后，能够解离或膨胀成更小的颗粒。Tsapis 等人开发的可压缩纳米聚合物聚集体就是一个典型例子。这种设计巧妙地结合了微米级粒子的良好空气动力学性质和纳米粒子的高表面积优势，为提高肺部药物递送效率提供了新思路。

6. 电荷优化

电荷优化策略的设计原理基于静电相互作用。肺部表面的黏液层和细胞膜通常带负电荷，因此带正电荷的粒子可以通过静电吸引增强与肺部组织的相互作用。壳聚糖纳米粒子的应用就是基于这一原理。这种策略不仅可以延长粒子在肺部的滞留时间，还可能促进药物的细胞摄取，从而提高治疗效果。然而，需要注意的是，过高的正电荷可能会引起细胞毒性，因此在设计时需要仔细平衡电荷强度。

7. 生物模拟粒子

生物模拟粒子策略的设计原理是模仿自然界中能够有效到达肺部的颗粒，如花粉或某些细菌孢子。这些天然颗粒经过长期进化，已经高度适应了通过呼吸道到达肺部的过程。通过模仿它们的表面结构、大小和空气动力学性质，可以设计出具有优越肺部沉积特性的人工纳米粒子。仿花粉纳米粒子就是这种策略的典型应用，其独特的表面结构不仅提高了肺部沉积效率，还可能增强与肺上皮细胞的相互作用。

这些策略各有特点，针对吸入给药过程中的不同挑战。在实际应用中，往往会综合利用多种策略，以获得最佳的肺部沉积效果。随着材料科学和纳米技术的不断发展，会出现更多创新的设计策略，进一步提高吸入给药纳米系统的效率和精确性。

四、吸入给药纳米系统增强肺黏膜渗透的策略

1. 黏液穿透纳米粒子

黏液穿透纳米粒子（MPP）策略的设计原理基于减少纳米粒子与黏液成分的相互作用。肺部黏液层含有大量黏蛋白，这些蛋白质可以通过静电作用和疏水作用与纳米粒子结合，阻碍其穿透。PEG 化修饰是实现黏液穿透的经典方法。PEG 链在粒子表面形成一个高度水合的亲水性外壳，创造了立体位阻，有效减少了粒子与黏液成分的相互作用。这种设计使纳米粒子能够在黏稠的黏液中快速扩散，大大提高了穿透效率。Hanes 等开发的 PEG 化纳米粒子就是这一策略的典型应用，其在黏液中的扩散速度接近于在水中的扩散速度。

2. 酶响应性和 pH 响应性的纳米系统

酶响应性和 pH 响应性纳米系统的设计原理利用了肺部微环境的特殊性。这两种策略可以归为“智能响应性纳米系统”。酶响应性系统利用肺部特定酶（如中性粒细胞弹性蛋白酶）的存在，设计能在酶作用下降解或改变结构的纳米载体。Ulijn 等人开发的基于肽的酶响应性纳米粒子就是一个很好的例子。pH 响应性纳米系统则利用肺部不同区域 pH 值的差异，特别是在炎症或肿瘤部位可能出现的微酸性环境。Shuvaev 等人开发的 pH 敏感脂质体在中性 pH 下保持稳定，而在微酸性环境中结构发生变化，促进药物释放和细胞摄取。这两种策略都能实现药物的靶向释放和增强细胞摄取，提高治疗效果的同时减少副作用。

3. 细胞穿膜肽修饰和脂质体融合技术

细胞穿膜肽（CPP）修饰和脂质体融合技术的设计原理都基于增强纳米粒子与细胞膜的相互作用，促进细胞摄取。CPP 策略利用具有跨膜能力的短肽序列，如 HIV TAT 蛋白衍生的肽，这些肽能够促进纳米粒子穿透细胞膜。Torchilin 课题组开发的 TAT 肽修饰脂质体显著提高了药物在细胞内的递送效率。脂质体融合技术则更进一步，通过在脂质体表面修饰融合蛋白或合成的融合肽，脂质体能够直接与细胞膜融合，将药物直接释放到细胞质中，绕过了内吞途径。这两种方法都能显著提高药物的细胞内递送效率。

4. 紧密连接调节剂和生物黏附性纳米粒子

紧密连接调节剂和生物黏附性纳米粒子策略的设计原理都旨在延长药物在肺部的滞留时间和增强吸收。紧密连接调节剂策略通过暂时开启细胞间紧密连接，增加药物的旁细胞转运。Okada 等人研发的含有胆固醇的纳米乳剂就是利用胆固醇与细胞膜的相互作用，暂时增加细胞间隙的通透性。生物黏附性纳米粒子策略则通过增加纳米粒子与肺上皮细胞表面的黏附力，延长药物在局部的作用时间。Takeuchi 等人开发的壳聚糖修饰的 PLGA 纳米粒子利用壳聚糖的正电荷增强与细胞膜的相互作用，同时通过与黏液中的糖蛋白形成氢键来增强黏附性。这两种策略都能有效提高药物的局部浓度和吸收效率。

5. 表面电荷转换纳米粒子

表面电荷转换纳米粒子的设计原理结合了黏液穿透和细胞摄取两个阶段的需求。这种“智能”纳米粒子在初始阶段带负电荷，有利于穿透带负电的黏液层；而在到达目标部位后，由于环境 pH 的变化，表面电荷转变为正电荷，增强与细胞膜的相互作用和细胞摄取。基于聚酸的纳米粒子系统就是这种策略的典型应用，解决了黏液穿透和细胞摄取这两个看似矛盾的需求，为提高吸入给药纳米系统的整体效率提供了新的思路。

思考题

1. 肺部的解剖和生理特性如何影响纳米药物的设计和递送效率？

2. 考虑到不同类型的肺部疾病（如哮喘、肺癌等），如何选择最适合的纳米载体系统？

3. 吸入给药纳米药物的安全性评估中，应如何模拟和评估长期吸入后在肺部的潜在累积效应和毒性？

（李亚超　湖南大学）

参 考 文 献

[1] Blanco E, Shen H, Ferrari M. Principles of nanoparticle design for overcoming biological barriers to drug delivery[J]. Nature Biotechnology, 2015, 33(9): 941-951.

[2] Barenholz Y. Doxil® — The first FDA-approved nano-drug: Lessons learned[J]. Journal of Controlled Release, 2012, 160(2): 117-134.

[3] Zhang Z, Wang H, Tan T, et al. Rational design of nanoparticles with deep tumor penetration for effective treatment of tumor metastasis[J]. Advanced Functional Materials, 2018, 28(40): 1801840.

[4] Youn P, Chen Y, Furgeson D Y. A myristoylated cell-penetrating peptide bearing a transferrin receptor-targeting sequence for neuro-targeted siRNA delivery[J]. Molecular Pharmaceutics, 2014, 11(2): 486-495.

[5] Guo Q, Zhu Q, Miao T, et al. LRP1-upregulated nanoparticles for efficiently conquering the blood-brain barrier and targetedly suppressing multifocal and infiltrative brain metastases[J]. Journal of Controlled Release, 2019, 303: 117-129.

[6] Arvanitis C D, Askoxylakis V, Guo Y, et al. Mechanisms of enhanced drug delivery in brain metastases with focused ultrasound-induced blood-tumor barrier disruption[J]. Proceedings of the National Academy of Sciences, 2018, 115(37): E8717-E8726.

[7] Fang R H, Gao W, Zhang L. Targeting drugs to tumours using cell membrane-coated nanoparticles[J]. Nature Reviews Clinical Oncology, 2023, 20(1): 33-48.

[8] Yuan F, Quan L D, Cui L, et al. Development of macromolecular prodrug for rheumatoid arthritis[J]. Advanced Drug Delivery Reviews, 2012, 64(12): 1205-1219.

[9] de Lázaro I, Mooney D J. Obstacles and opportunities in a forward vision for cancer nanomedicine[J]. Nature Materials, 2021, 20(11): 1469-1479.

[10] Brown T D, Whitehead K A, Mitragotri S. Materials for oral delivery of proteins and peptides[J]. Nature Reviews Materials, 2020, 5(2): 127-148.

[11] Wong C Y, Al-Salami H, Dass C R. Potential of insulin nanoparticle formulations for oral delivery and diabetes treatment[J]. Journal of Controlled Release, 2017, 264: 247-275.

[12] Lu Y, Wang Z, Li T, et al. Development and evaluation of transferrin-stabilized paclitaxel nanocrystal formulation[J]. Journal of Controlled Release, 2014, 176: 76-85.

[13] Lowman A M, Morishita M, Kajita M, et al. Oral delivery of insulin using pH-responsive complexation gels[J]. Journal of Pharmaceutical Sciences, 1999, 88(9): 933-937.

[14] Sung H-W, Sonaje K, Liao Z-X, et al. pH-Responsive nanoparticles shelled with chitosan for oral delivery of insulin: from mechanism to therapeutic applications[J]. Accounts of Chemical Research, 2012, 45(4): 619-629.

[15] Date A A, Hanes J, Ensign L M. Nanoparticles for oral delivery: design, evaluation and state-of-the-art[J]. Journal of Controlled Release, 2016, 240: 504-526.

[16] Brayden D J, Baird A W. Apical membrane receptors on intestinal M cells: potential targets for vaccine delivery[J]. Advanced Drug Delivery Reviews, 2004, 56(6): 721-726.

[17] Ali H, Weigmann B, Neurath M F, et al. Budesonide loaded nanoparticles with pH-sensitive coating for improved mucosal targeting in mouse models of inflammatory bowel diseases[J]. Journal of Controlled Release, 2014, 183: 167-177.

[18] Prausnitz M R, Mitragotri S, Langer R. Current status and future potential of transdermal drug delivery[J]. Nature Reviews Drug Discovery, 2004, 3(2): 115-124.

[19] Uchechi O, Ogbonna J D, Attama A A. Nanoparticles for dermal and transdermal drug delivery[J]. Application of Nanotechnology in Drug Delivery, 2014, 4: 193-227.

[20] Yip L, Sinclair R D. Antiandrogen therapy for androgenetic alopecia[J]. Expert Review of Dermatology, 2006, 1(2): 261-269.

[21] Cevc G, Vierl U. Nanotechnology and the transdermal route: A state of the art review and critical appraisal[J]. Journal of Controlled Release, 2010, 141(3): 277-299.

[22] Lei W, Yu C, Lin H, et al. Development of tacrolimus-loaded transfersomes for deeper skin penetration enhancement and therapeutic effect improvement in vivo[J]. Asian Journal of Pharmaceutical Sciences, 2013, 8(6): 336-345.

[23] Yu J, Wang J, Zhang Y, et al. Glucose-responsive insulin patch for the regulation of blood glucose in mice and minipigs[J]. Nature Biomedical Engineering, 2020, 4(5): 499-506.

[24] Liu H, Farrell S, Uhrich K. Drug release characteristics of unimolecular polymeric micelles[J]. Journal of Controlled Release, 2000, 68(2): 167-174.

[25] Mygind N, Dahl R. Anatomy, physiology and function of the nasal cavities in health and disease[J]. Advanced Drug Delivery Reviews, 1998, 29(1-2): 3-12.

[26] Clementino A R, Pellegrini G, Banella S, et al. Structure and fate of nanoparticles designed for the nasal delivery of poorly soluble drugs[J].

Molecular Pharmaceutics, 2021, 18(8): 3132-3146.

[27] Csaba N, Garcia-Fuentes M, Alonso M J. Nanoparticles for nasal vaccination[J]. Advanced Drug Delivery Reviews, 2009, 61(2): 140-157.

[28] Khan A R, Liu M, Khan M W, et al. Progress in brain targeting drug delivery system by nasal route[J]. Journal of Controlled Release, 2017, 268: 364-389.

[29] Patton J S, Byron P R. Inhaling medicines: delivering drugs to the body through the lungs[J]. Nature Reviews Drug Discovery, 2007, 6(1): 67-74.

[30] Jin Z, Gao Q, Wu K, et al. Harnessing inhaled nanoparticles to overcome the pulmonary barrier for respiratory disease therapy[J]. Advanced Drug Delivery Reviews, 2023, 202: 115111.

[31] Praphawatvet T, Peters J I, Williams R O. Inhaled nanoparticles-An updated review[J]. International Journal of Pharmaceutics, 2020, 587: 119671.

[32] Lai S K, Wang Y-Y, Hanes J. Mucus-penetrating nanoparticles for drug and gene delivery to mucosal tissues[J]. Advanced Drug Delivery Reviews, 2009, 61(2): 158-171.

[33] Ensign L M, Schneider C, Suk J S, et al. Mucus Penetrating Nanoparticles: biophysical tool and method of drug and gene delivery[J]. Advanced Materials, 2012, 24(28): 3887-3894.

[34] Schneider C S, Xu Q, Boylan N J, et al. Nanoparticles that do not adhere to mucus provide uniform and long-lasting drug delivery to airways following inhalation[J]. Science Advances, 2017, 3(4): e1601556.

第十一章

纳米药物的有效性与安全性

本章内容主要针对纳米药物的有效性与安全性的评价体系的国内外研究现状进行介绍、分析及思考。其中，具体对国内外现行纳米药物有效性与安全性评价体系相关指导文件进行展开学习。探索建立纳米药物的评价策略，科学、规范地引导纳米药物的研发和申报，加快实现研究成果向临床应用的转化，以保证药物安全性及有效性。

第一节　纳米药物的评价体系

学习目标

1. 掌握　纳米药物的定义；建立纳米药物评价体系的目的及意义。
2. 熟悉　纳米药物评价体系的内容及相关安全性研究指导原则。
3. 了解　构建纳米药物评价体系的国际研究进展。

一、建立纳米药物评价体系的目的及意义

近年来，纳米技术被广泛应用于疾病诊断、治疗、监测等方面，极大地促进了纳米药物相关产业的迅猛发展，新技术、新应用、新成果也随之不断涌现。纳米药物系指利用纳米技术将药物制成具有纳米尺度的颗粒，或以适当载体材料与原料药结合形成的具有纳米尺度的颗粒等，及其最终制成的药物制剂。通常可分为三类：药物纳米粒、载体类纳米药物和其他纳米药物。纳米药物的最终产品或载体材料的外部尺寸具有纳米尺度，且一般具有明确的物理界面。

与普通药物制剂相比，纳米药物由于其特殊的纳米尺度效应和纳米结构效应，在药代动力学行为、被动或主动靶向性、安全性等方面具有显著的优势。具体包括：①增加药物的溶解度，改善难溶性药物的口服吸收，或显著降低食物效应、首过效应以及个体间差异；②通过包载或复合药物，提高药物的体内外稳定性，或改善药物的溶出或释放行为；③改善药物

对组织器官或细胞的选择性，提高药物疗效和/或降低药物的不良反应；④制成特殊制剂后适用于新的给药途径，优化药物联合治疗策略，或提高候选药物的成药性；⑤改变药物的最终形态、贮存条件或给药方式等，降低贮存和运输成本，提高药品生产和使用的便利性，或改善患者顺应性等。在恶性肿瘤、再生医学等多种疾病领域显示出巨大的应用潜力，且纳米技术已成为解决药物制剂难题的重要手段之一。

近几年，我国已成为全球纳米类药物临床研究数量最多的国家之一。鉴于纳米药物特殊的理化性质以及生物学特性，原料药的药效动力学、药代动力学以及毒理学等特征可发生显著甚至根本性改变，在一定程度上提高了药物的临床获益。与此同时，纳米尺度效应和结构效应带来的药物安全性风险可能也会相应增加。这种潜在的、不可控的危害的出现，无论是确证的还是推测的，都影响纳米药物的临床转化。保证药品安全、有效、质量可控是药物研发和评价所遵循的基本原则。然而，由于纳米药物的种类多样性和理化性质特殊性，适用于普通药物的评价体系及策略可能不适用或需要调整以评价其安全性。因此，针对纳米药物的特点建立一套科学的、系统的、权威的评价体系，有助于研发质量稳定、临床疗效好、安全风险可控的纳米药物，以保障人类环境健康和公共安全。

目前国际药监机构对纳米药物尚无统一、明晰的认识，未形成统一监管要求，但总体持谨慎态度。在这种情况下，为了更科学、规范地引导纳米药物的研发和申报，加快实现研究成果向临床应用的转化，探索建立纳米药物的评价策略，以保证药物安全性及有效性，具有迫切性和急需性。

二、纳米药物评价体系的现状分析

了解和认识纳米药物的生物学效应与安全性，不仅有利于纳米科学在药物研发中的深入发展，对于人类健康和公共安全也至关重要。因此，各国政府、研究机构和实验室都在致力于明确如何科学、系统地评价新兴纳米药物的有效性和安全性，从而尽可能提前规避风险并推进其临床转化，实现临床获益。

目前，纳米药物的研发通常是基于临床需求，利用纳米技术开发传统原料药物的新型制剂。其生物效应除与药物和载体的性质有关之外，还与纳米药物的类型、粒径、表面电荷以及表面化学性质等密切相关。因此，对纳米药物的有效性评价应遵循药物有效性评价的一般原则和方法，并根据其特殊性能针对性结合一些新的评价技术和方法。随着纳米技术在医学领域的广泛推进和应用，纳米药物被赋予越来越多的功能，如改善靶向性、延长体内循环时间、降低成本、减少不良反应等，同时对其有效性评价的技术和方法也提出了新的挑战。

2023 年 1 月，我们以“Nanomedicine”为主题词通过 Web of Science 检索了近 10 年相关的研究性文献，发现关于纳米药物的研究稳步增加，如图 11-1 所示。从这些文献发表的学术刊物来看，纳米药物涉及多个领域，是一门典型的交叉学科。目前，其研究重点主要分布在药学、材料学、肿瘤学、分子生物学、化学、细胞生物学、生物医药工程学、毒理学、核医学、物理学、免疫学、生物物理学、遗传学等各个学科领域（图 11-2）。从文献的分布来看，充分体现了纳米药物研究的综合性和交叉性的特点。从文献的研究内容分析，为了对纳米药物有效性进行精准、高效评价，新型的评价技术和方法应运而生，具体包括新的质量控制和药物分析的方法和技术、细胞及动物模型等，但目前仍缺乏规范的评价体系和具体指标。

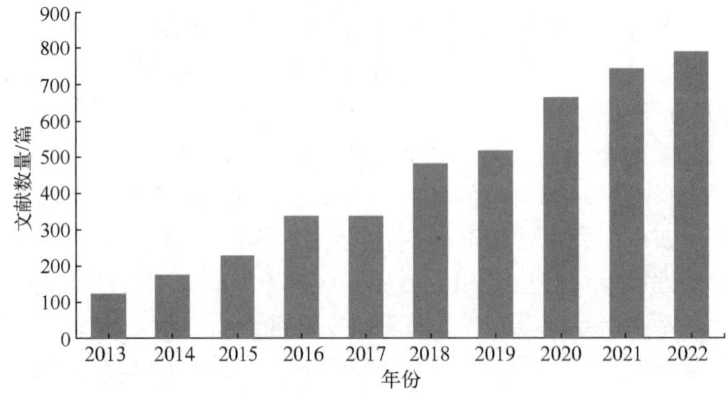

图 11-1　2023 年 1 月 Web of Science 中以“Nanomedicine”为主题词得到近十年出版的文献数量统计

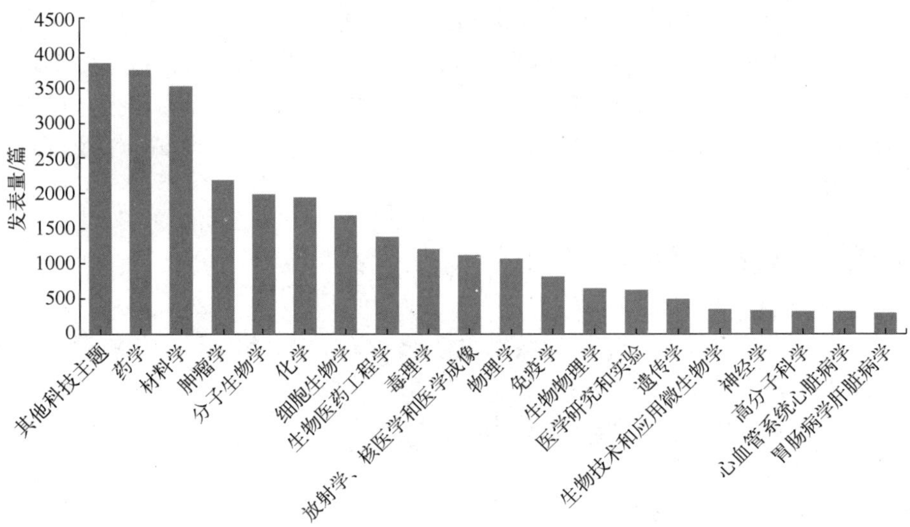

图 11-2　纳米药物各学科领域发表的文献数量统计

与此同时，各国政府逐渐开始关注纳米技术在各领域中的安全性，纳米药物的安全性也逐渐受到了重视，但是目前国际药监机构尚未针对纳米药物协作建立统一、综合、有针对性的纳米药物评价体系。事实上，纳米毒理学的概念已经出现并已得到广泛的研究及关注。我国赵宇亮院士早在 2001 年就率先提出了纳米生物安全性问题并成为开创纳米毒理学研究领域的先驱。此外，其团队还创建了中国第一个“纳米生物效应与安全性”实验室，专门研究纳米尺度颗粒和纳米结构物质对生命的影响，实现了纳米毒理学领域在中国的起步、形成和发展，使中国在该领域成为最具影响力的国家之一。目前，纳米毒理学研究主要从宏观上研究不同类型纳米材料对生态环境、人类健康以及社会安全的危害。相关研究文献涉及不同领域和不同研究种属，但主要集中在体外测试，忽略了暴露途径、剂量及频率的影响，趋于强调急性毒性和死亡率，而不是潜在毒性和易感人群的研究。不同于纳米材料的毒理学基础研究，纳米药物常需要深入研究给药途径和剂量对其药物代谢动力学和最终生物学效应的影响，以保证其有效性及安全性。

2023 年 1 月，我们以“Nanomedicine”和“Safety”或“Toxi”为主题词进一步检索了近 10 年的相关文献，相关文献共有 542 篇。关于纳米药物安全性研究每年出版的文献数量不断上升，近 5 年发展速度有上升趋势，如图 11-3 所示。按照国家为单位进行分析统计，可以发现纳米药物安全性研究发表文献的前 20 位国家和地区如下：第一是中国，第二是美国，随后依次为英国、印度、意大利、德国、法国、西班牙、荷兰、瑞士、巴西、葡萄牙、澳大利亚、沙特阿拉伯、以色列、匈牙利、新加坡、加拿大、日本、韩国等（图 11-4）。随后我们进一步分析了发表论文的科研机构，全世界排名前 20 的科研机构依次为中国科学院、欧盟委员会联合研究中心、中国科学院大学、荷兰乌特勒支大学、乌迪斯-法国研究型大学、法国国家科学研究中心、中国国家纳米科学中心、美国国家卫生研究所、美国国家癌症研究所、哈佛大学、塞梅维什大学、苏黎世联邦理工学院、加利福尼亚大学、日内瓦大学、苏州大学、瑞士联邦材料科学与技术研究所、米什科尔茨大学、法国原子能研究所、复旦大学、希伯来大学等（图 11-5）。根据上述分析结果可以发现，虽然中国在纳米安全性研究中起步相对较晚，但是

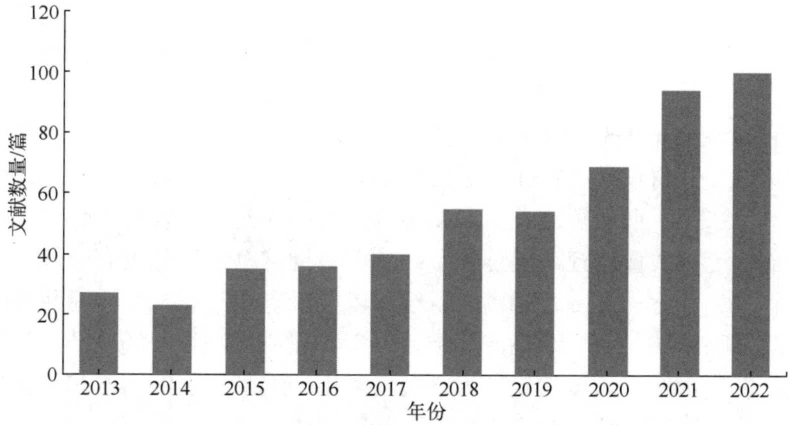

图 11-3　2023 年 1 月 Web of Science 中以“Nanomedicine”和“Safety”或“Toxi”为主题词得到近十年发表的文献数量统计

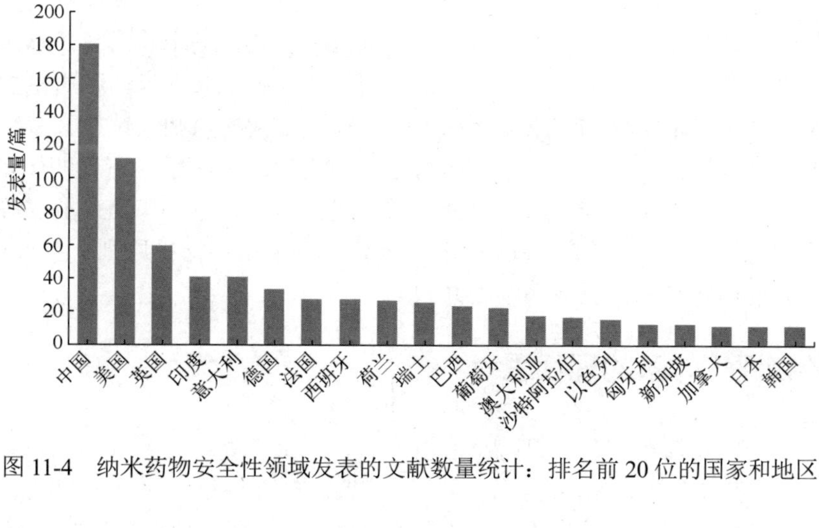

图 11-4　纳米药物安全性领域发表的文献数量统计：排名前 20 位的国家和地区

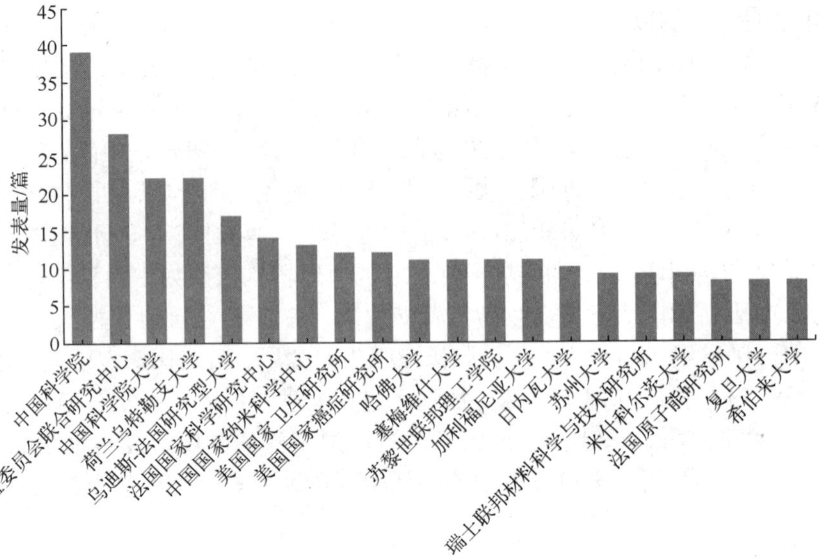

图 11-5　纳米药物安全性领域发表的文献数量统计：排名前 20 位的研究机构

随着近几年政府和科学界的支持和引导，中国科学家对纳米药物安全性问题的关注度逐渐上升。国内科学家通过利用多种动物模型，已初步验证了多种纳米药物和纳米载体材料的安全性，如纳米三氧化二铁、纳米氧化锌、富勒烯等，为纳米药物的发展贡献了中国力量。

尽管纳米药物已被大量研究，但是关于评估、审批这些纳米药物有效性和安全性的方法和指标仍相对较少。最近，各国政府以及科学界以纳米毒理学研究和普通药物的评价体系为基础，借鉴脂质体临床转化研究经验，并结合自身研究成果进行归纳总结，开始对纳米药物的有效性和安全性评价做出具体指导。为了规范和指导纳米药物的研发与转化，在国家药品监督管理局的部署下，国家药品监督管理局药品审评中心通过组织召开课题启动会、阶段性推进会，就研究内容和研究思路等进行深入讨论，对纳米类药物的质量控制要点与难点、临床转化进展与挑战、药代动力学研究方法与技术难点、毒理学评价要求与安全性评价策略等问题进行系统研究，初步建立了涵盖聚合物纳米粒、胶束、脂质体、树枝状大分子、金属纳米粒子、固体脂质纳米粒子等的纳米类药物的质量控制研究、临床前研究，临床安全性和有效性的评价体系以及核查和检验技术规范，并且制定和颁布了《纳米药物质量控制研究技术指导原则（试行）》《纳米药物非临床药代动力学研究技术指导原则（试行）》《纳米药物非临床安全性研究技术指导原则（试行）》，具体内容和解读我们将在后续小节进行介绍。此外，国外不同科学家也对纳米药物的临床现状进行了综述。早在 2009 年，Haynes 等对纳米药物的临床转化研究进行了综述。美国 FDA 至今也公布了多个相关指导原则。由此可见，加快纳米药物评价体系的构建和完善已成为各国共识。

三、纳米药物评价体系的现状思考

纳米类药物研发相对周期短、风险小、投入少、回报率高，已经成为国际纳米生物医学研究的热点之一。截至目前，我国已经有 50 多个纳米技术相关医药产品上市，已上市和在研的纳米类药物主要包括多种脂质体（活性成分为阿糖胞苷、多柔比星、长春新碱、伊立替康、两性霉素 B 等)、PEG 化胶束(活性成分为紫杉醇、多西他赛、多柔比星、伊立替康等)、氧化铁纳米颗粒、共轭高分子蛋白以及白蛋白结合型纳米分散分子。我国在纳米医药领域的研究正处于从量的增加到质的转变关键阶段，这意味着未来会有更多不同类型的纳米药物陆续提交上市申请。然而现有的纳米药物临床转化的研究经验相对单一，难以满足目前国内外纳米药物的研发现状的需求。

纳米药物历来都在努力寻找临床意义并探索成功实现临床转化之路。目前，各研究单位都在努力研究或构建新型纳米药物以满足不同的临床需求，而治疗诊断领域主要是通过将药物载入纳米颗粒的内核或表面以使其功能化。这种构建策略潜在的应用似乎是无止境的，因为研究者通过改变纳米颗粒的尺寸、形状、结构、组装，可以赋予纳米药物多重功能。2019 年，多伦多大学郑刚(Gang Zheng)教授等人对纳米药物的研发现状进行了总结并讨论了纳米药物临床转化困难的原因和经常忽略的几个关键特性，提出了临床多功能性的概念，以期利用这些现象来帮助实现新型纳米药物的临床转化。其中，他们强调了目前研发的纳米药物放大了临床实用性，该目标改变了纳米药物的设计理念，转而开发多功能药物以证明其临床相关性和可转化性，导致多功能性在目前纳米药物中无处不在。随着纳米颗粒更灵活的设计，每种元素的添加会增加纳米药物的组成、结构和功能的复杂性。与此同时，目前整个医学领域正在朝着个性化医学发展，纳米药物也随之进行相应转变，逐渐出现具有可定制元素的模块化纳米药物，增加了纳米药物元素的不确定性。

纳米药物的研发现状和特殊性无疑加重了构建和完善纳米药物评价体系的负担。因为纳米药物中的任何一种生物活性化合物都具有其自身的特性，并可能与其他成分相互作用。因此，纳米药物评价时需要对每种成分和功能特性进行单独的论证和测试，这对质量控制、药物分析技术均提出了新的要求。关于纳米药物评价体系的研究已经发表了一些重要的研究论文与综述，但相关的研究要点众多，发表的论文涉及多个不同的学术领域，使得现有的研究结果难以保持技术同步、结果可比和信息畅通。

为了应对行业内对纳米类药物研发技术指南的迫切需要，构建科学规范的审评标准和审评体系，急需各学科专家的交叉协作，在总结国内外已申报的纳米类产品临床前和临床研究情况的基础上，进一步探讨新型纳米药物的非临床的体外、体内模型，药代动力学研究方法和内容，毒理学研究内容及安全性评价策略，质量控制要点及检验核查要求和规范，以更高效地推进我国监管部门对不同纳米药物的物理化学特性、安全性和有效性进行评估，并提高对其临床应用的安全性和有效性的预测能力。

与此同时，国内各研究单位应充分利用课题平台和研究成果，强化国际交流合作，加强纳米药物的临床转化研究，参与制定和完善国家纳米药物评价指南，进一步提升我国纳米医药领域创新能力，为提升我国生物医药产业发展的规范性和研究水平贡献力量。

思考题

1. 评价纳米药物的有效性和安全性的目的和意义分别是什么?
2. 浅析纳米药物的评价体系相关研究现状及原因。
3. 为进一步完善纳米药物评价体系还应该在哪些方面努力?

第二节 纳米药物的有效性评价

学习目标

1. 掌握 纳米药物有效性评价体系的内容。
2. 熟悉 纳米药物的药物动力学特征。
3. 了解 纳米药物有效性评价体系的相关指导原则。

一、背景

大量的研究已证明，纳米粒具有特殊的生物学特性。纳米载药系统能使许多药物的药效学特征发生较大或根本性变化，从而使其临床使用价值大大提高。近年来，纳米技术正广泛用于改善药物的释药性能和药动学特征、提高治疗药物的靶向性、降低药物的毒性或用作基因治疗的载体等。纳米制剂已成为解决药物制剂难题的一项重要手段。

在纳米药物的研究开发中，纳米制剂的有效性是备受关注的问题。近年来，对纳米药物的有效性研究已取得了一些进展。在有效性研究方面，集中于提高难吸收药物的生物利用度、增强药物的组织靶向性、提高基因治疗载体的表达效率等研究方向。

一般来说，纳米药物不是一类新的化合物，它是应用纳米技术研制的药物新剂型。纳米药物作为用纳米技术研究开发的新药物制剂，其生物效应除与药物和载体的性质有关外，还与纳米载药体系的粒径、表面电荷、亲水亲脂性等有关。因此对纳米药物的有效性评价除应遵循药物有效性评价的一般原则和方法之外，对纳米药物的特殊情况还应运用一些新的评价方法。

二、纳米药物的药物动力学特征

药物通过纳米化，其理化性质如溶出度、饱和溶解度、晶型、溶出速率、亲水亲脂性等界面化学性质发生了改变，进而影响其生物药剂学及药物动力学行为，如生物黏附性、在胃肠道的化学稳定性、口服生物利用度、缓控释特性和靶向特性等，最终达到增强药物疗效、降低药物不良反应、提高药物治疗指数、增强制剂顺应性等目的。

（一）纳米药物的吸收

吸收是药物从用药部位进入体内的过程。药物非血管内给药方式都有吸收过程。药物的吸收大多通过被动过程，仅少数药物为主动吸收。药物因理化性质不同和用药部位不同，生物利用度存在较大的差异。同一药物因剂型或粒径的不同，生物利用度也可发生很大变化。一些难溶性药物、不稳定药物或大分子药物进行纳米化技术处理后，能明显提高药物的生物利用度，从而增强药物治疗效果。

药物的水溶性差影响药物的稳定性和生物利用度。将水溶性差的药物纳米化，制备的纳米悬浮液，生物利用度优于胶束溶液，所用表面活性剂的量大大减少，而且使药物缓释，易于靶向作用于肺、肝脏和脾脏。

（二）纳米药物的组织分布

纳米药物重要的生物特性为靶向性分布，靶向的形成主要是由于生物体对纳米粒转运方式的改变。纳米粒具有尺寸效应，可以透过血管内皮细胞进入器官或组织。纳米粒的表面修饰可提高靶细胞对纳米粒的识别，纳米药物靶向性根据层次可分为：①组织与器官靶向，即药物对某一特殊器官或组织具有靶向性，如对肝脏、大脑或肿瘤组织具有靶向性；②细胞靶向，即药物对机体某类细胞或某种器官、组织中的某类细胞具有靶向性；③细胞器靶向，即对特异性细胞内某种细胞器具有靶向性。纳米药物靶向性根据转运方式可分为 3 种：①被动靶向，即自然靶向，纳米药物通过生理过程从毛细血管内渗透进入器官或组织。被动靶向主要通过网状内皮系统的吞噬作用而实现。肝脏、脾脏、肺和骨髓等器官和组织富含吞噬细胞，是纳米粒的主要靶向目标。静脉给药后，粒径小于 50 nm 的粒子，能通过肝内皮细胞、淋巴系统到达脾脏和骨髓，或能进入肿瘤细胞。粒径在 50～100 nm 的粒子，进入肝实质细胞，粒径在 100～200 nm 的粒子，被吞噬细胞吞噬进入肝星形细胞。粒径大于 1000 nm 的粒子，被毛细血管网摄取或肺内毛细血管机械截留而被动靶向于肺。②主动靶向，纳米药物通过靶细胞膜特异性转载系统进入靶细胞内。纳米粒表面经特殊修饰，可防止网状内皮细胞的吞噬，经靶向细胞表面特异性转载系统的作用而进入靶组织或器官。③物理靶向，利用磁力、温度、pH 等条件将药物输送至靶细胞内。

（三）纳米药物的代谢与排泄

药物与纳米载体形成复合物后，可减少生物体内环境包括酸碱、酶及体液因子的破坏，防止药物在进入靶器官或组织前被代谢或破坏。纳米粒的吸附特性和释放特性可使纳米药物具有缓释作用。纳米粒生物吸附力强，可延长在体内滞留时间。通过增强纳米粒对肠道黏膜的附着力，可延长药物在肠道的吸收时间，从而减少直接排出体外的比例。药物被纳米材料包裹后，逐步从纳米粒中释放，从而达到缓释作用。

三、药物有效性评价的技术与方法

（一）药效学试验的一般原则

随机、对照、重复是药效学试验中应遵循的三大基本原则。

（1）随机　随机是使每个实验对象在接受实验处理时具有相等的机会，以减少主观因素的干扰，减少或避免实验对象分配不均衡而造成的误差。随机化方法可采用随机数字表的方法，或利用计算机随机功能进行随机化，这种方法为完全随机或绝对随机。在药物有效性研究中常采用“均衡随机”的方法，以减小能控制的非药物因素如性别、体重、年龄等造成的误差。具体方法是先根据能控制因素进行均衡分层，然后从各层中随机取出相同数量的动物分配到设定的实验组。

（2）对照　对照是确定药物有效性的基础。溶剂对照或生理盐水、蒸馏水对照称为“阴性对照”。在病理造模实验中，常设不造模的“正常对照”。已知有效的典型药物称为“阳性对照”，用于确定所进行实验的可靠性。在新药研究中，还常选择一种同类且在临床上广泛使用的药物作为对照，以评价被研究药物上市的潜在价值。各种对照组在动物数量及性别、体重、年龄等方面应与实验组基本一致。

（3）重复　重复有两种含义，一是在实验中应有足够的动物数或实验次数，即应具有一定的样本数，通常小鼠、大鼠应每组为10～30只，家兔、猫为8～12只，犬为5～10只。另一层含义是在同样条件下进行实验重复，如抗肿瘤药效学试验需重复3次，以保证结果的可靠性。为保证实验的重现性，在实验条件方面如动物的品系、体重、年龄、性别、饲养条件等，药物的含量、溶剂、酸碱度、给药时间与间隔等应尽量保持一致，并在研究报告中予以介绍。

（二）评价方法

1. 药物有效性评价

药物有效性评价可分为体外和体内两类方法。

体外方法是在体外进行的药物有效性观察，包括离体器官和离体组织、细胞培养、试管测试等。体外试验减少了部分干扰因素，并可减少实验动物的用量。体外试验方法常用于药物作用机制的研究。

体内方法是对整体动物进行的有效性观察，可用正常动物进行试验，也可使用病理模型动物。按用药期和实验观察期，可进行短期试验或长期试验。体内试验虽影响因素多，重现性较体外试验差，但接近人体情况，观察了药物的药动学和药效学过程，是药物有效性必须评价的内容。

2. 不同层次的药物有效性研究方法

完整的药物有效性评价应在整体、离体组织或器官、细胞和分子水平进行评价。目前生命科学发展迅速，现代生物学先进技术已大量用于药物的筛选与评价。

生物大分子的研究是现代医学和药物学研究最基础和最有成效的领域，药物分子水平的研究是揭示药物作用机制的主要方法，人类基因组计划、后基因组研究是推进生命科学研究的主流。近年来，药物代谢组学、毒性代谢组学研究已得到高度重视，并已取得了一些进展，为了解药物或毒物对生物体整体性影响提供了帮助。细胞是生命体的最基本单元。药物作用主要是通过调节细胞机能而发挥作用。细胞水平研究是药物有效性评价最基本的实验模型。细胞功能测定、细胞内信号转导、细胞间相互作用、细胞形态学观察等是观察药物分子对机体影响的最直接方法，同时也是药物分子机制研究的基础。离体器官或组织保持了完整细胞群的形态和功能，同时避免了机体神经、体液、免疫的影响，可直接观察药物对器官或组织的生理、生化影响。离体器官或组织研究可观察药物对细胞群的机械力、分泌活动、电生理活动的影响，是分子水平、细胞水平与整体水平之间的桥梁。药物对整体动物的影响是药物对机体生理、生化影响的综合表现，是药物从实验阶段过渡到人体研究的关键一步。药物治疗目的不同，所选择的动物种属、年龄、机能状态也不同，给药途径与给药期也有变化。

（三）实验设计

1. 给药剂量设计

药效学试验通常应反映药物的量效关系，即在一定剂量范围内药物效应随剂量增大而增强。一般情况下，试验应设 3 个以上剂量组，确定药物的最低有效剂量和接近最大反应的剂量。在量效关系明确的情况下，最好能计算出 ED_{50} 和 ED_{95}。剂量组设置通常按等比数原则，2 倍或 3 倍数常用。安全范围较小或有效剂量范围窄的药物也可采用等差级数分组。

在确定药效学剂量时，常需参考人体或某种动物的有效剂量，一般按不同种属动物间剂量换算的方法确定大致的剂量。换算方法介绍如下。

标准动物的等效剂量换算：

先按表 11-1 查出折算系数（K），再按式（11-1）计算。

$$DA = K \cdot DB \tag{11-1}$$

式中，DA 为 A 种动物的剂量，mg/只或 g/只；DB 为 B 种动物的剂量，mg/只或 g/只。

表 11-1　标准动物等效剂量（mg/只或 g/只）的折算系数（K）

A 种动物	B 种动物							
	小鼠	大鼠	豚鼠	兔	猫	猴	犬	人
	20 g	200 g	400 g	1.5 kg	2 kg	4 kg	12 kg	70 kg
小鼠 20 g	1.0	7.0	12.25	27.8	29.7	64.0	124.0	388.0
大鼠 200 g	0.14	1.0	1.74	3.9	4.2	9.2	17.8	56.0
豚鼠 400 g	0.08	0.57	1.0	2.25	2.4	5.2	9.2	31.5
兔 1.5 kg	0.04	0.25	0.44	1.0	1.08	2.4	4.5	14.2
猫 2 kg	0.03	0.23	0.41	0.92	1.0	2.2	4.1	13.0
猴 4 kg	0.016	0.11	0.19	0.42	0.45	1.0	1.9	6.1
犬 12 kg	0.008	0.06	0.10	0.22	0.23	0.52	1.0	3.1
人 70 kg	0.0025	0.018	0.031	0.07	0.078	0.16	0.32	1.0

2. 动物模型选择

动物模型选择是否适当，影响药物效果与结果判断。在新药药效学评价时，有成熟和公认的模型时应优先选择，以保证实验结果的可信性。每项药效作用常用 2 种以上的动物模型进行评价。对传统中药进行药效学试验时，模型选择应考虑中医证候和特异性。用于药物有效性评价的动物主要有小鼠、大鼠、家兔、豚鼠、猫、犬等，微型猪、猴的使用也在增加。

动物模型有自发性病理模型和实验性模型两大类。自发性动物模型包括突变系遗传疾病，如高血压模型大鼠、无胸腺裸鼠、高血糖小鼠、自发肿瘤模型、肥胖症小鼠等。实验性动物疾病模型是通过化学、物理、生物等因素，人工诱发器官、组织或全身性损害，动物在功能、形态或代谢上与人体相应疾病状态相似，如动物发热模型、动物食物性高血脂模型、动物佐剂性关节炎模型等。

3. 观察指标选择

观察指标的选择应考虑以下问题。①特异性：所选指标应针对性强、专属性好，反映病因的本质。②客观性：尽可能采用客观指标观察，包括仪器检测指标，以期减少人为判断误差。③敏感性：尽可能监测实验过程中的轻微变化，以期减少假阴性结果。④量化性：当观察指标为质反应指标时，尽可能进行数据量化记录，确定分级标准进行量化观察，以提高观察的灵敏度，进行分级统计处理。⑤重现性：应尽可能控制实验过程中的干扰因素，保证观察结果具有良好的重现性。

（四）纳米药物的有效性

纳米药物通过提高生物利用度和使药物集中于靶部位而提高药物的疗效，同时也降低药物的不良反应。目前，纳米技术较多用于抗肿瘤药物及多肽蛋白质类药物的纳米载药体系，以达到提高药物有效性的目的。

1. 抗肿瘤药物

制备聚甲基丙烯酸酯多柔比星纳米球，比较其与游离多柔比星对单核样白血病细胞株 U-937 的抗肿瘤活性，实验发现纳米球的活性为游离药物的 3 倍。荷网状细胞肉瘤的小鼠给予多柔比星纳米粒后，癌细胞的转移数目较游离多柔比星明显降低，小鼠成活率明显提高。在肿瘤模型小鼠中比较米托蒽醌纳米粒和脂质体的抗肿瘤活性，米托蒽醌纳米粒和脂质体均能提高米托蒽醌的抗瘤活性，脂质体能明显延长 P388 白血病小鼠的存活时间，纳米粒则使 B16 黑色素瘤体积明显减小。阿克拉霉素 A 聚氰基丙烯酸异丁酯毫微粒与游离阿克拉霉素 A 比较，对原位移植人肝癌裸小鼠的抑瘤率明显提高，肿瘤细胞增殖阳性率明显降低。将紫杉醇包裹于聚乙烯吡咯烷酮（PVP）的纳米粒后，可使荷黑色素瘤的 C57BL/6 小鼠的肿瘤体积明显减小，动物存活时间明显延长，抗肿瘤活性明显强于游离的紫杉醇。三尖杉碱（HT）BCA 纳米粒静脉注射后对小鼠 S180 肉瘤的抑制率明显高于游离的三尖杉碱，其 LD_{50} 值也明显高于游离的三尖杉碱。

二乙烯三胺五乙酸（DTPA）为一种细胞外螯合剂，具有抑制人巨细胞病毒复制和抗肿瘤作用。用人乳腺癌细胞株（MCF-7）和神经母细胞瘤细胞株（UKF-NB-3）评价 DTPA 对肿瘤细胞的作用。当 DTPA 与人体血清白蛋白（HSA）共价结合后，在蛋白质载药系统如 HSA-NP、明胶 B 型分子、明胶 B 型纳米粒作用下，细胞对药物的摄入量增加，DTPA 的杀肿瘤细胞作用和抗病毒活性可提高 5～8 倍。激光共聚焦显微镜检测显示，MCF-7 和 UKF-NB-3 细胞株可摄入 DTPA-HSA-NP。用 KB 细胞和 HeLa 细胞体外评价多金属氧酸盐脂质体（LEP）对细胞的通透性、稳定性和抗肿瘤作用，脂质体体外抗肿瘤活性增加，体内对 HL-60 细胞的毒性降低。人鼻咽癌细胞（KB）和人前列腺癌细胞（LNCaP）高度表达叶酸结合蛋白，连接不同量叶酸的纳米粒进入两种细胞的活性不同。在 RT-PCR 分析中，KB 细胞高度表达叶酸受体 mRNA，而 LNCaP 细胞则不表达。相反，LNCaP 高度表达前列腺特异性黏膜抗原 mRNA。表明连接叶酸纳米粒在人口腔癌细胞和人前列腺癌细胞中的摄入机制有所不同，连接叶酸纳米粒更可能用作前列腺癌基因治疗的靶向载体。23 个氨基酸合成的溶解性多肽（Hecate）与磁性纳米粒共价结合，在乳腺癌细胞株（MDA-MB-435S）的体外培养显示，多肽磁性纳米粒具有抑癌效果。血管内皮细胞生长因子（VEGF）多柔比星长循环脂质体对靶细胞肿瘤血管内皮细胞的杀伤作用优于多柔比星长循环脂质体，与游离多柔比星相似，对非靶细胞平滑肌细胞的毒性明显低于游离多柔比星。ND-1 是选择性与大肠癌特异结合的单抗，包入 ND-1 免疫脂质体的紫杉醇对表面具有特定抗原的靶细胞的生长抑制作用明显提高，对癌细胞的杀伤作用为游离紫杉醇的 88.7 倍，是普通脂质体的 6.7 倍。

2. 抗微生物药物

在感染沙门菌小鼠的模型中，氨苄西林的聚氰基丙烯酸异己酯（PIHCA）纳米粒 0.8 mg/kg 剂量的抗菌活性与 32 mg/kg 游离药物相当，小鼠能全部成活，而未经治疗的模型组小鼠在 10

天内全部死亡。通过对感染伤寒沙门菌鼠存活率进行评价，发现庆大霉素 PBCA 纳米粒在剂量为 2 mg/kg 时药效即与游离药物 20 mg/kg 相当，有效剂量降低为原来的 1/10。两性霉素 B 的传统制剂为去氧胆酸钠盐（商品名 Fungizone），用纳米技术将两性霉素 B 制成脂质体纳米制剂（LNS-AmB），与 Fungizone 比较，体内外抗真菌活性相同，但溶血反应明显降低。环丙沙星聚氰基丙烯酸异丁酯（PIBCA）纳米粒通过静脉注射给予家兔，其药动学特征发生了明显改变，表现为 $t_{1/2}$、AUC、V_d 增加，而 CL 降低。人巨噬细胞内鸟分枝杆菌有效性试验表明环丙沙星纳米粒较游离环丙沙星更有效。但在进行纳米材料的细胞毒性评价时发现，当 PIBCA 浓度高于 80μg/mL 时对活的巨噬细胞具有强烈的还原作用，这可导致环丙沙星纳米粒不能达到预期效果。

3. 抗寄生虫药物

伯氨喹聚己基丙烯酸烷酯（PHCA）纳米囊体外对利什曼原虫的作用为游离伯氨喹的 21 倍。伯氨喹纳米粒对小鼠黑热病的 ED_{50} 明显低于游离伯氨喹，纳米粒的 ED_{90} 与游离药物的 ED_{50} 相近，表明纳米粒的活性明显高于游离药物。

4. 多肽和蛋白质药物

胰岛素锌为低水溶性药物，用泊洛沙姆、去氧胆酸钠和水在中性条件下采用磨粉技术制备胰岛素锌纳米分散体，经皮下和十二指肠给药能有效降低高血糖大鼠血糖水平。胰岛素聚氰基丙烯酸酯（PACA）纳米粒皮下注射后降糖作用持续 12～24 h，胰岛素 BCA 纳米粒在糖尿病大鼠皮下注射后降糖作用最长达 7 天，而胰岛素注射液的降糖作用仅维持 8 h，表明纳米粒的降糖时间明显长于注射液。胰岛素纳米囊在糖尿病大鼠皮下注射后降糖作用可持续 7 天，3 天 1 次给药的降糖作用可接近 1 天 3 次常规的胰岛素治疗效果。TNF-α纳米粒在 S180 实体瘤小鼠中的抗肿瘤活性高于游离 TNF-α，纳米粒的抑瘤率明显提高，且动物未出现体重降低。鲑降钙素纳米囊大鼠灌胃的生物利用度可达 40%，降钙活性为静脉注射的 45%。

5. 基因治疗药物

粒径 100～120 nm 的 pDNA 磷酸钙纳米粒可作为高效非病毒基因载体，在低酸性缓冲液（pH=5.0）中释放 DNA，体外转染（transfection）效率高于已商品化产品 Polyfect。磷酸钙纳米粒（CPNP）作为非病毒载体能转载外源性 DNA 到靶细胞，并具有高转染效率，具有 DNA 结合特性和防止 DNA 降解作用，对人鼻咽癌细胞（CNE-2）无明显毒性。叶酸连接纳米粒（NP-F）与质粒 DNA 的复合物在鼻咽癌细胞（KB）、前列腺癌细胞（LNCaP）和胰腺癌细胞（PC-3）中显示了高的 DNA 转染效率。在 LNCaP 细胞中该基因载体与单纯疱疹病毒胸腺核苷激酶（HSV-tk）和连接通讯基因（*Cx43*）一起提高了更昔洛韦抑制细胞生长的作用。基因（*HSV-tk* 和 *HSV-tk/Cx43*）-F-NP 对 KB 和 LNCaP 细胞异种皮移植的肿瘤生长有明显的抑制作用，表明叶酸连接纳米粒是运载人前列腺癌和鼻咽癌自杀基因的有潜力的载体。1,2-二油酰-3-三甲铵丙烷（DOTAP）是阳离子脂质体，DOTAP/胆固醇纳米粒作为一种非病毒基因载体能有效运载 *mda-7/IL-24* 基因至人肺癌异种皮移植瘤中，抑制肿瘤的生长和肿瘤中血管的生成。PLGA/PLGA 混合纳米粒作为新的基因治疗载体可控释质粒 DNA，对人乳腺癌细胞株（MCF-7）无明显的毒性。小鼠在感染呼吸道合胞病毒前后鼻内给予靶向病毒 *NS1* 基因的 siRNA 纳米粒，能明显降低肺组织的病毒滴度，降低炎症反应。阴离子硅纳米粒表面用 AHAPS 修饰，在小鼠肺的基因转载能力为绿色荧光蛋白（*GFP*）基因的两倍，细胞毒性很低或无。DOTAP/胆固醇纳米粒能有效转载肿瘤抑制基因 *FUS1*，用于肺癌的全身基因治疗，但同时引起剂量相关的炎症反应。小分子的抑制剂能抑制炎症反应而不影响基因表达。

6. 局部应用药物

大分子物质如多肽和蛋白质难以克服黏膜障碍，进入血液循环前即被降解。聚多糖甲壳素纳米粒对胰岛素、降钙素、破伤风类毒素具有转运作用。毛果芸香碱 PBCA 纳米粒与毛果芸香碱水溶液剂比较，在家兔的眼内压升高作用评价中，发现前者作用维持时间明显延长。药动学研究表明，纳米制剂的药时曲线下面积显著增加，消除半衰期也明显延长。环孢素 A 纳米粒用于眼部给药，使环孢素 A 在角膜中的浓度比环孢素 A 溶液高 5 倍，维持时间延长 3 天以上。用双标记激光共聚焦显微镜观察到聚合物纳米粒呈时间依赖性优先聚集在猪皮肤毛囊的开口处，这种局部化现象与粒径大小有关，粒径越小，在毛囊处聚集得越多，而且在皮肤沟纹中也发现有纳米粒。

（五）大数据背景下的纳米药物的有效性评价研究

纳米药物的研究与开发已取得了一定的成就，并不断在扩大应用范围。纳米技术在改善药物的生物利用度和靶向性方面的应用前景经过多种药物的研究已得到证实，在生物材料和基因载体方面的应用也具有良好的前景。纳米技术应用于药物制剂研究已是发展趋势，在提高药物疗效和降低药物毒性方面已有瞩目进展。纳米药物的有效性和安全性评价应随着纳米药物剂型的发展建立完善的相关评价体系，以推动纳米药物的进一步研究和开发。

近年来，纳米技术取得了长足的发展，在众多疾病治疗领域展现出极佳的优越性与良好的治疗效果。不同类型的纳米粒可构建药物靶向递送载体，进一步根据特定疾病选择最佳药物载体类型并优化纳米特性，例如大小、形状、电荷、材料与表面功能化等，解决血液或口服系统给药导致的药物治疗效果差以及药物脱靶问题，使得疾病治疗效率得到极大提升。纳米技术在肿瘤领域内研究十分广泛，通过纳米技术调控免疫系统以治疗癌症同样已取得很多进展。癌症疫苗、靶向肿瘤细胞和肿瘤微环境的纳米技术的结果同样令人鼓舞。

心血管疾病如血栓、心血管损伤、动脉粥样硬化等一直是威胁人类身体健康与生命的首要因素。纳米技术现已成为治疗心血管疾病的又一有效选择。纳米药物可以显著克服小分子抗心血脑药物血液循环时间短、药效差的问题。通过进一步利用血栓靶向、炎症靶向等纳米技术实现纳米粒在心血管疾病病灶部位的选择性蓄积，从而更有效地溶解血栓、修复受损血管，弥补小分子药物治疗心血管疾病的固有缺陷。

神经系统疾病目前也在纳米技术的推动下得到了长足的进步与发展。通过纳米技术有效调控血脑屏障很好地解决了某些药物无法到达脑部病灶的问题，从而显著缓解或治愈阿尔茨海默病、癫痫、精神分裂症、抑郁症以及躁狂症等神经系统疾病。此外，纳米水凝胶等技术也有效改善了目前极难治疗的脊柱神经损伤疾病。

近期，人工血液成为纳米技术一个新的研究重点。基于全氟化碳、血红蛋白等的人工仿生纳米红细胞具有高载氧的特性，弥补了红细胞供应不足、保质期短、无法到达狭窄血管病变区的缺陷。仿生纳米红细胞可用于战场急救、血液替代、肿瘤放化疗增敏、器官保存以及急性肺损伤等疾病，有效缓解目前全国普遍性的“血荒”状态。

当前，“纳米中药”成为中药现代化与标准化的新研究方向。纳米技术中物质超微化所表现出来的表面尺寸效应，有效解决了中药活性分子提取效率低的问题，明显缩短中药炮制的时间，可更好地保持中药有效成分的活性，增强中药在体内递送的效率与治疗的效果。“纳米中药”必将进一步加快中药标准化进程，更好地散发国粹中药的光芒。

基于纳米技术的疾病诊断、治疗等产品在临床进行着广泛的研究。纳米技术可广泛应用于肿瘤、心血管疾病、神经系统疾病等，具有光明的应用前景，将在未来弥补小分子药物在疾病治疗中的缺陷，从而为改善人类的身体健康，提高人类的生命质量做出新的贡献。

随着纳米技术研究的不断深入，特别是新理论的形成，将为基于纳米技术的疾病诊断和治疗开辟新的方向。在原有纳米增溶、靶向调控或触控释放等理论基础上，利用人工智能、3D 打印、生物医学、大数据分析和生物信息学等领域的前沿科学理论与纳米技术进行融合将成为纳米技术进一步蓬勃发展的契机，为医疗健康行业带来一场全新革命。在新的理论指导下，纳米技术将焕发出更大的活力，全面提高各种疾病的临床治疗效果，进一步加快人类疾病诊断、预防与治疗的科学进程。

思考题

1. 纳米药物有效性研究主要从哪几个方面展开?

2. 纳米药物的有效性评价除遵循药物有效性评价的一般原则和方法外，其有效性评价有何侧重点?

3. 药物纳米化后，其药代动力学特点从哪些方面发生变化?

第三节　纳米药物的安全性评价

学习目标

1. 掌握　纳米药物安全性评价的意义。
2. 熟悉　纳米药物安全性评价的重点研究方向。
3. 了解　不同给药途径的纳米药物安全性评价侧重点的区别。

一、背景

纳米药物由于其特殊的纳米尺度效应和纳米结构效应等理化特性，具有较为特殊的生物学特性。纳米药物在体内可能通过被动靶向、主动靶向、物理靶向、化学靶向等方式高选择性地分布于特定的器官、组织、细胞、细胞内结构，改变原型药物的药代动力学特征如体内组织分布，并进而影响其安全性。

发展纳米医学为社会带来了巨大的利益。然而，社会各界很快意识到纳米结构材料所带来的健康效应是不容忽视的问题，并纷纷表示高度关注：它们是否对健康产生不可预见的危害？纳米材料具有高度的重现性和单分散性，因此，它们被认为是可能引起毒性的潜在因素。①纳米结构与其物理维度有关的独特的光、电、磁性质，它们在生物体内的分解可能会导致独特的、难以被预测的化学或生物学效应。②纳米结构表面与许多催化和氧化反应有关。由于纳米材料的比表面积非常大，一旦它们诱导细胞毒性，那么这些毒性可能远远大于组成相似的块体材料所引起的毒性。③某些包含金属或毒性物质成分的纳米结构材料，一旦分解可能引起与成分本身类似的毒性反应。这种潜在危害的关注，无论是真实的还是推测的，都制约纳米技术的发展，了解和认识纳米材料和纳米产品的毒理学效应与安全性，不仅对纳米科技本身的发展有帮助，而且对于人类环境健康和公共安全性也是非常重要的。

二、纳米药物安全性评价的基本原则

在纳米药物的安全评价过程中，由于纳米药物情况复杂，应基于纳米药物的特性，开展针对性的非临床安全性研究。其安全性研究应遵循“具体问题具体分析”的原则。实验设计应符合随机、对照、重复的基本原则。对于创新纳米药物，应进行全面系统的非临床安全性评价研究。应基于纳米药物结构及其功能的表征信息，结合其物理化学性质，对其非临床安全性进行研究。

2021 年 8 月，国家药品监督管理局为规范和指导纳米药物研究与评价，部署国家药品监督管理局药品审评中心组织制定了《纳米药物非临床安全性研究技术指导原则（试行）》（以下简称“《指导原则》”)。《指导原则》将纳米药物安全性评价的基本内容分为试验系统的选择、受试物、试验设计的基本考虑、重点关注内容、不同给药途径的特殊关注点。

三、纳米药物安全性评价的基本内容

（一）试验系统的选择

在纳米药物安全性研究时，为获得科学有效的试验数据，应选择适合的试验系统。选择试验系统时，在充分调研受试物的药效学、药代动力学研究等相关文献资料的基础上，还至少应考虑以下因素：试验系统对纳米药物的药效学反应差异，如敏感性、特异性和重现性；实验动物的种属、品系、性别和年龄等因素。如果选择特殊的试验系统，应说明原因和合理性。

由于纳米药物具有特殊的理化性质，一般情况下，可根据纳米药物的特点先开展体外试验进行早期筛选和安全性风险预评估，如细胞摄取及相互作用、补体激活情况等研究。在进行动物体内试验时，若已知特定动物种属对某些纳米药物的毒性更为敏感，应考虑将其用于试验。随着纳米药物的不断发展，替代的毒性测试方法可能有助于研究纳米药物与生物系统的相互作用。快速发展的成像技术以及多种毒理组学技术（如基因组学、蛋白质组学和代谢组学等）可考虑作为毒性评价的补充研究。

（二）受试物

受试物应能充分代表临床拟用样品。应提供生产过程、关键质量特征、制剂等方面的信息，如稳定性（药物和载体的化学稳定性、物理稳定性）、分散剂/分散方法、纳米特性（粒径、粒径分布、比表面积、表面电荷、表面配体等）、表面性质（包衣及厚度、配体及密度等）、载药量、浓度、溶解性、药物从载体的释放、纳米药物的聚集状态及变化过程、表征的方法和检测标准等。

由于在储存和运输等不同条件下纳米药物活性形式的稳定性以及纳米药物的功能性、完整性、粒径范围、载体材料的稳定性及可能降解产物等可能发生变化，试验前应考虑在不同的时间间隔内使用合适的技术方法对纳米药物的纳米特性（粒径分布、表面性质、药物载量等）和分散稳定性（在介质中溶解、均匀分散或团聚/聚集）进行测定和量化。纳米药物可能产生团聚或者存在稀释后包裹药物释放改变等可能性。若纳米药物需稀释和/或配制后给药，应关注纳米药物配制后在不同浓度、溶剂、体外细胞培养液或者其他体外试验体系下的稳定性、均一性和药物释放率等特征是否发生改变。体外试验需要评估受试物是否在体外细胞培养液或者其他体外系统中产生团聚，需要测试满足体外试验浓度和时间条件下纳米药物颗粒大小是否发生改变，评估体外试验进行安全性评价的可行性。

（三）试验设计的基本考虑

纳米药物安全性研究的试验设计除遵循普通药物安全性研究的一般原则外，还应关注以下几个方面。

1. 给药剂量

纳米药物由于溶解性、稳定性等多方面因素与普通药物有差异，可能会影响到试验中拟给予的最大给药剂量。在描述纳米药物的剂量反应关系时，除采用传统的质量浓度外，可考虑同时提供质量浓度和纳米颗粒数目/比表面积的剂量单位信息。

2. 对照组设置

对于包含新药物活性成分的纳米药物，建议设计单独的药物活性成分组，以考察纳米药物与单独的药物活性成分相比在安全性方面的差异。对于包含新纳米载体的纳米药物，一般应设计单独的无药纳米载体组，以考察新纳米载体的安全性及其对活性药物成分的安全性的影响。

3. 检测时间和频率

部分纳米药物在组织中的清除速度较慢，即使停药一段时间后仍可能存在蓄积，应根据纳米药物在不同组织器官中的蓄积情况合理设置毒性指标的检测时间点和检测频率，必要时可考虑适当延长恢复期的时间和/或设置多个恢复期观察时间点。

4. 结果分析和风险评估

应重点关注纳米药物及其活性成分和/或载体材料相关的神经系统、生殖系统和呼吸系统毒性，以及遗传毒性、致癌性、免疫原性、免疫毒性等，对组织靶向性、毒性特征和作用机制进行综合分析和评估。

在免疫功能评估时，应考虑对免疫激活（如补体系统、细胞因子分泌、诱导抗体反应和过敏反应等）或免疫抑制的影响，必要时关注对单核吞噬细胞系统功能的影响。在对产品或工艺进行变更（如产品或工艺优化）之前，应根据变更的程度及风险，谨慎评估对产品安全性的影响。必要时，需开展非临床对比研究。

（四）重点关注内容

1. 免疫原性和免疫毒性

纳米药物主要经单核吞噬细胞系统（mononuclear phagocytic system，MPS）的吞噬细胞清除。由于吞噬细胞主要由聚集在淋巴结和脾脏的单核细胞和巨噬细胞以及肝巨噬细胞（Kupffer 细胞）等组成，因此纳米粒子更容易聚集到肝脏、脾脏和淋巴组织等器官组织。此外，纳米颗粒在体内可能会与体液的不同成分相互作用，在纳米材料表面吸附不同生物分子

（以蛋白质分子为主）形成生物分子冠层（如蛋白冠），进而被免疫细胞表面受体识别，容易被免疫细胞捕获吞噬，或者蓄积于单核吞噬细胞系统，产生免疫原性和免疫毒性，还可导致类过敏反应。

在纳米药物的研发和使用过程中，应关注纳米药物由其特殊性质、靶点情况、拟定适应证、临床拟用人群的免疫状况和既往史、给药途径、剂量、频率等相关因素导致的免疫原性和免疫毒性风险，根据免疫反应的潜在严重程度及其发生的可能性，确定相应的非临床安全性评价策略，采用“具体问题具体分析”原则进行免疫原性和免疫毒性的风险评估，必要时结合追加的免疫毒性研究进行综合评价。应考虑到纳米药物可能存在免疫增强、免疫抑制、补体活化、炎症反应、过敏反应、细胞因子释放等风险，设计特异性的试验进行评估。免疫原性和免疫毒性相关评估方法可参考《药物免疫原性研究技术指导原则》、ICH S8 等指导原则中的相关要求，如图 11-6。

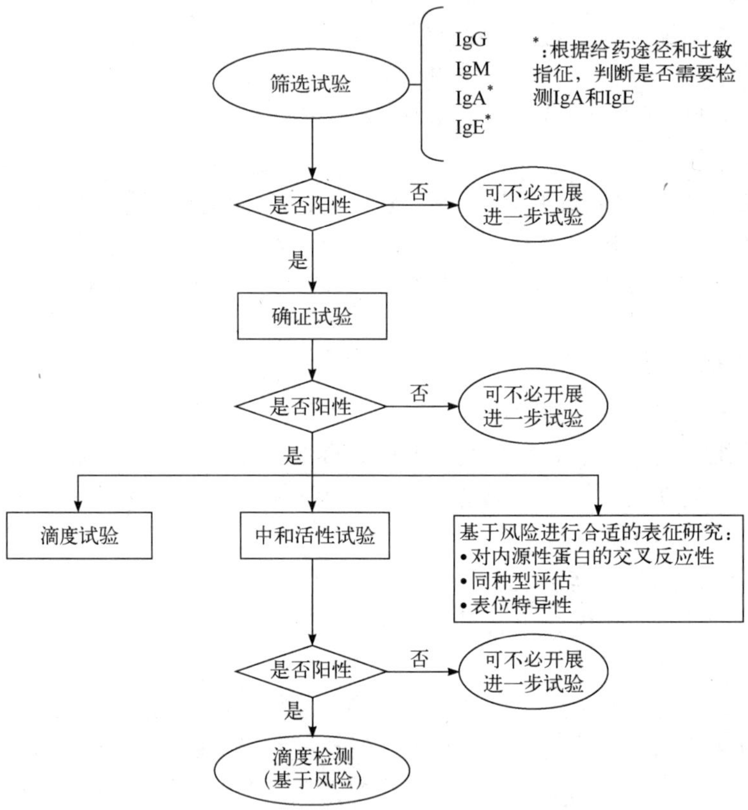

图 11-6　免疫原性和免疫毒性相关评估流程

2. 神经系统毒性

神经系统是人体较为脆弱且具有特殊保护系统的组织。纳米药物比大粒径药物更容易穿过血脑屏障。用于治疗脑疾病的靶向纳米药物的主要缺点就是神经毒性，可导致记忆缺陷、行为改变、神经元结构和膜电位改变，并诱导细胞毒性、遗传毒性和表观遗传改变。已知二氧化钛纳米颗粒（TiO_2 NPs）可通过破坏血脑屏障，诱导神经炎症，增加氧化应激（oxidative stress，OS）和蛋白质聚集，在体内引起神经毒性。

纳米药物与普通药物相比更容易透过血脑屏障，在某些情况下可能会增加安全性担忧。一些纳米药物透过血脑屏障后进入中枢神经系统，产生相应的生物学效应和/或导致神经毒性。因此，对于纳米药物，应关注纳米药物透过血脑屏障的情况（如血脑浓度比值），评估其潜在神经毒性作用。纳米药物的神经毒性研究应根据受试物分布特点，结合一般毒理学、安全药理学试验结果等综合评价神经毒性风险，并根据评估结果决定是否需要开展进一步的补充研究。对于具有潜在神经毒性风险的纳米药物，建议开展体外毒性研究（如神经细胞活力测定和细胞功能测定）和体内动物试验。体内动物试验主要包括神经系统的安全药理学试验，以及结合重复给药毒性试验开展的神经系统评价，必要时可考虑开展神经行为学试验和使用成像技术追踪纳米药物及载体在神经系统内的迁移、分布和吸收等研究。某些纳米药物由于其药代特征的改变可能引起外周神经毒性，应根据品种具体情况进行针对性研究。

3. 遗传毒性

遗传毒性是指环境中的理化因素作用于有机体，使其遗传物质在染色体水平、分子水平和碱基水平上受到各种损伤，从而造成的毒性作用。遗传毒性研究在药物研发中处于比较重要的位置，尤其是在药物筛选阶段，在很大程度上遗传毒性试验结果将影响到药物开发的进程。但是遗传毒性的假阳性结果和假阴性结果难以避免，尤其是近年来体外哺乳动物细胞试验系统阳性结果（该结果与人用危险不相关）过高的问题已引起广泛关注。因此对结果进行综合分析尤为重要。FDA 于 2006 年出台了《推荐的遗传毒性试验结果综合分析法指导原则》，对遗传毒性试验出现阳性结果如何评价和处理进行了讨论。

新药物活性成分的纳米药物和新纳米载体/辅料需要开展遗传毒性评价。由于纳米药物对活性成分的载药量、释放行为和细胞摄取程度有影响，也与药代动力学、生物分布和清除途径以及药物递送机制等密切相关，因此，建议根据纳米药物的作用特点，以遗传毒性标准组合试验为基础，设计合适的试验并开展研究。

某些纳米药物细胞摄取程度可能不同于普通药物，因此进行体外遗传毒性试验时应分析其细胞摄取能力。细菌回复突变试验（Ames test）可能不适合于检测无法进入细菌内的纳米药物。体外哺乳动物细胞试验建议使用可摄取纳米药物的细胞系，同时应考虑纳米药物在细胞内发挥作用的浓度、时间点进行合适的试验设计，并同时对细胞摄取能力进行分析。进行体内遗传毒性试验时，需通过适当方式研究确定纳米药物在骨髓、血液等取样组织中有暴露且不会被快速清除，否则可能导致假阴性结果。

4. 致癌性

纳米药物开展致癌试验的必要性以及致癌性试验要求可参考 ICH S1 指导原则。

5. 生殖毒性

纳米药物可能容易通过胎盘屏障、血睾屏障、血乳屏障等生物屏障，从而对生殖器官、生育力、胚胎-胎仔发育、子代发育产生不良影响。纳米药物可能直接作用于胎儿导致胎儿生长发育异常或通过干扰胎盘的功能而间接影响胎儿发育。例如，胎盘是母体与胎儿进行物质交换的生理基础，在调节胎儿营养的同时可阻挡病原体或有害物质透过胎盘进入胎儿体内，又称胎盘屏障。有研究显示，纳米二氧化钛通过干扰胎盘血管形成及细胞增殖与凋亡过程影响胎盘的生长和发育。胎盘功能受损不仅可影响胎儿正常的营养供应，还可因屏障作用减弱使胎儿暴露于外源物的风险增加。因此，应关注纳米药物的生殖毒性风险。

纳米银直径极小（1～100 nm），有独特的量子效应、小尺寸效应和极大的比表面积，很容易进入病原体内，与菌体中酶蛋白的巯基迅速结合，使一些重要的基团或酶失去活性，从而达到杀灭细菌、修复组织、促进伤口愈合的目的。纳米银可以通过多种商业产品进入生殖系统，如避孕工具和女性卫生用品。纳米银可引起生殖系干细胞线粒体功能减退、细胞膜泄漏及细胞凋亡。在大鼠胚胎干细胞和胚胎成纤维细胞中，多糖包被和未包被的纳米银均可以引起 DNA 损伤，此 2 种类型的纳米银通过上调细胞周期检查点蛋白 p53、DNA 损伤修复蛋白 Rad51、磷酸化的 H2AX 的表达来引发细胞凋亡。纳米银的表面化学可以引起不同的 DNA 损伤类型，如表面包被的纳米银比未包被的纳米银引起更严重的 DNA 损伤。多糖包被的纳米银分散度好，相比之下未包被的纳米银易于凝聚，导致可接触到的纳米银表面减少，限制纳米银通过细胞膜与细胞器结合。有报道淀粉、牛血清白蛋白和聚乙烯吡咯烷酮（PVP）包被的纳米银对细胞和动物有毒性。

生殖毒性评价的研究策略、试验设计、实施和评价等参考 ICH S5 指导原则，同时应关注纳米药物在生殖器官的分布和蓄积情况。在生育力与早期胚胎发育试验中，如果纳米药物存在蓄积或延迟毒性，可考虑适当延长交配前雄性动物给药时间，除常规精子分析（如精子计数、精子活力、精子形态）外，必要时可增加检测精子功能损伤的其他指标。在围生期毒性试验中，应注意考察 F1 子代的神经毒性、免疫毒性、免疫原性等毒性反应情况，必要时可开展更多代子代（如 F2、F3 等）的生殖毒性研究。

6. 制剂安全性

对于注射剂型，在进行体外溶血试验时应关注纳米药物在溶液中是否会存在团聚现象。若发生团聚，因对光线存在折射和散射的效应可能会导致测量结果失真，不宜采用比色法（分光光度计）进行体外溶血试验，推荐采用体内溶血的方法进行试验。

7. 毒代动力学

纳米药物受其尺度、表面性质和形状等物理化学性质的影响，药物的转运模式发生变化，其体内吸收、分布、代谢、排泄等药代动力学行为均可能发生明显变化，进而引起有效性与安全性方面的改变。部分纳米药物可能在组织中存留的时间较长，组织暴露量高于系统暴露量，尤其在毒性剂量下在组织中的存留时间可能会明显比药效剂量下更长，在体内某些组织器官发生蓄积，这种蓄积作用在纳米药物多次给药后，可能产生明显的毒性反应。因此，应通过毒代动力学研究纳米药物在全身和/或局部组织的暴露量、组织分布和清除（必要时）以及潜在的蓄积风险，为纳米药物的毒性特征的阐释提供支持性数据。

药物非临床药代动力学研究相关指导原则的一般原则适用于纳米药物。但与普通药物相比，纳米药物因其特殊的纳米尺度效应和纳米结构效应等理化特性，使其具有特殊的生物学特性，从而导致其药代动力学特征与普通药物可能存在较大差异，如组织分布、蓄积和清除等。此外，由于纳米药物理化性质的特殊性及体内可能存在多种形态，对其药代动力学研究方法存在特殊要求。研究者需根据不同纳米药物的特点，科学合理地进行试验设计，并对试验结果进行综合评价，为非临床有效性及安全性评价提供参考，以支持开展相应的临床试验。

（1）载体类纳米药物药代动力学研究　与普通药物相比，载体类纳米药物具有特殊的纳米尺寸、纳米结构和表面性质等，这可能导致药物的理化性质和生物学行为发生变化，如提高药物的体内外稳定性、改善药物的溶解性、改善药物的释放特性、促进药物的跨膜转运、改变药物的药代动力学特征、体内分布以及对组织器官或细胞的选择性等。充分了解载体类纳米药物的体内、体外药代动力学信息对其非临床安全性和有效性评价具有重要的意义。

普通药物在进入体内达到分布平衡后，一般情况下药物在循环系统中的浓度与在靶组织中的浓度呈正相关，基于血药浓度的传统药代动力学模型，可以间接反映药物在靶组织中的浓度及其药理效应。但是载体类纳米药物在体内一直存在着释药过程，在测定载药粒子、载体材料、负载与游离型药物浓度的基础上，结合纳米药物发挥药效的作用方式，鼓励建立适合于纳米药物的药代动力学模型，以评估载体类纳米药物的药代动力学行为。

（2）药物纳米粒药代动力学研究　药物纳米粒通常采用特定制备方法直接将原料药等加工成纳米尺度的颗粒，然后再制成适用于不同给药途径的剂型。纳米粒子的形成可能明显改变活性药物的溶出特征及其与机体的相互作用，因此其体内药物动力学行为可能发生明显改变。药物纳米粒是由药物自身形成的固态粒子，与载体类纳米药物有一定的相似性，因此其药代动力学研究可参考载体类纳米药物的研究思路，并根据药物纳米粒的特征进行适当调整。药物纳米粒的体内过程也可以采用标记法进行研究，但由于药物纳米粒的骨架排列紧致，标记物不易被包埋。药物纳米粒的标记可采用杂化结晶技术，探针的使用应不影响药物纳米粒的基本理化性质和药代动力学行为。仅以提高表观溶解度和溶解速率为目的的口服药物纳米粒的药代动力学研究可参考非纳米药物的研究思路。

对于安全性评价中的毒代动力学研究及体内药物分析方法的具体技术要求，可参考《纳米药物非临床药代动力学研究技术指导原则（试行）》和《药物毒代动力学研究技术指导原则》《药物非临床药代动力学研究技术指导原则》中的相应内容。

（五）不同给药途径的特殊关注点

（1）经皮给药　透皮给药系统（transdermal drug delivery system，TDDS）是一种通过皮肤给药的方法，用于全身和局部分布。TDDS 通过皮肤到体循环，为各种临床应用提供了合适的给药途径。与口服途径相比，透皮给药具有多种优势。特别的是，它可以避免负责药物全身前代谢的首过效应。此外，它还具有某些其他优点，例如在适当的速率控制下透皮给药的药物可以最大限度地减少脉冲进入血液，并且还可以避免副作用等。纳米药物可能具有较高的毛囊渗透性或分布至局部淋巴结，不同皮肤状态（如完整、破损、患病）可能影响纳米药物透皮的渗透性。此外，不同于普通药物，纳米药物可能与光照相互作用，从而影响皮肤与光的相互作用。因此，在毒性试验中应注意考察不同皮肤状态、不同影响因素下纳米药物在给药局部和全身的暴露量差异以及相应的毒性风险。

（2）皮下给药　皮肤主要由表皮层、真皮层和皮下组织构成。皮下注射是治疗慢性疾病的常用方式，使患者能够灵活更换注射部位，避免注射硬结，让治疗更加安全高效。与其他给药途径（如皮肤给药）相比，皮下给药后纳米药物进入角质层下，具有更高的致敏潜力，也可能增强对其他过敏原的敏感性。需关注不溶性纳米药物在皮下的蓄积和转移以及相应的毒性风险。

（3）鼻腔给药　鼻腔给药作为一种非侵入性的给药途径，能够通过嗅觉神经和三叉神经等通路直接将药物快速地传递到中枢神经系统。由于鼻腔给药可以绕过血脑屏障，能够避免药物的肝肠循环，提高了脑组织的药物浓度，因此具有吸收迅速、给药剂量小、毒副作用低、脑靶向等特点，可用于治疗抑郁症、帕金森病和阿尔茨海默病等神经系统疾病。由于鼻腔结构比较复杂、鼻黏膜内纤毛的自动清除和鼻腔内酶的降解等因素，滴鼻剂和喷雾剂在鼻腔停留时间较短，药物在体内的生物利用度低，因此需要反复用药，导致患者的依从性较差。

鼻腔黏膜穿透性较高且代谢酶相对较少，对纳米药物的分解作用低于胃肠黏膜，有利于药物吸收并进入体循环。纳米药物还可能通过嗅神经通路和黏膜上皮通路等透过血脑屏障进入脑组织。因此，应关注鼻腔给药系统暴露量升高以及脑内暴露量升高而带来的安全性风险。

（4）吸入给药　吸入给药可将药物直接递送于肺部病变部位，具有肺局部药物浓度高、无首过效应、药物吸收快等优势，已成为肺部疾病治疗的首选制剂形式，目前大部分上市的吸入制剂也是针对肺部疾病。同时，肺组织面积很大，药物降解酶少，为药物从肺部吸收提供了基础。因此吸入给药系统可以作为某些口服、注射给药途径的替代，如大分子药物。由于纳米药物可广泛分布于肺泡表面，并透过肺泡进入血液循环，因此对于吸入制剂，应关注局部/呼吸毒性。还应关注不溶性载体类纳米药物在肺部的蓄积和转移以及相应的毒性风险。

（5）静脉给药　与普通药物相比，纳米药物静脉给药后其活性成分可能具有不同的组织分布和半衰期，非临床安全性评价时应关注可能的影响。此外，血液相容性可能会发生变化。

（6）口服给药　对于口服药物，制备成纳米药物通常是为了提高药物活性成分的生物利用度。如果口服药物中含有不溶性纳米成分，毒理学试验应考虑到这一点，并包含对不溶性纳米成分可能蓄积的组织的评估。

对于其他特殊给药途径的纳米药物，研究时需采取具体问题具体分析的策略。

思考题

1. 纳米药物的安全性评价主要从哪几个层面展开？
2. 纳米药物免疫原性评价的具体方法有哪些？
3. 简述纳米药物安全性评价的具体重点关注内容。

（周文虎　中南大学）

参考文献

[1] 国家药品监督管理局药品评审中心. 国内药品技术指导原则[S]. 2020.

[2] Maynard A D. Nanotechnology: A Research Strategy for Addressing Risk[2006-7-19]. 2006.

[3] Ostrowski A D, Martin T, Conti J, et al. Nanotoxicology: characterizing the scientific literature, 2000-2007[J]. Journal of Nanoparticle Research, 2009, 11 (2): 251-257.

[4] Guidolin K, Zheng G. Nanomedicines lost in translation[J]. ACS Nano, 2019, 13(12): 13620-13626.

[5] 徐辉碧. 纳米医药[M]. 北京:清华大学出版社, 2004.

[6] 黄芳华, 邵雪, 耿兴超, 等.《纳米药物非临床安全性评价研究技术指导原则》解读[J/OL]. 药学学报, 2023, 58(4): 805-814[2023-03-03].http://kns.cnki.net/kcms/detail/11.2163.R.20230203.1708.011.html.

[7] 魏伟, 吴希美, 李元建. 药理实验方法学[M]. 4 版. 北京: 人民卫生出版社, 2010.

[8] 苏定冯, 缪朝玉, 沈甫明. 药理学进展 2013[M]. 北京: 人民卫生出版社, 2014.

[9] 阚思行, 王晓文, 唐劲天,等. 纳米药物控释系统研究进展[J]. 解放军药学学报, 2009, 25(2): 169-171.

[10] 屈哲, 霍桂桃, 林志, 等. 纳米药物的神经系统安全性评价研究进展[J]. 中国新药杂志, 2021, 30(9): 791-796.

[11] Rajesh K, Upamanyu N, Jain V. Advancements in skin delivery: a transdermal science[J]. International Journal of Pharmaceutical Sciences and Research, 2020, 11(7): 3060-3068.

[12] 洪肖, 尚振东, 李兆颖, 等. 皮下注射疼痛指数的仿真研究[J]. 生物医学工程研究, 2022, 41(3): 275-284.

[13] 刘建春, 杨婉芳, 季新燕, 等. 中药鼻腔给药的脑靶向性探讨[J]. 中医杂志, 2014, 55(15): 1284-1287.

[14] 修雪亮, 傅姝婷, 刘勇, 等. 鼻黏膜递送温敏凝胶的组织残留量体外检测方法研究[J]. 药物分析杂志, 2021, 41(11): 2007-2016.

第十二章

纳米生物医药的临床转化

纳米生物医药作为一个快速发展的新兴交叉学科领域，正在改变现代医学的诊疗模式。纳米材料由于其独特的物理化学性质，如超小尺寸效应、表面效应和量子效应等，在生物医学领域展现出巨大的应用潜力。随着纳米技术的不断进步，各类新型纳米递药系统、诊断试剂和治疗平台被开发出来，为重大疾病的预防、诊断和治疗提供了新的思路和方法。然而，从实验室研究到临床应用的转化过程仍面临诸多挑战。首要问题是纳米材料的生物安全性评价，包括其在体内的分布、代谢、清除途径以及潜在的长期毒性效应等。其次是规模化生产过程中的质量控制和标准化问题，这直接关系到产品的临床应用可行性。此外，还需要考虑成本效益比等现实因素。本章将重点探讨纳米生物医药在主要疾病领域的临床转化研究进展。在肿瘤治疗方面，纳米载药系统可显著提高药物的靶向性和生物利用度；在感染性疾病治疗中，纳米抗菌材料展现出独特的优势；在肺部疾病治疗领域，纳米递药系统可实现局部给药和持续释放；在神经系统疾病治疗中，纳米材料可帮助药物跨越血脑屏障。通过系统总结这些领域的研究进展、存在的问题和未来发展方向，为纳米生物医药的临床转化提供参考和指导。

第一节　纳米生物医药临床转化的现状

学习目标

1. 掌握　生物医药产业的临床需求。
2. 熟悉　全球纳米生物医药产业化的方向及转化重点。
3. 了解　医工结合、交叉学科的基本概念。

在医工融合的大背景下，交叉学科正以前所未有的速度蓬勃发展。药物在体内的吸收与代谢过程在很大程度上取决于给药途径的选择，开发出适合特定药物的载体、剂型以及给药方式，能够实现药物的精准靶向释放并且显著提升治疗效果。药物从进入机体到发挥药效，期间的传输途径、作用时长及剂量控制等关键因素，均能通过先进的药物递送技术进行精细调整从而实现对药物在体内分布的全面管理，优化药物的代谢动力学特性。理想的药物递送策略旨在确保在最适宜的治疗窗口期内，准确地将适当剂量的药物输送到目标部位，以提高药物的生物利用度，降低副作用的发生率，最终达到最佳的治疗目的。近年来，随着纳米科技的迅猛发展，各种纳米材料已广泛渗透至生物医学研究的各个层面，其中纳米载药系统的应用是当前的研究热点，这类创新平台作为辅助给药工具，继承了传统药物优点并且有效克服了存在的局限性，例如减轻不良反应、稳定血药浓度、改善难溶药物的溶解性能等。这些突破性的进展正不断推动着现代医药科学向前迈进。

纳米生物材料在生物学与医学领域的应用逐渐成为前沿科技和医工交叉领域成果转化的关键战略高地，尤其在癌症治疗、再生医学、疫苗及其佐剂、感染性疾病以及组织成像等多个方面展现出广阔应用前景。随着全球医药行业的迅猛发展，该领域研究的投资不断增加，市场占有率也在稳步上升，目前已经成功研发并构建了多种新型纳米药物递送系统。然而尽管投入巨大，真正能够实现商业化的新药数量却相对有限，许多纳米药物递送平台在临床试验阶段由于安全性或有效性而被放弃，这正是该领域面临的主要挑战之一。纳米生物医药产业的核心在于通过将不同种类的药物装载到纳米粒子内部或表面，赋予它们“多功能”的特性，从而推动新型多功能药物的研发。这些药物不仅需要证明其临床价值，还要具备良好的转化潜力，最终目标是最大化地发挥其在实际医疗场景中的应用价值。

纳米药物的多功能性通常从工程学角度来定义，这涉及纳米药物本身的结构设计。多功能性的实现依赖于表面修饰和结构优化，然而每增加一种功能都可能影响到其他已存在的功能，比如在有效性、安全性、靶向性和控制释放等方面的相互兼容。这种功能性之间的“权衡”往往会导致研究者陷入困境，产生一些看似全面但实际上缺乏针对性的“万能型”纳米材料，以及在动物实验中表现良好却难以转化为实际临床应用的“装饰性”数据。真正需要的是能够解决关键问题、具有明确应用方向的纳米生物材料，它们能够在特定领域内发挥出“一锤定音”的作用。

全球各国正不断加强对纳米材料研发的支持，并同步构建新的行业壁垒。当前，北京、深圳、苏州、上海等已成为中国纳米材料研发与生产的重要基地，其近期目标在于突破西方国家的技术垄断与封锁，实现从依赖劳动力密集型生产模式向追求高附加值、高端品质的转变。时至今日中国已初步形成了以环渤海、长三角、珠三角为核心的新型材料产业集聚区，正逐步迈向产业集群化发展之路。展望未来，中国在新型纳米材料领域的基础研究、应用技术开发以及科研成果产业化等方面将取得令人瞩目的进展，有望成为国际纳米科技领域的重要力量。

以下是对已获批上市的主流纳米载药系统进行的简要介绍。根据合成原料的不同，纳米载体可以分为天然高分子材料和合成高分子材料两大类。这两类材料普遍具备良好的生物相容性和稳定性，同时安全无毒，易于功能化修饰。主要类型如图 12-1 所示，包括聚合物胶束、囊泡、脂质体、树枝状大分子以及金属-有机框架材料等。

在全球范围内，已有 14 种与脂质体相关的药物获得批准上市（未包括非专利药、脂质复合物和区域性获批药品）。这些脂质体药物主要集中在肿瘤治疗领域，同时也有少数被用于感染、麻醉、疫苗、肺部疾病和光动力治疗。例如，脂质体多柔比星获得了美国 FDA 的批准，广泛应用于转移性乳腺癌、卵巢癌、黑色素瘤和卡波西肉瘤的治疗，该剂型显著降低了多柔比星的心脏毒性。我国自主研发的抗肿瘤创新药物——盐酸伊立替康氟脲苷脂质体注射液（LY01616），已成功地将两种药物封装于同一脂质体中用于晚期结直肠癌的治疗，目前正进

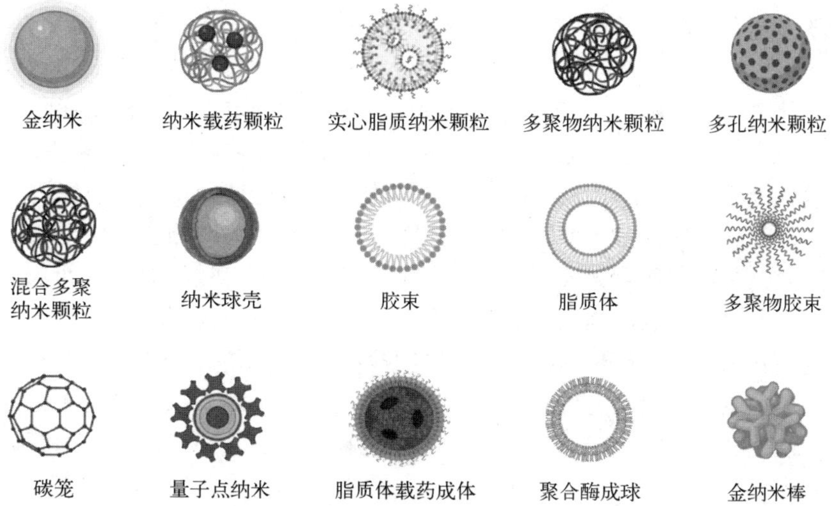

图 12-1　已获批上市的主流纳米载药系统

行临床试验。此外，如疟疾疫苗 Mosquirix、甲型肝炎疫苗 Epaxal、流感疫苗 Inflexal 以及兽用长效布比卡因局部麻醉药 Nocita 等均采用了脂质体制备技术。另一方面，自纳米载体的概念提出以来，由于载体自身特性及合成成本等因素的限制，直到 2005 年才迎来重要进展，美国 Bioscience 公司开发的白蛋白-紫杉醇胶束注射混悬液产品获批上市，该药物（paclitaxel，Abraxane）适用于转移性乳腺癌的联合化疗及术后 6 个月内复发的乳腺癌辅助化疗。而另一类重要的纳米载体——树枝状大分子，在药物递送领域的研究起步较晚且进展缓慢。澳大利亚 Starpharma 公司凭借其 DEP®（树枝状大分子药物递送）技术平台，成为该领域内最为成功的研发企业之一，多项基于树枝状大分子的药物已进入上市前的准备阶段。

此外，尽管许多合成方案及研究成果仍处于实验室阶段，但它们仍被认为具有广阔的应用前景，经过进一步优化后有望应用于临床实践。例如，基于纳米载药系统的基因疗法已显示出显著成效，成功抑制了弹性蛋白酶诱导的小鼠肺气肿模型的病情发展，加速了糖尿病患者的伤口愈合过程，提高了组织再生速率，并促进了移植手术中移植物内部的血管生成。由高分子聚合物、金属和陶瓷材料合成的纳米载药系统具备优异的生物分布特性，能够精准靶向特定组织细胞，且具有较高的细胞内化效率。与生物大分子（如蛋白质和核酸）相比，纳米颗粒凭借其固有的或经人工修饰的理化性质，不仅可以通过内吞作用实现高效的细胞内化，还能通过靶向内吞小泡加强膜凹陷，从而更有效地完成基因传递任务。特别是那些携带质膜微囊特异性抗体的纳米颗粒，能够借助质膜微囊途径（caveolae pathway）高效递送药物。此外，利用高分子聚合物纳米载体储存 DNA 或 RNA 可以实现高效的基因传递或转染，通过调整载体表面的电荷状态，还可以显著提升细胞对载体的摄取率以及外源基因的表达水平。目前，CRISPR/Cas9 复合体经由纳米载药系统递送至肺部的研究取得了重大突破。研究人员采用两性离子氨基-脂质复合体作为递送工具，实现了 Cas9 mRNA 和 sgRNA 的有效传递，达到了精准的基因编辑目标。同样地，选择性器官靶向（selective organ targeting，SORT）纳米颗粒也成功装载了 CRISPR/Cas9 复合体，并能以高度组织特异性的方式准确递送。

在肿瘤治疗领域，将生物利用度较低的疏水性小分子药物封装于纳米颗粒中可以提高药物稳定性并增强治疗效果。近年来研究表明，经叶酸修饰的纳米颗粒具备良好的肿瘤细胞靶向能力并能显著提升肿瘤相关巨噬细胞（tumor-associated macrophages，TAMs）对药物载体的吸收率。采用聚乙二醇（PEG）构建的基础骨架并进行表面功能化修饰的纳米颗粒，能够有效抵御非特异性巨噬细胞的吞噬作用，进而增强了针对特定生物标记物细胞的靶向精度。此外，借助于高通透性和滞留效应（EPR 效应），纳米颗粒能够在靶区达到更高的浓度水平。例如，调整纳米颗粒尺寸以适应病理条件下异常血管的通透性变化，即可促进其在肿瘤微环境中的积累。在肿瘤诊断技术方面，纳米颗粒表面电荷作为关键的物理化学属性之一，通过与目标细胞间的电荷相互作用，实现了两者之间的静电吸附，从而促进了纳米颗粒与目标细胞的有效结合。这种基于表面电荷的靶向机制，在缺乏明确生物标记物的情况下，仍能准确识别并捕捉循环肿瘤细胞，展现了其在癌症早期检测与精准治疗中的巨大潜力。更进一步地，随着“智能”纳米结构的设计与应用，如内吞体“逃逸”机制、磁场导向输送等，这些先进的纳米载体不仅能够响应特定刺激实现药物的精确释放，还大幅提高了纳米药物递送系统的整体治疗效能。

纳米生物医药研究的最终目标是实现临床转化，即直接应用于人类疾病的治疗。开发纳米药物必须以临床应用为导向，这意味着需要通过临床思维来解决实际问题。例如，在肿瘤治疗中纳米药物面临两大挑战：一是肿瘤间质压力的增加导致药物难以渗透；二是单核吞噬细胞系统（MPS）对纳米颗粒的吞噬作用缩短了药物的半衰期。当前的解决方案通常是分别应对这两个问题，比如使用血管活性药物或升压药来减轻肿瘤的渗透阻力，或者通过消耗巨噬细胞或将空载体引入体内以达到 MPS 的饱和状态。然而，从临床角度来看，这些策略的风险将大于收益。这或许解释了实验室纳米药物体系与真正进入临床应用数量不匹配的原因。因此，实验室研究者们应当更加紧密地与临床实践相结合，在设计解决方案时更好地权衡其风险与利益以满足临床诉求，其中临床医生的早期介入有助于确保研究课题自始至终保持高度的相关性和实用性。例如已上市的药物“Abraxane”，该药物通过将紫杉醇与人血清白蛋白结合形成纳米颗粒，有效克服了单一使用紫杉醇时存在的高毒性和副作用问题。该案例表明，通过简洁的设计理念，纳米药物不仅能够高效地满足临床需求，还能显著降低生产成本，实现事半功倍的效果。

在不远的将来，随着临床需求的不断指导，合成生物学与纳米生物学的深度融合有望朝着模块化、标准化、仿生化、功能集成化及智能化的方向迈进，这将为生物医药行业注入新的活力，带来革命性的突破。表 12-1 和表 12-2 分别总结了目前已获批上市和处于临床试验的纳米药物。

表 12–1　目前已获批上市的纳米药物

剂型	商品名称	负载药物	治疗病症
脂质体纳米药物载体	Doxil/Caelyx	多柔比星	HIV 相关的卡波西肉瘤、转移性乳腺癌、晚期卵巢癌、多发性骨髓瘤
	AmBisome	两性霉素 B	真菌感染
	DaunoXome	柔红霉素	HIV 相关的卡波西肉瘤
	Myocet	多柔比星	转移性乳腺癌
	Abelcet	两性霉素 B	真菌感染
	Lipo-Dox	多柔比星	HIV 相关的卡波西肉瘤、卵巢癌、多发性骨髓瘤
	Marqibo（Onco-TCS）	长春新碱	成人急性髓系白血病

续表

剂型	商品名称	负载药物	治疗病症
脂质体纳米药物载体	Onivyde	伊立替康	胰腺癌
	Vyxeos（CPX-351）	阿糖胞苷和柔红霉素	急性髓系白血病
	Visudyne	维替泊芬	湿性年龄相关性黄斑变性、近视、眼组织隐球菌感染
	DepoDur	吗啡	术后镇痛
	DepoCyt	阿糖胞苷	淋巴瘤脑膜转移
胶束纳米药物载体	Genexol PM	紫杉醇	转移性乳腺癌、晚期肺癌
	Nanoxel M	多西他赛	晚期非小细胞肺癌、乳腺癌、胰腺癌、卵巢癌
蛋白质纳米药物载体	Abraxane	紫杉醇	乳腺癌、胰腺癌、非小细胞肺癌

表 12–2　目前处于临床试验的纳米药物

剂型	商品名称	负载药物	治疗病症	临床转化阶段
脂质体纳米药物载体	LiPlaCis	顺铂	晚期或难治性实体肿瘤、转移性乳腺癌和皮肤癌	Phase Ⅰ/Ⅱ
	ThermoDox	多柔比星	肝细胞癌、乳腺癌	Phase Ⅰ/Ⅱ
	9NC-LP	9-硝基-20(*S*)-喜树碱	尤因肉瘤和其他有肺受累的实体肿瘤、子宫内膜癌	Phase Ⅰ/Ⅱ completed
	SPI-077	顺铂	卵巢癌、复发/进展性肺转移的骨肉瘤	Phase Ⅰ/Ⅱ/Ⅲ
	Lipoxal	奥沙利铂	结肠直肠癌、胶质瘤	Phase Ⅱ
	EndoTAG-1	紫杉醇	胰腺癌、肝转移、HER2 阳性和三阴性乳腺癌	Phase Ⅱ completed
	OSI-211	鲁托替康	小细胞肺癌	Phase Ⅰ/Ⅱ completed
	LE-DT	多西他赛	实体肿瘤、胰腺癌	Phase Ⅰ/Ⅱ completed
	LEP-ETU	紫杉醇	乳腺癌、胃癌	Phase Ⅰ/Ⅱ/Ⅳ
	TKM-080301	针对 PLK1 的 siRNA	晚期肝细胞癌，对常规疗法耐药的实体肿瘤或淋巴瘤，具有肝转移的结肠癌、胃癌、乳腺癌和卵巢癌	Phase Ⅰ/Ⅱ completed
	Atu027	针对 PKN3 的 siRNA	晚期实体肿瘤、胰腺癌	Phase Ⅰ/Ⅱ completed
	2B3-101	多柔比星	晚期实体肿瘤、脑转移、肺癌、乳腺癌、黑色素瘤、恶性胶质瘤	Phase Ⅰ/Ⅱ completed
	MTL-CEBPA	saRNA	肝癌	Phase Ⅰ
	TLI	托泊替康	小细胞肺癌、卵巢癌、实体肿瘤	Phase Ⅰ
	Onivyde（MM-398）	伊立替康	雌激素/孕激素受体阳性和三阴性乳腺癌、带有活跃脑转移的转移性乳腺癌，小细胞肺癌、转移性胰腺癌	Phase Ⅰ/Ⅱ/Ⅲ
	MM-302	多柔比星	乳腺癌	Phase Ⅰ
	ATI-1123	多西他赛	晚期实体肿瘤	Phase Ⅰ completed
	SGT-53	p53pDNA	复发性胶质母细胞瘤、实体肿瘤	Phase Ⅰ/Ⅱ

续表

剂型	商品名称	负载药物	治疗病症	临床转化阶段
脂质体纳米药物载体	SGT-94	RB94pDNA	复发性胶质母细胞瘤、实体肿瘤	Phase Ⅰ、Phase Ⅱ
	Anti-EGFR-IL-DOX	多柔比星	实体肿瘤	Phase Ⅱ
	RNL	Rhenium-186	胶质母细胞瘤（治疗和影像）	Phase Ⅰ/Ⅱ
	Patisiran	siRNA	TTR 介导的淀粉样变性	Phase Ⅰ/Ⅱ/Ⅲ
高分子纳米药物载体	Paclical	紫杉醇	卵巢癌	Phase Ⅲ completed
	NK105	紫杉醇	胃癌	Phase Ⅲ completed
	BIND-014	多西他赛	非小细胞肺癌、实体肿瘤	Phase Ⅱ completed
	CALAA-01	RRM2 siRNA	实体肿瘤	Phase Ⅱ terminated
	CRLX101	喜树碱	非小细胞肺癌	Phase Ⅱ completed

思考题

1. 纳米生物医药在临床转化过程中面临的主要障碍有哪些？

2. 探讨纳米载体系统在提高药物递送效率、降低副作用方面的作用机制，并举例说明其在特定疾病治疗中的应用前景。

3. 评估纳米生物医药在临床前研究到临床试验阶段的数据转换与挑战，以及如何优化这一过程以提高转化成功率。

第二节　纳米生物医药前沿研究

学习目标

1. 掌握　中枢神经系统及呼吸系统疾病的基本病理生理学机制；应用于临床的纳米医药系统的基本合成原理及药物设计方法。

2. 了解　针对重点疾病的纳米生物医药最新成果。

一、纳米生物医药在肿瘤免疫中的应用

目前，纳米材料已在生物检测及体外疾病诊断领域得到广泛应用。然而，由于存在如重金属离子毒性、尺寸与表面特性相关的细胞毒性等安全问题，能够直接用于人体疾病治疗的纳米颗粒药物，通过临床试验的案例寥寥无几。直接应用于人体的纳米药物不仅需要对其核心成分——纳米材料本身的安全性进行评估，还需考虑用于表面修饰材料的安全性。然而，

目前可用于注射型纳米药物制备的药用辅料种类有限，主要局限于磷脂及其衍生物以及人血清白蛋白等少数几种。

面对这一挑战，利用生物源性的“膜壳”作为新型合成策略应运而生。来自天然细胞或细胞膜衍生物的纳米囊泡，例如细胞外囊泡（包括外泌体、小囊泡）和细胞膜衍生的纳米囊泡，因其与宿主体细胞拥有类似的膜结构，故不易被单核巨噬细胞系统视为外来物质而清除。膜蛋白对纳米囊泡的功能起着关键作用，因此，在细胞膜纳米囊泡上精准地引入目标膜蛋白，比如使细胞表面或内部产生治疗性分子（如 PD-L1、NF-κB 抑制剂等)，能够赋予其特定的功能。通过挤压、超声波等技术处理细胞膜获得的纳米囊泡，或是将细胞膜包裹于合成内核表面形成的纳米颗粒，正逐渐成为备受瞩目的仿生治疗平台。携带药物或具备靶向受体、抗体的细胞膜衍生纳米囊泡，也正在逐步发展成一种极具潜力的新型制剂形式。

相较于传统纳米颗粒，经基因工程技术改造的细胞膜纳米囊泡展现出更为出色的靶向性和免疫治疗效果。特别是天然外泌体，凭借其丰富的膜蛋白组成、高度的生物相容性和较低的免疫反应性，在药物靶向递送及联合免疫治疗方面展现了广阔的发展前景（图 12-2)。

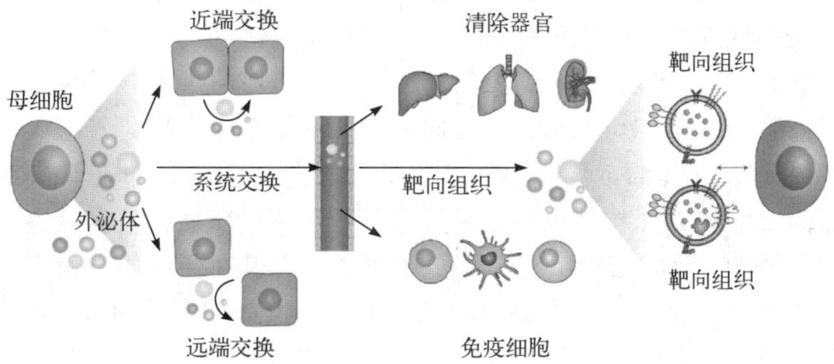

图 12-2　外泌体介导的细胞串扰、清除机制和免疫应答

研究者在外泌体合成及其治疗应用方面取得了显著进展：①开发出一种能够精准靶向 $CD3^+$ T 细胞和 HER2 阳性乳腺癌细胞的双靶点外泌体，该外泌体在乳腺癌免疫治疗中展现出较好疗效；②采用基因工程技术改造肿瘤细胞，使其生成的外泌体不仅富含肿瘤抗原，还能与激活免疫功能的 CpG DNA 相连结，形成肿瘤抗原-治疗佐剂复合体系，有效用于肿瘤免疫治疗；③生物工程改造技术使得大规模生产具备特定功能的外泌体工作细胞成为可能，这些细胞能够高效生成携带 mRNA 的定制化外泌体，实现对大脑内部的精准递送。此外，从高表达 PD-1 受体的细胞膜衍生出来的纳米囊泡，装载有吲哚胺-2, 3-双加氧酶（indoleamine 2, 3-dioxygenase，IDO）的小分子抑制剂 1-甲基色氨酸（1-methyl-tryptophan，1-MT），在阻断肿瘤细胞表面 PD-L1 的同时，克服肿瘤细胞和树突状细胞表面过表达的 IDO 对效应 T 细胞的抑制作用。

除了从分离的细胞中提取生物膜或囊泡之外，经过特殊工程化处理的细胞同样可以在体内直接释放亚微米级别的颗粒，用作药物递送载体。比如，血小板作为血管损伤的天然感应器，能够在肿瘤手术创面聚集，并在局部激活，释放直径约为 200 nm 的血小板微粒（platelet microparticles，PMPs)。研究表明，修饰了 PD-L1 抗体的血小板能够以血小板微粒的形式释放 PD-L1 抗体，助力肿瘤免疫治疗。进一步地，通过基因工程手段改造巨核细胞，使其生产的血小板表面表达 PD-1，并且可以在实验室条件下培养出表达 PD-1 的成熟血小板。当这些血小板靶向手术区域内的肿瘤细胞时，会激活并生成带有 PD-1 的 PMPs，从而抑制肿瘤细胞上的 PD-L1，恢复 $CD8^+$ T 细胞的功能，防止肿瘤术后复发。此外，经过基因工程改造的自然杀伤细胞能够过量表达 PD-L1，通过产生具有免疫抑制作用的血小板来控制自体反应性 T 细胞，有望用于逆转高血糖非肥胖糖尿病小鼠的新发 1 型糖尿病。

小型微囊泡，作为外泌体的一种亚型，能够在无须胞吐作用的情况下，直接由天然细胞膜向外出芽形成。为了充分发挥这些小型微囊泡的独特优势，科学家们利用基因工程技术改造细胞，成功实现了通过出芽方式高效生产富含膜蛋白的微囊泡。这种技术进步不仅展示了小型微囊泡在智能递送系统中的巨大潜力，还开启了多种创新应用的大门。经过基因工程改造，细胞膜可以过表达病毒抗原、病毒特异性受体及病毒融合蛋白等关键分子，从而产生类似病毒的纳米囊泡。这些纳米囊泡不仅能够作为疫苗递送抗原，还能对抗病毒感染，并且有效递送各种生物活性大分子。例如，通过将特定的靶向配体嵌入细胞膜，可以制造出能够递送溶瘤病毒并规避宿主先天免疫反应的纳米囊泡，进而增强对肿瘤细胞的靶向性递送能力，为肿瘤病毒治疗开辟了新的路径。除此之外，原核生物（如革兰氏阴性菌）也能从其外膜产生细菌外膜囊泡（outer membrane vesicles，OMVs）。当这些 OMVs 经过基因工程改造后，它们同样可以作为疫苗候选物，用于癌症细胞的 siRNA 递送以及肿瘤免疫治疗。特别是当在 OMVs 表面插入 PD-1 时，可以有效保护 T 细胞不受 PD1/PD-L1 介导的免疫抑制影响，大大提升了抗肿瘤的效果。Codiak BioSciences 公司已经开展了基于工程化外泌体疗法的人体试验（exoSTING），旨在治疗实体瘤。同时，临床前研究表明，基于外泌体的 mRNA 疫苗能够激发小鼠体内强烈的 IgG 和 IgA 抗体反应，其效果优于传统的脂质体疫苗。鉴于外泌体具有良好的生物相容性，它被认为是 mRNA 递送的理想平台。尤其在蛋白质替代疗法领域，mRNA-LNP 面临的主要挑战之一是在短期内频繁给药可能导致潜在的毒性问题。相比之下，生物囊泡因其较低的免疫原性和毒性，在临床上更适合于 mRNA 的多次给药方案。如果结合合成生物学技术，进一步设计和构建仿生系统，则可以使这些纳米载体具备主动响应体内信号的能力，并按需自动生成，以应对那些需要长期或连续给药治疗的疾病，从而极大地扩展纳米技术的应用范围。

总之，通过对细胞外泌体进行基因工程改造，不仅可以实现精准的药物递送和抗原展示功能，还能促进免疫效应细胞与目标细胞之间的相互作用，为未来的医疗健康带来无限可能。

随着医学技术的不断进步，癌症治疗已经从单一的手术及传统放化疗，发展到了以免疫治疗为核心的综合性治疗模式，这种治疗方法能够同时针对原发性和转移性肿瘤进行有效干预。在 1973 年至 2015 年间提交给美国 FDA 的 359 项生物纳米制剂申请中，高达 94%的申请涉及医疗用途的纳米药物，其中大部分专注于肿瘤治疗，充分展示了纳米药物在此领域的关键作用。当前，临床上使用的大多数小分子抗肿瘤药物存在水溶性和选择性不佳的问题，这不仅削弱了它们对肿瘤细胞的疗效，还可能对正常组织造成严重损害，增加了患者的痛苦。然而，当这些药物与纳米载体结合后，可以显著改善其水溶性，优化药代动力学特性和组织分布，使得药物更集中于肿瘤区域，增强治疗效果，同时减轻全身毒性反应，在肿瘤治疗上展现出独特的优势。尽管近年来肿瘤免疫综合治疗，尤其是免疫检查点抑制剂的应用，极大地拓宽了肿瘤治疗的视野，并延长了许多患者的生命，但这一领域仍面临一些局限和挑战。在此背景下，结合医学与工程学的跨学科研究引入纳米材料，旨在解决肿瘤免疫治疗中的难题。除了作为化疗药物的输送平台外，纳米粒子还可以被设计成向免疫细胞传递肿瘤抗原，以阻止肿瘤细胞的免疫“逃逸”，利用人体自身的免疫机制来对抗肿瘤生长。此外，在临床实践中，肿瘤免疫微环境同样能抑制宿主免疫系统的功能，促进肿瘤细胞的免疫“逃避”。为了克服这些问题以及传统化疗药物的局限性，科研人员正致力于通过纳米载药系统改进现有疗法，或者根据新型治疗理念研发新的抗癌药物。当前，最前沿的肿瘤免疫治疗纳米材料主要包括高分子聚合物纳米粒子。FDA 已经批准了多种用于医疗的纳米聚合物，比如聚乙二醇、聚乳酸-羟基乙酸共聚物和壳聚糖等，这些材料因其良好的生物可降解性和生物相容性，以及无毒性的特点，已被广泛应用于肿瘤免疫综合治疗的研究中。除此之外，其他类型的纳米载药系统也逐渐被应用于肿瘤治疗，例如无机金属纳米粒子（如金纳米粒子）和脂质体制成的纳米粒子。这些纳米粒子均被精心设计，既具有肿瘤靶向能力，又能有效地向目标区域提供肿瘤抗原和/或化疗药物，实现精准激活免疫系统和/或辅助化疗药物杀灭肿瘤细胞的目的。值得注意的是，纳米载药系统不仅限于直接参与现有肿瘤的治疗，还能作为多功能载体对抗潜在的肿瘤威胁。“肿瘤疫苗”便是当前研究的一个热点方向，这类纳米载药系统被设计为能够在特定条件下精确释放免疫治疗成分（例如免疫检查点抑制剂），增强机体对复发肿瘤的响应，减少药物错位释放的风险，并增强化疗药物的效果。就像一个多任务执行的运载火箭一样，纳米载药系统能够同时携带并递送多种活性成分，其中一个创新的设计是将肿瘤治疗药物与肿瘤成像试剂结合，嵌入多功能纳米颗粒的核心或表面，实现对肿瘤的精准定位治疗及标记显像。

当前的研究表明，纳米颗粒在抗肿瘤应用领域的成熟方向主要包括：①作为 CAR-T（嵌合抗原受体 T 细胞免疫治疗）的有效替代方案，促进转基因 T 细胞的生产或转导；②增强肿瘤相关巨噬细胞的抗肿瘤活性及功能；③利用 nanCRISPR-Cas9 纳米基因编辑递送系统，下调致癌基因 *Kras* 的表达水平。

纳米药物递送系统已成功地将肿瘤抗原安全传输至淋巴结，成为一种潜在的抗肿瘤策略。该技术通过纳米载体延缓肿瘤抗原在血液循环中的提前降解，确保抗原准确到达淋巴结。进入淋巴结后，肿瘤抗原-纳米颗粒复合物能够被抗原提呈细胞特异性识别并吞噬，从而激活机体自身的免疫反应，实现对肿瘤细胞的精准识别与清除。

调节性 T 细胞（regulatory T cells，Tregs），作为一类抑制免疫系统活性的 T 细胞亚型，在肿瘤进展过程中发挥着重要作用。因此，抗肿瘤免疫治疗可通过抑制 Tregs 来解除其对免疫系统的抑制效应。例如，CTLA-4 抗体作为免疫检查点抑制剂，能有效阻断并抑制体内 Tregs 的功能。此外，研究人员开发了 Tregs 靶向纳米颗粒，这些纳米颗粒不仅能够精准定位 Tregs，还能诱导其凋亡，从而优化肿瘤微环境，促进免疫系统识别并消灭肿瘤细胞。尽管对于改善肿瘤免疫微环境的最佳策略尚未形成统一意见（例如，纳米颗粒-免疫检查点阻断治疗与纳米金属颗粒-有机结构联合辅助放疗），但可以肯定的是，纳米材料的应用能够显著改善肿瘤局部的免疫抑制状态，从而提高肿瘤治疗的整体效果。鉴于纳米材料辅助下的肿瘤免疫治疗存在多种组合模式，未来将会发现更为理想的肿瘤免疫治疗方案。

介入放射肿瘤学属于介入肿瘤学的范畴，专注于探索如何利用微创手术技术，在影像学图像指导下，对癌症实施局部诊断与治疗，确保抗癌药物能够精准送达恶性肿瘤部位。比如，将磁共振成像与介入治疗相结合，借助影像学引导，可以将药物精确递送到肿瘤病灶或紧邻病灶的血管，从而减少化疗药物的使用量，降低成本，加快药物起效速度。此外，影像学引导下的局部免疫治疗，通过标记成像纳米载药系统，实现了对药物动态分布的实时监控，包括但不限于肿瘤抗原、细胞因子或化疗药物等。随着传统肿瘤治疗手段逐渐被融合了肿瘤免疫治疗、纳米技术和介入肿瘤学的新型综合疗法所替代，各学科之间的紧密合作与交叉，特别是不同生物医学方法的整合与应用，已成为现代肿瘤综合免疫治疗的核心。然而，基于纳米生物材料的抗肿瘤免疫治疗在临床实践中的推广仍面临诸多挑战，尤其是在理解纳米生物材料与免疫系统相互作用机制方面。尽管如此，纳米生物材料无论是作为载体还是作为治疗药物，均能在较低剂量下展现优异的疗效，表现出良好的药效，且避免了剂量依赖性的毒性反应，预示着其有望改善肿瘤患者的生活质量并延长生存时间。

二、纳米生物医药在感染性疾病中的应用

mRNA 作为一种临时载体，负责将 DNA 中的遗传信息传递至核糖体，并在此过程中将遗传信息“翻译”成蛋白质。通过向细胞递送编码癌症抗原、基因编辑组件或治疗性蛋白质的 mRNA，可以实现多种临床应用，如疫苗接种、基因编辑和蛋白质治疗等。然而，由于 mRNA 本身的不稳定性和潜在的免疫原性，加之较高的生产成本，这在很大程度上抑制了企业和科研机构对该领域的投资热情。近年来，随着 mRNA 工程技术的迅速进步，这些问题已逐步得到缓解。化学修饰、序列优化和生产工艺的改进，为 mRNA 的治疗应用铺平了道路。尽管过去 20 年间，科学家们利用上述技术不断探索 mRNA 药物的临床前和临床研究，但在新冠肺炎疫情暴发之前，全球范围内尚无任何 mRNA 纳米药物（包括 mRNA 疫苗或疗法）获得监管机构的正式批准。新冠肺炎疫情期间，两款 mRNA 新冠疫苗经由快速审批程序成功问世并广泛使用，这一里程碑事件极大激发了科研界对 mRNA 工程技术及其递送系统的兴趣，促进了其快速临床转化。

mRNA 疫苗或疗法的迅速临床转化，很大程度上得益于纳米载体技术的进步和新型纳米材料的应用，这些技术能够有效保护并输送极易降解的 mRNA 分子。目前，常用的 mRNA-纳米载药系统主要包括三大类：脂质基纳米颗粒、聚合物基纳米颗粒以及脂质-聚合物复合纳米颗粒。

其中，脂质基纳米颗粒因其成熟的研究背景和广泛的临床应用而成为最受关注的 mRNA 递送平台。这类载体的核心成分是阳离子脂质纳米颗粒（lipid nanoparticles，LNP），其基本组成包括阳离子脂质、胆固醇、辅助脂质和聚乙二醇修饰的脂质。脂质基纳米颗粒的设计灵感来源于 siRNA 递送系统。例如，FDA 批准的首款 siRNA 药物 Patisiran 采用了经过特别优化的 DLin-MC3-DMA（简称 MC3）脂质配方，该配方考虑到了 RNA 与脂质的比例以及水相与有机相的比例。基于 MC3 的 LNPs 已被应用于开发多种 mRNA 疗法，涵盖寨卡病毒、艾滋病、莱姆病的预防疫苗，以及囊性纤维化和淋巴水肿的治疗方案。不过，MC3 的一个显著缺点是其缓慢的生物降解速度，可能导致重复给药时产生毒性积累。为此，Moderna 公司研发了一种具有快速生物降解特性的新型脂质——Lipo5。实验结果显示，使用 Lipo5 制备的 mRNA-LNP 在多次给药后能有效缓解急性卟啉病的症状，同时未观察到明显的毒性反应。通过持续的技术革新，研究人员最终合成了两种新型脂质——SM-102 和 ALC-0315。这两种脂质分别被用于 Moderna 公司和辉瑞-BioNTech 公司的 mRNA 新冠疫苗中，展现了良好的安全性和有效性。然而，关于这些脂质的长期安全性仍需进一步评估。

此外，Intellia 公司采用了一种基于脂质纳米颗粒（LNP）的递送系统 LP01，该系统脂质肝脏蓄积量极低且生物安全性高，用于携带 Cas9 mRNA 和 gRNA，在动物模型中成功实现了稳定的体内基因编辑。2021 年 8 月，张锋团队在 *Science* 杂志上发表了一篇论文，介绍了一种名为 SEND（selective endogenous encapsidation for cellular delivery）的全新 mRNA 递送

平台。SEND 的核心是一种类似逆转录病毒的蛋白质 PEG10，它能与自身的 mRNA 结合并形成球形保护囊。研究团队利用 SEND 系统将 CRISPR-Cas9 基因编辑工具递送到小鼠和人类细胞中，成功地编辑了目标基因，这为基因治疗提供了新的递送载体。由于 SEND 系统利用人体内部成分自组装成病毒样颗粒，相较于其他递送载体，它引发的免疫反应更少，更加安全。

脂质-聚合物混合纳米颗粒通常包含可电离脂质/阳离子脂质、疏水性聚合物和聚乙二醇化脂质。这种配方已被用于恢复实验动物体内肿瘤抑制因子 PTEN 的表达，在前列腺癌小鼠模型中显示出抑制肿瘤生长的效果。此外，通过调整聚合物表面的脂质-聚乙二醇端基或搭载不同的功能基团，可以轻松实现局部递送或器官特异性递送。例如，通过结合 DSPE-PEG-NH_2 或 DSPE-PEG-SH 的混合纳米颗粒，可用于小鼠膀胱内递送 mRNA。

聚合物纳米颗粒主要由带正电荷的高分子化合物聚合而成。早期研究主要使用聚乙烯亚胺或聚 L-赖氨酸作为核酸递送载体，但由于这些载体具有明显的生物毒性，研究人员改进合成出了生物相容性更好的聚β-氨基酯。基于聚β-氨基酯的纳米颗粒已应用于体内向循环 T 细胞递送功能性 mRNA，并可通过吸入方式直接将 mRNA 递送到肺部。新型电荷可变可释放转运体也是聚合物纳米颗粒的一种，但与传统聚合物不同的是，CART 含有寡聚α-氨基酯，其初始正电荷能有效压缩和封装 mRNA 并将其递送到细胞中。当 CART 遇到体内外部微环境的变化时，会发生电荷重排，分子重组并解体，从而迅速释放 mRNA。这一特性使得 CART 能够将 mRNA 高效递送到淋巴细胞中，为多种血液疾病及自身免疫疾病的治疗提供了新途径。

除了纳米颗粒成分结构的创新外，新冠疫苗的研发也促进了给药方式及药物使用便利性的不断进步。与传统的纯抗原疫苗相比，纳米疫苗的优势在于：①纳米载体能够防止抗原被快速降解，提高疫苗制剂的稳定性；②具备良好的佐剂性能，有助于激活抗原呈递细胞；③纳米级尺寸有利于抗原在淋巴结中的积累，增强免疫应答。近年来，许多新型无机和有机纳米颗粒（如金纳米颗粒、硅基纳米颗粒、脂蛋白纳米盘和纳米凝胶等）在纳米疫苗的开发中取得了显著成果。然而，这些纳米疫苗的制备技术大多依赖于化学合成方法，或需要将化学合成与基于细胞的半生物合成步骤相结合，制备过程较为复杂，且难以确保抗原的活性。相比之下，利用工程化的细菌或哺乳动物细胞可以直接一步完成蛋白质的合成，从而开发出如病毒样颗粒、铁蛋白等生物合成的蛋白纳米疫苗。这类疫苗不仅生产周期短、成本低，而且具有更高的生物相容性和安全性。然而，这种方法仍存在抗原装载率低、难以连接具有复杂结构的多糖抗原等技术挑战。

在当前获批用于临床的 mRNA 新冠疫苗中，肌内注射是最主要的给药途径。然而，这种方式具有侵入性，产生锐器医疗废弃物，并且需要经过专业培训的医护人员进行操作。这些因素不仅增加了疫苗的应用门槛，而且有创的注射方式也可能影响疫苗的普及度。相比之下，口服给药凭借其无创、便捷、易于推广等优势，为新冠疫苗接种提供了一个更为患者友好的“无感知”替代方案。尽管对于脆弱的 mRNA 而言，实现口服给药的技术挑战较大，但这一途径仍为患者带来了显著的便利。例如，在动物实验中，通过口服给药的腺病毒 5 型新冠疫苗能够有效降低仓鼠中的病毒传播率和疾病严重程度，现已进入Ⅰ期临床试验阶段。此外，利用可消化的机器人胶囊递送 mRNA，为口服 mRNA 疫苗的研发开辟了新的前景。

鼻内给药作为一种非侵入性的给药方式，鼻喷雾形式的疫苗能够激发针对呼吸道病原体的黏膜免疫反应，同样是一种易于接受和推广的新冠疫苗给药方法。吸入式疫苗接种不仅能使 mRNA 药物迅速抵达肺部并在此区域内选择性累积，还有望拓展至除 COVID-19 之外的其他肺部疾病治疗领域。例如，CureVac 公司研发的 mRNA 新冠疫苗 CVnCoV 在Ⅱ/Ⅲ期临床试验中展现出 48%的保护效力，尽管这一结果不尽如人意，但该公司迅速推进了新一代高效 mRNA 疫苗 CV2CoV 的研发，临床前研究数据十分乐观，现正处在Ⅰ期临床试验阶段。与此同时，Arcturus 公司推出了一款自复制型 mRNA 新冠疫苗，一次接种即可长期保护小鼠免受新冠病毒感染，Ⅲ期临床数据显示，该疫苗预防重症新冠的有效率为 95%，预防有症状新冠的有效率为 55%。近年来，mRNA 新冠疫苗的快速发展、持续创新以及在特定背景下加速的临床应用，极大地促进了 mRNA-纳米载体生物制药领域的革新。基于 mRNA 新冠疫苗的成功经验和技术转化，众多针对其他传染性疾病（如呼吸道合胞病毒、巨细胞病毒和季节性流感）的 mRNA 疫苗项目也取得了显著进展，其中多个已进入Ⅲ期临床试验阶段。以 Moderna 为例，该公司目前已有四种 mRNA 疫苗（包括 mRNA-1345、mRNA-1647 和 mRNA-1010 等）进展到了Ⅲ期临床试验阶段，充分展示了 mRNA 技术平台在应对多种疾病方面的巨大潜力（图 12-3，见文末彩插）。

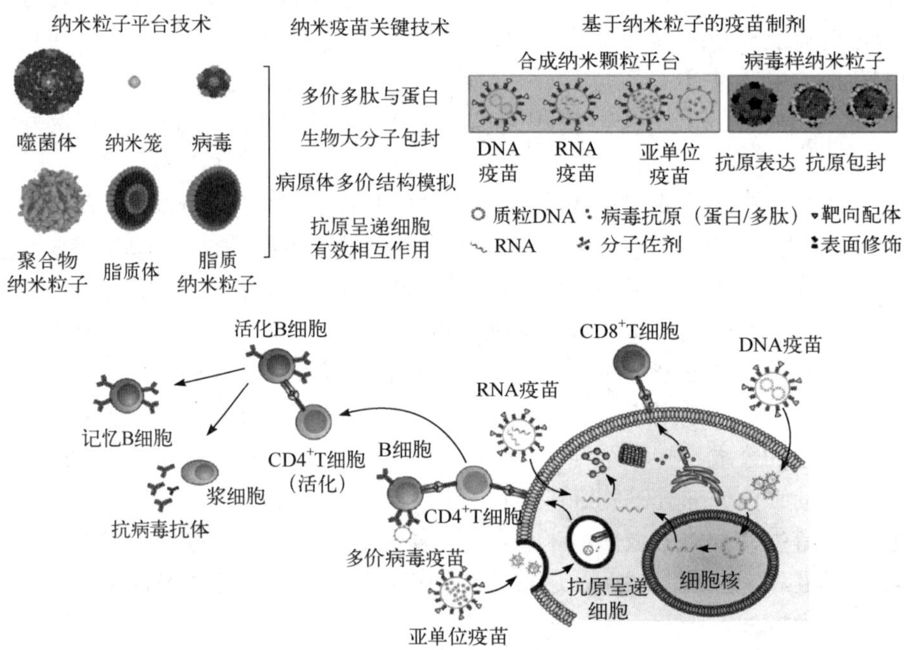

图 12-3　纳米粒子疫苗平台技术与生物学过程

除了在传染病防控中的应用，mRNA 肿瘤疫苗的临床试验亦正紧锣密鼓地展开。例如，Moderna 与默沙东合作研发的针对晚期黑色素瘤的 mRNA-4157 疫苗已经进入Ⅱ期临床试验阶段。与此同时，BioNTech 也启动了其针对黑色素瘤的 BNT111 疫苗的Ⅰ期临床试验。初步结果显示，这种 mRNA 疫苗在使用免疫检查点抑制剂治疗的黑色素瘤患者中，能够有效延长无进展生存期。

为了将 mRNA 技术更广泛地应用于临床治疗，包括蛋白质治疗和基因编辑等领域，不仅需要开发出化学性质更加稳定、表达水平更为一致的下一代 mRNA 合成技术，以确保最终的治疗产品相较于当前的 mRNA 疫苗拥有更高的表达水平及更长的持续时间，同时还需要在 mRNA 递送技术上实现突破，大幅提高 mRNA 在体内的递送效率，增强其稳定性，并按需调整 mRNA 药物的体内半衰期。通过上述两个方面的不懈努力，将加速多种 mRNA 疗法从实验室向临床应用的转化进程。

随着抗生素的广泛使用，细菌对抗生素的耐药性日益增强，这不仅构成了世界卫生组织高度关注的全球性挑战，也成为纳米生物医药领域的关键研究方向。将纳米颗粒与抗生素、多肽或其他生物分子等抗菌成分相结合，已经成为应对抗生素耐药性问题的有效策略之一。在感染性疾病治疗中，纳米颗粒不仅可以作为载体，还能发挥协同效应，增强治疗效果，成为对抗抗生素耐药性的有力工具。

在感染性疾病流行病学调查中，医院内感染尤为令人担忧。住院患者通常免疫力较弱，加之医院环境中的多种致病源，这使得医院感染不仅会延长患者的住院时间，增加治疗成本，还会提高死亡率和感染率。随着每年多种新型抗菌剂的推出，耐药菌株也随之出现，这主要是因为抗生素使用管理不善或过度使用所致，导致细菌迅速从对抗生素敏感转变为耐药。微生物对这些药物的耐药机制包括但不限于：抗生素渗透性的变化、抗生素的酶促降解、抗生素靶点的改变以逃避药物作用，以及直接将抗生素从细胞内代谢排出。在细菌繁殖过程中，携带耐药性基因的信息可通过质粒、转座子和整合子等移动遗传元件在不同个体间传播。鉴于细菌对抗生素的耐药性日益增强，开发抗生素替代品或辅助疗法已成为医疗和生物科技领域的一项重要任务。这包括研发新一代抗生素、实施联合疗法、探索天然抗菌成分（如肽类物质和植物提取物）以及纳米生物材料的应用。其中，将具有抗菌活性的纳米粒子与传统抗生素或抗菌肽结合使用，已成为当前抗微生物感染治疗的一个研究热点。纳米粒子的独特物理化学性质使其能够有效负载并递送抗生素，使用这种纳米载体辅助疗法后，复合药物不仅可以精确地定位目标区域，并在该区域内持续释放药物。此外，纳米载体还能够抑制细菌分泌的保护酶对药物的破坏作用。因此，通过这种方式，即使是在较低的药物剂量下，也能在目标部位达到较高的抗生素浓度，进而减少传统抗生素的全身副作用，同时降低耐药性的发生风险。

基于前期研究，研究者已成功构建了一种抗生素-纳米粒子复合制剂体系。该新型抗菌剂在对抗多重耐药性病原微生物方面表现出优异的效果。实验表明，多种具有抗菌特性的纳米粒子（如银、金、氧化锌、氧化钛等）与市面上常见的抗生素或抗菌肽组合而成的复合药物，对广泛耐药的病原体显示出显著的杀灭效果。

纳米载药系统的构建主要依赖于两类核心相互作用：物理相互作用和化学相互作用。物理相互作用通常涉及分子间的基础力，例如亲疏水性及静电相互作用等。相比之下，化学相互作用则更为多样化，包括但不限于：胺官能化的 NPs 与琥珀酰亚胺酯基药物的连接；活性氢官能化的 NPs 与氨基药物的结合；醛官能化的 NPs 与肼基药物的偶合；氨基官能化的 NPs 与异硫氰酸基药物的结合；金纳米粒子与巯基药物的直接链接；炔基官能化的 NPs 与叠氮基药物的点击化学反应；寡核苷酸官能化的 NPs 与延长适配子的杂交；四嗪官能化的 NPs 与反式环辛烯基药物的特异性结合；羧酸官能化的 NPs 通过聚乙二醇作为接头，并利用六亚甲基二异氰酸酯作为偶联剂与药物相连。得益于上述丰富多样的合成技术，纳米载药体系能够与抗生素或抗菌肽形成多种复合结构，为研究人员提供了广泛的选择空间，以便于探索和开发新型治疗策略（图 12-4）。

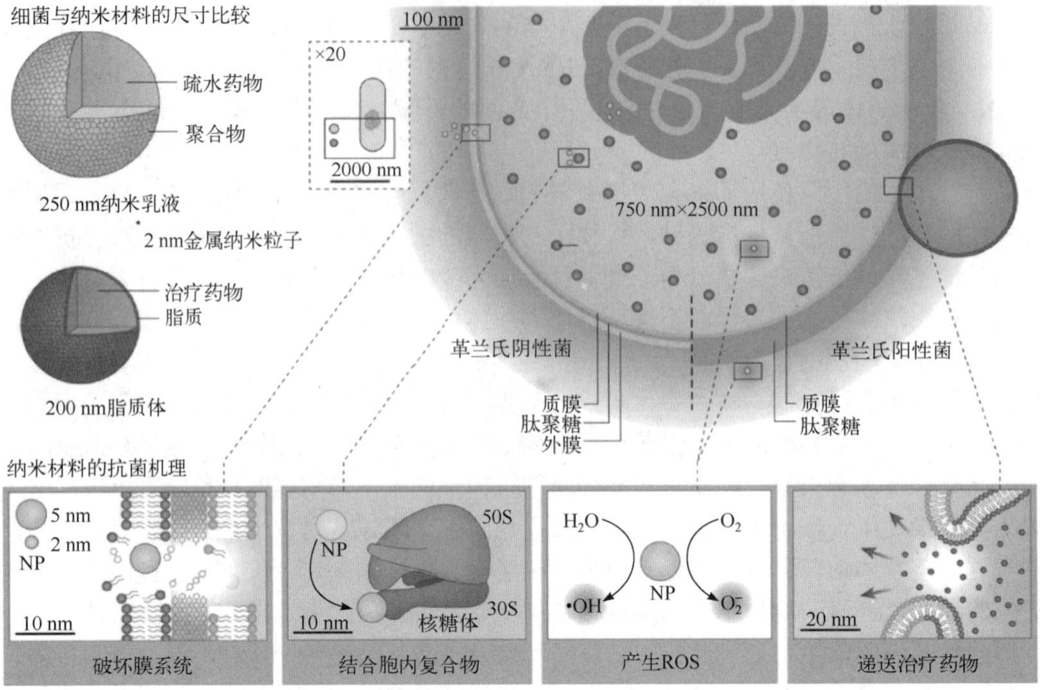

图 12-4　纳米材料的抗菌机制

（一）银纳米载药系统-抗生素偶联系统的应用

在众多成本可控且应用广泛的无机纳米载体中，银离子脱颖而出。银纳米粒子（AgNPs）因其卓越的催化性能、独特的光学和生物学特性，不仅成为实验室研究的理想材料，也在医疗行业中得到了广泛的应用。特别是在抗菌药物领域，通过精确控制 AgNPs 的颗粒尺寸、形状以及表面修饰，该纳米载药系统展现出了惊人的抗菌能力。研究表明，将纳米银与不同的抗生素结合使用，能够显著增强其抗菌效果。这一过程的关键在于利用抗生素分子中的羟基和酰胺基团实现与纳米银的有效螯合。目前，纳米银产品已广泛应用于医学领域，如银离子伤口敷料，抗菌导管的预浸渍处理，以及在外科手术中的直接应用，旨在发挥其强大的抗菌功能。大多数以 AgNPs 为基础的药物多被开发成用于治疗细菌感染的滴剂、软膏、喷雾或凝胶剂型。

实验中常用的 AgNPs 直径主要有 8 nm 和 28 nm 两种，较小的纳米粒子比较大的纳米粒子具有更强的抗菌活性。AgNPs 常与阿莫西林等抗生素形成复合物，用于测试其对各种细菌菌株（例如肠道链球菌、金黄色葡萄球菌、大肠埃希菌、胸膜肺炎放线杆菌和多杀性巴氏杆菌）的抗菌效果。在一个针对耐甲氧西林金黄色葡萄球菌（MRSA）引发的小鼠皮肤感染的研究案例中，科学家们评估了纳米银与大蒜素（一种源自大蒜的天然化合物）联合使用的体内外抗菌效能。结果显示，仅需 0.4 mg/mL 的 AgNPs-大蒜素复合物即可有效抑制 MRSA，这远低于单独使用时各自所需的最低浓度（AgNPs：2.2 mg/mL；大蒜素：5.6 mg/mL）。因此，AgNPs-大蒜素复合物被视为对抗 MRSA 皮肤感染更为有效的解决方案之一。此外，AgNPs 还能与氨苄西林、氯霉素和卡那霉素等多种抗生素组成复合物，这些复合物对粪肠球菌、金黄色葡萄球菌、变形链球菌、大肠埃希菌和铜绿假单胞菌等细菌也显示出良好的协同抗菌作用。

值得注意的是，银纳米颗粒既可通过化学途径也可通过生物方法制备而成，适用于体内及体外研究。作为药物载体、高效抗菌剂以及具有显著抗肿瘤活性的潜在抗癌药物，AgNPs的应用前景广阔。通过调整和优化 AgNPs 的理化性质，比如选择合适的螯合物及调控颗粒大小，可以有效降低银离子及其负载药物的潜在毒性，同时提高抗菌效率。某些特定的螯合基团甚至能促进药物向目标区域的精准递送，并显著改善无机纳米颗粒的生物兼容性。

（二）金纳米载药系统-抗生素偶联系统的应用

金纳米颗粒（AuNPs）因其独特的光电特性，拥有形状适配性强、表面积体积比大以及低毒性等显著优势。通过表面修饰与化学共轭技术，AuNPs 能够实现多样化的合成形态。其中最突出的一点是，AuNPs 可以通过简单的合成步骤，利用一种或多种化学性质各异的硫醇配体进行修饰。凭借这些特性及其卓越的生物相容性，AuNPs 成为了纳米生物医学领域不可或缺的工具。近年来，AuNPs 作为抗菌剂的应用已受到广泛关注。

AuNPs 的抗菌效能与其表面属性密切相关，同时也会受到不同类型的细菌细胞膜结构的影响。例如，在 AuNPs 表现出的广谱抗菌效果中，革兰氏阴性菌如大肠埃希菌相较于革兰氏阳性菌如金黄色葡萄球菌，对 AuNPs 更加敏感。这可能是因为 AuNPs 较大的粒径阻碍了细菌自身的药物外排泵，阻止了细菌对外界有害物质的排出，从而增强了抗菌效果。此外，AuNPs 活跃的表面能直接破坏细菌的细胞膜，干扰膜上蛋白质之间的正常交互作用，引发细胞内部代谢紊乱，并促使细胞内活性氧水平上升。当细菌的细胞膜受损且其外排功能被抑制时，原本对抗生素产生抗性的病原体将重新变得对抗生素敏感。

实验数据表明，无论是单独使用的 AuNPs 还是与阿莫西林结合形成的 AuNPs-amoxicillin，其细胞毒性都非常低，且在作用期间不会产生 ROS。这意味着，当 AuNPs 与抗生素联合使用时，不仅没有增加原有抗生素的毒性，反而有助于减轻其副作用。这种协同效应显示，AuNPs 作为一种理想的药物载体，能够在与抗生素结合后显著增强其抗菌性能。通过静电吸引力，AuNPs 能够将抗生素吸附在其表面，提高药物的溶解度，延长药物的半衰期和循环时间，实现精准定位释放的同时达到缓释效果。以β-内酰胺类抗生素如亚胺培南和美罗培南为例，这些药物可以在 AuNPs 的核心表面形成单分子层，通过硫醚键与纳米颗粒相连，形成稳定的表面基团。研究表明，未经处理的 AuNPs 对肺炎克雷伯菌、鲍曼不动杆菌等细菌并无明显的抑制作用。然而，一旦负载了抗生素，其抗菌能力显著增强，最小抑菌浓度 MIC 大幅下降，证实了 AuNPs-亚胺培南和 AuNPs-美罗培南对上述细菌的有效抗菌作用。尽管目前对于抗生素如何与 AuNPs 结合的具体机制尚未完全明确，但研究者提出了两种可能的解释：一方面，AuNPs 的大表面积有利于与碳青霉烯类分子形成广泛的界面接触，促进其与细菌膜上的 PBP 受体结合，导致细菌膜内外渗透压失衡，最终导致细菌死亡；另一方面，除了与细胞壁相互作用外，AuNPs-抗生素复合物还可能进入细菌内部，干扰细胞膜的功能调控，并与 DNA 发生相互作用，导致关键生物活性蛋白和硫-磷化合物失活，抑制蛋白质合成过程。通常情况下，AuNPs 的生物代谢主要发生在肝脏，并通过肝胆途径排出体外。

综上所述，AuNPs 易于制备，可通过多种方法进行表面改性，具有良好的生物相容性和较低的毒性。尽管单独使用 AuNPs 对抗大多数病原体的抗菌效果有限，而单独使用抗生素则存在缺乏靶向性及潜在的药物副作用问题。因此，将 AuNPs 与抗生素结合形成复合体，不仅能显著提高抗生素的效力，还能增强其靶向性，有效破坏细菌细胞膜，阻止细胞膜上的外排泵功能，减少细胞内 ROS 的产生，同时降低抗生素自身的不良影响。

（三）金-银复合纳米颗粒载药系统的应用

鉴于金、银纳米粒子各自的优点与局限性，研究者们尝试通过制备金-银合金纳米结构来发挥双方的优势，旨在实现比单一组分纳米粒子更优越的抗菌性能和药物递送功能。实验表明，当杆菌肽负载于金-银纳米粒子（Au-Ag NPs）上时，其对抗耐药性枯草芽孢杆菌的效果显著增强，杀菌效率提升了 87.5%。此外，抗生素与这类双金属纳米载体结合的机制大致与其与单一金属纳米粒子的作用相似，主要依赖于带负电荷的抗生素分子与带正电荷的双金属纳米粒子表面之间的静电吸引力，以及疏水性抗生素分子中的巯基（—SH）与纳米粒子表面形成的共价键连接。

（四）硒纳米载药系统

硒的生物效用主要通过功能性硒蛋白和谷胱甘肽过氧化物酶来实现，这两者是抗氧化防御系统的关键组成部分。硒，无论是以亚硒酸盐还是有机硒化合物的形式存在，都能有效抵御由金属引发的活性氧生成所造成的应激反应、遗传性损伤以及重金属的病理沉积。此外，硒纳米颗粒（SeNPs）不仅展现出了显著的抗菌性能，还能够抑制肿瘤细胞的增殖，并且具备量子点的荧光特性，使其在生物医学领域中展现出广阔的应用前景。

（五）氧化锌纳米载药系统

氧化锌是一种广泛应用于光催化、光电设备、颜料、纺织品、化妆品及抗菌领域的无机材料。单个氧化锌纳米颗粒能够有效杀灭革兰氏阴性和革兰氏阳性菌，其作用机理为在紫外光照射下，光催化反应促使水分解生成活性氧物种。近年来，无须光照即可激活的氧化锌纳米颗粒崭露头角，这类颗粒可通过表面缺陷处产生氧自由基或过氧化氢，同时，直接从氧化锌纳米颗粒中释放的锌离子亦能破坏细菌的细胞壁。大量研究表明，氧化锌纳米颗粒具有显著的抗菌活性。值得注意的是，这种抗菌特性会受到颗粒尺寸与形状的影响，研究人员已成功制备出多种形态的氧化锌纳米结构，包括纳米棒、纳米管、纳米/微花、微球、纳米粉末、量子点及薄膜等。

（六）氧化铜基纳米载药系统

早在远古时期，人类便已观察到并记录了细菌在铜金属表面能够迅速消亡的现象。基于这一发现，在医疗设施与设备领域，铜逐渐被视为一种具有广阔应用前景的抗菌材料，并已在多个临床试验中得到验证，主要用于医院内感染控制，特别是医疗设施接触面和医院用品的消毒。随着铜作为直接或间接抗菌剂的应用日益广泛，深入理解并优化其杀菌机制，以及防止对抗铜离子的耐药菌株的产生与扩散，变得尤为重要。制备铜纳米材料的方法多样，包括声化学法、金属气相沉积法、电化学还原法、辐射还原法、热解法、机械研磨法、激光烧蚀法、微乳化技术及化学还原法等。其中，化学还原法因其简便、经济且易于大规模生产等特点而成为最常用的技术手段之一。众多研究表明，铜纳米粒子（CuNPs）展现出了显著的抗菌性能，能有效杀灭或抑制包括金黄色葡萄球菌、大肠埃希菌、肺炎克雷伯菌、铜绿假单胞菌在内的多种病原体。基于圆盘扩散验证试验的结果，以最小抑菌浓度为指标，测试吸附抗生素后 CuONPs 复合体对枯草芽孢杆菌和荧光假单胞菌两种微生物的抗菌活性（此两种细菌多见于医疗设施器物表面繁殖），当四环素使用 CuONPs 作为载体时，对枯草芽孢杆菌的杀伤抑制作用增强，而对荧光假单胞菌的生物学效应无显著差异。相同铜纳米载体在搭载卡那霉素后，对上述两种细菌的杀伤抑制作用要明显强于卡那霉素单体药物。

（七）碳基纳米载药系统

碳基纳米颗粒因其卓越的电学性能、可调节的粒径、高拉伸强度以及出色的机械强度等多功能性与结构特性，在多个工业生产领域中均得到了广泛应用。这些颗粒的生物学活性受其形态、尺寸、排列方式、相互作用及其他关键参数的影响。以管状碳纳米颗粒——碳纳米管为例，它们是由石墨烯片卷曲形成的圆柱形结构，分为多壁碳纳米管和单壁碳纳米管两种类型。此外，富勒烯作为一种重要的碳基纳米材料，常用于制备各种纳米复合材料及药物载体。鉴于碳纳米颗粒能够穿透细菌的疏水性细胞膜，它们在抗生素传输、合成以及生物材料开发方面展现出巨大潜力。通过将低毒性的碳纳米材料与其衍生物合理组合，可以构建出高效且具高度杀菌效能的碳纳米-抗生素复合体系，有效应对多重耐药性病原体所带来的挑战。

（八）钛氧化物（TiO）纳米载药系统

钛氧化物是最重要的金属氧化物之一，因其对革兰氏阳性菌和革兰氏阴性菌均表现出广谱的抗菌活性而备受关注。然而，关于钛纳米颗粒与药物结合的研究却相对较少。Prasad 等人进行了一项开创性的研究，他们将钛纳米颗粒与多种抗生素（包括但不限于青霉素、阿米卡星、氨苄西林、庆大霉素、苯唑西林、氯唑西林、阿莫西林、头孢氨苄、头孢噻肟、头孢他啶、万古霉素、链霉素、红霉素、克林霉素以及四环素）组合成药物复合体。研究发现，在耐甲氧西林金黄色葡萄球菌（MRSA）对这些传统抗生素普遍产生抗性的背景下，加入钛纳米颗粒后形成的复合药物对 MRSA 的抑制作用显著增强。尽管如此，钛纳米颗粒在此过程中发挥作用的具体分子机制仍有待进一步探索。

三、纳米生物医药在肺部疾病中的应用

基于呼吸系统独特的生物学特性和解剖结构，治疗肺部疾病的药物必须具备相应的特异性靶向功能，以针对呼吸系统内的不同细胞类型。当前，纳米颗粒可以通过气管内给药或静脉给药两种方式进行递送，但这两种途径均存在各自的局限性。气管内给药通常被视为靶向气管上皮细胞的首选方法。这是由于纳米颗粒能够直接进入肺组织，避开首关代谢效应。然而，气管内给药的主要挑战表现为在药物向全肺扩散的过程中，气管内的黏液层、支气管肺泡液及吞噬细胞可能会阻碍药物的扩散，降低药物疗效。另一方面，尽管特殊设计的纳米颗粒可以通过静脉给药进入肺内血管，并穿透血管内皮细胞到达肺实质，但是静脉给药的全身性特点意味着药物并非仅仅靶向肺组织，而是会在全身范围内扩散。这就要求静脉给药的纳米颗粒具备优异的细胞或组织靶向性，并能够在所需区域实现定向控释，从而提高其治疗效果。

纳米载药系统复合体通常展现出多种协同效应的综合治疗效果，尤其适合在复杂的临床疾病中应用。针对不同类型的肺部疾病或同一疾病在不同病理生理时期的特点，需要使用特定靶向性的纳米颗粒。研究人员开发了靶向肺上皮细胞、肺平滑肌细胞、肺巨噬细胞和肺成

纤维细胞的纳米颗粒。目前，多个纳米给药系统已被应用于临床试验，以开发治疗呼吸系统疾病的新方法。以下是一些针对肺癌的临床试验。

CRLX101：搭载喜树碱的高分子聚合纳米颗粒（临床试验编号 NCT01380769）；

BIND-014：含有多西紫杉醇的纳米颗粒（临床试验编号 NCT01792479）；

白蛋白稳定的紫杉醇纳米颗粒（临床试验编号 NCT00077246）；

NC-6004：含有顺铂的胶束纳米颗粒（临床试验编号 NCT02240238）。

上述所有用于肺癌患者的纳米载药系统均通过静脉给药。这些创新的治疗方案为肺部疾病的管理提供了新的思路与希望。

与肺癌治疗不同，非肿瘤性呼吸系统疾病的纳米载药系统临床试验主要采用吸入给药途径。例如，含阿米卡星（Arikayce）的吸入脂质体纳米复合制剂已在临床研究中用于治疗支气管扩张症（临床试验编号 NCT00775138）、慢性铜绿假单胞菌感染（临床试验编号 NCT01315678）、分枝杆菌脓肿（临床试验编号 NCT03038178）以及非结核分枝杆菌感染（临床试验编号 NCT01315236）。在分枝杆菌感染患者中，阿米卡星脂质体显著改善了痰量和痰液的黏度，并促进了肺功能的提升，同时有效降低了与阿米卡星单药使用相关的全身毒性。阿米卡星脂质体载药制剂在患有肺囊性纤维化及合并铜绿假单胞菌感染的患者中展现出优异的细菌清除能力、生物安全性和临床有效性。除此之外，两项临床试验将含两性霉素 B（Ambisome）的脂质体纳米颗粒以吸入方式用于治疗变应性支气管肺曲霉病（临床试验编号 NCT02273661）和侵袭性肺曲霉病（临床试验编号 NCT00391014）。载有环孢素 A 的脂质体纳米颗粒用于治疗肺移植患者术后发生的宿主抗移植物反应——闭塞性细支气管炎综合征（临床试验编号 NCT01650545）。在肺移植受者中，吸入环孢素 A 脂质体复合物展现了良好的生物安全性和较低的副作用，明显改善了患者的肺功能，并且尚未观察到该复合物导致全身性毒性。虽然吸入环孢素纳米复合体未能显著影响肺移植后急性排斥反应的发生率，但这种改良形式的环孢素治疗显著提高了肺移植受者的存活率，延长了无排斥反应患者的生存期。在针对肺囊性纤维化患者的药物Ⅰ期临床试验（临床试验编号 NCT00004806）中，研究者将表达 *CFTR* 基因的质粒负载于脂质体纳米载药系统，通过经鼻吸入的给药方式进行递送，取得了良好的治疗效果。然而，基于该纳米载体的 *CFTR* 基因治疗的Ⅱ期和Ⅲ期临床试验尚未开展。为治疗严重的肺炎链球菌肺炎，研究者开发了 CAL02 纳米脂质体，这一系统通过静脉给药的方式，旨在体内捕获细菌毒素，并已显示出良好的疗效。该方法在生物安全性、患者耐受性及中和细菌毒素的功能指标上均表现出卓越的水平。上述研究结论均基于动物实验和临床前研究的结果。科学家们在进一步改良纳米载药系统，期望能够以更高的递送效率、更优的生物利用率和生物安全性，实现对各类 DNA、RNA、抗生素、肽以及各种小分子化合物的有效递送，为治疗各种呼吸系统疾病开辟新的研究方向。

四、纳米生物医药在神经系统疾病中的应用

目前，大多数针对中枢神经系统疾病的治疗仅限于对症治疗，无法恢复患者的生活质量或从根本上改善或终止损害的进一步发展。至今，对于中枢神经系统疾病的各类药物研究仍未取得显著进展。如何突破血脑屏障的障碍（例如，使用全新的药物及载体，或结合具有明确治疗机制的经典药物与新型载体），以实现药物高效输送至大脑，是中枢神经系统疾病药物治疗面临的主要挑战。普通药物难以顺利穿过血脑屏障进入大脑区域，且容易在外周过早代

谢消耗，靶向性差等缺陷严重限制了药物疗效，而纳米颗粒载药系统有效克服了这些缺陷。目前，已经研发出几种通过表面活性剂或配体修饰的纳米制剂，其穿越血脑屏障的效果已在动物实验中初步验证。鉴于这一临床需求，深入了解正常及病理状态下血脑屏障的特性将极大助力于开发能够成功靶向大脑受损区域的纳米载药系统。中枢神经系统配备了一套高度专业化的屏障系统，旨在有效防止病原体、神经毒性分子以及循环血细胞的侵扰。这一系统包括具备不同通透性特点的多种屏障结构，如血-脑脊液（CSF）屏障、血脑屏障（BBB）、血-视网膜屏障和血-脊髓屏障。其中，血脑屏障不仅分布广泛，而且在维护中枢神经系统的稳态和功能中发挥着关键作用。血脑屏障由紧密连接的脑内皮细胞和不连续的周细胞层构成。脑内皮细胞具有独特的形态和功能特征，能够有效维持血脑屏障的结构完整性，并通过其跨内皮转运和血管生成能力，具备在损伤后重建血供的潜力。内皮细胞间的通道机制称为“细胞旁通道”，其物质穿透效率受离子和溶质浓度梯度的影响。与此不同，通过内皮细胞本身的转运机理被称为“跨细胞通道”。这两种通道机制共同决定了血脑屏障的整体通透性。跨细胞途径主要用于亲脂分子的被动扩散，依赖特定受体介导的转运机制，例如二氧化碳的转运。对于亲水性蛋白质和肽类分子而言，若需穿越血脑屏障，必须依赖专门的转运体，如负责葡萄糖吸收的葡萄糖转运蛋白-1（GLUT-1），以及参与胰岛素和转铁蛋白运输的对应受体。这一复杂的转运机制确保了大脑微环境的稳定，为神经功能的正常运作提供了必要支持（图 12-5）。

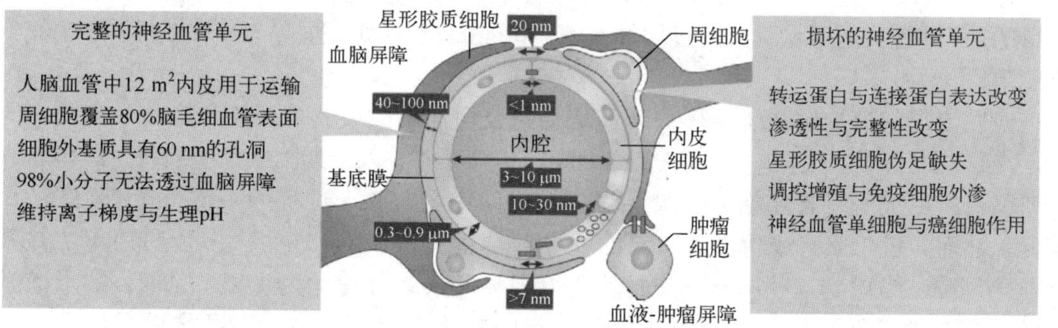

图 12-5　血脑屏障的物理与化学性质

血脑屏障是中枢神经组织细胞和外周循环血液之间的重要屏障，其独特的保护功能维持着大脑内各类离子和分子的动态平衡。血脑屏障复合体中任何一个组分的破坏都会导致这种多细胞屏障结构的崩溃，从而促进各类中枢神经系统疾病（如神经炎症和神经退行性疾病）的发生发展。血脑屏障是人体内最具选择性的生物屏障，其结构包括无孔或少孔的内皮细胞、连续的基底膜和有疏松连结的星形胶质细胞血管周足组成的断续膜。在一些中枢神经系统发生病理性变化的情况下（如中枢神经感染、中枢神经系统肿瘤、神经退行性疾病和脑卒中），血脑屏障通透性大幅提高，诱导炎症和神经元损伤相关分子透过屏障进入脑实质内。脑卒中、阿尔茨海默病（AD）和帕金森病（PD）等几种高发病率的中枢神经疾病病理均涉及血脑屏障的损伤。更重要的是，受损的血脑屏障会严重限制药物递送至大脑区域，从而削弱药物疗效。研究人员正在探索使用纳米颗粒作为药物递送工具，这些纳米颗粒可以有效包封药物分子，并能够靶向脑脉管系统的特定转运过程。这样的策略有望增强药物穿透血脑屏障的能力，以及更精确地将药物递送至需要的脑区域，从而促进再生和恢复过程。

维护血脑屏障的完整性和功能对于防治中枢神经系统疾病至关重要。尽管目前在治疗策略和药物递送技术上仍面临挑战，特别是在开发能够有效突破血脑屏障的药物方面，但纳米颗粒技术仍展示出令人期待的前景。未来的研究将继续致力于优化这些治疗方法，以期实现更好的临床效果。

中枢神经系统的屏障在某些脑区较为薄弱，特别是在脑室及其周围区域。脑室由四个腔隙构成：两个侧脑室、第三脑室和第四脑室。脑室周围器（CVOs）排列在第三和第四脑室的壁上，脉络丛以及毛细血管负责产生脑脊液。这些高度血管化的结构具有开窗型毛细血管，并与星形胶质细胞相接触，从而允许血流与脑实质之间进行直接物质交换。位于侧脑室壁的室下区（SVZ）同样具备疏松的脉管系统。SVZ 内的血管结构具有明显的特征：星形胶质细胞的端足或周细胞之间的细胞间联系非常疏松，从而导致其屏障结构薄弱、渗透性极高；毗邻 SVZ 的嘴侧迁移区（RMS）是一个血管高度丰富的区域，包含与血管直接接触的新生神经元的迁移通路。这些大脑区域具有共同特点，即其血脑屏障的通透性极高，这使它们在感知中枢神经系统的损伤和参与大脑修复方面能力更强。最近的研究表明，在动物实验中经静脉注射的纳米颗粒，无论通过何种机制跨越血脑屏障，均会大量聚集在这些高通透性区域。例如，健康小鼠通过静脉注射血管肽修饰的聚（乙二醇）-共聚（己内酯）纳米颗粒（ANG-PEG-NPs；平均直径约 90 nm）后，在其脑室、海马和皮质层中均发现这些纳米颗粒的大量累积，这些区域均邻近高通透性区域。这些高通透性的大脑区域可能为纳米颗粒进入大脑提供了替代途径，而对这些区域的功能调节将直接影响神经干细胞和祖细胞的再生能力。然而，需要注意的是，这些大脑区域可能通过增加 CVO 中的酶活性（即酶屏障）对治疗药物产生其他形式的阻碍。

研发治疗中枢神经系统疾病的新药是制药公司面临的最具挑战性和成本最高的方向之一。在这一过程中，仅在临床前研究阶段成功初筛，并进入Ⅰ期临床试验的研发成本就高达 1 亿美元。完成所有Ⅲ期临床试验并将药物推向市场，整个过程的平均总花费约为 10 亿美元。然而，近年来，成功进入市场的脑导向药物仅占 3%～5%，大多数药物无法有效穿越血脑屏障。考虑到这些因素，开发阶段取得显著成效显得尤为重要。目前，纳米医学领域的进展为改善药物穿越血脑屏障提供了新的解决方案，其中纳米颗粒递送技术显示出良好的前景。

接下来，将介绍在静脉给药中用于血脑屏障转运药物的纳米粒子及影响其转运的因素。合成纳米粒子可以由多种聚合物材料制成，例如聚（乙烯亚胺）（PEI）、聚（烷基氰基丙烯酸酯）、聚（酰胺-胺）树枝状大分子（PAMAM）、聚（ε-己内酯）（PCL）、聚（乳酸-羟基乙酸）（PLGA）以及聚酯，或由无机材料如金、二氧化硅等构成。这些载体可以通过吸附、包埋或与药物共价结合的方式来递送药物。在粒径和形状的控制、制备和功能化方面，无机纳米粒子优于聚合物纳米粒子。无机纳米粒子的一个重要优势是它们更易于通过显微技术[如磁共振成像（MRI）、透射电镜（TEM）以及分析技术（ICP-MS）]进行追踪。然而，无机纳米粒子也存在一些缺点，例如它们可能不会被生物降解（或通过肾脏排出），或可能引发较高的毒性作用（如碳纳米管和富勒烯可能导致脂质过氧化和氧自由基的生成）。

天然纳米粒子则由天然聚合物（如多糖——壳聚糖和海藻酸盐）、氨基酸[如聚（赖氨酸）和聚（天冬氨酸）]或蛋白质（如明胶和白蛋白）形成。这些天然纳米粒子表现出与内皮细胞表达的特定受体或转运蛋白相互作用的优势。然而，它们也存在一些不足，如批间变异性大、受控修饰能力有限以及在成像平台上的跟踪能力差。纳米粒子的物理化学性质决定了其通过血脑屏障的机制，主要包括以下几种转运途径：①纳米粒子打开内皮细胞之间的紧密连接（TJ）或诱导局部毒性，导致血脑屏障的局部透化，从而允许药物以游离形式或与纳米粒子结合的形式渗透；②纳米粒子通过胞转作用穿过内皮细胞；③纳米粒子通过胞吞作用进入内皮细胞，其内容物释放到细胞质中，然后在内皮细胞的腔侧被胞吐。

由于纳米粒子在形状、大小、疏水性、涂层、化学成分和表面电荷等方面的可调性，它们在脑部药物递送中被广泛使用。对这些因素的改善可以增强纳米粒子在循环中的稳定性，延长循环时间，控制药物释放到所需目标位点，并提高其经过血脑屏障的渗透效率，而减少网状内皮系统的摄取。将配体与纳米粒子结合可以进一步促进对血脑屏障的穿透。这些分子可分为四种不同类型：①介导从血液中吸附蛋白质的配体，直接与血脑屏障受体或转运蛋白相互作用；②本身与血脑屏障受体或转运蛋白直接相互作用的配体；③增加电荷和疏水性的配体；④提高血液循环时间的配体（例如 PEG）。

当纳米颗粒进入生理环境时，血液中的蛋白质迅速吸附至其表面，在粒子表面形成了一层被称为“蛋白冠”的涂层。据报道，超过 70 种不同的血清白蛋白能与金纳米颗粒表面结合。这种蛋白质电晕不仅改变了纳米颗粒的表面化学性质，还会影响其聚集行为。蛋白冠的形成增强了脾脏和肝脏中的网状内皮系统对于纳米粒子的摄取能力，加速了纳米粒子在血液中的清除，从而减少了纳米颗粒在大脑中的积累，并可能进一步引发炎症反应。针对这一挑战，常用的解决策略是通过在粒子表面修饰能显著减少蛋白质吸附的分子，以保持纳米粒子的性能、循环时间、药效和安全性。其中，聚乙二醇（PEG）修饰的纳米粒子表现出良好的抗蛋白质吸附能力。PEG 修饰的纳米颗粒具有较低的表面电荷，从而降低了其吸附能力及被网状内皮系统摄取的概率。由于 PEG 修饰的纳米颗粒在血液循环中的循环时间得到显著改善，从而提高了 PEG-NPs 在大脑中的药物浓度蓄积。此外，与常规纳米颗粒相比，聚乳酸-羟基乙酸（PLGA）纳米颗粒（约 78 nm）在体外试验中表现出能够快速渗透大鼠脑组织的能力。此外，纳米颗粒的表面电荷和形态对其血液清除速率也具有重要影响。与带有正电荷或负电荷的纳米颗粒相比，中性纳米颗粒在静脉给药后表现出更长的循环稳定滞留时间。短杆状纳米颗粒由于首过效应会大量滞留于肝脏，并被快速降解清除，而长杆状纳米颗粒则会在脾脏中被大量捕获，但不易被快速代谢清除。如果对纳米颗粒表面进行聚乙二醇（PEG）修饰，无论其形态如何，其在肺部的首过滞留浓度均会显著增加。

综上所述，以上几种理化参数在不同程度上影响纳米颗粒通过血脑屏障的转运效率。然而，即便是最佳的静脉给药纳米制剂配方，也只能有效地将药物初始剂量的 5%递送至大脑。因此，为中枢神经系统疾病开发的纳米载药系统需要采用更精准的靶向方案和更高效的血脑屏障转运速率，同时还需延长其在循环系统中的稳定滞留时间。

血脑屏障负责维持大脑内环境的稳态，并阻挡外周有害物质进入大脑。血脑屏障的破坏可能导致中枢神经系统的慢性炎症和神经元退行性变性。在某些特殊病理状态下，如创伤性脑损伤或缺血性脑卒中，血脑屏障破坏的原因和机制相对明确。然而，在其他疾病，特别是阿尔茨海默病、帕金森病等慢性神经系统退行性疾病中，血脑屏障的破坏是否是疾病通路下游的并发过程，或是血脑屏障的破坏在疾病的发生和发展中发挥着作用仍不清楚。因此，研究血脑屏障在疾病进程中的功能变化，可能为设计更有效的药物递送系统以及研发新型中枢神经系统疾病的非侵入性治疗方法提供重要的突破口（图 12-6）。

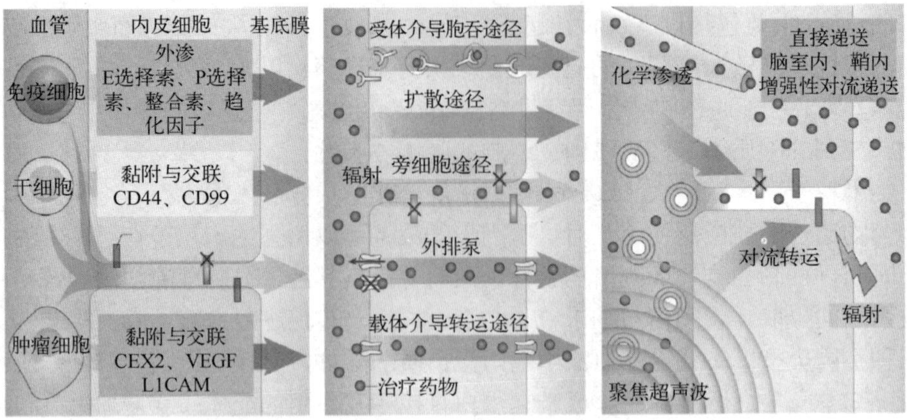

图 12-6　克服血脑屏障和血肿瘤屏障的关键分子、细胞和物理机制

（一）脑卒中

1. 脑卒中导致的血脑屏障病理性变化

脑卒中是世界范围内成人疾病中治疗总费用最高和治疗时间最长的致残性疾病，全球每年约有 100 万人受到影响。在脑卒中发作时，脑血管破裂（出血性脑卒中）或脑血管内血栓形成（缺血性脑卒中）造成的血管闭塞导致了大脑的血液供应丧失。在这两种情况下，缺血缺氧性改变将直接导致脑细胞死亡，进而造成神经功能丧失，严重时最终可导致患者死亡。在缺血性脑卒中病程中，血脑屏障首次开放的时间很短（几分钟到几小时），随后进入血脑屏障关闭的间隔期，此后血脑屏障将重新开放一段时间（几小时到几天）。血供的恢复（再灌注）对于脑损伤的限制是必不可少的，但是这个过程也可能加重脑损伤，即再灌注损伤。但再灌注的发生有助于血脑屏障的后期重新开放，其潜在机制可能与内皮细胞活化、ROS 产生、白细胞募集、细胞因子产生和水肿形成等因素相关。缺血性脑卒中时发生的血脑屏障功能障碍主要与紧密连接（TJ）的丢失和细胞间桥联中断有关。TJ 被基质金属蛋白酶（MMPs） 降解后，基质金属蛋白酶还可以进一步降解血脑屏障细胞外间质（即Ⅳ型胶原），从而进一步增加血脑屏障的通透性。已有研究证明，在脑卒中患者和脑卒中动物模型中，MMP-9 水平升高与血脑屏障通透性及疾病严重程度呈正相关。此外，缺血再灌注导致的一氧化氮（NO）水平升高将激活 MMP-9 和 MMP-2，进而增加血脑屏障的通透性。脑卒中后炎症反应、脑内小胶质细胞的激活和外周白细胞的趋化作用，也是造成脑卒中后血脑屏障崩溃和神经细胞死亡的原因。小胶质细胞（大脑的第一道防线）被激活并释放 NO，产生 ROS、细胞因子，例如肿瘤坏死因子-α（TNF-α）、白细胞介素-1β（IL-1β）、白细胞介素-6（IL-6）和趋化因子[例如巨噬细胞炎性蛋白-1α（MIP-1α）/CCL3、单核细胞趋化蛋白-1（MCP-1）/CCL-2 和趋化因子配体-1（CXCL-1）]。这些炎症调节因子刺激内皮细胞并激活核因子（NF）-κB 途径，促进黏附分子[如血管细胞黏附蛋白（VCAM）]、细胞间黏附分子-1（ICAM-1）和 P-选择素的表达，引起外周血白细胞的脑内募集、侵袭增强和炎症级联反应。

综上所述，脑卒中病例的药物治疗应考虑到 TJ 受损以及血脑屏障的初始开放和延迟开放。有效利用内皮细胞管腔侧的血脑屏障渗漏和/或某些受体的表达，进行药物载体的针对性设计，以增加纳米粒子的血脑屏障透过率。因此，血脑屏障本身可以成为一个药物/载体作用靶点，以增加药物递送到缺血脑组织的效率。

2. 纳米药物/载药系统在脑卒中治疗的应用

为了治疗脑卒中导致的神经细胞损伤，科学家们开始利用纳米载药系统递送神经保护药物。这些药物在游离形式下无法穿过血脑屏障或透过率低下，且常常被网状内皮系统迅速清除。例如，研究者利用转铁蛋白受体抗体修饰的壳聚糖纳米颗粒（直径约 650 nm；Zeta 电位约+20 mV）搭载特异性半胱天冬酶-3 抑制剂（Z-devD-FMK），已取得了一定的治疗效果。这种制剂能够在缺血后 75 min，即血脑屏障开放的峰值水平时通过血脑屏障给药，显著减少梗死体积（约减少 40%～45%），并改善缺血脑卒小鼠模型的神经功能缺损。同时，在分子层面上降低了与凋亡相关的蛋白 caspase-3 的活性。除了上述作用，搭载 Z-devD-FMK 和基本成纤维细胞生长因子（bFGF）的纳米载药系统还显示出减小梗死体积的潜力。丹参酮ⅡA 是一种菲醌衍生物，具有抗氧化应激的作用，也可以在纳米载药系统的辅助下实现对脑卒中的预防性治疗。由于丹参酮的游离形式在循环中的半衰期较短、溶解度较差且血脑屏障的渗透率较低，其本身并不能有效减少脑卒中梗死面积。因此，研究者们开发了阳离子牛血清白蛋白偶联的丹参酮ⅡA 聚乙二醇化纳米粒（直径约 118 nm；Zeta 电位约−18 mV），通过静脉给药后，脑卒中模型小鼠的脑梗死体积减小约 70%，同时也降低了神经功能缺损，减少了中性粒细胞的浸润和神经元的凋亡。此外，这些纳米颗粒能够有效调节炎症反应和神经元信号转导通路，通过下调促炎细胞因子如 IL-8 和 TNF-α，以及上调抗炎性细胞因子如 IL-10 和转化生长因子-β1（TGF-β1），在大鼠缺血性脑卒中的模型中诱导神经保护作用。纳米颗粒还可以调控胶质纤维酸性蛋白（GFAP）、基质金属蛋白酶-9（MMP-9）、环氧化酶-2（COX-2）和诱导型一氧化氮合酶（iNOS）的 mRNA 和蛋白质表达水平。此外，它们还显著降低了 p38 促分裂原活化的蛋白激酶（p38-MAPK）、c-Jun N-末端激酶（JNK）和胞外信号调节激酶 1 和 2（ERK1/2）的 mRNA 及蛋白质磷酸化水平。腺苷作为另一种具有显著神经保护潜力的分子，因其难以穿越血脑屏障、具有中等毒性和短半衰期等固有缺陷，限制了其在脑损伤疾病中的应用。为了解决这些问题，通过将角鲨烯与腺苷共轭，开发出可静脉注射的纳米颗粒制剂（直径为 120 nm；Zeta 电位约−25 mV）。在 MCAO 引发的脑卒中前进行预防性注射该制剂，能够显著减少梗死面积并改善神经功能评分。

（二）阿尔茨海默病

1. 阿尔茨海默病（AD）导致的血脑屏障病理性变化

阿尔茨海默病在欧美国家 65 岁以上的老年人中发病率为 5%，而在 85 岁以上的老年人中发病率则超过 30%。全球估计有 5000 万 AD 患者，中国的患病人数约为 1000 万。预计到 2050 年，全球 AD 患者将达到 1.3 亿。AD 的主要临床特征是记忆丧失，其主要病理学标志包括脑萎缩、淀粉样β肽（Aβ，俗称老年斑）的积累、过度磷酸化的 tau 蛋白（神经元纤维缠结）以及最终导致脑淀粉样血管病（CAA）的脑血管变化。尽管在过去几十年中，AD 中血脑屏障功能障碍的特征已被广泛研究，但其具体机制在科学界仍然存在争议。一些针对 AD 患者和 AD 动物模型的研究表明，脑血管变化的病因与 Aβ肽的积累密切相关。在正常情况下，P-糖蛋白（P-gp）和低密度脂蛋白受体相关蛋白质（LRP）负责清除 Aβ，而晚期糖基化终产物受体（RAGE）则调控 Aβ进入大脑。然而，在 AD 患者中，研究发现病理性生成的大量 Aβ诱导了 RAGE 表达的上调，进一步加剧了 Aβ在脑内的积累，同时也激活了多种炎症和氧化反应的级联正反馈环。Aβ与 RAGE 的相互作用通过细胞内钙离子（Ca^{2+}）的钙调神经磷酸酶信号转导及 MMP-2 和 MMP-9 的分泌，双重破坏紧密连接（TJ）。此外，载脂蛋白 E4（ApoE4）缺陷是小鼠散发性 AD 发展的主要遗传危险因素，缺陷小鼠易发生脑血管萎缩，并在体内表现出高水平的 RAGE 表达，最终导致 Aβ清除率降低和血脑屏障受损。在 AD 患者及动物模型中，LRP 下调和 P-gp 活性降低的情况也得到了确认，进一步支持了上述假设。此外，小胶质细胞和星形胶质细胞在控制 Aβ负荷水平和促进 Aβ产生中也起着重要作用。活化的小胶质细胞分泌 TNF-α，增强 T 细胞的黏附性和穿越内皮的迁移能力。

2. 纳米药物/载药系统在阿尔茨海默病治疗的应用

长期的药物筛选试验和对阿尔茨海默病的病理学研究表明，神经保护肽可能是一个极具前景的治疗方向。它们可以通过多种途径发挥作用，例如分解 Aβ斑块、降解 Aβ肽以及调节某些酶的分泌等。举例来说，使用 B6 肽（转铁蛋白替代物）修饰并搭载神经保护肽 NAPVSIPQ（NAP）的 PEG-PLA 纳米颗粒（直径约 120 nm；Zeta 电位约–23 mV）能够在小鼠脑内达到有效治疗剂量，其峰值浓度水平在 0.5 h 和 12 h 之间。在通过双侧立体定向注射 Aβ1-40 获得的 AD 小鼠模型中，静脉施用 B6/NAP PEG-PLA 制剂后，治疗取得了良好的缓解效果，潜在机制可能与乙酰胆碱酯酶的减少以及胆碱乙酰转移酶活性的增加有关。另一种热门的 AD 脑内靶向治疗分子是神经生长因子（NGF）。在前脑基底侧，NGF 对于中枢胆碱能神经元的存活至关重要。然而，NGF 无法穿越血脑屏障，因此无法作为无创 AD 治疗的药物。在 C57BL/6 小鼠中，使用聚山梨酯-80（直径约 250 nm）包被的 PBCA 纳米颗粒，通过表面吸附的方式搭载 NGF，静脉用药 45 min 后即可在脑内观察到治疗浓度的纳米颗粒。在 1-甲基-4-苯基-1,2,3,6-四氢吡啶（MPTP）诱导的帕金森病（PD）模型以及急性东莨菪碱诱导的痴呆模型（AD 模型的类似替代物）中，上述搭载 NGF 的纳米载药复合体能够改善小鼠的物体识别能力和记忆水平，并减少 PD 模型小鼠的一些症状，例如僵硬、震颤。辅酶 Q10（CoQ10）在人体内的存在形式和功能确实非常重要。它不仅参与线粒体的能量产生过程，还具有强大的抗氧化特性。这使得它在神经退行性疾病的治疗中，尤其是在阿尔茨海默病（AD）的研究中，备受关注。使用三甲基化壳聚糖修饰的 PLGA 纳米颗粒作为辅酶 Q10 的载体，是一个有前景的治疗策略。这种纳米载体可以提高辅酶 Q10 的生物利用度，并有助于改善 APP/PS1 转基因 AD 小鼠模型的认知功能。这种方法不仅增强了药物的细胞摄取能力，还可能通过介导的胞吞作用，提高药物在靶表面细胞中的吸收率。研究中提到的生物标志物，如丙二醛（MDA）和谷胱甘肽（GSH），以及过氧化物酶和过氧化氢酶的活性水平，可以有效评估氧化应激和老年斑块的形成，从而验证 PLGA-NPs 在减少氧化应激和潜在治疗 AD 方面的效果。总的来说，将辅酶 Q10 与纳米技术结合，无疑为阿尔茨海默病的治疗提供了一种新的思路，显示了药物递送系统在改善认知障碍上的巨大潜力。

纳米颗粒不仅可以作为药物传递的载体，还可以作为影像学检查所需的对比成像剂，有时甚至兼具这两种功能。这些纳米颗粒，如氧化铁、金、二氧化硅、碳纳米管以及量子点，能够自身作为成像剂，进而为治疗药物系统提供诊断和治疗功能。为了实现这一目的，研究者们利用聚合物正丁基-2-氰基丙烯酸酯（BCA）作为骨架，使用放射性标记的 ^{125}I-氯喹（CQ，一种对淀粉样蛋白有亲和力的药物）对其进行标记，并通过 1%吐温 80 表面活性剂进行修饰，形成直径约 50 nm 的纳米颗粒，以用于阿尔茨海默病（AD）的诊断。这些纳米颗粒在体外和体内对 Aβ斑块表现出很高的亲和力，并能够在来自 AD 患者的额叶皮层切片中标记出 Aβ斑块。研究表明，^{125}I-CQ-PBCA 纳米颗粒能够有效穿透脑实质，其在大脑内的留存量在两种 AD 小鼠模型——APP/PS1 转基因小鼠和注射聚集的 Aβ42 肽的小鼠中显著高于健康对照组。此外，^{125}I-CQ-PBCA 纳米颗粒在 AD 小鼠脑内的摄取和保留也高于游离的 ^{125}I-CQ，且其峰值出现在给药后 90 min。因此，放射性标记的 CQ-PBCA 纳米颗粒有望作为非侵入性成像剂，能够通过单光子发射断层扫描（SPECT）（使用 ^{123}I）或正电子发射断层扫描（PET）（使用 ^{124}I）等方法进行检测，为未来的诊断和治疗提供新的可能性。

（三）帕金森病

1. 帕金森病（PD）导致的血脑屏障病理性变化

帕金森病是一种神经退行性疾病，全球约有 1000 万人受其影响。在中国，帕金森病患者数量接近 300 万，约占全球患者的 30%，每年新增患者约 10 万人。在 65 岁以上人群中，发病率为 1.7%，使中国成为世界上帕金森病患者最多的国家。帕金森病的病理特征主要包括：①黑质中多巴胺能神经元的选择性变性，最终导致纹状体中多巴胺（DA）的减少；②在路易体（Lewy bodies）内发现α-突触核蛋白及其他蛋白质内含物。最初，学术界认为帕金森病的发展过程中血脑屏障的完整性未受到影响。然而，苄丝肼和维拉帕米等药物的追踪研究表明，这些在正常情况下不能穿过血脑屏障的药物，由于帕金森病患者和大鼠模型中 P-gp 表达水平的降低，反而在脑组织中得到了大量检测。此外，帕金森病患者与年龄匹配对照者的研究也显示，脑内白蛋白含量与病理过程之间存在正相关关系，这表明了进行性血脑屏障损害与帕金森病的发展密切相关。在帕金森病患者的纹状体和黑质中，已经发现与血脑屏障完整性破坏相关的脑血流动力学缺陷和脑微血管改变。研究表明，猴子的黑质中受损的多巴胺能神经元周围新生血管数量增加，这与血管内皮生长因子（VEGF）的表达上升相关。将 VEGF 立体定向注射到大鼠的黑质中，也会破坏血脑屏障，导致多巴胺能神经元丢失及显著炎症反应。与阿尔茨海默病的病理进程相似，基质金属蛋白酶（MMP）的激活在帕金森病的进展中亦扮演着重要角色。具体而言，MMP-3 加剧了 MPTP 中毒的 PD 小鼠模型中多巴胺能神经元的变性，导致血脑屏障损伤并促进免疫细胞的脑内浸润。在 PD 患者和 PD 大鼠模型的脑组织检查中，均可观察到小胶质细胞、星形胶质细胞的大量增生，以及与 T 细胞浸润相关的脑内炎症反应，这进一步导致了多巴胺能神经元的丢失和血脑屏障通透性的增加。此外，在 PD 病程中，促炎性细胞因子（如 TNF-α、IL-1β和 IFN-γ）的释放，以及活化的星形胶质细胞和小胶质细胞产生的活性氧和一氧化氮，均可能导致血脑屏障的损伤。

2. 纳米药物/载药系统在帕金森病治疗的应用

多巴胺替代疗法是目前治疗帕金森病的主要方法，能够显著改善患者的运动症状。然而，该药物对患者行为和认知的影响仍存在较大争议。采用装载多巴胺的 PLGA 纳米颗粒（DA NPs，直径约为 120 nm，Zeta 电位为–3 mV）可以显著改善动物行为学测试的结果，具体表现为减少安非他命诱导的躯体震颤，同时未见与心脏功能改变或外周及神经系统显著开关效应相关的副作用。DA NPs 主要集中在 6-羟基多巴胺（6-OHDA）诱导的帕金森病大鼠的黑质和纹状体区域，能够有效穿透血脑屏障，并在神经元和星形胶质细胞附近滞留或进入胞内。这些多巴胺纳米颗粒能够增加脑内多巴胺及其代谢物高香草酸（HVA）和二羟基苯乙酸（DOPAC）的含量，同时恢复脑内多巴胺 D2 受体的敏感性，达到接近正常对照组小鼠的水平。如前所述，帕金森病患者的黑质和纹状体内多巴胺能神经元以及血脑屏障内皮细胞中乳铁蛋白及其受体的表达增加，这些区域是多巴胺能神经元变性的最常见部位。这表明，在帕金森病患者中，将乳铁蛋白与纳米颗粒结合，可以提高纳米载药系统的效率。此外，乳铁蛋白还可以通过螯合帕金森病患者及动物模型的黑质和纹状体中的铁离子，发挥抗氧化作用，从而保护多巴胺能神经元。乳铁蛋白在帕金森病治疗中可能具有双重作用，一方面作为配体靶向损伤多巴胺能区域的受体，另一方面促进受损神经元的修复。基于这些假设，研究者设计了由乳铁蛋白修饰的 PAMAM 和 PEG 纳米颗粒（直径约 200 nm；Zeta 电位约+30 mV），并载有人胶质细胞系来源的神经营养因子基因 *hGDNF* 的质粒。GDNF 被认为是用于帕金森病治疗的神经营养因子“金标准”，但其无法跨越血脑屏障，而 PAMAM 和 PEG 纳米颗粒的功能正是携带 GDNF 通过血脑屏障，从而对多巴胺能神经元发挥保护作用。上述载药方案均显著改善了帕金森病模型小鼠的运动功能，并且效果与给药频率呈正相关。尾促皮质肽是一种促肾上腺皮质激素释放激素相关肽，尽管无法穿越血脑屏障，但理论上可用于保护多巴胺能神经元。采用乳铁蛋白修饰的 PEG-PLGA 纳米颗粒（直径约 90 nm；Zeta 电位约–24 mV）载送尾促皮质肽，该纳米制剂在静脉注射后 1 小时内，在模型鼠的皮层、黑质和纹状体区域均可检测到信号。研究结果表明，该制剂能够有效保护多巴胺能神经元，改善运动功能缺陷（通过阿扑吗啡诱导的旋转试验评估），并提高了多巴胺及其代谢物 HVA 和 DOPAC 的水平，同时展现出良好的生物相容性。

思考题

1. 分析纳米技术在精准医疗中的应用潜力，特别是针对癌症、神经退行性疾病等重大疾病的早期诊断与治疗，提出可能的创新策略。

2. 研究纳米粒子在生物体内的行为（如生物分布、代谢途径）对药物疗效及安全性的影响，并讨论如何通过设计优化提高纳米药物的生物相容性和靶向性。

3. 讨论基因编辑技术（如 CRISPR-Cas9）与纳米技术的结合在遗传病治疗上的最新进展，以及面临的伦理、安全挑战。

第三节　我国纳米生物医药发展现状与展望

学习目标

1. 掌握　纳米生物医药的前沿研究方向、创新技术及未来发展趋势。
2. 熟悉　纳米技术在生物医药中的主要应用、优势及面临的挑战。
3. 了解　我国纳米生物医药发展的新进展与新成果。

医学科技作为与航天、通信、智能制造并列的关键领域，承载着国家发展的重大使命。为积极响应习近平总书记的号召与期望，当前科研人员正面临解决生物医疗领域“卡脖子”难题的紧迫任务。近年来，纳米技术在疾病诊断、治疗及监测等多个方面展现出广阔的应用前景，推动了相关产业的快速崛起，新技术、新应用和新成果层出不穷。据统计，中国已跻身全球纳米药物临床研究最活跃的国家行列，彰显出强劲的发展势头。

相较于传统制药行业开发新产品所需的漫长周期，纳米药物及佐剂的研发周期较短，且此佐剂类产品具有较低的风险、较少的投资需求以及较高的回报率，因此成为了全球纳米生物医学研究中的一个焦点领域。根据 Clinical Trials 数据库与中国药物临床试验登记与信息公开平台的数据，国内正在进行的纳米制剂相关临床试验项目接近 300 项。虽然我国在某些疾病领域的纳米药物临床研究中已经取得了一定的进展，但从整体来看，患者从这些治疗方案中获得的实际利益以及整个产业的发展状态与国际领先水平相比尚存差距。主要问题体现在监管制度建设落后于产业发展、临床试验的标准化程度不足以及产业链内部存在多处薄弱点等方面。

纳米载体药物或纳米药物种类繁多，具有独特的理化性质，其治疗机制及体内的代谢特性与传统的小分子或生物大分子药物存在显著区别。不同类型的纳米药物在制备工艺的复杂度以及潜在的安全性风险方面也存在较大差异。此外，我国当前对于纳米药物的监管政策尚不明确，行业内关于纳米药物的属性界定、新产品的临床转化路径等问题仍存在广泛争议，这在一定程度上阻碍了该领域的持续健康发展。鉴于此，有必要根据纳米药物的特点构建科学的评估体系，促进与生物学、材料学等多学科的深度融合，加速科研成果向临床应用的转化进程。通过优化企业的研发流程、提升申报标准、确保产品质量稳定、改善临床疗效以及强化安全性的风险控制等措施，为纳米药物的顺利上市奠定坚实基础。

鉴于纳米药物独特的理化特性，纳米颗粒的尺寸、形态、排列模式、表面电荷分布及表面化学性质是决定其与周围介质反应效率的关键因素。此外，纳米药物与生物环境（包括分子、细胞、器官等多个层面）之间存在着复杂而微妙的相互作用，这使得纳米药物在质量控制、药代动力学特征及安全性评估方面与传统药物存在显著差异，给现有的药品监管体系带来了严峻考验。尽管纳米药物的研发活动近年来呈现快速增长态势，但全球范围内对于纳米药物的认知仍缺乏统一标准，相应的监管要求亦未达成共识。即便是在研发领域处于领先地位的美国 FDA，迄今为止也仅发布了 4 项相关的指导方针。考虑到纳米药物的特殊性质，尽管我国已经制定了部分纳米材料的标准，但专门针对纳米药物的标准样品尚未出台。对此，国家纳米科学中心致力于探索纳米产品的标准化样品制备与表征技术，现已实现皮克（pg）级和法克（fg）级的超高灵敏度检测能力；四川大学华西药学院围绕纳米粒子的尺寸、化学组成、表面结构、亲水性、形态、聚集行为、细胞摄取及蛋白质结合（即蛋白质冠）等方面展开了深入研究，并初步构建了评价策略框架；中国食品药品检定研究院与国家成都新药安全性评价中心则针对纳米药物可能引发的遗传毒性、免疫毒性、生殖毒性、血液毒性和肾脏毒性等风险进行了详尽的前期案例调研；北京大学药学院聚焦于纳米药物临床转化现状的数据收集与分析工作。我国已有超过 50 种基于纳米技术的医药产品成功上市，涵盖多种脂质体（活性成分包括阿糖胞苷、多柔比星、长春新碱、伊立替康、两性霉素 B 等）、聚乙二醇化胶束（活性成分包括紫杉醇、多西他赛、多柔比星、伊立替康等）、氧化铁纳米颗粒、共轭高分子蛋白质以及白蛋白结合型纳米分散分子等类型。我国在纳米医药领域的研究正处于由数量扩张向质量提升转型的重要时期，预计未来将有更多创新成果进入市场申报阶段。

2020 年，中国医学科学院肿瘤医院石远凯教授与石药集团联合申报的“聚乙二醇定点修饰重组蛋白药物关键技术体系建立及产业化”项目荣获国家科学技术进步奖二等奖。该项目成功解决了传统聚乙二醇（polyethylene glycol，PEG）修饰技术中存在的特异性差、产品质量不均一及产业化难度大等关键问题，在国内首次建立了化学法 PEG 定点修饰重组蛋白药物的关键技术体系，并在产业化进程中取得了显著进展。此外，该项目还在国际上首次采用基因工程改造的酶法对重组蛋白药物进行定点修饰，实现了技术上的重大突破，有力推动了我国重组蛋白药物领域的跨越性发展，为应对临床重大需求提供了有效解决方案。通过这一系列的研究成果，项目不仅为社会贡献了品质可靠、安全性高且患者易于接受的创新药物，还构建了一套完整的蛋白药物研发关键技术体系，形成了独特的药物开发理念及产学研协同向临床转化的有效模式。这一成就标志着我国在国产药械创制领域实现了从无到有的转变，为后续重组蛋白药物的研发与临床应用树立了典范。

思考题

1. 分析我国纳米生物医药领域在知识产权保护、国际合作与交流方面的现状。

2. 讨论纳米生物医药在公共卫生应急响应（如疫情应对）中的应用潜力。

3. 概述我国纳米生物医药领域当前的发展状况，包括主要研究成果、产业布局及政策支持情况，并分析其对国民健康的影响。

（周宇　中南大学湘雅二医院）

参考文献

[1] Wang Y, Sun S, Zhang Z, et al. Nanomaterials for cancer precision medicine[J]. Adv Mater, 2018, 30(17): e1705660.

[2] Amreddy N, Babu A, Muralidharan R, et al. Recent advances in nanoparticle-based cancer drug and gene delivery[J]. Adv Cancer Res, 2018, 137: 115-170.

[3] Sun L, Liu H, Ye Y, et al. Smart nanoparticles for cancer therapy[J]. Signal Transduct Target Ther, 2023, 8(1): 418.

[4] Herrmann I K, Wood M J A, Fuhrmann G. Extracellular vesicles as a next-generation drug delivery platform[J]. Nature Nanotechnology, 2021, 16(7): 748-759.

[5] De Lázaro I, Mooney D J. Obstacles and opportunities in a forward vision for cancer nanomedicine[J]. Nat Mater, 2021, 20(11): 1469-1479.

[6] Arvanitis C D, Ferraro G B, Jain R K. The blood-brain barrier and blood-tumour barrier in brain tumours and metastases[J]. Nature Reviews Cancer, 2020, 20(1): 26-41.

[7] Shi J, Kantoff P W, Wooster R, et al. Cancer nanomedicine: progress, challenges and opportunities[J]. Nat Rev Cancer, 2017, 17(1): 20-37.

[8] Shin M D, Shukla S, Chung Y H, et al. COVID-19 vaccine development and a potential nanomaterial path forward[J]. Nature Nanotechnology, 2020, 15(8): 646-655.

[9] Kirtane A R, Verma M, Karandikar P, et al. Nanotechnology approaches for global infectious diseases[J]. Nat Nanotechnol, 2021, 16(4): 369-384.

[10] Kirla H, Henry D J, Jansen S, et al. Use of silica nanoparticles for drug delivery in cardiovascular disease[J]. Clin Ther, 2023, 45(11): 1060-1068.

[11] Ziqi W, Kai C, Costabel U, et al. Nanotechnology-facilitated vaccine development during the coronavirus disease 2019 (COVID-19) pandemic[J]. Exploration (Beijing), 2022, 2(5): 20210082.

[12] Guerrini G, Magrì D, Gioria S, et al. Characterization of nanoparticles-based vaccines for COVID-19[J]. Nature Nanotechnology, 2022, 17(6): 570-576.

[13] Dilliard S A, Siegwart D J. Passive, active and endogenous organ-targeted lipid and polymer nanoparticles for delivery of genetic drugs[J]. Nat Rev Mater, 2023, 8(4): 282-300.

[14] Huang Y, Guo X, Wu Y, et al. Nanotechnology's frontier in combatting infectious and inflammatory diseases: prevention and treatment[J]. Signal Transduct Target Ther, 2024, 9(1): 34.

[15] Choi V, Rohn J L, Stoodley P, et al. Drug delivery strategies for antibiofilm therapy[J]. Nat Rev Microbiol, 2023, 21(9): 555-572.

[16] Wu D, Chen Q, Chen X, et al. The blood-brain barrier: structure, regulation, and drug delivery[J]. Signal Transduction and Targeted Therapy, 2023, 8(1): 217.

[17] Banks W A. From blood-brain barrier to blood-brain interface: new opportunities for CNS drug delivery[J]. Nature Reviews Drug Discovery, 2016, 15(4): 275-292.

[18] Sweeney M D, Sagare A P, Zlokovic B V. Blood-brain barrier breakdown in Alzheimer disease and other neurodegenerative disorders[J]. Nature Reviews Neurology, 2018, 14(3): 133-150.

[19] Lohela T J, Lilius T O, Nedergaard M. The glymphatic system: implications for drugs for central nervous system diseases[J]. Nature Reviews Drug Discovery, 2022, 21(10): 763-779.

[20] Nance E, Pun S H, Saigal R, et al. Drug delivery to the central nervous system[J]. Nature Reviews Materials, 2022, 7(4): 314-331.

[21] Terstappen G C, Meyer A H, Bell R D, et al. Strategies for delivering therapeutics across the blood-brain barrier[J]. Nature Reviews Drug Discovery, 2021, 20(5): 362-383.

[22] Xu H, Li S, Liu Y S. Nanoparticles in the diagnosis and treatment of vascular aging and related diseases[J]. Signal Transduct Target Ther, 2022, 7(1): 231.

[23] Liu N, Ruan J, Li H, et al. Nanoparticles loaded with natural medicines for the treatment of Alzheimer's disease[J]. Front Neurosci, 2023, 17: 1112435.

[24] Baryakova T H, Pogostin B H, Langer R, et al. Overcoming barriers to patient adherence: the case for developing innovative drug delivery systems[J]. Nat Rev Drug Discov, 2023, 22(5): 387-409.

[25] Beach M A, Nayanathara U, Gao Y, et al. Polymeric nanoparticles for drug delivery[J]. Chem Rev, 2024, 124(9): 5505-5616.

[26] Ma G, Gu Z, Wei W. Advanced vaccine delivery[J]. Adv Drug Deliv Rev, 2022, 183: 114170.

[27] Xie X, Hu Y, Ye T, et al. Therapeutic vaccination against leukaemia via the sustained release of co-encapsulated anti-PD-1 and a leukaemia-associated antigen[J]. Nat Biomed Eng, 2021, 5(5): 414-428.

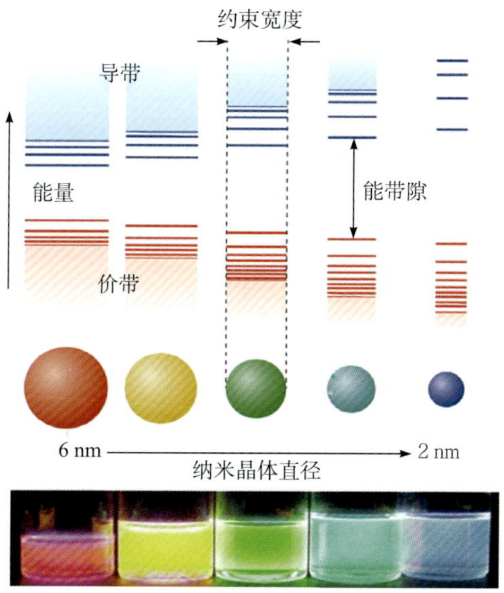

彩图 1-7 量子尺寸效应示意图与五种不同大小纳米晶体的发光特性图片

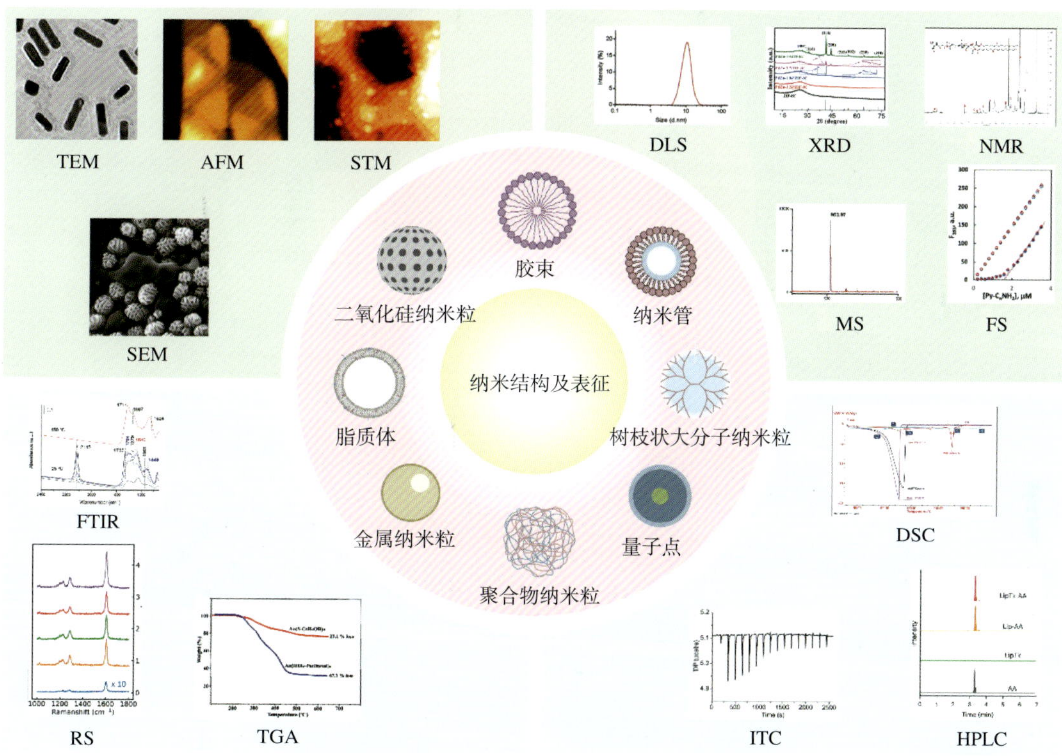

彩图 3-1 纳米材料常见种类及其表征手段

TEM—透射电子显微镜，引用自Nano-Micro Letters, 2018, 10（1）: 7；AFM—原子力显微镜，引用自Journal of the American Chemical Society, 2014, 136（35）: 12461-12468；STM—扫描隧道显微镜，引用自Journal of the American Chemical Society, 2022, 144（2）: 1034-1044；SEM—扫描电子显微镜，引用自Advanced Materials, 2018, 30（29）: 1707557；DLS—动态光散射，引用自Advanced Materials, 2018, 30（7）: 1705383；XRD —X 射线衍射，引用自Advanced Materials, 2018, 30（33）: 1801878；NMR—核磁共振，MS—质谱，引用自Nature Communications, 2021, 12（1）: 2390；FS—荧光光谱，引用自Advanced Materials, 2024, 36（10）: 2211624；FTIR—傅里叶变换红外光谱，引用自Journal of the American Chemical Society, 2018, 140（9）: 3215-3218；RS—拉曼光谱，引用自ACS Nano, 2022, 16（12）: 21388-21396；TGA—热重分析，引用自Journal of the American Chemical Society, 2007, 129（37）: 11653-11661；DSC—差示扫描量热法，引用自Bioactive Materials, 2017, 2（4）: 269-280；ITC—等温滴定量热法，引用自Journal of the American Chemical Society, 2020, 142（46）: 19622-19630；HPLC—高效液相色谱，引用自Nature Biomedical Engineering, 2025.

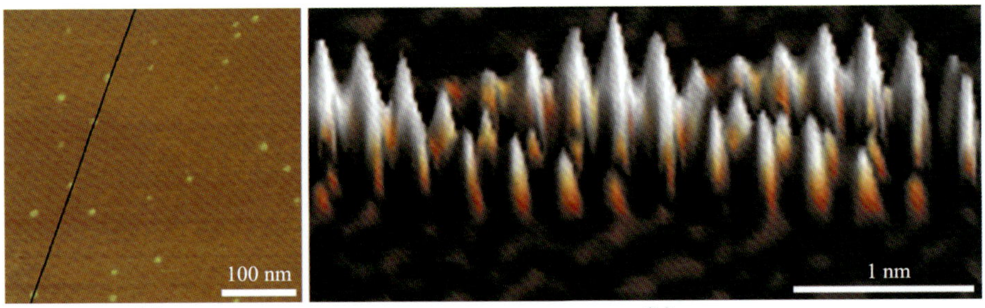

(a) (b)

彩图 3-4 溶胶纳米颗粒（a）和功能化纳米管（b）的AFM图像

引用自Nature Materials, 2007, 6(2): 156-161; Nature Nanotechnology, 2008, 3(6): 337-341.

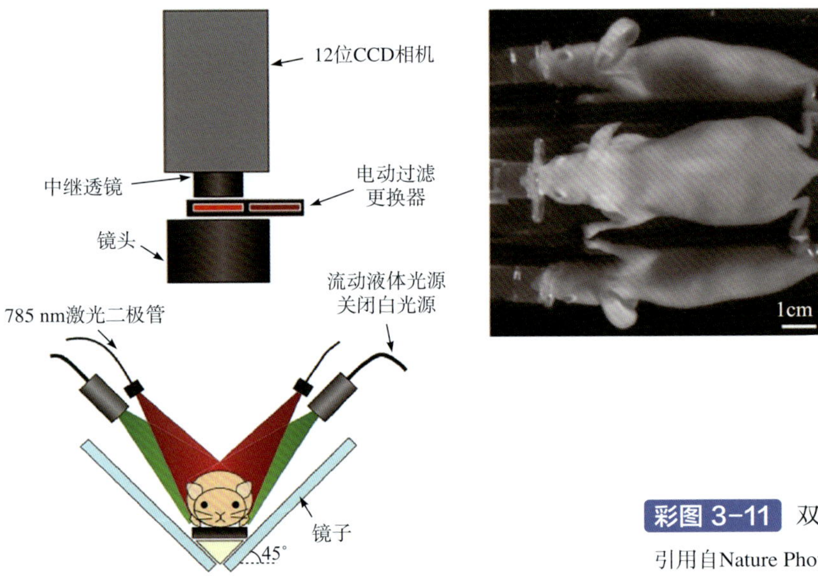

彩图 3-11 双染料动态荧光分子成像系统

引用自Nature Photonics, 2007, 1(9): 526-530.

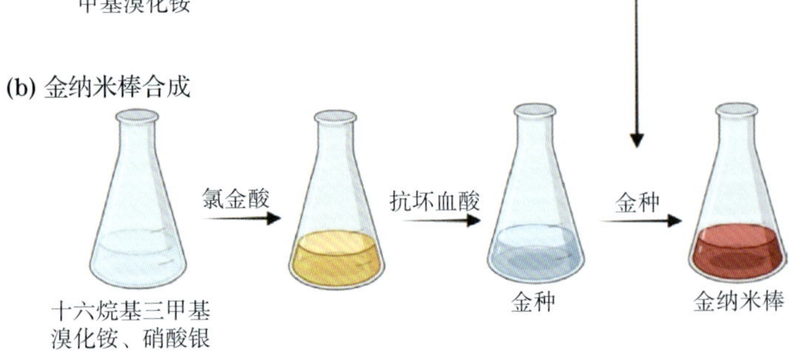

彩图 4-2 金纳米棒合成示意图

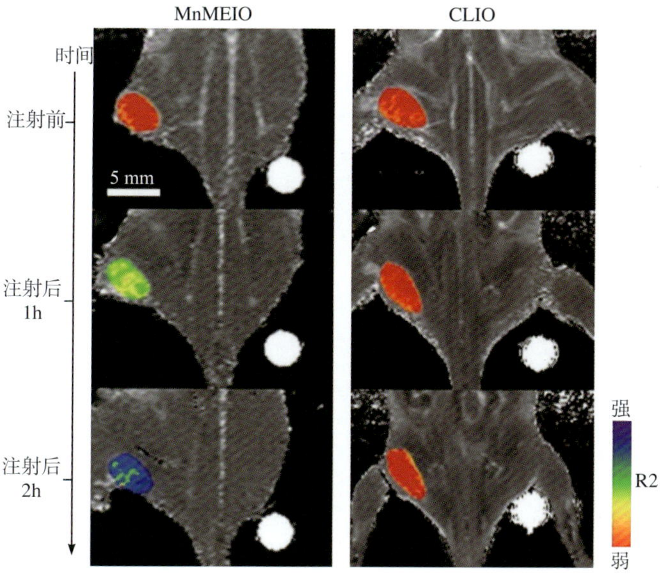

彩图 4-6

修饰herceptin的$MnFe_2O_4$（MnMEIO）和Fe_3O_4（cross-linked iron oxide，CLIO）纳米粒子用于NIH3T6.7荷瘤小鼠T_2加权磁共振成像

引用自Nature Medicine, 2007, 13(1): 95-99.

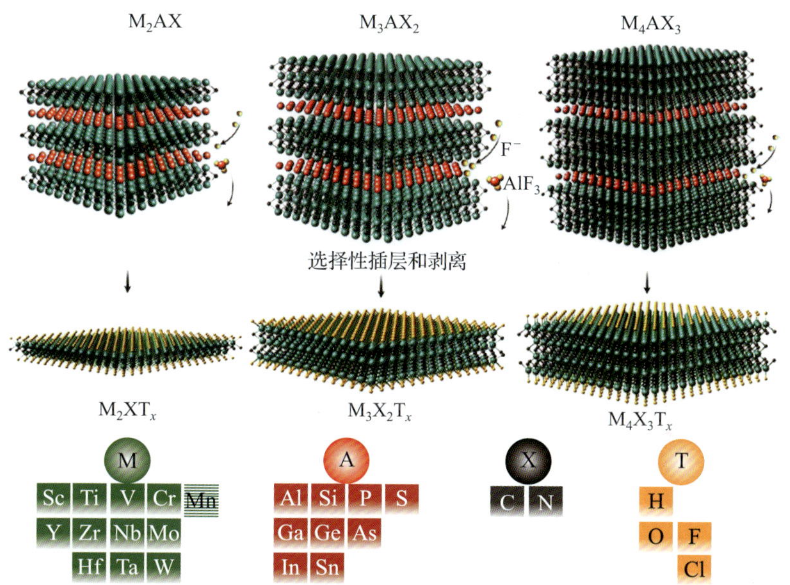

彩图 4-8 MXenes制备示意图

引用自MRS Bulletin, 2020, 45(10): 850-861.

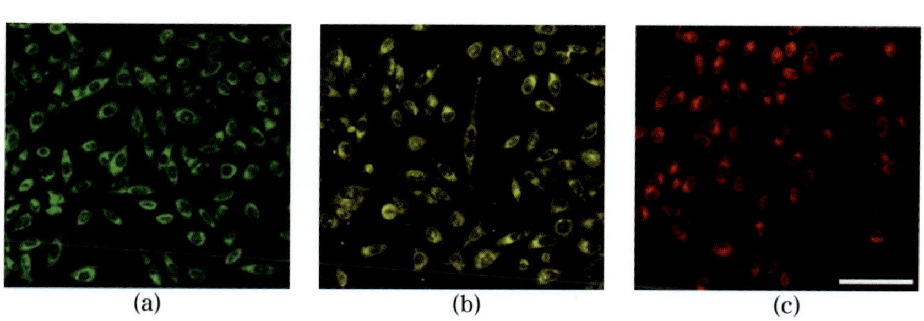

彩图 4-11 （a）绿色、（b）黄色和（c）红色荧光碳点标记MCF-7细胞（标尺：100 μm）

引用自Angewandte Chemie International ed. in English, 2015, 54(18): 5360-5363.

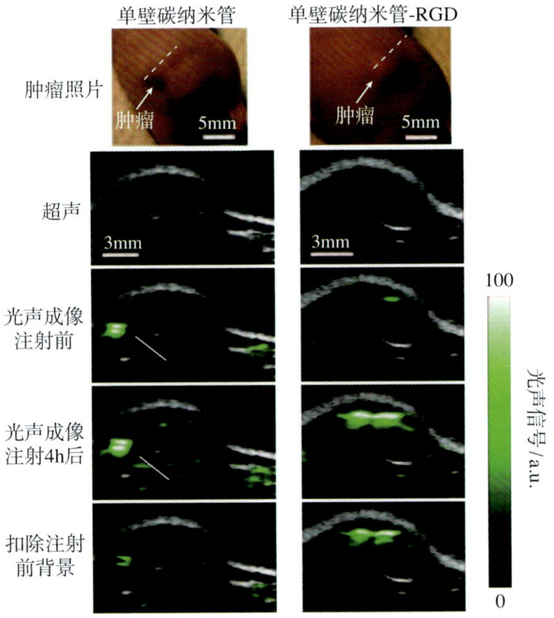

彩图 4-12

修饰RGD的单壁碳纳米管用于肿瘤光声成像

引用自Nature Nanotechnology, 2008, 3(9): 557-562.

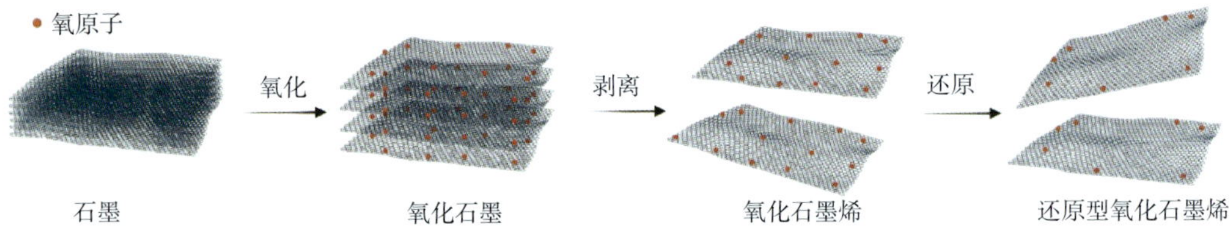

彩图 4-13 Hummers法制备氧化石墨烯示意图

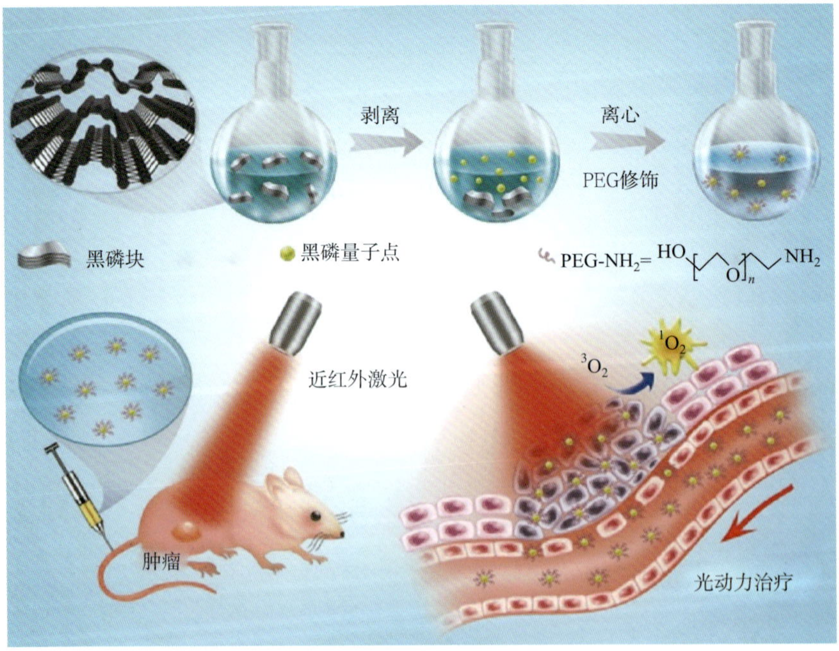

彩图 4-15 黑磷量子点用于肿瘤光动力治疗示意图

引用自Small, 2018,14(4): 1702815.

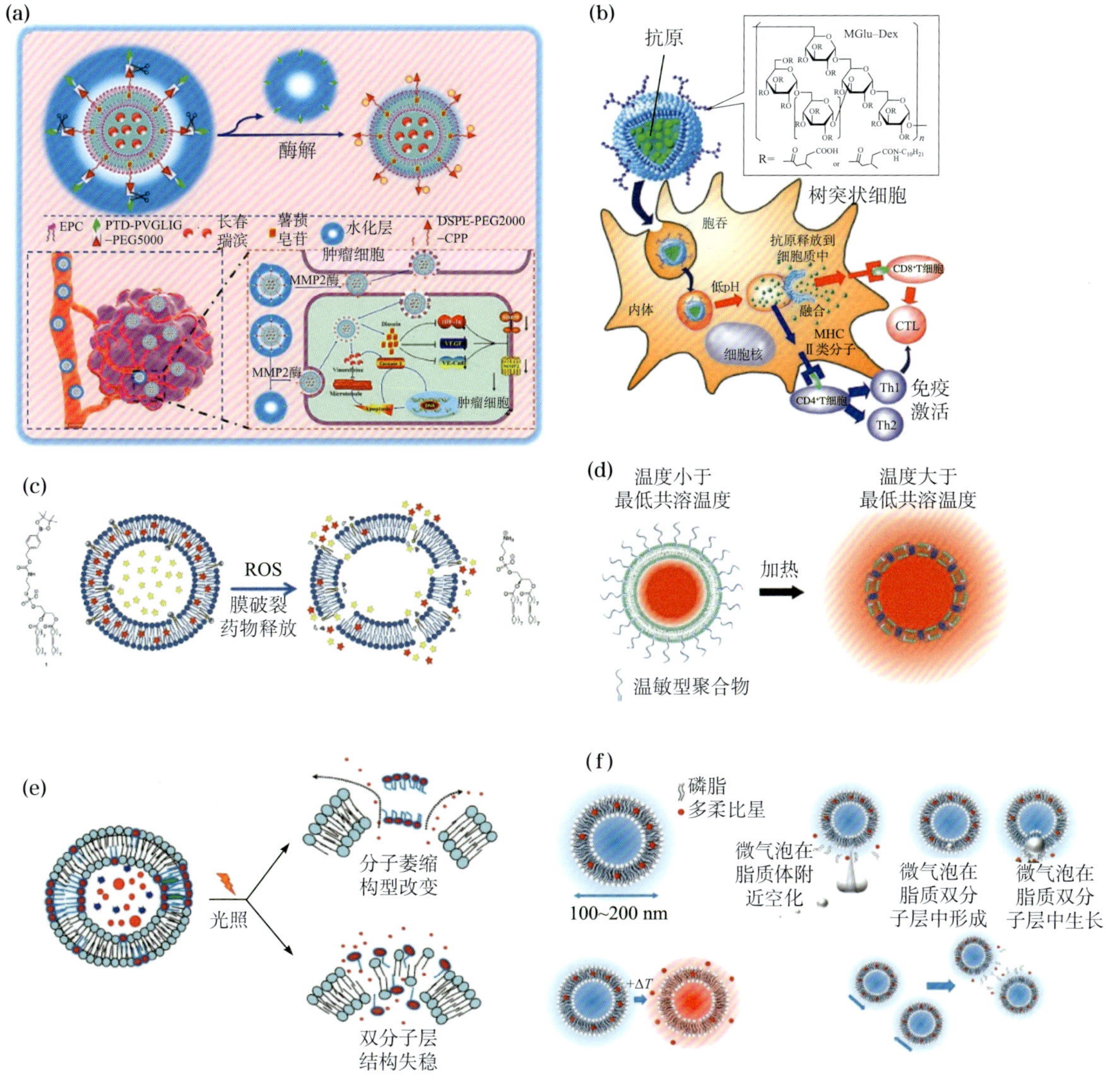

彩图 4-27 各种刺激响应性脂质体的演示图

(a) 用于酶促药物递送的脂质体；
(b) 用于pH触发的药物递送的脂质体；
(c) 活性氧（ROS）响应性脂质体；
(d) 热敏脂质体的药物释放；
(e) 光触发药物递送脂质体；
(f) 用于超声触发给药的脂质体
该图描述了几种超声介导的药物释放机制，包括超声诱导的空化、聚焦超声和声流
引用自International Journal of Molecular Science, 2023, 24(3): 2643.

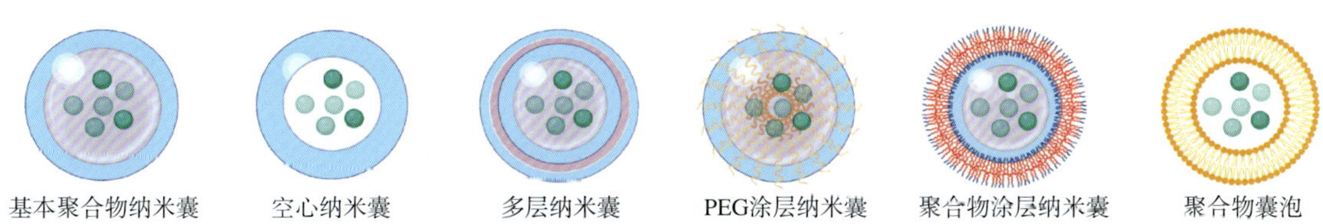

彩图 4-33 纳米囊的类型

图中绿色球体表示其所装载的药物

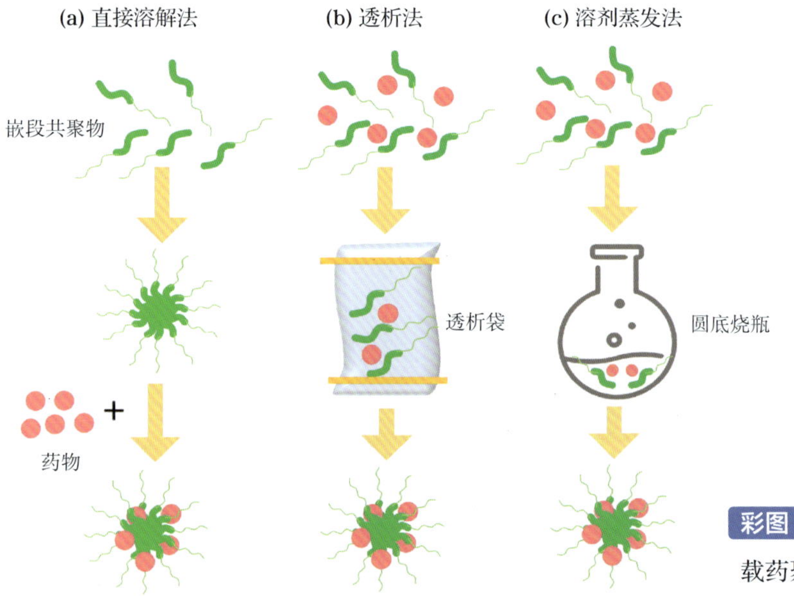

彩图 4-36

载药聚合物纳米胶束的制备方法

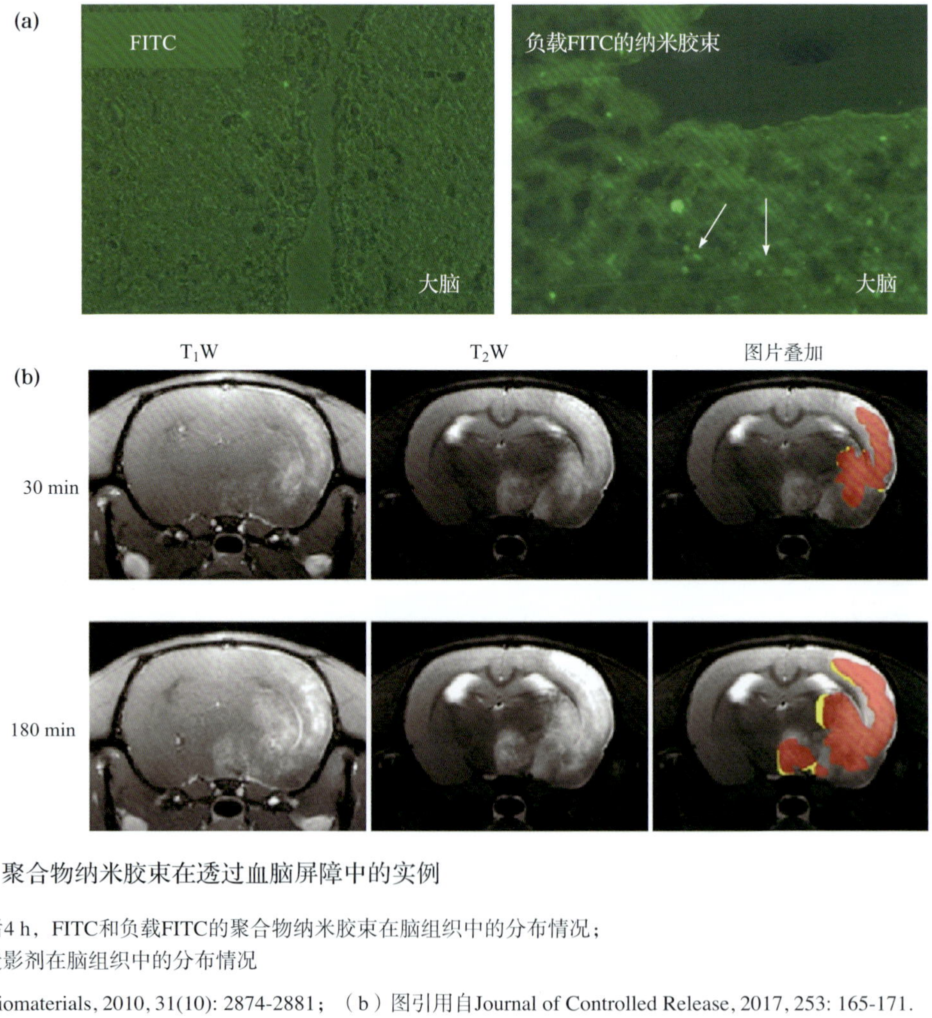

彩图 4-37 聚合物纳米胶束在透过血脑屏障中的实例

（a）静脉注射后4 h，FITC和负载FITC的聚合物纳米胶束在脑组织中的分布情况；
（b）负载MRI造影剂在脑组织中的分布情况

（a）图引用自Biomaterials, 2010, 31(10): 2874-2881；（b）图引用自Journal of Controlled Release, 2017, 253: 165-171.

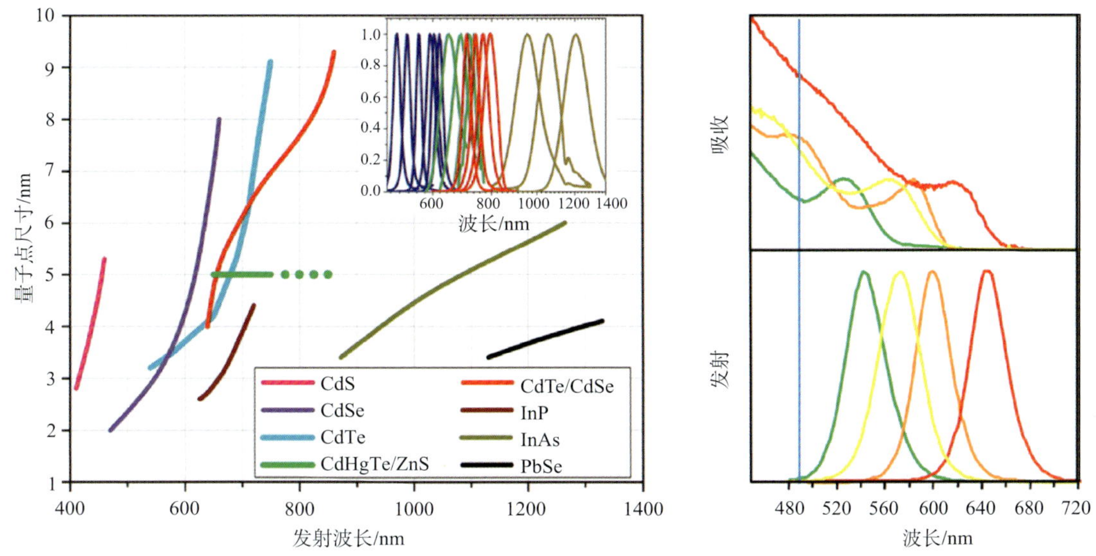

彩图 6-2 量子点的吸收与发射光谱图

引用自Science, 2005, 307(5709): 538-544.

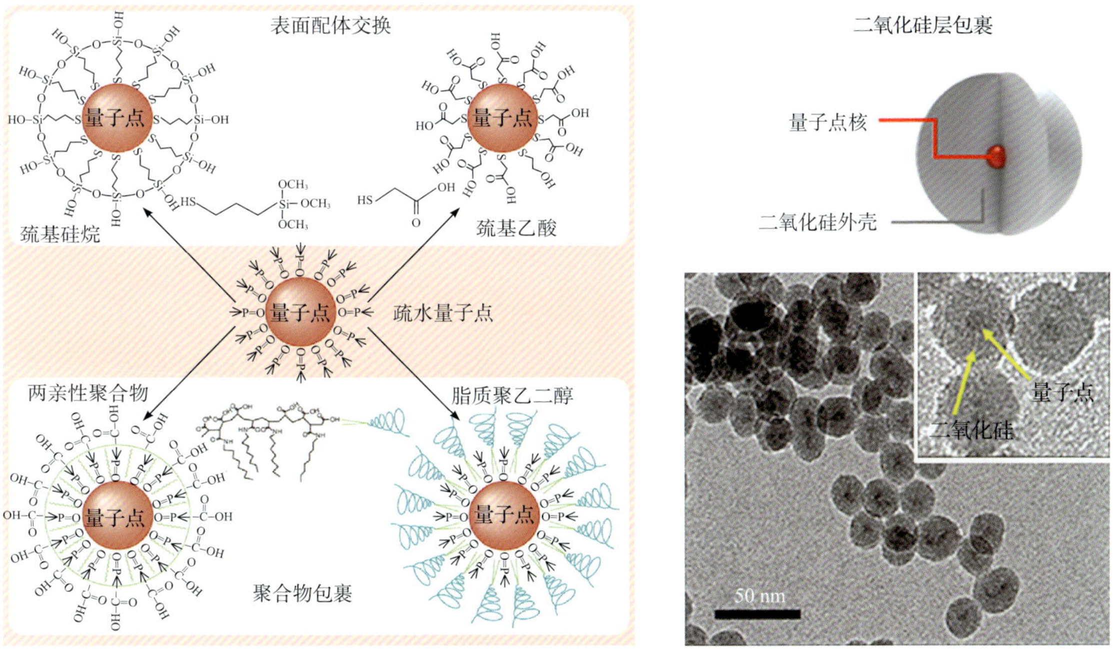

彩图 6-3 量子点的表面功能化修饰

引用自Expert Review of Molecular Diagnostics, 2006, 6(2): 231-244;

International Journal of Molecular Sciences, 2021, 22(18): 10116.

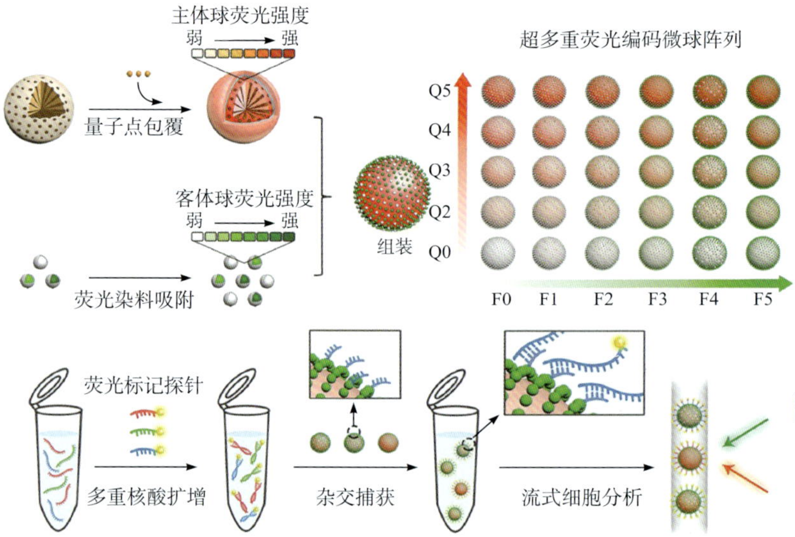

彩图 6-4

基于编码微球的液相悬浮芯片

引用自Advanced Functional Materials, 2016, 26(34): 6146-6157.

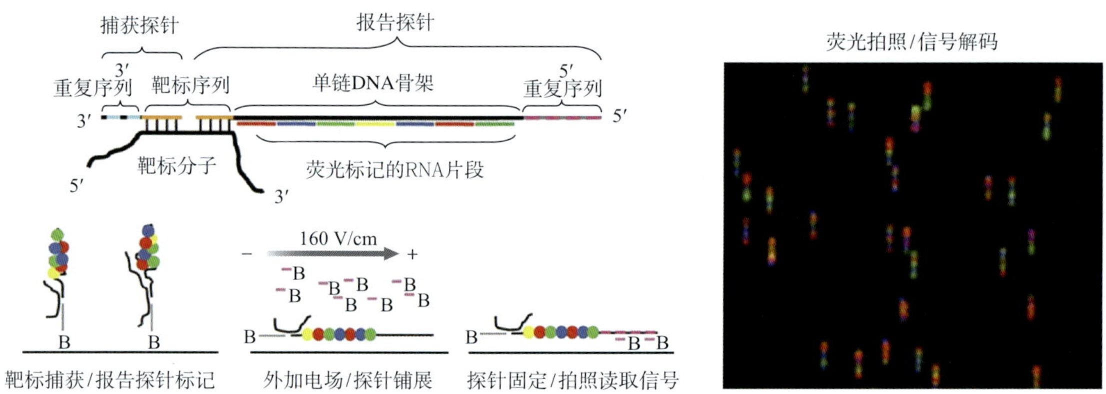

彩图 6-7 NanoString的技术原理

引用自Nature Biotechnology, 2008, 26(3): 317-325.

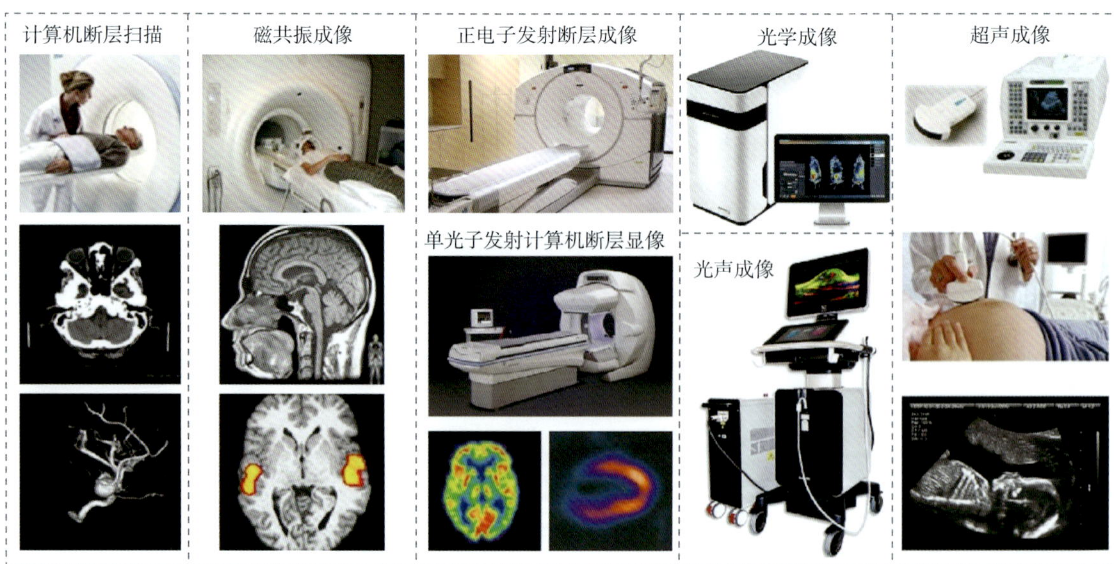

彩图 6-8 不同医学成像设备及其输出图像示例

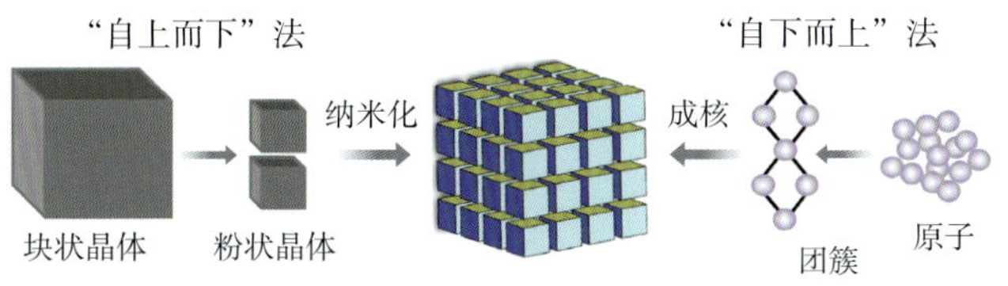

彩图 7-1 纳米晶制备方法示意图

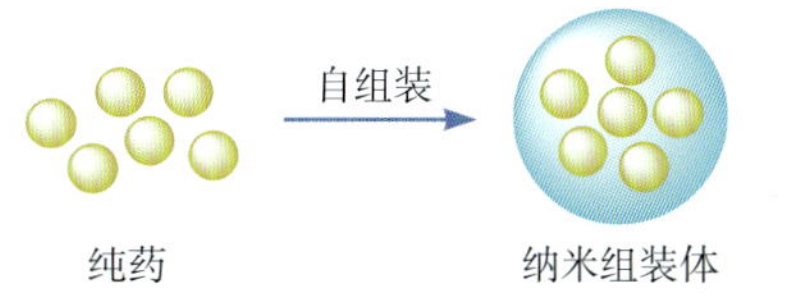

彩图 7-13 小分子纯药自组装示意图

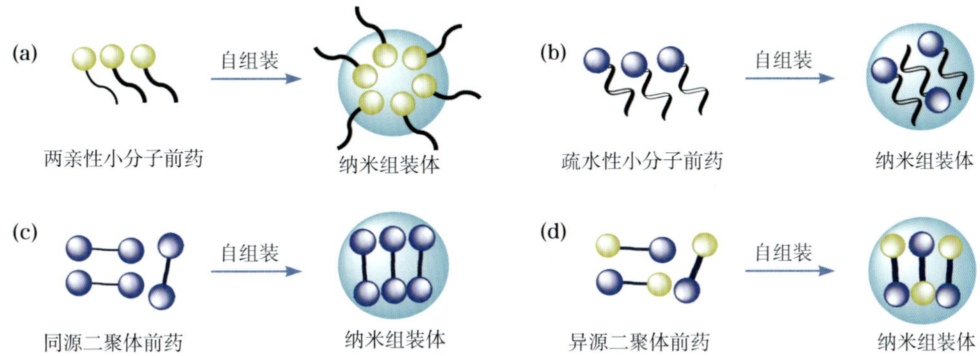

彩图 7-14 小分子前药自组装示意图

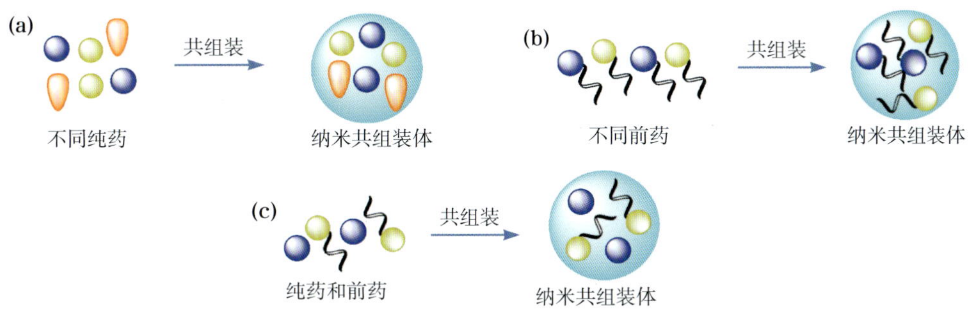

彩图 7-15 小分子药物共组装示意图

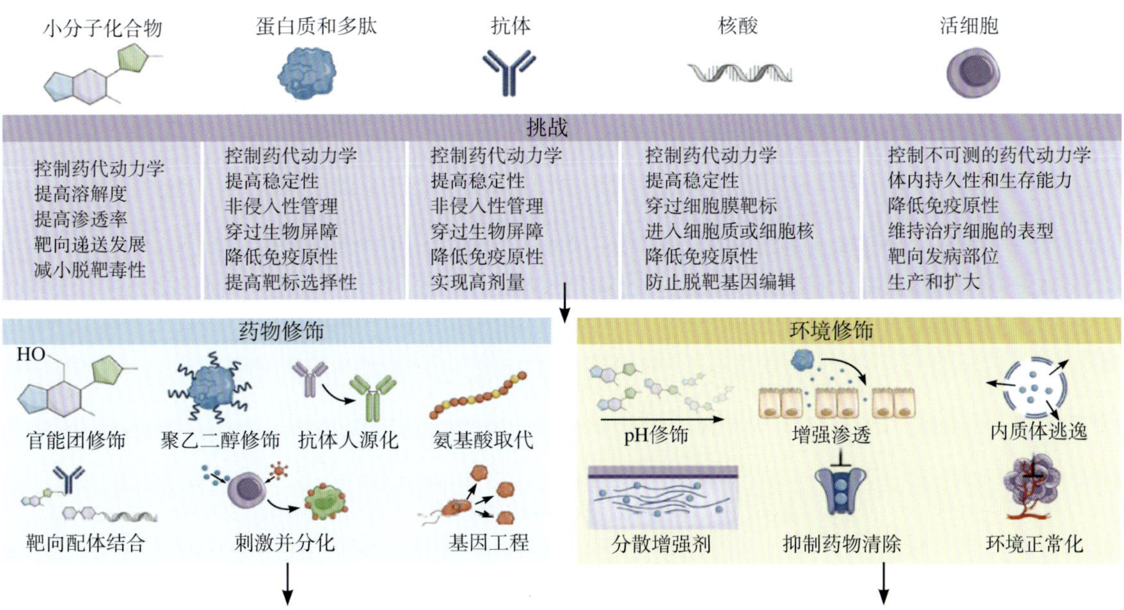

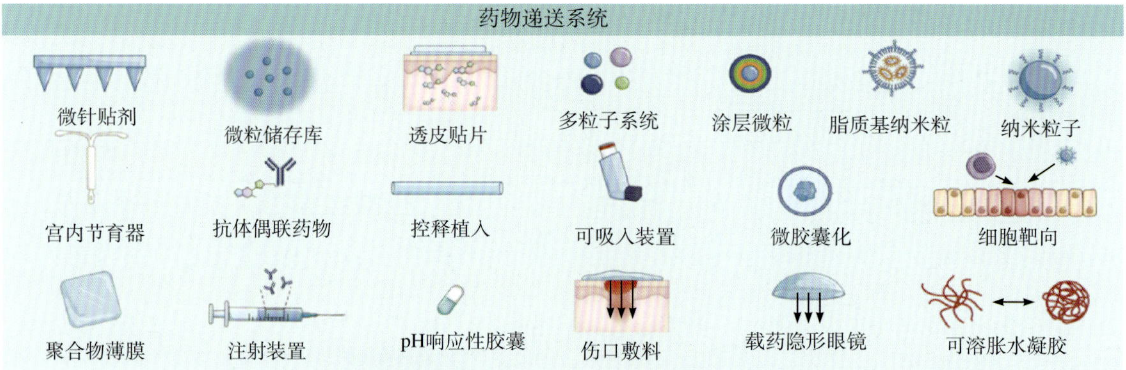

彩图 8-1 治疗模式和传递模式的分类

五代治疗药物［小分子化合物、蛋白质和多肽、抗体、核酸和细胞疗法（活细胞）］中的每一代都有其独特的递送挑战。这些挑战导致了递送模式的发展，以改善治疗功能；药物或其环境的修饰和药物递送系统的设计。无论治疗类别如何，药物递送系统都采用了一种或多种药物修饰或环境修饰策略

引用自Nature Biomedical Engineering, 2021, 5(9): 951-967.

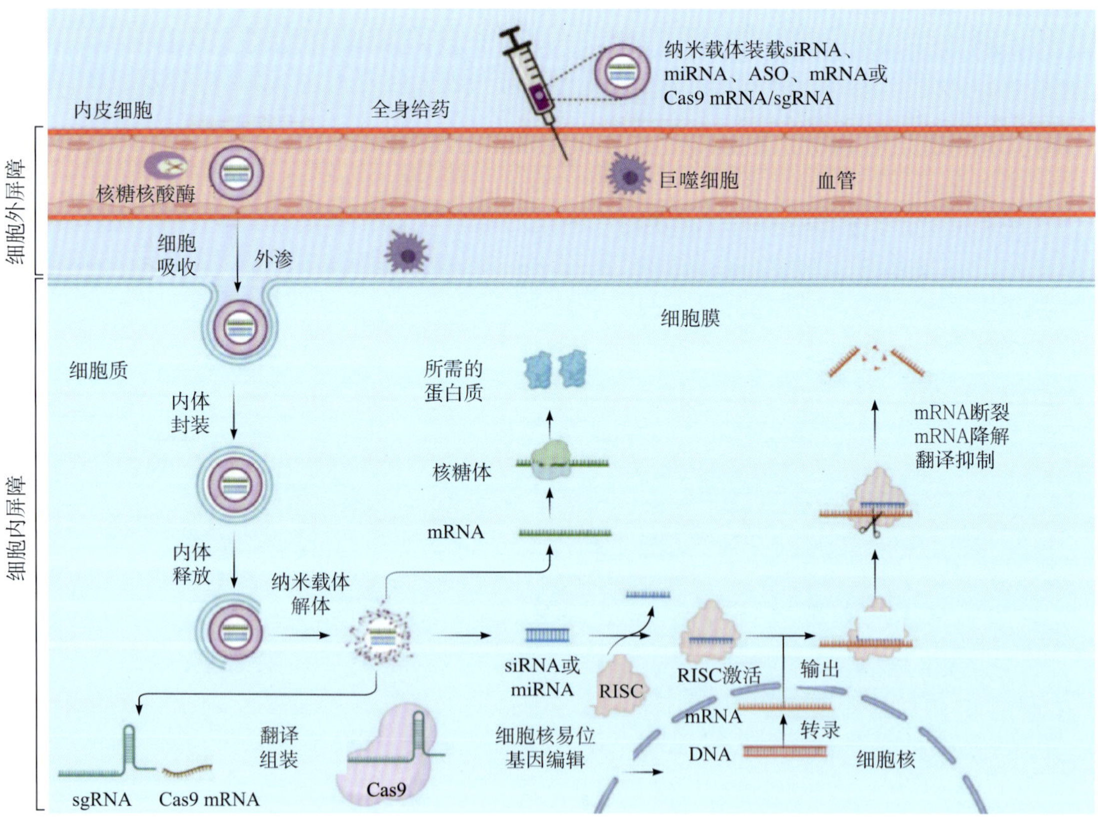

彩图 8-2 核酸药物递送的细胞外和细胞内屏障示意图

引用自Chemical Reviews, 2021, 121(20): 12181-12277.

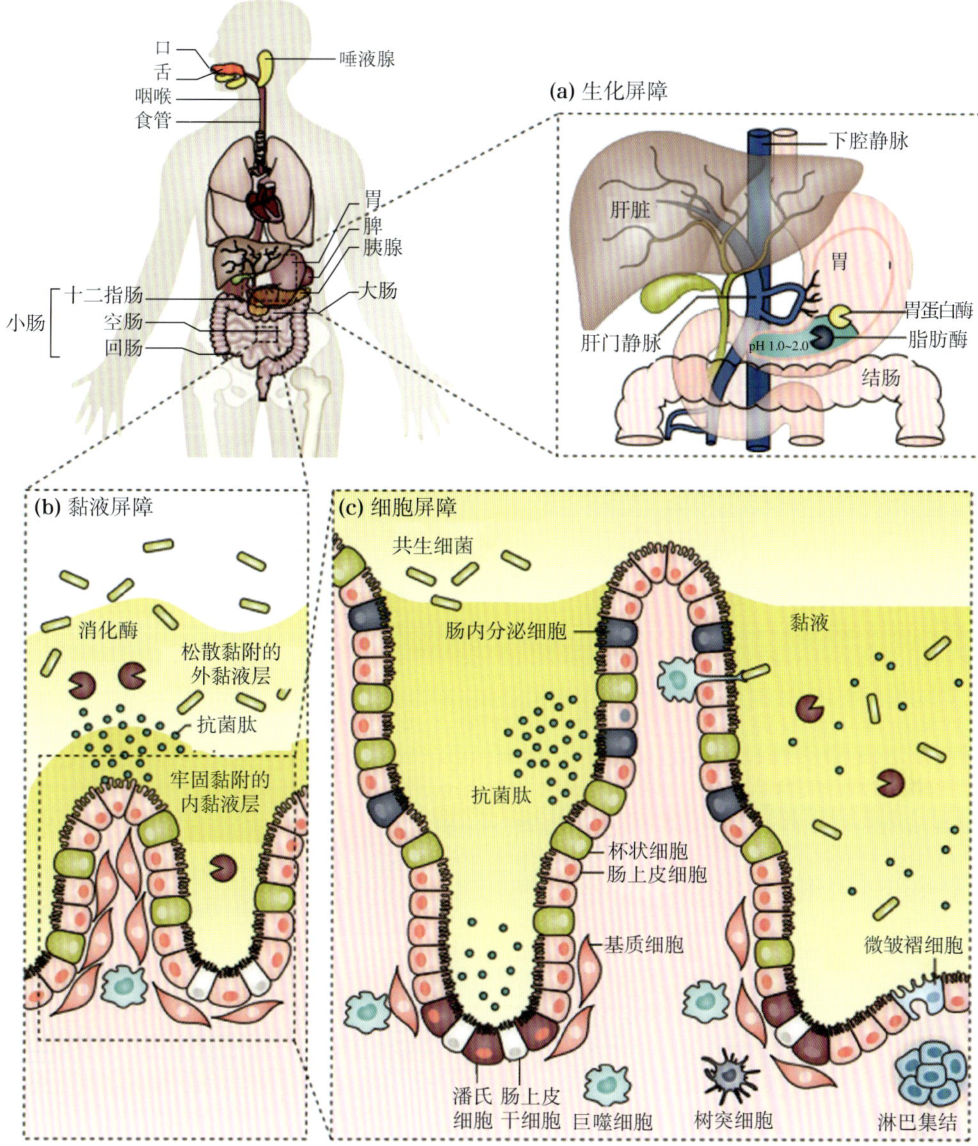

彩图 8-7 口服药物需要克服的生理屏障

引用自Nature Reviews Materials, 2020, 5(2): 127-148.

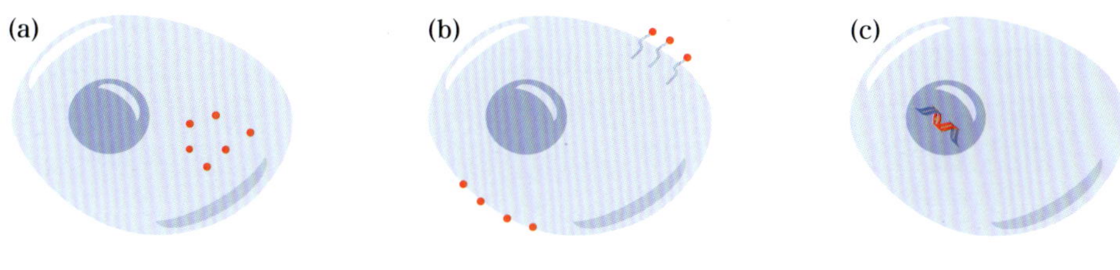

彩图 8-10 基于细胞及其衍生物的递送系统的载药策略

（a）药物载于载体内部空间；（b）药物载于载体表面；（c）药物整合于载体基因组

其中，标红的部分即代表所载药物/能翻译得到药物的基因片段

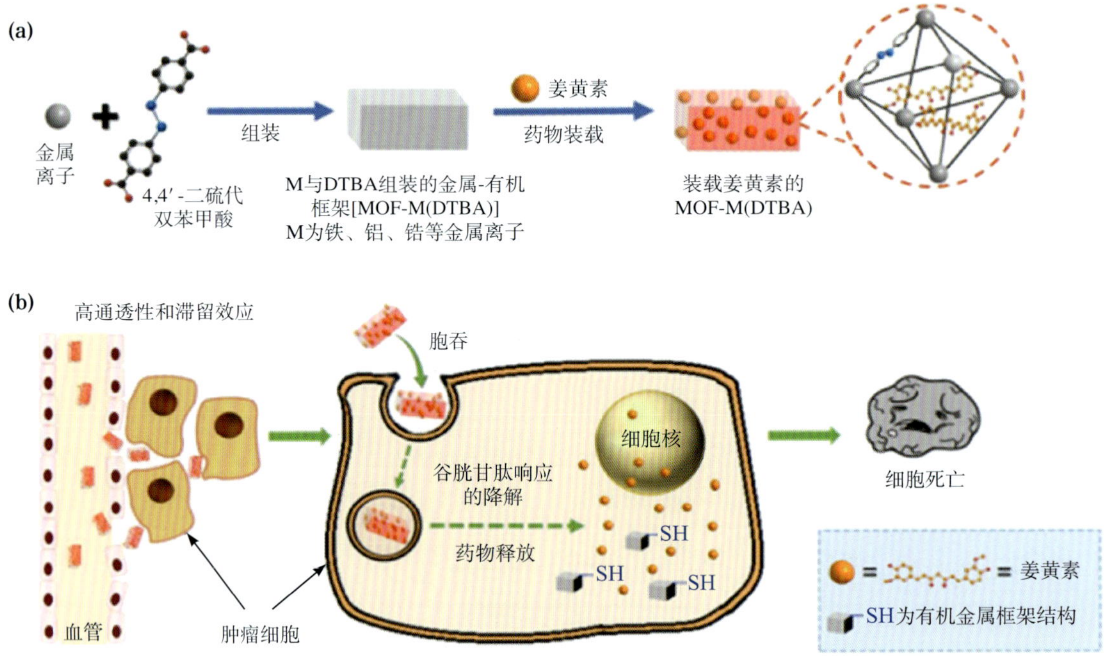

彩图 9-5

（a）姜黄素@MOF-M（DTBA）制备；（b）姜黄素@MOF-M（DTBA）抗肿瘤细胞机制示意图

引用自ACS Applied Materials & Interfaces, 2018, 10 (19): 16698-16706.

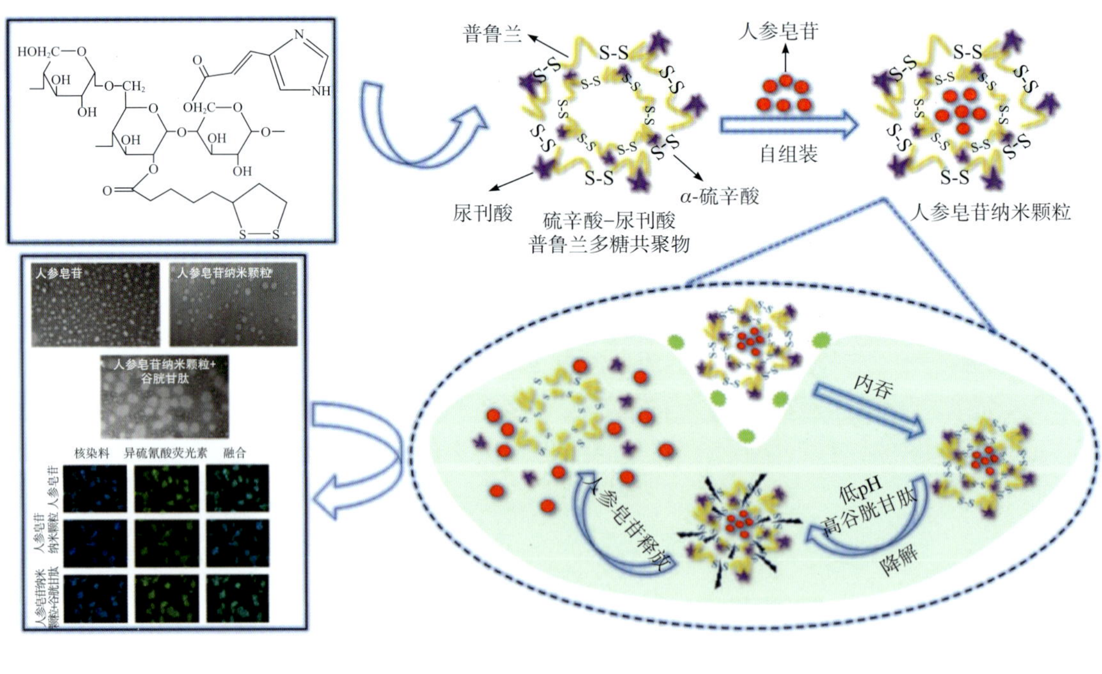

彩图 9-7　pH/还原双响应的人参皂苷纳米颗粒对HepG2细胞毒性示意图

引用自Journal of Agricultural and Food Chemistry, 2020, 68（32）: 8545-8556.

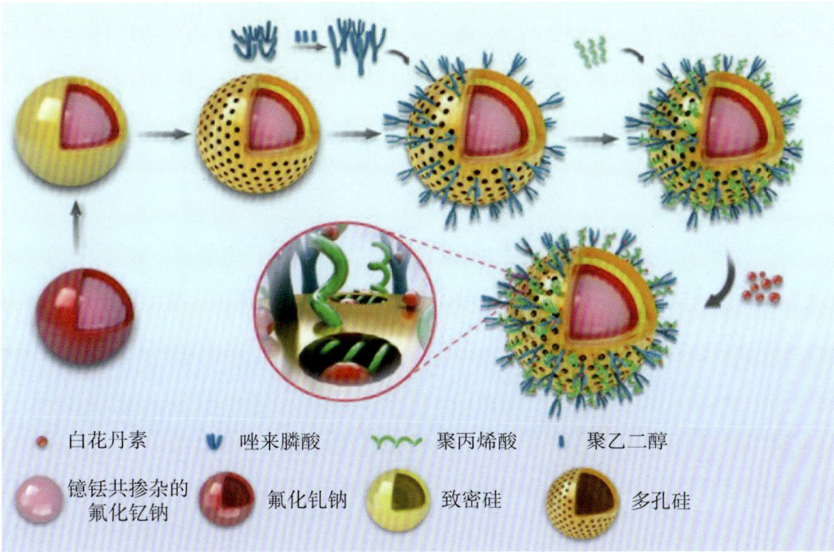

彩图 9-8 载药上转换纳米粒子复合物制备流程示意图

引用自ACS Nano Journal, 2017, 11 (7): 7259-7273.

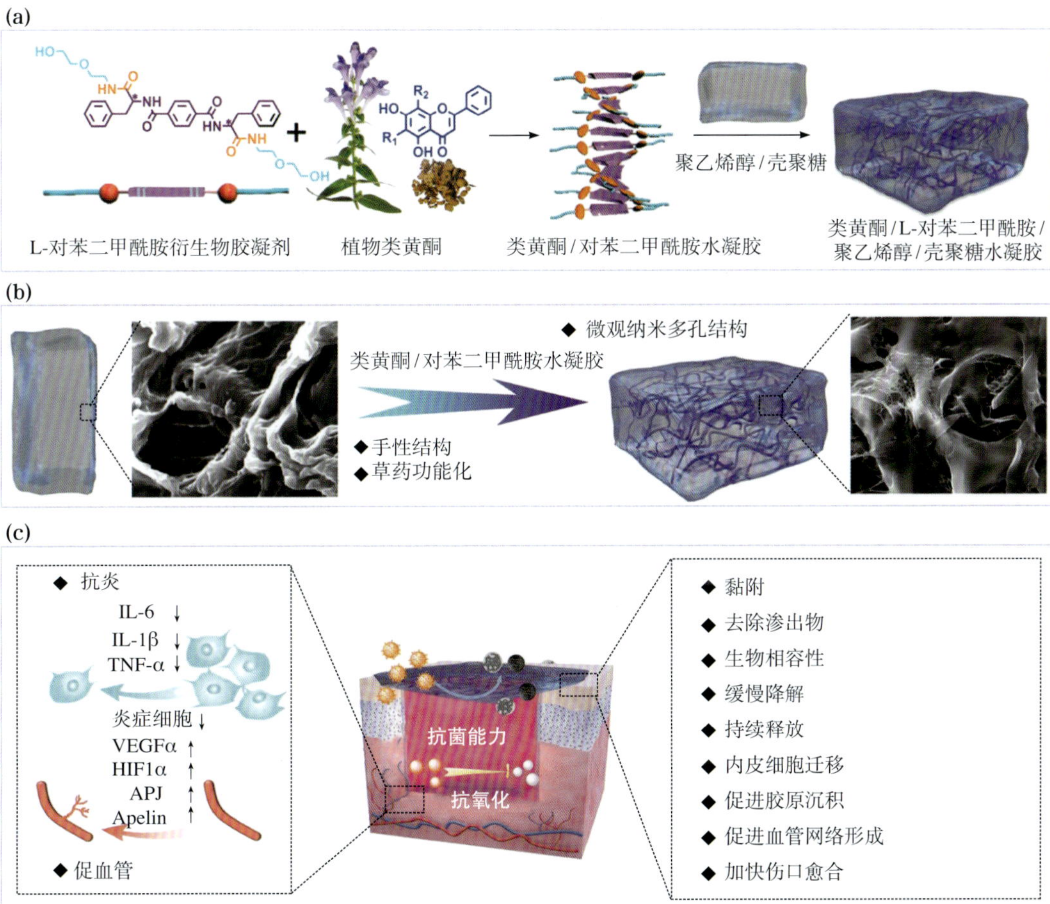

彩图 9-10 类黄酮功能化水凝胶敷料制备（a）、（b）及抗菌机制（c）示意图

引用自Advanced Functional Materials, 2022, 32(34): 2204291.

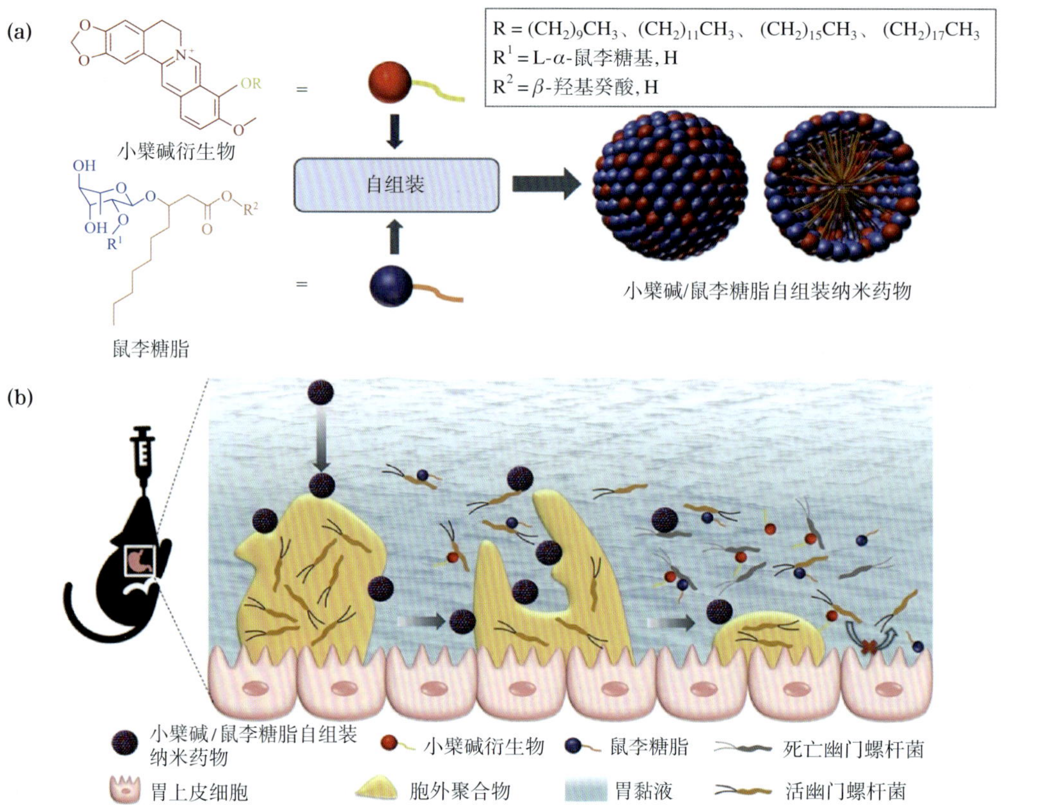

彩图 9-11 （a）小檗碱衍生物和鼠李糖脂一步自组装成纳米药物；（b）纳米药物对生物膜的消除作用

引用自Journal of Controlled Release, 2020, 328(23): 575-586.

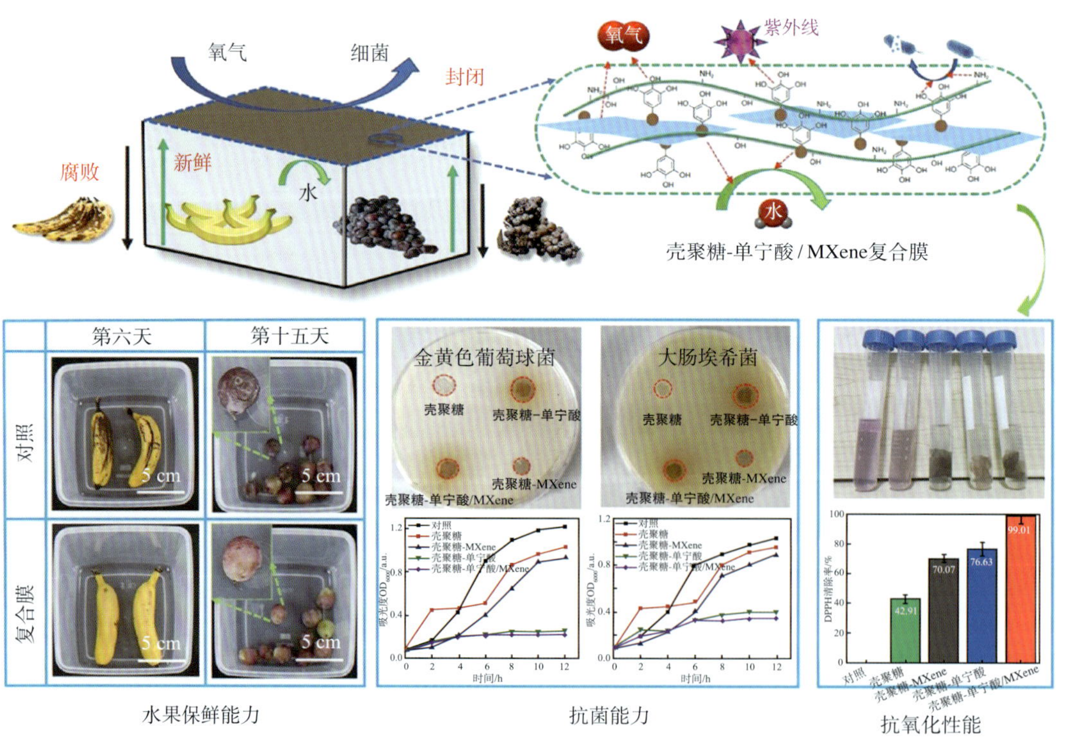

彩图 9-12 壳聚糖-单宁酸/MXene复合薄膜的保鲜及抗菌抗氧化活性示意图

引用自Food Chemistry, 2023, 410(11): 135405.

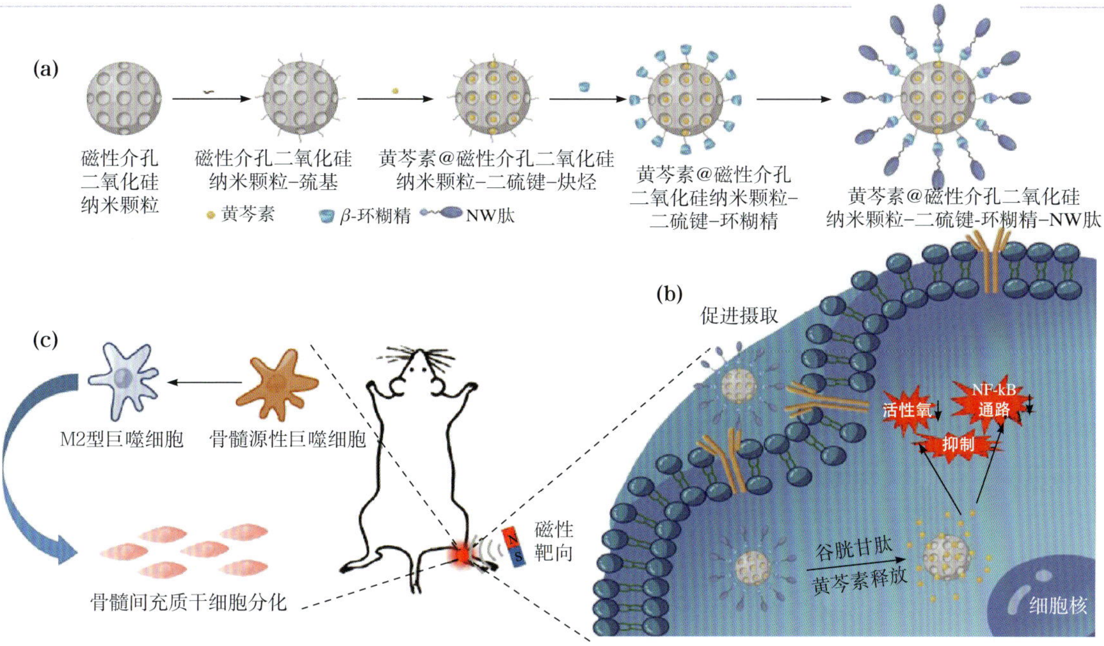

彩图 9-13 黄芩素纳米颗粒制备（a）和作用机制（b）、（c）示意图

引用自ACS Applied Materials & Interfaces, 2021, 13(48): 56944-56960.

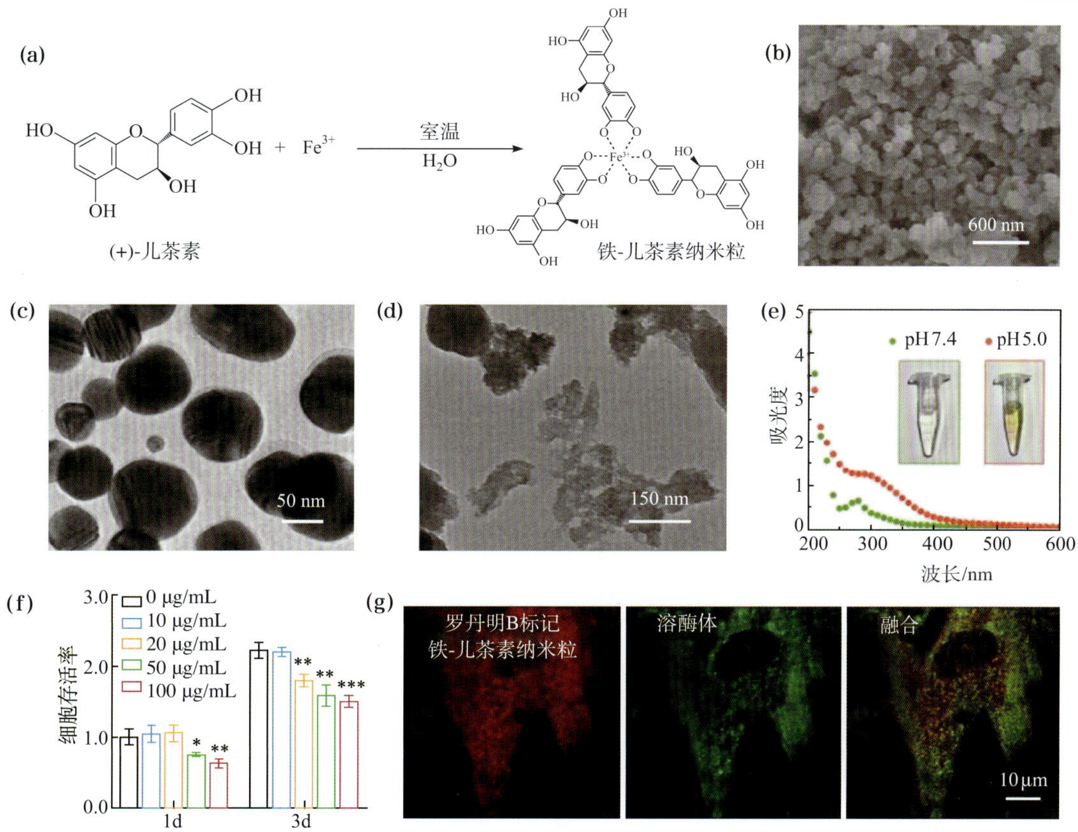

彩图 9-14 铁-儿茶素纳米粒表征和细胞相容性

（a）铁-儿茶素纳米粒自组装示意图；（b）扫描电镜图片；（c）透射电镜图片；（d）铁-儿茶素纳米粒在pH 5.0条件下解组装图片；（e）紫外可见光谱；（f）人脂肪间充质干细胞存活率；（g）铁-儿茶素纳米粒细胞摄取

引用自Nano Research, 2021, 15（2）: 1153-1161.

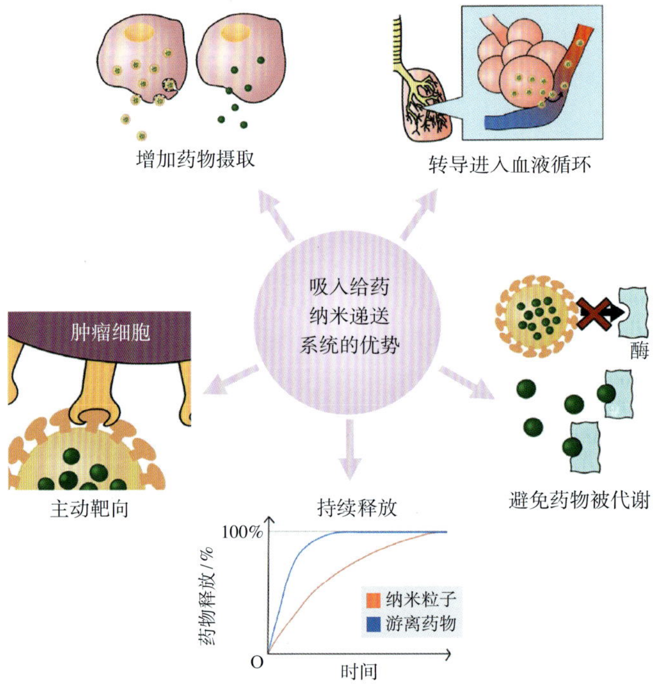

彩图 10-5 纳米药物在吸入给药中的作用与优势

引用自AAPS PharmSciTech, 2023, 24(4): 98.

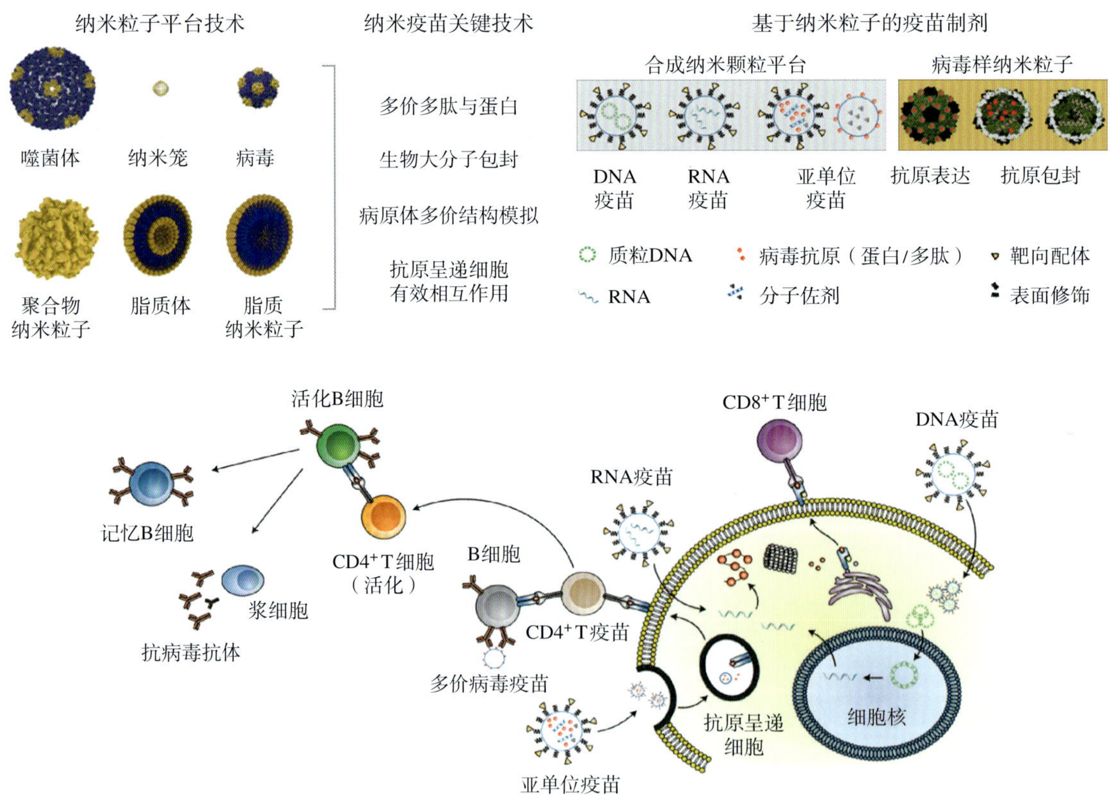

彩图 12-3 纳米粒子疫苗平台技术与生物学过程